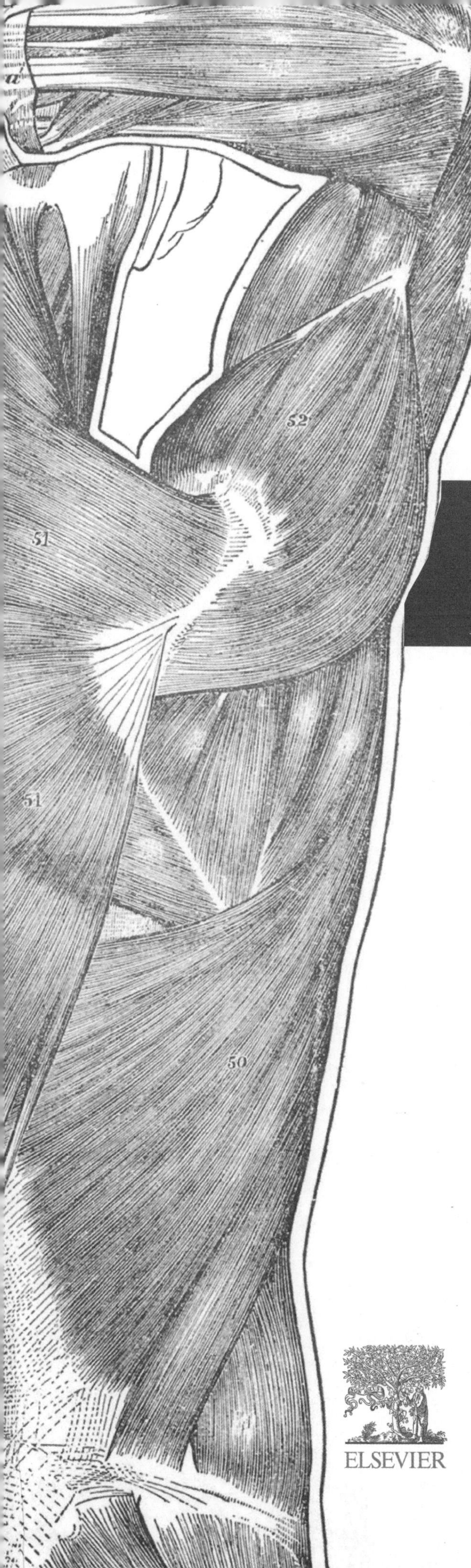

丹尼尔斯 – 沃辛厄姆

肌肉测试：

徒手检查和功能测试技术（第10版）

DANIELS and WORTHINGHAM'S
Muscle Testing
Techniques of Manual Examination and Performance Testing

主编 ［美］戴尔·阿韦尔（Dale Avers）
［美］玛丽贝斯·布朗（Marybeth Brown）
译者 李 晨
主审 李 哲

ELSEVIER
北京科学技术出版社

著作版权合同登记号　图字：01-2018-7786 号

图书在版编目（CIP）数据

丹尼尔斯－沃辛厄姆肌肉测试：徒手检查和功能测试技术：第 10 版 /（美）戴尔·阿韦尔（Dale Avers），（美）玛丽贝斯·布朗（Marybeth Brown）主编；李晨主译．—北京：北京科学技术出版社，2021.4

书名原文：Daniels and Worthingham's Muscle Testing: Techniques of Manual Examination and Performance Testing, 10E

ISBN 978-7-5714-0566-3

Ⅰ．①丹…　Ⅱ．①戴…　②玛…　③李…　Ⅲ．①肌肉－功能－检查　Ⅳ．① R322.7

中国版本图书馆 CIP 数据核字（2019）第 301727 号

策划编辑：于庆兰
责任编辑：于庆兰
责任校对：贾　荣
装帧设计：天地鹏博
责任印制：吕　越
出 版 人：曾庆宇
出版发行：北京科学技术出版社
社　　址：北京西直门南大街 16 号
邮政编码：100035
电　　话：0086-10-66135495（总编室）
　　　　　0086-10-66113227（发行部）
网　　址：www.bkydw.cn
印　　刷：河北鑫兆源印刷有限公司
开　　本：889mm×1194mm　1/16
字　　数：410 千
印　　张：26.25
版　　次：2021 年 4 月第 1 版
印　　次：2021 年 4 月第 1 次印刷
ISBN 978-7-5714-0566-3

定　　价：198.00 元

感谢我所有的学生和同事们，他们一直挑战我的认知，从而使我努力做得更好。

——Dale Avers

我想把这本书献给我的同事，他们是这个行业真正的支柱，还有我的学生，是他们让我的生活充满了乐趣和价值。这本书也要献给 Helen J. Hislop——她是我的朋友、导师，是一位极其优秀的女性。

——Marybeth Brown

致敬 Helen J. Hislop

2013 年，物理治疗学科失去了有史以来最璀璨的明灯之一——Helen J. Hislop，她是一位独特的女性，改变了我们这个行业。她在美国南加州大学任职期间设立了物理治疗硕士和博士学位，推进了学科的标准化。她还担任美国物理治疗协会（American Physical Therapy Association）专业期刊《物理治疗》(*Physical Therapy*）的编辑，并将其从一本不知名的杂志发展为在医学界具有真正参考价值的科学期刊。她的贡献之大可能超过了我们行业历史上任何一位物理治疗师。

在 Helen 的作品中，最引人注目的成就之一是她撰写了 4 版的经典著作《丹尼尔斯 – 沃辛厄姆肌肉测试：徒手检查和功能测试技术》(*Daniels and Worthingham's Muscle Testing*：*Techniques of Manual Examination and Performance Testing*)。该书最早出版于 1946 年，最初的一版是一本关于检测脊髓灰质炎患者的手册。该书在之后的 30 年一直被修订。在这段时间物理治疗发生了极大的改变，很多内容都没有包含在早期的版本中，如神经损伤患者的检查、骨科损伤和关节置换患者的测试、老年人的测试等。从第 6 版开始，Helen 逐渐把这本书改编成更现代的著作。图书在 1995 年出版时，出现了一个巨大的变化。在 Helen 的指导下，漂亮的解剖图也被纳入其中，对新患者群体的测试也被添加进来，还包括从临床实践中发展而来的新的肌肉测试方法，这些测试比之前版本中描述的要精确得多，如 25 次提踵测试。虽然这些变化主要由 Helen 创作，但她的合著者，Jacqueline Montgomery 的贡献也是非常重要的。Jacqueline 是一名临床医师，她能精确地把握到临床实践的脉搏。

2010 年，Helen 打电话问我是否愿意为第 9 版撰稿，我答应了。在多次前往 Helen 在北卡罗来纳州的家之后，我发现她每况愈下的健康状况阻碍了她把更多的精力投入到本书的编著中。我们又努力工作了一年，但是随着截止日期的追近，以及编写内容从“徒手”肌力评定转向包含功能测试，我们有必要寻求额外的帮助。这时 Dale Avers 就参与到了第 9 版的编著中，并继续对其进行改版以应对不断变化的临床实践。

尽管在住院期间健康状况进一步恶化，Helen 仍然是第 9 版的重要贡献者。在任何时候，她都是“负责人”。她的毅力非同寻常，一旦她开始想要工作，她就无法停止。她未见到第 9 版的最终完成，但她为这本书的每一个巨大变化都做出了贡献。即使 Helen 已经离世，她的贡献依然会在本书的多次更新中得以延续。无论 Helen 身在何处，毫无疑问，她都在热情地演唱 Gilbert 和 Sullivan 的歌曲，与周围的人展开生动而富有洞察力的谈话，用苏格兰历史故事来愉悦每一位愿意聆听的人，并让人们开怀大笑。同样我们希望她“渔得鱼”，而这条“大鱼”是她 84 年的人生中最终抓住的。

安息吧，亲爱的朋友！

Marybeth Brown

前 言

70 多年来，《丹尼尔斯－沃辛厄姆肌肉测试》（*Daniels and Worthingham's Muscle Testing*）一直都在指导学生和从业者关于徒手肌力评定的艺术和科学，到现在这版之前，已经有了 9 个版本。

那么，为什么要推出第 10 版呢？在其漫长的历史中，肌肉测试已经演变成一件不同的事物。最初的版本是为了了解如何测试受脊髓灰质炎影响的肌肉，而现在的版本涉及肌肉测试的方方面面。此外，如今的肌肉测试技术已经符合从儿童到老年患者的各种需要（适合儿童测试的材料可能需要参阅其他来源）。在徒手检查的基础上，这个版本包括功能测试和耐力测试，以及使用自由重量器械、重量训练器械、弹力带、体重的替代测试、功能测试，以及手持测力计。由于众多研究人员的贡献，这个版本的测试包含了远超过往的循证研究。许多测试规范值已经包含在第 10 版中。最后，对于刚入行的人来说，本书中也添加了各种练习来帮助新的治疗师设计合适的治疗方案。随着医疗卫生职业的演化，肌肉测试也在不断变化。我们相信这本书是最新的肌肉测试书，它包含了详细的数以百计的测试信息。重要的是，这个新版本以证据为基础，这在我们当代医疗保健系统中是十分必要的。

从本书出版历史看，许多编辑和编者加入又退出了编写。相关的早期版本早已不复存在，每次的改版也是后人接过了前人的衣钵。现在，我们是这本书的守护者，在适当的时候我们也会将火炬传递给年轻人。为什么是我们？因为我们与 Helen J. Hislop 一直保持着密切的联系。这本书之前的作者掌舵了近 40 年。Helen 很珍惜我们在临床经验和解剖知识方面给这本书带来的变化。我们希望她会满意我们的努力。

我们非常感谢前辈的工作。我们也感激那些帮助创编这本书的人员，尤其是我们的编辑，Linda Wood。她组织了 5 版的编写。我们还要感谢 Yoshi Miyake 为新测试创作绘图和 Jeanne Robertson 绘制新的解剖图。我们感谢 Judith Burnfield 录制了最初视频，并允许我们在他的基础上拍摄新视频（中文版不含视频）。此外，感谢那些编写过程中的撰稿人：剑桥大学 Richard Bohannan（PT、PhD、FAPTA）、Christopher Neville（PT、PhD）和 Kevin Neville（PT，DPT）。感谢他们的帮助。我们还要感谢 4 位二年级研究生来担任演示模特：Melanie Chapman、Marissa Coppola、Kathryn Dziwulski 和 Vanessa Sweet。最后要感谢这个团队，包括 Sarah Vora、Michael Fioretti 和所有幕后的人员。

Dale Avers，PT，DPT，PhD，FAPTA
Marybeth Brown，PT，PhD，FAPTA

引 言

本书介绍了肌肉力量的徒手检查方法。经典的肌肉测试是每一位物理治疗师的必备技能，它对于运动损伤的诊断和评估至关重要。然而，在科学的审查视角下，徒手肌力评定还不是一种足够好的在功能性运动中进行力量评估的方法。因此，除了那些经典的徒手肌力评定方法，本书还演示了很多有效的、客观的、可以在各种情况下使用的肌力评定方法。

新版本中加入了很多值得注意的变化。首先最主要的一点是，这是一本凝结了 20 世纪研究成果的书籍。每一项检查方法都有相关的研究作为支持。每一块肌肉都有相应的备用的测试方法。书中列举了各种最新的测试方法。每一个徒手肌力评定步骤之前都描述了关键肌肉起止点和功能。而且，针对特定的肌肉（如前斜角肌和胫骨前肌），还列举了治疗师可以使用的力量训练方法。大部分情况下，每一种推荐的方法都可以引发至少 40% 的最大自主收缩。因此，这些训练可以让患者产生内在的力量增长。

本书第 7 章描述了一些使用常见设备进行肌力评定的方法。虽然这一章在之前的版本中也有，但我们增加了一些其他的测试方法，也对原来的测试方法进行了修改。我们还另外增加了规范数值，测试中还包括信度、效度和特异性的各种数值。第 8 章描述了力量占主导的各种功能测试。在可行情况下各年龄段的标准均被列出。此外还包括各种肌力评定方法的基本原理。第 9 章是关于手持式肌肉测力计的内容。这是一种新兴的技术，它可以鉴别四肢细微的力量差异，也为更精确的测试提供了机会。手持式肌肉测力计的规范值也被包括在本书中。我们相信你会发现这是一个与第 9 版不同的内容，它可提升你的专业能力。

肌肉力量是功能性运动的一个重要的组成部分。对肌肉力量的评估必须包括对任务和运动相关的精确评估。特别是对下肢而言，需要将损伤肌肉的徒手肌力评定扩展到功能运动水平。定量评估提高了对恢复程度和患者表现的准确评估。虽然很少的特定功能运动存在“硬数据”阈值力量水平，我们还是识别了一些与特定任务相关的肌肉。在一些情况下，我们列出了一些特定功能任务所需最小的力量数值。

这本书的徒手肌力评定部分，正如之前的版本一样，专注于徒手的步骤。在大多数情况下，我们更注重关节的运动（如髋关节屈曲），而不是单个的肌肉（如髂腰肌）。因为每一个运动都不只一块肌肉参与。虽然可以识别运动的原动肌（主动肌），但次级或辅助肌也同等重要，它们不应被忽视或低估。很少说只有一块原动肌是主要动作肌肉，也很少说某个动作受单独肌肉的控制。例如膝关节伸展是股四头肌为主导的动作，然而膝关节伸肌群与它们的协同肌并不是相互独立的。通过肌电测试可以明确特定活动中特定肌肉的活动。这样的研究，也是本书中的重要组成部分。

本书中所指的关节活动范围（range of motion，ROM）只是正确地测试一个运动所需的范围。每个测试中给出了人们普遍认同的关节活动范围，但本书不涉及如何测量关节活动范围。

肌肉测试简史

Wilhelmine Wright 和哈佛大学医学院骨外科教授 Robert W. Lovett 博士是肌肉测试系统的开发者，他们在这个系统中结合了重力的影响[1, 2]。Lovett 博士早期的同事之一 Janet Merrill 提到，1912 年 Wright 最先在 Lovett 的办公室使用了这套方法[3]。关于今天所用测试方法的大部分内容最早由 Wright 编写，并在 1912 年出版[1]。之后 Lovett 和 Martin 在 1916 年发表了一篇文章[4]，Wright 在 1928 年编写了一本相关书籍[5]。Wright 是物理治疗的先驱人物。她所在的那个年代，尚无物理治疗教育的相关项目，但她是 Lovett 的物理治疗诊所的领导者。她全情投入于 Lovett 1917 年编写的《脊髓灰质炎》（*Treatment of Infantile Paralysis*）一书[6]，书中列出了与脊髓灰质炎相关的测试。Lovett 的书中，肌肉测试使用阻力－重力体系，分为0～6级。另一个使用数值分级的早期肌肉测试系统由洛杉矶骨科医院的创立者和医学领导者 Charles L. Lowman 博士创立[7]。1927年Lowman创立的系统包括重力和各关节全活动范围的影响，特别有助于评估活动范围终末端的肌力下降。Lowman在1940年出版的《物理治疗回顾》(*Physiotherapy Review*) 一书中进一步描述了肌肉测试的步骤[8]。

H. S. Stewart 在1925年发表了一篇简短的描述肌肉测试的文章。其内容和我们今天所使用的解剖或顺序检测步骤都不同[9]。他的描述包括根据阻力的分级，这与当前使用的方法没有本质区别：正常肌肉对应最大阻力，完成无其他阻力的重力运动评为一个尚可的等级，等等。大约在Lowman写这本书的时候，1932年，Arthur Legg 和医学博士 Janet Merrill 写了一本关于脊髓灰质炎的有价值的小册子。这本小册子提供了一个全面的肌肉测试系统，在20世纪40年代早期被广泛用于物理治疗教育项目；肌力按0～5的等级进行分级，除1级和0级外，所有等级均加正负号[10]。

最早使用现今的方法进行肌肉测试并记录的人是 Henry 和 Florence Kendall。他们最早关于综合徒手肌肉测试的文章是在1936年和1938年发表的[11, 12]。另一个早期贡献来自1931年的 Signe Brunnstrom 和 Marjorie Dennen，他们的教学大纲描述了一个运动分级系统，而不是单个肌肉，这是对 Lovett 的重力和阻力内容的修改[13]。

第一个全面描述肌肉测试的文章是1946年由 Lucille Daniels、Marian Williams 和 Catherine Worthingham 发表的[14]。这三位作者编写了一本简单易懂的徒手测试手册。到目前为止，它仍然是世界上使用最多的手册之一，也是《丹尼尔斯－沃辛厄姆肌肉测试》的后续版本的前身，当然也是本书的起源。

Kendall 家族（最初共同工作，1979年 Henry 去世后 Florence 开始独自工作）开发和出版了关于肌肉测试和相关内容的图书。第1版的《肌肉：测试和功能》(*Muscles: Testing and Function*) 出版于1949年[15]。Kendall 家族曾开发了一个从0到100来反映肌肉力量的分级系统，他们并未强调这一分级，在最近的一版（1993年）中又回到了最初的分级。在1993版中，Florence 再次提倡0～10的分级[11]。但是，Kendall 家族的贡献不应被认为只限于这个等级表。他们将肌肉功能与姿势和疼痛整合在两本书中[15, 16]，然后再整合在《肌肉测试与功能：姿势与疼痛》(*Muscles: Testing and Function with Posture and Pain*) 一书中[17]，这是对物理治疗临床科学做出的独特而极有价值的贡献。

Carmella Gonnella、Georgianna Harmon 和 Miriam Jacobs 三位物理治疗师，他们描述了在实验中使用两种球蛋白预防麻痹性脊髓灰质炎的肌肉测试步骤[18]。后来的 Salk 疫苗试验也采用了肌肉测试步骤[19]。美国疾病控制中心的流行病学小组负责评估疫苗的有效性和可靠性。由于没有其他方法可以精确地"测量"肌力下降的存在与否，所以就使用了徒手肌力评定技术。

匹兹堡附近的 D.T. 沃森医学院的一个小组，包括医学博士 Jesse Wright、Mary Elizabeth Kolb、Miriam Jacobs，设计了一个测试程序，这个程序最终被用于实地测验（field trials）[20]。这个测试是完整测试步骤的精简版，但是测试了每个功能运动和身体部位的关键肌肉。它使用指定等级的数值，每个肌肉或肌肉组也有一个对应的因子，这个因子与组织的体积（尽可能接近）相对应。体积因子乘以测试等级，得到一个以比率表示的"参与指数"。

在测验前，Kolb 和 Jacobs 被派往亚特兰大进行肌肉测试的培训，但他们发现，经验丰富的物理治疗师更能保证测试结果的可靠性[20]。美国脊髓灰质炎国家基金会的 Catherine Worthingham 请当时担任美国物理治疗协会脊髓灰质炎顾问的 Lucy Blair 组建一个由经验丰富的物理治疗师组成的团队，为试验进行肌肉测试。Kolb 和 Jacobs 培训了67名治疗师，让他们使用简洁的肌肉测试方式进行测试[20]。这项用来确定是否存在肌力减弱和无力的工作对最终批准 Salk 疫苗产生了巨大的影响。1954年4月19日发表的《物理治疗评论》(*Physical Therapy Review*) 中，Lilienfeld 在文章中附加了部分参与者名单[19]。

如何使用这本书

徒手肌力评定的一般原则将在第1章中进行描

述。第 2 章描述了徒手肌力评定的目的和局限性，并将徒手检查与力量测试相联系。第 3 章至第 7 章介绍了测试身体各区域骨骼肌群运动的传统和最新技术。其中，第 4 章通过增加躯干肌力评定部分来反映实践中的额外变化，尤其是肌肉耐力、盆底肌测试部分及呼吸肌测试部分；第 7 章描述了使用设备和仪器进行力量测试的方法。第 8 章专门介绍了功能测试，这对于完成准确记录非常重要。读者应该在了解肌肉力量测试的背景下学习徒手肌力评定的方法，以避免第 2 章中描述的一些限制。第 9 章是全新内容，描述了手持式肌肉测力计的使用方法，包括规范值。第 10 章提供了案例研究，以描述在不同的患者群体和环境中不同的肌肉力量测试方法。

为了帮助读者记忆，每一块肌肉都被分配了一个基于身体部位序列的识别号码，从头部和面部开始，到颈部、胸部、腹部、会阴、上肢和下肢。整本书中都保留了这个参考编号，以便进行交叉引用。这些也可以参考书中的“区域肌肉列表”。

肌肉的名称

肌肉名称有使用惯例。最正式的用法（也是许多期刊采用的正确形式）是 1998 年由联邦国际解剖术语委员会（Federative International Commitlee on Anatomical Terminology，FCAT）建立的术语库。然而，使用中往往会忽略这些规范的术语，而使用更短或更容易发音的术语。本书的作者也没有严格遵守正式用法。书中使用的大部分肌肉名称术语都遵循解剖学术语，还有一些是按照最常用的名称列出的，按部位排列的肌肉列表，在括号中给出了本书中使用的名称和正确的解剖学术语（如果不同的话）。

本书的解剖信息以美国和英国版本的《格氏解剖学》（*Gray' s Anatomy*）及 Sabotta 的《人体解剖学图谱》（*Atlas of Human Anatomy*）为参照。因为只有当治疗师对解剖学有透彻的理解时，才能熟练地进行肌肉测试。所以这本书中出现了很多解剖图，许多是横截面图，并在多处提供了关于起止点和功能的详细描述或简单描述。

书中箭头的使用说明

文本中的红色箭头表示身体部分的运动方向，来自由检查者或患者产生的主动或被动运动。箭头的长度和方向表示身体部位的相对偏移量。

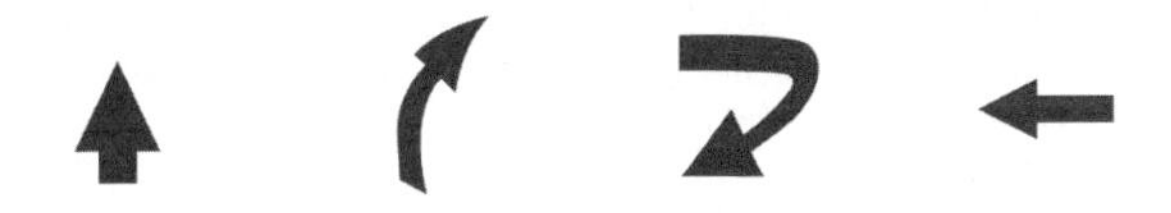

文本中的黑色箭头表示检查者施加的阻力。

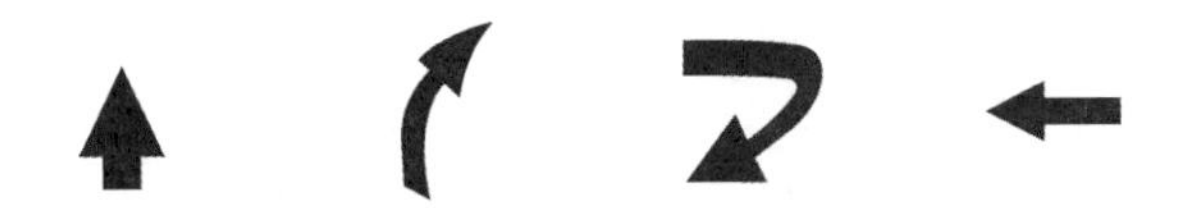

要提醒读者很重要的一点是，掌握肌肉测试，无论是徒手评定还是使用肌力测试设备，都需要大量的练习。熟练掌握临床评估程序的唯一方法就是反复练习。随着时间的推移，临床经验会逐渐丰富，临床医师所遇到的各种各样的患者所无法完全描述的细微差别将会变得更为直观。肌肉测试仍然是物理治疗师和其他关注人体运动异常的人士最基本的技能之一。徒手肌力评定技术是一项重要的临床工具，每位物理治疗师不仅一定要学习，而且必须掌握。如果哪位物理治疗师没有掌握徒手肌力评定的准确技术和对肌肉功能的精确评估，他就不可能成为公认的临床医学大家。

参考文献

1. Wright WG. Muscle training in the treatment of infantile paralysis. *Boston Med Surg J*. 1912;167:567–574.
2. Lovett RW. Treatment of infantile paralysis. Preliminary report. *JAMA*. 1915;64:2118.
3. Merrill J. Personal letter to Lucille Daniels dated January 5, 1945.
4. Lovett RW, Martin EG. Certain aspects of infantile paralysis and a description of a method of muscle testing. *JAMA*. 1916;66:729–733.
5. Wright WG. *Muscle Function*. New York: Paul B. Hoeber; 1928.
6. Lovett RW. *Treatment of Infantile Paralysis*. 2nd ed. Philadelphia: Blakiston's Son & Co.; 1917.
7. Lowman CL. A method of recording muscle tests. *Am J Surg*. 1927;3:586–591.
8. Lowman CL. Muscle strength testing. *Physiotherap Rev*. 1940;20:69–71.
9. Stewart HS. *Physiotherapy: Theory and Clinical Application*. New York: Paul B. Hoeber; 1925.
10. Legg AT, Merrill J. Physical therapy in infantile paralysis. In: *Mock. Principles and Practice of Physical Therapy*. Vol.

2. Hagerstown, MD: W.F. Prior; 1932.
11. Kendall HO. Some interesting observations about the after care of infantile paralysis patients. *J Excep Child.* 1936;3: 107.
12. Kendall HO, Kendall FP. *Care During the Recovery Period of Paralytic Poliomyelitis. U.S. Public Health Bulletin No. 242.* Washington, D.C.: U.S. Government Printing Office; 1938.
13. Brunnstrom S, Dennen M. Round table on muscle testing. New York: Annual Conference of the American Physical Therapy Association, Federation of Crippled and Disabled, Inc. (mimeographed); 1931.
14. Daniels L, Williams M, Worthingham CA. *Muscle Testing: Techniques of Manual Examination.* Philadelphia: W.B. Saunders; 1946.
15. Kendall HO, Kendall FP. *Muscles: Testing and Function.* Baltimore: Williams & Wilkins; 1949.
16. Kendall HO, Kendall FP. *Posture and Pain.* Baltimore: Williams & Wilkins; 1952.
17. Kendall FP, McCreary EK, Provance PG. *Muscles: Testing and Function.* 4th ed. Baltimore: Williams & Wilkins; 1993.
18. Gonella C, Harmon G, Jacobs M. The role of the physical therapist in the gamma globulin poliomyelitis prevention study. *Phys Ther Rev.* 1953;33:337–345.
19. Lilienfeld AM, Jacobs M, Willis M. Study of the reproducibility of muscle testing and certain other aspects of muscle scoring. *Phys Ther Rev.* 1954;34:279–289.
20. Kolb ME. Personal communication, October 1993.

区域肌肉列表

手和前臂
1 枕额肌（Occipitofrontalis）
2 颞顶肌（Temporoparietalis）
眼
3 提上睑肌（Levator palpebrae superioris）
4 眼轮匝肌（Orbicularis oculi）
5 皱眉肌（Corrugator supercilii）
眼球外肌
6 上直肌（Rectus superior）
7 下直肌（Rectus inferior）
8 内直肌（Rectus medialis）
9 外直肌（Rectus lateralis）
10 上斜肌（Obliquus superior oculi）
11 下斜肌（Obliquus inferior oculi）
鼻
12 降眉间肌（Procerus）
13 鼻肌（Nasalis）
14 降鼻中隔肌（Depressor septi）
口
15 提上唇肌（Levator labii superioris）
16 提上唇鼻翼肌（Levator labii superioris alaeque nasi）
17 提口角肌（Levator anguli oris）
18 颧大肌（Zygomaticus major）
19 颧小肌（Zygomaticus minor）
20 笑肌（Risorius）
21 颏肌（Mentalis）
22 颏横肌（Transversus menti）
23 降口角肌（Depressor anguli oris）
24 降下唇肌（Depressor labii inferioris）
25 口轮匝肌（Orbicularis oris）
26 颊肌（Buccinator）
耳
27 耳肌（Auriculares）
颌（咀嚼肌）
28 咬肌（Masseter）
29 颞肌（Temporalis）
30 翼外肌［Lateral pterygoid（Pterygoideus lateralis）］
31 翼内肌［Medial pterygoid（Pterygoideus medialis）］
舌
32 颏舌肌（Genioglossus）
33 舌骨舌肌（Hyoglossus）
34 小角舌肌（Chondroglossus）
35 茎突舌肌（Styloglossus）
37 上纵肌（舌）［Superior longitudinal（tongue）（Longitudinalis superior）］
38 下纵肌(舌下纵肌)[Inferior longitudinal（tongue）(Longitudinalis inferior）］
39 舌横肌［Transverse lingual（Transversus linguae）］
40 垂直舌肌［Vertical lingual（Verticalis linguae）］
咽
41 咽下缩肌［Inferior pharyngeal constrictor（Constrictor pharyngis inferior）］
42 咽中缩肌［Middle pharyngeal constrictor（Constrictor pharyngis medius）］
43 咽上缩肌［Superior pharyngeal constrictor（Constrictor pharyngis superior）］
44 茎突咽肌（Stylopharyngeus）
45 咽鼓管咽肌（Salpingopharyngeus）
49 腭咽肌（Palatopharyngeus）
上腭
46 腭帆提肌（Levator veli palatini）
47 腭帆张肌（Tensor veli palatini）
48 悬雍垂肌（Musculus uvulae）
48 悬雍垂（见悬雍垂肌）［Uvula （see Musculus uvulae）］
喉
36 舌肌（Palatoglossus）
50 环甲肌（环盾肌）［Cricothyroid（Cricothyroideus）］
51 环杓后肌［Posterior cricoarytenoid（Cricoarytenoideus posterior）］
52 环杓侧肌（环杓外侧肌）［Lateral cricoarytenoid（Cricoarytenoideus lateralis）］
53 杓状肌（Arytenoid）
斜肌（Oblique）
横肌（Transverse）
54 杓斜肌［Oblique arytenoid（Arytenoideus obliquus）］
55 甲杓肌［Thyroarytenoid（Thyroarytenoideus）］
颈
56 头后大直肌（Rectus capitis posterior major）
57 头后小直肌（Rectus capitis posterior minor）
58 头上斜肌（Obliquus capitis superior）
59 头下斜肌（Obliquus capitis inferior）
60 头最长肌（Longissimus capitis）
61 头夹肌（Splenius capitis）
62 头半棘肌（Semispinalis capitis）
63 头棘肌（Spinalis capitis）
64 颈最长肌（Longissimus cervicis）
65 颈半棘肌（Semispinalis cervicis）
66 颈髂肋肌（Iliocostalis cervicis）
67 颈夹肌（Splenius cervicis）
68 颈棘肌（Spinalis cervicis）
69 颈棘间肌（Interspinales cervicis）
70 颈横突间肌（Intertransversarii cervicis）
71 颈回旋肌（Rotatores cervicis）
72 头前直肌（Rectus capitis anterior）
73 头外直肌（Rectus capitis lateralis）
74 头长肌（Longus capitis）
75 下颌舌骨肌［Mylohyoid（Mylohyoideus）］
76 茎突舌骨肌［Stylohyoid（Stylohyoideus）］
77 颏舌骨肌［Geniohyoid（Geniohyoideus）］
78 二腹肌［Digastricus（Digastric）］
79 颈长肌（Longus colli）
80 前斜角肌（Scalenus anterior）
81 中斜角肌（Scalenus medius）
82 后斜角肌（Scalenus posterior）
83 胸锁乳突肌［Sternocleidomastoid（Sternocleidomastoideus）］
84 胸骨甲状肌［Sternothyroid（Sternothyroideus）］
85 甲状舌骨肌［Thyrohyoid（Thyrohyoideus）］
86 胸骨舌骨肌［Sternohyoid（Sternohyoideus）］
87 肩胛舌骨肌［Omohyoid（Omohyoideus）］
88 颈阔肌（ Platysma）
背
61 头夹肌（Splenius capitis）
67 颈夹肌（Splenius cervicis）
66 颈髂肋肌（Iliocostalis cervicis）
89 胸髂肋肌（Iliocostalis thoracis）
90 腰髂肋肌（Iliocostalis lumborum）
60 头最长肌（Longissimus capitis）
64 颈最长肌（Longissimus cervicis）
91 胸最长肌（Longissimus thoracis）
63 头棘肌（Spinalis capitis）
68 颈棘肌（Spinalis cervicis）
92 胸棘肌（Spinalis thoracis）
62 头半棘肌（Semispinalis capitis）
65 颈半棘肌（Semispinalis cervicis）
93 胸半棘肌（Semispinalis thoracis）
94 多裂肌（Multifidi）
71 颈回旋肌（Rotatores cervicis）
95 胸回旋肌（Rotatores thoracis）
96 腰回旋肌（Rotatores lumborum）
69 颈棘间肌（Interspinales cervicis）
97 胸棘间肌（Interspinales thoracis）
98 腰棘间肌（Interspinales lumborum）
70 颈横突间肌（Intertransversarii cervicis）
99 腰横突间肌（Intertransversarii thoracis and lumborum）
胸横突间肌（lumborum）
100 腰方肌（Quadratus lumborum）
胸（呼吸肌）
101 膈肌（Diaphragm）
102 肋间外肌（Intercostales externi）
103 肋间内肌（Intercostales interni）
104 肋间最内肌（Intercostales intimi）
105 肋下肌（Subcostales）
106 胸横肌（Transversus thoracis）

107　肋提肌（Levatores costarum）
108　上后锯肌（Serratus posterior superior）
109　下后锯肌（Serratus posterior inferior）

腹

110　腹外斜肌（Obliquus externus abdominis）
111　腹内斜肌（Obliquus internus abdominis）
112　腹横肌（Transversus abdominis）
113　腹直肌（Rectus abdominis）
114　锥状肌（Pyramidalis）

会阴

115　肛提肌（Levator ani）
　耻骨直肠肌（Puborectalis）
　耻骨肌（Pubococcygeus）
　髂尾肌（Iliococcygeus）
116　尾骨肌（Coccygeus）
117　睾提肌（Cremaster）
118　会阴浅横肌（Transversus perinei superficialis）
119　会阴深横肌（Transversus perinei profundus）
120　球海绵体肌（Bulbospongiosus）
121　坐骨海绵体肌（Ischiocavernosus）
122　尿道括约肌（Sphincter urethrae）
123　肛门外括约肌（Sphincter ani externus）

上肢肩带

124　斜方肌（Trapezius）
125　大菱形肌［Rhomboid major（Rhomboideus major）］
126　小菱形肌［Rhomboid minor（Rhomboideus minor）］
127　肩胛提肌（Levator scapulae）
128　前锯肌（Serratus anterior）
129　胸小肌（Pectoralis minor）

椎肱

130　背阔肌（Latissimus dorsi）
131　胸大肌（Pectoralis major）

肩

132　锁骨下肌（Subclavius）
133　三角肌［Deltoid（Deltoideus）］
134　肩胛下肌（Subscapularis）
135　冈上肌（Supraspinatus）
136　冈下肌（Infraspinatus）
137　小圆肌（Teres minor）
138　大圆肌（Teres major）
139　喙肱肌（Coracobrachialis）

肘

140　肱二头肌（Biceps brachii）
141　肱肌（Brachialis）
142　肱三头肌（Triceps brachii）
143　肱桡肌（Brachioradialis）
144　肘肌（Anconeus）

前臂

145　旋后肌（Supinator）
146　旋前圆肌（Pronator teres）
147　旋前方肌（Pronator quadratus）
140　肱二头肌（Biceps brachii）

腕

148　桡侧腕长伸肌（Extensor carpi radialis longus）
149　桡侧腕短伸肌（Extensor carpi radialis brevis）
150　尺侧腕伸肌（Extensor carpi ulnaris）
151　桡侧腕屈肌（Flexor carpi radialis）
152　掌长肌（Palmaris longus）
153　尺侧腕屈肌（Flexor carpi ulnaris）

指

154　指伸肌（Extensor digitorum）
155　示指伸肌（Extensor indicis）
156　指浅屈肌（Flexor digitorum superficialis）
157　指深屈肌（Flexor digitorum profundus）
163　蚓状肌（手）［Lumbricales（hand）（Lumbricals）］
164　骨间肌、骨间背侧（手）肌［Interossei，dorsal（hand）（Interossei dorsales）］
165　骨间肌、骨间掌侧肌［Interossei，palmar or volar（Interossei palmares）］

小指和小鱼际肌

158　小指伸肌（Extensor digiti minimi）
159　小指展肌（手）（Abductor digiti minimi （hand））
160　小指短屈肌（手）［Flexor digiti minimi brevis（hand）］
161　小指对掌肌（Opponens digiti minimi）
162　掌短肌（Palmaris brevis）

拇指和鱼际肌

166　拇长展肌（Abductor pollicis longus）
167　拇长伸肌（Extensor pollicis longus）
168　拇短伸肌（Extensor pollicis brevis）
169　拇长屈肌（Flexor pollicis longus）
170　拇短屈肌（Flexor pollicis brevis）
171　拇短展肌（Abductor pollicis brevis）
172　拇对掌肌（Opponens pollicis）
173　拇收肌（Adductor pollicis）

下肢髋和大腿

174　腰大肌（Psoas major）
175　腰小肌（Psoas minor）
176　髂肌（Iliacus）
177　耻骨肌（Pectineus）
178　股薄肌（Gracilis）
179　长收肌（Adductor longus）
180　短收肌（Adductor brevis）
181　大收肌（Adductor magnus）
182　臀大肌（Gluteus maximus）
183　臀中肌（Gluteus medius）
184　臀小肌（Gluteus minimus）
185　阔筋膜张肌（Tensor fasciae latae）
186　梨状肌（Piriformis）
187　闭孔内肌［Obturator internus（Obturatorius internus）］
188　闭孔外肌［Obturator externus（Obturatorius externus）］
189　上孖肌（Gemellus superior）
190　下孖肌（Gemellus inferior）
191　股方肌（Quadratus femoris）
192　股二头肌（Biceps femoris）
193　半腱肌（Semitendinosus）
194　半膜肌（Semimembranosus）
195　缝匠肌（Sartorius）

膝

196　股直肌（Rectus femoris）
196~200 股肌（［见股直肌、股中间肌、股内侧肌、股内侧斜肌、股外侧肌）
197　股外侧肌（Vastus lateralis）
198　股中间肌（Vastus intermedius）
199　股内侧肌（Vastus medialis longus）
200　股内侧斜肌（Vastus medialis oblique）
192　股二头肌（Biceps femoris）
193　半腱肌（Semitendinosus）
194　半膜肌（Semimembranosus）
203　胫骨前肌（Tibialis anterior）
204　胫骨后肌（Tibialis posterior）
205　腓肠肌（Gastrocnemius）
206　比目鱼肌（Soleus）
207　跖肌（Plantaris）
208　腓骨长肌（Fibularis longus）
209　腓骨短肌（Fibularis brevis）
210　第三腓骨肌（Fibularis tertius）

趾（第 2 ~ 4 趾）

211　趾长伸肌（Extensor digitorum longus）
212　趾短伸肌（Extensor digitorum brevis）
213　趾长屈肌（Flexor digitorum longus）
214　趾短屈肌（Flexor digitorum brevis）
215　小趾展肌（足）［Abductor digiti minimi （foot）］
216　小趾短屈肌（足）［Flexor digiti minimi brevis （foot）］
217　足底方肌（Quadratus plantae）
218　蚓状肌（足）［Lumbricales（foot）］
219　骨间肌、骨间背侧肌（足）［Interossei，dorsal（foot）（Interossei dorsales）］
220　骨间肌、骨间足底肌［Interossei, plantar（Interossei plantares）］

踇趾

221　踇长伸肌（Extensor hallucis longus）
222　踇长屈肌（Flexor hallucis longus）
223　踇短屈肌（Flexor hallucis brevis）
224　踇展肌（Abductor hallucis）
225　踇收肌（Adductor hallucis）

目录

第6章

第 7 章

徒手肌力评定的替代方法 …………………… 307

第 8 章

功能表现测试 ……………………………… 331

第 9 章

手持式肌肉测力计 ………………………… 361

第 10 章

病例分析 …………………………………… 383

索引 ………………………………………… 391

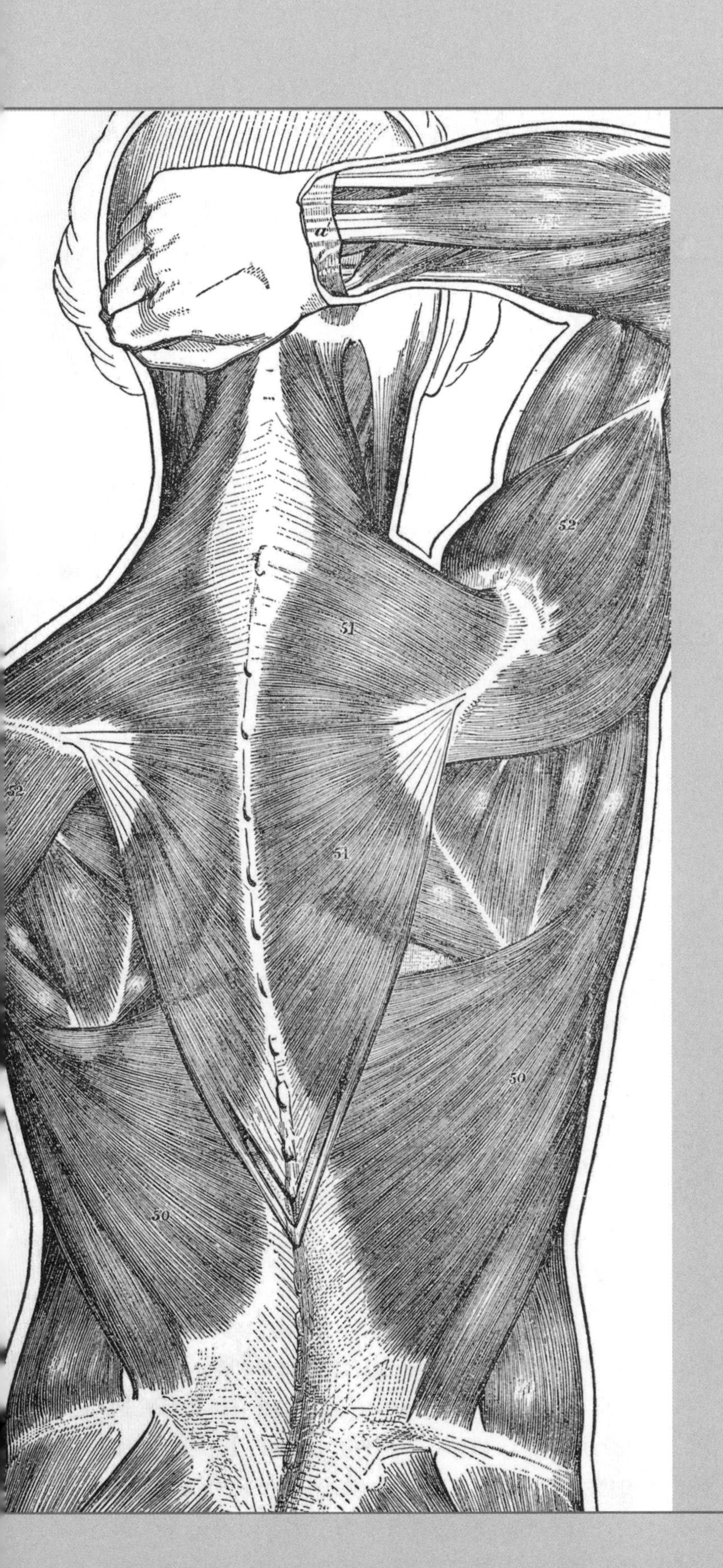

第1章

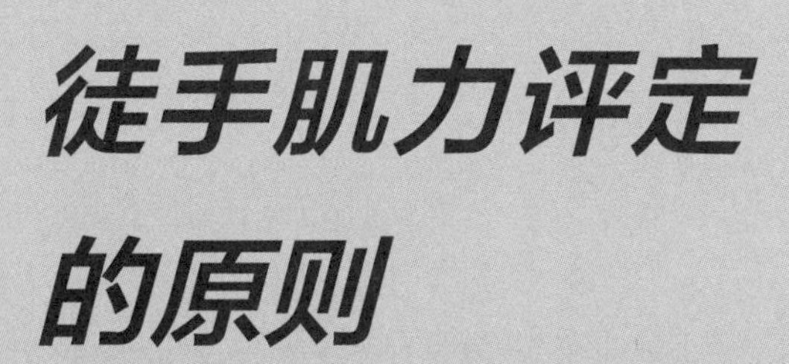

徒手肌力评定的原则

分级系统

徒手肌力评定的分数以数值的形式顺序记录，从0～5级不等。0表示没有可识别的肌肉活动，5表示最大或最好的反应，或者是徒手肌力评定所能评估的最大反应。因为本书是基于运动（如肘关节屈曲）而不是单个肌肉（如肱二头肌）的测试，所以这个等级代表了所有参与该运动的肌肉的表现。

0～5级的评分系统是医疗保健行业中最常用的肌力评分方法。每个数值级（如4）都可以与一个词语级［如good（良好）］对应，该词语级以定性而非定量的术语描述测试功能（见下表）。使用这些定性术语是一种过时的惯例，我们不鼓励这种方法。因为这些术语往往无法代表测试运动的力量。对于伸膝来说，小于平均值50%的力量其实是"不正常"的力量，但通常会被分级为5级[1]。4级伸膝力量可能只有最大预期力量的10%，这个级别显然不能被描述为"良好"。由于这个原因，定性术语在很大程度上已从这本书中删除。数字等级的标准将会在本书后面的章节中进行描述。

数值分数	定性分数
5	正常（normal，N）
4	良好（good，G）
3	一般（fair，F）
2	差（poor，P）
1	微弱（trace activify，T）
0	零（无活动，no activify）

测试步骤概览

突破试验

在肢体或其他身体部位主动完成抗重力运动的测试范围后，再施加徒手阻力。阻力（resistance）一词通常用来表示测试者所提供的与肌肉收缩方向相反的力量。徒手阻力应始终与肌肉的运动方向相反。患者被要求在关节活动范围末端，或接近有效范围的末端，或在肌肉受到最强挑战的范围内维持住身体姿势。在这个位置上，治疗师施加徒手阻力，同时患者被指示不允许治疗师"突破"这个姿势。例如，坐着的患者被要求前臂向上屈曲肘关节到活动范围末端（3级）。当达到这个位置时，治疗师在患者手腕附近施加阻力，试图"突破"肌肉的作用，从而让前臂向下伸展。这就是所谓的突破试验（break test），它是目前最常用的徒手肌力评定程序。然而，对于特定的肌肉运动，有一些测试方法可以替代突破试验。

另一种推荐的替代方法是，治疗师可以在确定患者能够完成全活动范围（3级）后，在施加额外的阻力之前，将被测试的肌肉或肌群置于活动范围末端或被测试位置。在这个过程中，治疗师需要确保正确的摆位和固定方式。

维持试验

突破试验的替代方法是治疗师对抗患者主动收缩的肌肉或肌群，施加与患者相匹配的阻力，但又不超过患者肌肉力量（出现反方向运动）。在最大收缩过程中，治疗师在大约3秒的时间内逐渐增加徒手阻力，直到达到患者可对抗的最大水平无法维持测试姿势。维持试验（make test）不如突破试验可靠，因此，一般将突破试验作为首选测试。

主动抗阻试验

从肌肉完全拉长的位置开始，在整个活动范围内，阻力与主动收缩运动相反。阻力的大小与患者的抵抗力相匹配，但允许关节在整个活动范围内运动。这种徒手肌力评定需要相当的技巧和经验才能进行，且并不可靠。因此，不推荐把它作为常规测试程序，但可能是有效的运动治疗技术。

阻力的运用

自1921年以来，所有的出版物中，徒手肌力评定的原则，都遵循了肌肉长度－张力关系的基本原则，以及关节力学的基本原则[2, 3]。例如，在肘关节屈曲位，当肘关节伸展时，肱二头肌延长而力臂缩短。肘关节伸直时，力臂随着肘关节屈曲而增加，并在90°时达到最大值，此时杠杆的效率最高。然而，当屈曲超过那个点后，肱二头肌就会变短，杠杆臂的长度和效率也会再次下降。

在徒手肌力评定中，外力以阻力的形式存在。这个外力会作用在关节活动范围的末端，或者作用在接近终末端的地方，外力的方向与肌肉主动收缩的方向相反。对于某些肌肉运动（如膝关节屈曲），这种后退是可以考虑的，即在中间范围测试主要肌肉。双关节肌肉的测试通常是在中间范围，在这个位置长度 – 张力曲线更有利。理想情况下，所有的肌肉和肌群都应该在最佳的拉伸状态下进行测试。但在徒手肌力评定中，治疗师常常无法区别 5 级和 4 级肌力。因此，单关节肌如肱肌、臀中肌和股四头肌在关节活动范围终末位进行测试，双关节肌如腘绳肌和腓肠肌则在中间范围进行测试。

测试的精确性在于阻力施加的位置和在所有患者身上施加相同的阻力。阻力施加的位置一般在所在肢体的远端或肌肉的远端止点附近。一个例外是，如果肢体不移动到更远的位置就不能有效地施加阻力时，如对于肩关节和髋关节内、外旋肌来说，阻力应施加在前臂远端的手或小腿上。另一个例外是截肢患者的肢体缩短。以一位经股动脉截肢的患者为例，即使患者在髋关节外展时能够抵抗最大阻力，由于下肢的自重减少，治疗师施加阻力的力臂也很短，无论施加多大的阻力，肌力都不能定为 5 级。患者即使可以抵抗最大阻力，但仍然可能发现其使用假体走路非常困难。如果使用了替代测试方法，治疗师应该记录阻力的位置，以确保测试的一致性。

不能突然施加或者不均匀地施加徒手阻力。治疗师应该在患者完全意识到的情况下，以一种缓慢而渐进的方式施加阻力，稍微超过肌肉的力量，因为肌力在 2 ～ 3 秒内就能达到最大的可承受强度。施加稍大于肌力的阻力更有可能测得最大的肌力和准确的突破试验结果。

治疗师也应该明白肢体自重和重力的影响也是测试的一部分。较重的肢体和较长的肢体对活动它们的肌肉有更高的要求。因此，在重力作用下抬起下肢需要臀部肌肉 20% 以上的“正常力量”[4]。相比之下，在重力作用下抬起手需要的力量还不到腕部肌肉正常力量的 3%[4]。当肌肉以与重力线平行的方向收缩时，它被称为“去重力”。建议避免使用常用的术语“无重力”。因为，这永远不会发生，除非在零重力的环境下。

在与重力方向平行的平面上测试薄弱的肌力，可将身体部分支撑在光滑平坦的表面上，这时摩擦力最小（2 级、1 级和 0 级）。对于较强壮的肌肉，可以在重力的作用下完成全活动范围的运动（3 级），阻力垂直于重力线（4 级和 5 级）。在各种测试方法中，我们会谈到各种抗重力和去重力姿势。

固定

固定住身体或身体的某些部位在准确判定肌肉测试等级时至关重要，对稳定性有高要求的患者，包括那些在测试肩关节肌力时稳定肌（如肩胛骨稳定肌）薄弱的患者和那些肌肉特别强壮的患者。

许多肌肉看起来距离测试位置很远，但仍旧可以作为测试肌肉运动的稳定肌。然而，肌肉测试并不意味着除了原动肌之外，还依赖于其他肌肉。举一个极端的例子，左侧的肩关节外展不应该依赖于右侧的躯干肌肉。因此，躯干肌肉较弱、坐位平衡受限的患者，应通过患者的体位或治疗师放在患者右肩的稳定手进行支撑和稳定。如果要准确地测试肌群的全部能力或测试特别强壮的肌群，也可能需要患者保持稳定[5]。例如，一位患者在进行突破试验时由于未被固定而可从支撑面抬起臀部，表现出测试人员可能无法干扰他的伸膝动作。然而，同样的患者，在测试过程中，通过测试者、助手或皮带的适当稳定，则可能无法承受测试者施加的最大阻力，肌肉收缩被干扰，这表明该患者的肌力评定等级为 4 级而不是 5 级。

肌力评定分级的标准

影响徒手肌力评定分级的因素包括主观因素和客观因素。主观因素包括治疗师对实际测试中施加的阻力大小的印象，以及患者在测试中实际承受的阻力大小。客观因素包括患者完成全范围活动的能力、保持测试位置的能力、对抗重力移动测试肢体的能力或根本无法移动测试肢体的能力。所有这些因素都需要临床判断，这使得徒手肌力评定成为一项需要大量实践和经验才能掌握的技能。准确的评定等级不仅对确定损伤很重要，而且对评估患者随时间发生的状态变化也很重要。临床推理对于治疗师来说十分必要，它可以帮助治疗师确定是什么原因导致了无法完成全活动范围的动作或者维持测试姿势，并确定哪一种徒手肌力评定最适用。

与典型的骨科检查相一致，患者首先被要求对被测肌肉进行主动运动——患者在没有治疗师或设备辅助的情况下进行主动运动。这种主动的运动帮助治疗师了解患者是否愿意和有能力移动身体的某一部分，患者相关关节的可用活动范围及患者是否有活动范围受限的原因，如疼痛、肌张力过高或无力。完成无阻力的主动运动需要相当于3级的肌力。主动运动也体现主动活动范围，在开始每一块肌肉测试时，它可以帮助确定适当的测试位置和应用的阻力力量。

5级

当患者能积极主动地抵抗重力和最大阻力完成全活动范围的运动并保持在测试姿势时，肌力则被评为5级。如果治疗师能干扰患者的姿势，就不应该评为5级。过度分级将会妨碍我们区分肌肉的强弱、该运动或不该运动的肌肉，以及肌力是否有变化。

广义的“正常”通常会让我们高估肌肉的能力[6]。如果治疗师没有检查没有疾病或损伤的人方面的经验，就不太可能对5级肌力与正常程度的差异有任何现实或准确的判断。一般来说，学生通过在同学身上练习来学习徒手肌力评定，但与掌握这项技能所需的经验相比，这只能提供很少的经验。治疗师在进行量化的力量测试之前，如坐站试验之前，可能没有意识到他低估了受试者肌肉的力量。此外，一些治疗师，尤其是女性治疗师，没有能力施加足够的阻力，这也导致了其低估患者肌力减弱的情况[7]。

4级

当患者能抵抗重力主动地完成全活动范围的运动，但不能抵抗最大阻力维持测试姿势时肌力被评为4级。4级肌力在最大或次最大阻力的测试范围结束时，在一定程度上“屈服”。当最大的阻力导致活动退让时，不论什么年龄或是否残疾，肌力都被划分为4级。然而，如果疼痛限制了患者抵抗治疗师最大阻力的能力，导致无法有效地对实际肌力进行评估，这种情况应该记录下来。例如，“肘部屈曲力量很强，但疼痛剧烈。”

4级代表在徒手肌力评定中的一种减弱。Sharrard在尸检时计算了脊髓灰质炎患者脊髓中剩余的阿尔法运动神经元[8]。他将患者记录表上的徒手肌力评定等级与前角中剩余的运动神经元数量联系起来。他的数据显示，当肌力评定等级为4级时，肌肉组中超过50%的运动神经元缺失。因此，当肌肉能够承受相当大的但低于“正常”阻力时，它已经失去了至少一半的神经支配。适当的动作稳定是决定5级和4级肌力之间的真正区别的关键。

3级

3级肌力评定基于客观衡量。肌肉或肌群可以抵抗重力的阻力，完成全活动范围的运动。这也被称为“主动活动”。即使被测试的肌肉能够在整个重力范围内运动，并能承受少量或“轻微”的阻力，肌力也被评为3级。

直接力量测量表明，3级的肌力水平其实比较低（如伸膝小于正常值的5%）。所以3级和5级之间的功能差距要比3级和1级之间更大[9]。Beasley在一项10～12岁儿童的研究中发现，36名受试者3级肌力的力量小于5级肌力的40%（相同运动），其余的小于或等于正常的30%，大多数在5级的5%～20%之间[10]。3级可能是一些肌肉运动测试的功能阈值（如进食时屈肘）；然而，在负重活动中，3级肌力可能远远达不到许多下肢肌肉的功能要求，特别是对于髋外展肌群和踝跖屈肌群。治疗师必须确保不能在关节锁定的位置测试3级肌力（如在测试肘关节伸展时锁定肘关节）。

2级

当重力的作用最小时，该肌群可以移动身体的某个部位，则它可以评为 2 级。这个姿势一般被称为运动的水平面。可以使用泡沫板或者其他类似的平面来减少摩擦力。

1 级

当治疗师能够通过视诊或触诊在参与测试动作的一个或多个肌肉中发现一些收缩活动时（前提是肌肉位置足够浅表，可以触诊），则这块肌肉就会被评为 1 级。当患者试图做这个动作时，治疗师还能看到或感觉到肌腱突起或紧张。然而，这种收缩性肌肉活动不能使该身体部位产生运动。

在 1 级评定中，患者的摆位不那么重要，因为几乎可以在任何体位下检测到 1 级肌力。当怀疑为 1 级肌力时，治疗师应主动将患者该身体部位移至测试位置并要求其保持该位置，然后放松。在患者试图收缩和放松肌肉时，治疗师能够触及肌腹或肌腱活动，或两者兼而有之。应注意避免其他肌肉的代偿。

0 级

当触诊或视诊都无法发现肌肉收缩的现象时，肌力被评为 0 级。这并不意味着没有肌肉活动。事实上，肌电图可能显示某些活动。因此，本书中用“没有明显的收缩”来定义 0 级肌力。

分级中的（+）和（-）

不建议在徒手肌力评定时使用加号（+）或减号（-）。避免使用加号或减号将徒手肌力评定的分数限制在有意义和可靠的分数范围内。加号和减号的使用增加了主观性，导致结果缺乏可靠性，特别是对于 3 级或更高的肌力。然而，在上文所述的 2 级情况中，能够在重力最小的位置（水平位置）完成全活动范围运动的肌肉与不能完成全活动范围运动但能够完成一定关节运动的肌肉之间存在着相当大的差异。因此，当肌肉能够在水平面上完成部分活动范围时，肌力值为 2- 是可以接受的。2 级和 1 级肌力之间的差异代表了如此广泛的功能差异，以至于一个负号在评估即使是很小的功能改善时也可能很重要。鼓励治疗师用描述运动质量的词语来对分级进行补充。

4 级肌力再测试

历史上，徒手肌力评定使用过两种评分系统，一种使用数字（0～5），另一种使用描述性词汇（正常到无）。虽然这两种系统传达的信息相同，但作者更喜欢数字系统，因为它避免使用模糊和主观的术语，如“良好”。如前所述，在肌肉测试中没有其他术语比这个更有问题。太多的临床医师，包括治疗师，从字面意义上解释这个术语，将“良好”解释为完全足够——假设力量足够，那么患者就不需要康复。

然而，大量的证据明确表明，一旦治疗师意识到力量不再是正常，而是“良好”，被测试的肌肉其实已经失去了大约一半的力量。已经有许多这方面的研究证据 [11]。最近，Bohannon 发现被评为“正常”肌肉的数值在 80～625N 之间 [6]，这是数字上的差异，也进一步证明了区分“良好”肌力和“正常”肌力是多么困难。

目前还不清楚“良好”的等级如何成为令人满意的治疗终点的同义词。当然，由于费用等问题要求患者尽快出院的压力并不能帮助治疗师实现达到“先前功能水平”的最低目标。尽管如此，让患者有机会最大限度地恢复肌力是干预的主要目标。如果这一目标没有实现，患者（尤其是老年人）可能会失去独立生活的能力，或者发现自己无法回归理想的运动或活动。因为他们虚弱的肌肉疲劳得太快。在重返运动之前没有完全恢复力量的运动员更有可能再次受伤，这可能会造成进一步伤害。

在许多情况下，4 级肌力不能满足患者功能需求。当臀中肌肌力评定为 4 级时，患者会出现特伦德伦堡（Trendelenburg）征阳性。当比目鱼肌肌力评定为 4 级时，在步行周期的后半程足跟没有上提，这降低了步行速度 [12]。当腹肌肌力是 4 级时，从床上站起来或坐起过程中，很难稳定骨盆，这常常引发背部疼痛。因此，称肌力为“良好”，而不是 4 级，这个“良好”其实是不够好的。

患者在功能上所能完成的任务与治疗师判定的

徒手肌力评定等级之间常常出现脱节，尤其是在老年人中。当一个人 80 岁时，大约 50% 的肌肉和力量可能会由于自然衰老而丢失[13]。但治疗师通常会判定其徒手肌力评定等级为“正常”或“在正常范围内”。对于 80 岁的老年人，虽然他的力量是以前的一半。从功能上讲，这些“正常力量”的老年人如果不使用扶手，就无法从椅子上站起来；如果不拉扶手，就无法上楼梯。因此，不鼓励将肌力定为“在功能范围内”。必须避免由于患者的年龄、性别、假定的力量或治疗师不能施加足够的阻力而导致的肌力分级不准确。

总之，“良好”的肌力并不总是“好的”。必须采取一切措施确保徒手肌力评定分级的准确性，并在康复时提供必要的干预措施，使力量和功能完全恢复到“正常”。用 0 ～ 5 的数值系统代替徒手肌力评定中的主观术语“良好”或“正常”，是朝着正确诊疗方向迈出的第一步。

有效的关节活动范围

当关节挛缩或者因为固定（如全膝关节置换）而使活动受到限制时，患者关节仅能够在一定的有效范围内活动。在这种情况下，即使这是不正常的现象，但是对于患者来说在这段时期内这个关节可活动的范围就是全部的活动范围。也需要在这个活动范围内对肌力进行分级。例如，正常膝关节伸展的活动范围是 0° ～135° 。一位膝关节挛缩屈曲 20° 的患者，在其现有活动范围内接受伸膝力量测试。如果在这个范围他能对抗最大阻力完成一次膝关节伸展，那么肌力级别就是 5 级。如果这位患者不能完成在该范围内的活动，这个级别评定应该小于 3 级。那么就应该在侧卧位上重新给予患者正确的级别评定。

筛查测试

为了节省时间和成本，通常没有必要对身体的每块肌肉都进行测试。由于各种肌肉运动的力量往往是相互关联的[6]，而且存在内在一致性。所以对一定数量的肌肉运动进行系统的测试通常就足够了。有三个筛选指标值得注意。每种方法都是针对特定的诊断组开发的，并允许计算总分。第一种是运动力指数，是为脑卒中患者开发的，包括上肢的三种肌肉运动（肩关节上举、肘关节屈曲和手的抓握）和下肢的三种肌肉运动（屈髋、伸膝和踝背伸）[9]。第二种是运动评分，这是为脊髓损伤患者设计，包含了代表关键神经根水平的上肢、下肢动作，即屈肘（C5）、伸腕（C6）、伸肘（C7）、屈指（C8）、小指外展（T1）、屈髋（L2）、伸膝（L3）、踝背伸（L4）、踇趾伸展（L5）、踝跖屈（S1）[14]。第三种是医学研究委员会的 Sum 评分，其目的是判定吉兰－巴雷综合征患者的运动障碍，但后来也被用于其他分散性障碍的患者。它包括运动力指数中的大部分动作（肩外展、屈肘、伸腕、屈髋、伸膝、踝背伸）[15]。

治疗师绝不应该在筛查测试中使用“在正常范围内”或“在功能范围内”等语句进行描述。如果进行了非特异性强度测试（如通过对任务的观察），记录中最好使用“患者表现出执行任务没有困难”之类的术语，而不是对当前的力量程度做出判断。

为了筛选需要测试的肌肉，治疗师可以使用许多动作分解来识别需要测试和不需要测试的动作。检查前对患者的观察将为肌力减弱和功能缺陷提供有价值的线索。例如，治疗师可以做如下观察。

- 在患者进入治疗区时观察其步态情况。
- 观察患者从坐到站起、填写入院或病史表格、脱去外套的动作。
- 让患者用前足和足跟行走。
- 让患者握住治疗师的手。
- 对上肢双侧肌群进行大体检查：做触摸地面、头顶和后背的动作。

为了节省患者时间和提高就诊效率，如果上述快速检查中某些部位出现功能障碍，那么对这些部位的测试就可以列入检查范围内。

肌力评定的准备

如果想成功地完成肌力评定，那么就需要治疗师和患者配合默契。这就意味着一些基本原则和必要的程序将会成为治疗师的第二天性。

1. 患者应该在测试过程中从不适或者疼痛中尽

可能地放松下来。让患者在测试中移动或者变换不同体位是很有必要的。

2. 测试的环境必须是安静没有干扰的。温度应适宜，尤其对于需要暴露部分身体部位的患者。

3. 测试必须在硬的平面上，这样有利于稳定测试部位。硬的平面不会让躯干或四肢陷入。尽可能将物体表面的摩擦力降到最低。当患者可以移动时，可以使用治疗床进行测试，如果治疗床不够宽的话，患者可能会担心坠落。有时候选择一个低一点的垫子会更实际。垫子的高度要符合治疗师身高，以利于他利用适当的杠杆和身体力学进行检查。

4. 为了最大限度地减少在测试环节中的体位变换，要严谨仔细地摆放患者体位。可以通过患者自身的重量或者借助治疗师的帮助使其体位在测试中保持足够的稳定。

5. 所有测试需要的物品和人员都必须准备好。当患者容易产生焦虑或是患者太虚弱，必须时刻有人关注时，这点非常重要。

所需要的物品包括以下。

- 徒手肌力评定记录表（表 1.1）。
- 钢笔、铅笔或者电脑。
- 枕头、毛巾、垫子、摆放体位用的楔形模具。
- 床单或其他织物。
- 量角器。
- 计时器。
- 特殊功能测试的器械。
- 功能测试的测试表格。
- 转身、移动或者固定患者的辅助用具。
- 急救系统。
- 辅助材料。

表 1.1　徒手肌力评定记录表

检查日期				**检查者**		
左侧				**右侧**		
3	2	1		1	2	3
			颈椎			
			头部伸展			
			颈部伸展			
			头部屈曲（收下颌）			
			颈部屈曲			
			颈部旋转			
			躯干			
			躯干联合伸展			
			腰椎			
			胸椎			
			骨盆上提			
			躯干屈曲			
			躯干旋转			
			核心测试			
			俯卧平板支撑			
			侧桥耐力测试			
			计时部分卷腹测试			
			等长躯干屈肌耐力测试			
			向前腹肌爆发力测试			
			单桥测试			
			最大吸气压力			
			最大呼气压力			
			咳嗽			
			盆底肌			

续表

左侧				右侧		
3	2	1		1	2	3
			上肢			
			肩胛骨外展和上回旋			
			肩胛骨上提			
			肩胛骨内收（回缩）			
			肩胛骨下降和内收			
			肩胛骨内收（回缩）和下回旋（菱形肌）			
			背阔肌			
			肩关节屈曲			
			肩关节伸展			
			肩关节外展			
			肩关节水平外展（三角肌后部）			
			肩关节水平内收（胸大肌）			
			肩关节外旋			
			肩关节内旋（肩胛下肌）			
			肘关节屈曲			
			肘关节伸展			
			前臂旋后			
			前臂旋前			
			桡侧腕屈肌			
			尺侧腕屈肌			
			腕关节伸展			
			桡侧腕短伸肌和桡侧腕长伸肌			
			尺侧腕伸肌			
			手			
			近端指骨间关节和远端指骨间关节屈曲			
			联合			
			指浅屈肌			
			指长屈肌			
			掌指关节伸展			
			指伸肌			
			示指伸肌			
			小指伸肌			
			掌指关节屈曲			
			手指外展			
			骨间背侧肌			
			小指展肌			
			手指内收（骨间掌侧肌）			
			拇指掌指关节和指骨间关节屈曲			
			拇短屈肌			
			拇长屈肌			
			拇指掌指关节和指骨间关节伸展			
			拇长伸肌和拇短伸肌			
			拇指外展			
			拇短展肌			

续表

左侧				右侧		
3	2	1		1	2	3
			拇长展肌			
			拇指内收（拇收肌）			
			对掌			
			拇对掌肌			
			小指对掌肌			
			握力			
			下肢			
			髋关节屈曲			
			髋关节屈曲、外展和外旋伴膝关节屈曲			
			髋关节伸展			
			臀大肌			
			仰卧位髋关节伸肌测试			
			髋关节外展			
			髋关节内收			
			髋关节外旋			
			髋关节内旋			
			膝关节屈曲			
			内侧腘绳肌测试			
			外侧腘绳肌测试			
			伸膝			
			踝关节跖屈			
			比目鱼肌			
			足背伸和内翻			
			足内翻			
			足外翻伴跖屈			
			跖趾关节屈曲			
			跗趾跖趾关节屈曲			
			第 2 ～ 5 趾跖趾关节屈曲			
			近端趾骨间关节和远端趾骨间关节屈曲（第 2 ～ 5 趾）			
			近端趾骨间关节和远端趾骨间关节伸展（第 2 ～ 5 趾）			
备注：						
诊断			发作	年龄	出生日期	
患者姓名						
末次			初次	中间	ID	

训练

本书中包含了特定的训练方法，它们都具有等长最大自主收缩（maximal voluntary contraction，MVC）的肌电数据。临床中，引发 MVC 的动作更能测试肌肉的最大能力 [16]。当评估 MVC 值时，可以使用以下分级 [16]。

低	0 ～ 20%
中	21% ～ 40%
高	41% ～ 60%
非常高	＞ 60%

大于 40% 的 MVC 被认为是有效的力量训练方

法[17, 18]。

我们把最有效的训练列为推荐训练方法。这些训练都有一些挑战性，可以在康复的后期使用。治疗师还要意识到在肌肉测试和训练时采用不同类型的肌肉收缩。见专栏 1.1。

主动肌

在每一章中都列有表格，列出了参与测试动作的肌肉（如肩关节屈曲）。当确定了某个特定动作的主动肌时，用粗字体记录。例如，肩关节屈曲的主动肌是三角肌前部，因此这块肌肉以粗体记录显示。在其他情况下，没有明确的主动肌时，就没有采用粗体字。例如，背部伸展运动涉及十几块肌肉，没有一块是主动肌，因此没有用粗体字记录肌肉名称。我们的目的是帮助学习者更容易理解哪些肌肉对这些动作是至关重要的，以及如果肌力减弱时需要加强训练哪些肌肉的力量。

小结

通过之前的讨论，我们明确地了解到徒手肌力评定是一项严格的临床技能。反复地在不同类型的患者身上进行实践对于达到熟练的临床诊疗水平是必不可少的。

专栏 1.1　肌肉收缩的类型

向心收缩是指肌肉收缩时的肌肉长度变短，如肱二头肌（concentric contraction）收缩可完成肘关节屈曲或在把物体举过头顶时肘关节的伸展。向心收缩通常是肌肉的主要运动。

离心收缩（eccentric contraction）指的是一个动作的下降、肌肉变长阶段，如在卧推下落阶段或坐到椅子上。离心收缩在许多与灵活性相关的功能任务中都可以看到，如走下坡路或行步。

等长收缩（isometric contraction）是指在没有关节运动的情况下产生肌肉紧张。等长收缩常用于制动肢体时，如术后。第 9 章讨论了用手持式肌肉测力计测量等长收缩的方法。

参考文献

1. Bohannon RW. Measuring knee extensor muscle strength. *Am J Phys Med Rehabil.* 2001;80:13–18.
2. LeVeau BF. *Williams and Lissner's Biomechanics of Human Motion.* 3rd ed. Philadelphia: WB Saunders; 1992.
3. Soderberg GL. *Kinesiology: Application to Pathological Motion.* Baltimore: Williams & Wilkins; 1997.
4. Resnick JS, Mammel M, Mundale MO, et al. Muscular strength as an index of response to therapy in childhood dermatomyositis. *Arch Phys Med Rehabil.* 1981;62:12–19.
5. Magnusson SP, Geismar RA, Gleim G, et al. The effect of stabilization on isokinetic knee extension and flexion torque production. *J Athlet Train.* 1993;28:221–225.
6. Bohannon RW, Corrigan D. A broad range of forces is encompassed by the maximum manual muscle test grade of five. *Percept Mot Skills.* 2000;90:747–750.
7. Mulroy SJ, Lassen KD, Chambers SH, et al. The ability of male and female clinicians to effectively test knee extension strength using manual muscle testing. *J Orthop Sports Phys Ther.* 1997;26:192–199.
8. Sharrard WJW. Muscle recovery in poliomyelitis. *J Bone Joint Surg Br.* 1955;37:63–69.
9. Demeurisse G, Demol O, Roboye E. Motor evaluation in hemiplegia. *Eur Neurol.* 1980;19:382–389.
10. Beasley WC. Normal and fair muscle systems: Quantitative standards for children 10 to 12 years of age. Presented at 39th Scientific Session of the American Congress of Rehabilitative Medicine, Cleveland, Ohio; August 1961.
11. Beasley WC. Influence of method on estimates of normal knee extensor force among normal and post-polio children. *Phys Ther Rev.* 1956;36:21–41.
12. Perry J. *Gait Analysis: Normal and Pathological Function.* 2nd ed. Thorofare, NJ: Slack, Inc.; 2010.
13. Piering AW, Janowski AP, Moore MT, et al. Electromyographic analysis of four popular abdominal exercises. *J Athl Train.* 1993;28:120–126.
14. Lazar RB, Yarkony GM, Ortolano D, et al. Prediction of functional outcome by motor capability after spinal cord injury. *Arch Phys Med Rehabil.* 1989;70:819–822.
15. Hough CL, Lieu BK, Caldwell ES. Manual muscle strength testing of critically ill patients: feasibility and interobserver agreement. *Crit Care.* 2011;15(1):R43.
16. Smith J, Padgett DJ, Kaufman KR, et al. Rhomboid muscle electromyography activity during 3 different manual muscle tests. *Arch Phys Med Rehabil.* 2004;85(6):987–992.
17. Ayotte NW, Stetts DM, Keenan G, et al. Electromyographical analysis of selected lower extremity muscles during 5 unilateral weight-bearing exercises. *JOSPT.* 2007;37:48–55.
18. Escamilla RF, Lewis C, Bell D, et al. Core muscle activation during Swiss ball and traditional abdominal exercises. *JOSPT.* 2010;40:265–276.

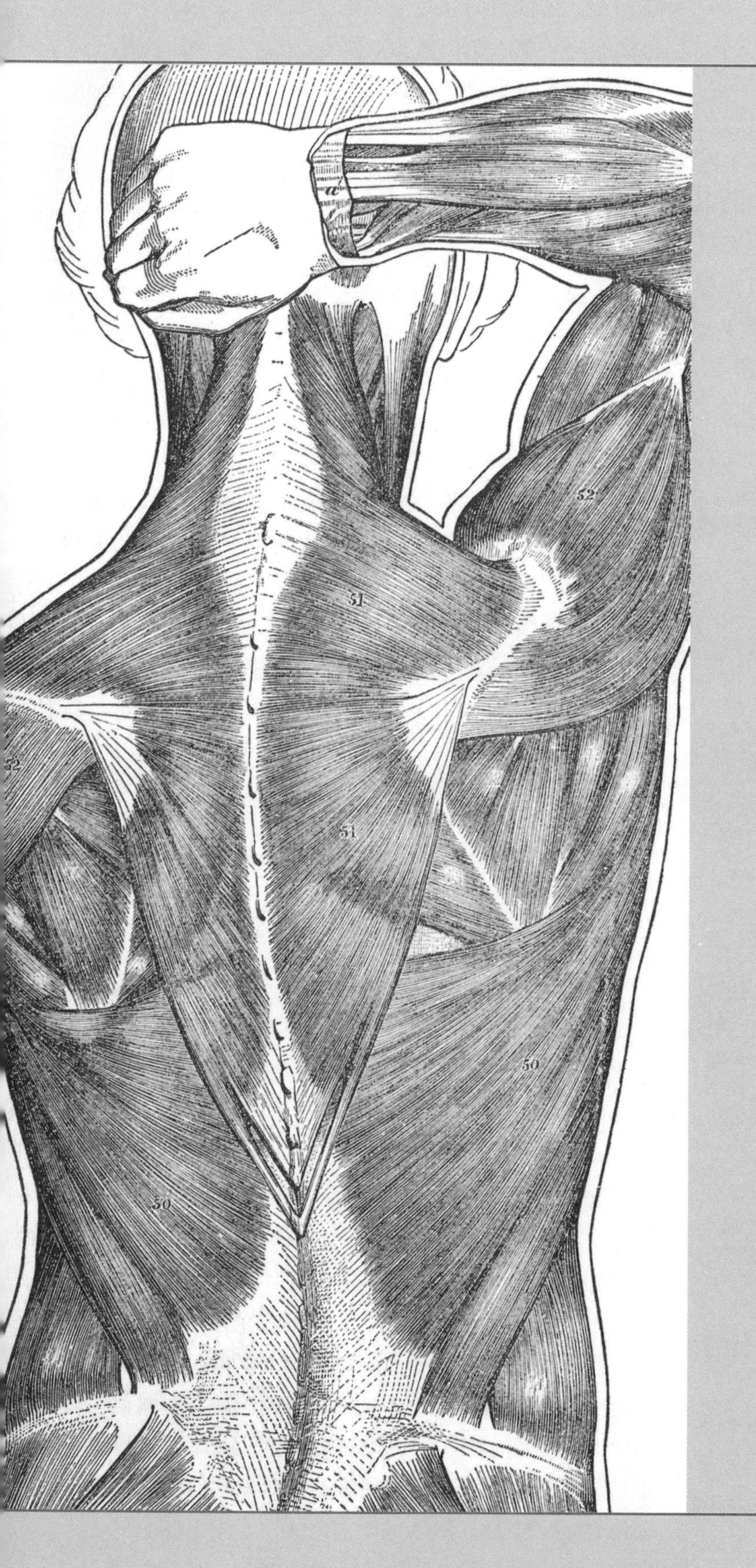

第2章

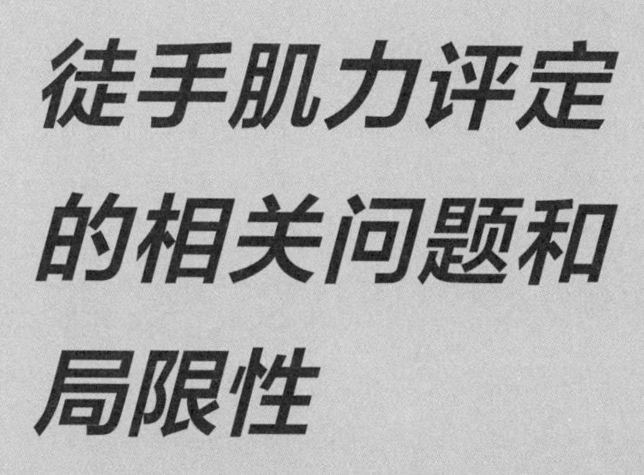

徒手肌力评定的相关问题和局限性

概述

徒手肌力评定（manual muscle testing，MMT）被公认为是物理治疗和其他健康专业中最常用的肌力检查技术。它首次出现在第一次世界大战前脊髓灰质炎在新英格兰流行期间。MMT 的历史在本书中会另做介绍。MMT 可以根据实践环境的不同而有不同的目的。虽然 MMT 在治疗师的检查技术中是一项必不可少的基础技能，但它也有其局限性。认识到这些局限性并学习如何弥补它们有助于使 MMT 在当今临床与在脊髓灰质炎流行时期一样重要。

检查者和肌力评定的值

检查者的知识和技能决定了徒手肌力评定的准确性和可靠性。这些性质的特别方面包括以下内容。

- 了解被测试肌肉的部位和解剖特征。除了知道肌肉的起止点，测试者还应该能够想象肌腱和肌腹的位置，以及其与同一区域中其他肌腱、肌腹和周围结构的关系（如桡侧腕长伸肌的肌腱在桡侧腕短伸肌的肌腱的桡侧）。
- 了解肌纤维的走行及其在每块肌肉中的排列。
- 了解肌肉的功能（如协同肌、原动肌、主动肌和拮抗肌）。
- 对每个测试过程始终如一地使用标准化的方法。
- 在测试过程中始终使用正确的体位和固定技术。可以通过多种途径固定被测关节的近端，包括利用患者的摆位（通过体重）、使用坚硬的平面、患者肌肉活动、检查者徒手固定或用绑带外固定。
- 在给定的测试中识别代偿模式的能力，以及知道哪些肌肉可以代偿正在测试的肌肉。
- 检查肌肉收缩和放松时的活动能力，尤其是在最不活跃的肌肉中。
- 具有对被测试肌肉的轮廓和体积与对侧对比的敏感度，或对患者正常体型、职业或工作等因素的正常预期进行判断的敏感度。
- 可意识到任何偏离正常值的活动范围和是否存在关节松弛或畸形。
- 理解在徒手肌力评定中，除非是为了评估肌肉质量，否则任何时候都不能抓住肌腹所在部位。
- 识别具有相同神经支配的肌肉的能力，这将确保全面评估肌肉和对测试结果解释准确（因为同神经肌组中某一肌肉无力时，还应该检查该同神经肌组中的其他肌肉）。
- 将诊断与测试的顺序和范围联系起来（如 C7 损伤导致的完全性四肢瘫痪患者需要对上肢进行特定的肌肉测试，但只需要对躯干和下肢进行确认性测试）。
- 能够在必要时修改测试步骤，同时理解修改对结果的影响，从而不影响测试结果的准确性。
- 知道疲劳对测试结果的影响，特别是在较长时间的测试过程中，以及清楚某些患者（如重症肌无力或多发性硬化症）更具疲劳敏感性。
- 了解感觉和感觉丧失对运动的影响。检查者可能无意中影响了测试结果，在测试时应该尤其注意以下情况。
  - 患者有开放性伤口或其他需要检查者佩戴手套的情况，都会影响触诊。
  - 必须在复杂条件下进行评估的患者，如在重症监护室插有多根导管和配有监护设备的患者、手术中需要评估的患者、戴有牵引装置的患者、不能翻身的患者、使用呼吸机的患者、被束缚或活动受限的患者。
  - 对测试理解有障碍的患者，如出现谵妄或痴呆的患者。
  - 不能采用测试体位的患者，如不能俯卧的患者。
- 上述情况需要对肌力评定和遇到的任何限制进行仔细地记录。
- 治疗师必须避免在患者掌握基本流程之前使用捷径或“技巧”，以免这些捷径成为不准确的个人标准。对于测试新手来说，这样做的一个错误是，当患者无法在较低级别测试所需的体位进行较高级别的测试时，治疗师会将肌力评为较低的级别。

例如，当仰卧测试躯干屈曲时，患者只是部分地将肩胛骨抬离了床面，同时双手轻轻放在头两侧（5 级测试的体位），因此没有被评定为 5 级。由于患者无法达到 5 级，所以很容易想当然地给这个测试结果定为 4 级，但这可能“高估”了躯干屈肌的真实肌肉力量，除非实际患者是双臂交叉在胸前进

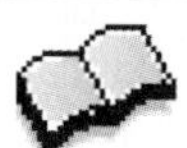

早期 Kendall 检查

检查的准确性主要取决于检查者对正常肌肉、虚弱肌肉或无力肌肉的独立和联合运动的认识。

事实上，肌肉的联合作用允许强壮的肌肉代偿虚弱的肌肉。为了准确地测试肌肉，应避免产生代偿。也就是说，测试性的动作应该在不移动身体或转动身体非测试部位的情况下完成，避免其他肌肉代偿虚弱或无力的肌肉做出该动作。识别代偿模式的唯一方法是了解正常肌肉的功能，并认识到正常肌肉执行准确的测试动作的容易程度。

Kendall HO，Kendall FP

引自 Care During the Recovery Period in Paralytic Poliomyelitis. Public Health Bulletin No. 242. Washington， DC：U.S. Government Printing Office；1939：26.

行测试，才可以确认评定为 4 级。

好的医师从不会忽视患者的建议，他们会一直很好地倾听。他们也不会只考虑患者关注的问题而忽视患者潜在的问题。这是良好的医患沟通的技巧。也是治疗师和患者之间相互鼓励和尊重的重要步骤。患者是成功的肌肉测试的最佳向导。

患者对测试的影响

检查者面对的是一个活生生、有呼吸、有感情的人，如果检查者不够谨慎，可能会影响对患者的评估。因此，应认识下列情况。

- 在特定的测试中，有很多不同的评估方法可以用来评估患者的真实发力情况（反映了患者想要做好的意愿以及希望表现得要比实际情况更好的意愿）。
- 有些患者对不适或疼痛的忍耐程度差异较大（如禁欲主义者、爱抱怨的人、获胜心强的人）。
- 由于理解和语言障碍，一些患者在某些情况下无法充分理解测试要求。
- 测试所需的运动技能可能超出了一些患者的能力范围，使他们无法执行。
- 懒散和消极的个性可能会导致患者对测试或测试者很冷漠。
- 文化、社交和性别问题可能会影响测试中的身体接触和暴露。
- 大肌肉和小肌肉之间的体积大小和结构不一致会造成评估差异（如臀中肌和指伸肌）。这些肌群的最大力矩有很大的变化。因此，检查者不要使用与肌肉大小和结构不匹配的分级方法。

在不同临床环境中使用徒手肌力评定

MMT 可以在不同的医疗保健领域中以不同的形式使用。我们要根据不同的临床和治疗环境，讨论一些更常用的 MMT 使用方法，重点强调各种环境中可能遇到的特殊问题。读者应该明确以下情况，同时不要局限于这些情况中。

急性护理环境

在急性护理环境中的患者通常为急性疾病或术后患者。对于急性护理环境中的患者，MMT 可以用来评估患者的状态，以便告知其出院计划。MMT 可作为患者一般评估的一部分，它可以帮助护理人员了解患者需要帮助的程度和患者是否需要辅助器械。评估患者的肌力确保其可以安全地从床上移动到座位上或者是站立或如厕，这些都是急性护理管理中的重要组成部分。肌力评定也可以让治疗师明确患者能否可以按照指示完成动作，或者患者能否用语言来准确表达，如脑卒中、精神错乱或其他认知障碍的患者[1，2]。

根据评估结果在患者全身活动（如体位转移）之前提示其可能出现疼痛的部位。根据评估也可以明确患者能够采取的主动运动，其次是可以采用的抗阻形式，如是否可进行坐位肩关节下落的徒手肌力评定或者 10-RM（repetition maximum，重复最大力量）的测试。

术后患者的肌力评定可以使医师了解患者神经系统的完整性。治疗师可能是第一个要求患者在手术后积极活动的人，因此可能是第一个观察患者肌肉收缩能力的人。虽然这种情况很少见，但如果假设“一切都很好”，却在转移过程中发现患者不能活动肢体的某些部分，我们就可以采取措施避免一些不良后果。在这种情况下，可能需要采用等长收缩的形式进行肌力评定，特别是如果有关节活动禁忌证、在新进行髋部骨折手术位置有疑似的术后疼痛，或在全髋关节置换术后全范围关节活动受限时。如果测试的方式与规定不同，应该在记录中描述测试是如何执行的。例如，因为患者在髋关节置换术后不允许全范围活动髋关节，可进行髋关节等长测试，治疗师应该记录相应的测试：“患者可以有意识地控制髋部的力量，但是疼痛和术后的预防措施禁止全面评估。”

为了评估的效度和评估患者是否具备步行和体位转移的能力，需要评估的关键项目包括：肘关节伸展、握力、肩关节下降、伸膝、髋关节外展、踝关节背伸和跖屈等。在评估患者时可能有用的功能测试包括步态、步速、座椅站立、计时转移，以及站起－行走计时测试（见第 8 章）。

急症护理的特殊考量可能包括患者对药物、疾病或疼痛迅速波动的反应。当出现力量变化时应该重新进行评估，治疗师还要对发生变化的原因进行思考。很明显，患者在急症护理中不可能在短时间内获得力量增长。但随着人们对运动信心的增强，疼痛减轻，更好地理解要完成的动作，以及通过运动学习可能引起力量快速增长。

急症康复环境

急症康复情况下的力量评估可以作为一项基线评估，以判断随着时间的推移而取得的进展情况，并确定影响患者运动和其他功能活动的主要障碍。以社区为基础的灵活性能力，如在椅子前站立、行走的距离、爬楼梯速度、楼层转换能力和步速，将影响治疗师的临床决策（可见第 8 章更完整的测试描述）。评估肌肉力量的方法还包括标准的徒手肌力评定和（或）10-RM 测试。

在急症护理情况下，评估患者完成灵活性任务的力量对于急性康复至关重要。在特定的灵活性任务中关键肌群的评估结果将决定临床决策的制定，如步行过程中跖屈肌的肌力水平。

急性情况下的特殊康复考量往往包括短期内的快速变化。积极的变化可以归因于舒适度增加和疼痛缓解、焦虑减弱、神经重塑及药物减量。消极的变化可能是由于医疗状况变差、疼痛或抑郁。身体不适、久坐、全身疲劳导致的肌肉无力与虚弱，急症护理，可能会影响力量的感知。患者可能因为术后制动或活动度受限而无法维持适当的测试姿势，这要求治疗师进行肌力的筛查而不是肌力的测试。由于缺乏标准，这种筛查不能作为一个准确的基线。功能测试可能在这些情况下更加翔实准确。治疗师应特别注意记录任何与标准的 MMT 不同的地方。

长期护理环境

在长期护理情况下使用的力量测试和评估方法与在急症康复中使用的方法相似。力量评估可以作为一条基线来确定影响患者跌倒风险、灵活性和其他功能目标的功能障碍，并判断患者的进展情况。力量筛查可以作为居民长期年度评估的一部分。座椅站立测试或握力是诊断身体虚弱与否的关键组成部分，也因此可以了解预后 [3]。

身体虚弱是一种常见的老年病综合征，以体能储备减少和不良后果的风险增加为特点，包括摔倒、住院、机体老化和死亡 [4]。接受长期护理的居民大部分是体质虚弱的老年人 [5]。力量不足是虚弱的一个重要原因，同时也是一个诊断标准。专栏 2.1 列出虚弱的诊断标准。基于这些标准，力量评估和功能测试在对疗养院居民的干预中是十分有价值的 [4]。

虽然老化的自然结果是逐渐丧失力量和爆发力，但不应该认为老年人比年轻人体力差 [6~8]。由于 MMT 有天花板效应，治疗师不应该降低期望或高估体弱的老年人的力量。对于所有年龄和身体条件的人，分级标准应保持不变。由于 MMT 天花板效应很明显，尤其是对于功能来说，所以功能测试是力量测试和评估的一个更好的选择 [9]。社区标准参考值引导从事长期护理的治疗师建立适当的目标和期望（专栏 2.2）。老年人应该得到更好的服务和

专栏 2.1 **虚弱的诊断标准**

虚弱的诊断标准包括以下 3 点或更多 [4, 10]。

1. 无意识的体重下降［过去一年大于 10 磅（约 4.5kg）］。

2. 每周 3 天以上的疲惫感（自述）。

3. 虚弱［握力低于最小值的 20%；女性小于 23 磅（约 10kg）；男性小于 32 磅（约 14.5kg）］。

4. 行走速度缓慢（低至 20%；≤ 0.8m/s）。

5. 体力活动水平低（低于每周热量摄入的 20%；女性 270kcal/w；男性 383kcal/w——相当于每天安静地坐着或躺在床上）。

符合其中 1 ～ 2 点即表明存在虚弱。

专栏 2.2 **社区灵活性需求**

具有灵活性的活动个体应该能够完成如下活动：

每次最少能走 300 米 [12]。

能在短途外出中完成多个任务 [13]。

能携带 7.5 磅（约 3.5kg）的包 [13]。

行走时能转变方向 [14]。

在没有支撑的情况下上下路缘。

步行速度大于 0.8m/s。

姿势转换，包括弯腰、举起、伸展和转变方向时头部重新定位 [13]。

爬楼梯。

在斜坡和不平的表面上行走 [13]。

跨过障碍物。

力量训练，如进行压腿、背阔肌下拉训练而不是持重训练、空中蹬车或交叉训练。这些应该是在长期医疗环境中进行的。读者可以参考第 7 章的力量评估选项。

家庭护理环境

对家庭护理患者进行力量测试和评估，以便与社区的护理需求进行比较，识别与功能有关的损伤，这是家庭健康测试中 MMT 和力量测试替代方法的主要目的。促使患者恢复社区基本灵活性可以防止虚弱，提高患者的生活质量。下肢力量是这些目标的主要组成部分。专栏 2.2 列出了社区灵活性的要求，可以作为家庭护理患者的目标，并用于指导力量评估。此外，对于接受家庭健康服务的患者来说，医疗保险和医疗补助服务中心要求患者证明其在努力恢复能力。这一标准有很大的影响力 [11]。

门诊

门诊患者力量测试和评估可以为门诊提供重要信息如：①患者疼痛的起源；②肌肉收缩的质量；③身体双侧和主动肌（原动肌）及被动肌（拮抗剂）间的对称性；④一个运动链中的弱点（身体部分由一系列的节点连接）[15]。此信息有助于诊断。它也可以提供长时间的评估基线，如判断坐骨神经痛引起的力量薄弱情况 [16]。对门诊患者进行 MMT 的困难在于疼痛的出现会抑制肌肉全范围的自主收缩，以及限制关节活动，如肩关节疼痛会限制肩胛骨的回缩和上回旋运动。虽然微弱而疼痛或强烈而疼痛的收缩可以作为诊断参考，但它也会影响对力量进行定量测试 [17]。MMT 的天花板效应常常阻碍力量的准确评估。因此，我们建议在疼痛允许的前提下，力量定量测试通过 1-RM 或 10-RM 评估来进行（见第 7 章）。身体明显不对称时，也可以用来评估未受累的一侧。

当通过力量评估和测试进行诊断时，需要仔细进行鉴别。例如在进行 Cyriax 测试时，将关节保持在中立和放松的位置再去评估肌肉在各个方向的收缩可以在疼痛出现时暴露出弹性损伤，而非弹性损伤则保持在松弛位置。当关节处于中立位且收缩无疼时，可能引发出惰性损伤，例如骨刺或者关节囊炎。

疼痛、关节受限或肌肉紧张的出现，可以阻止患者在肌肉测试中摆出正确的测试姿势。虽然本书主张在无痛位置进行肌肉测试，但替代测试很难明确评估结果，因此特定的肌肉力量的量化测试有时是不可能完成的。然而，治疗师可以记录下不对称的差异，例如疼痛存在的部位或不存在的范围和疼痛的性质。这可以帮助医师做出正确的诊断。

在门诊治疗的另一个挑战是治疗师会在一天内遇到不同的患者。例如，治疗师可能会在同一天下午遇到一个职业运动员和一个年老体弱的成人。仔细地在力量测试时进行辨别，是避免高估或低估力量的关键。在第 7 章到第 9 章中列出的替代肌力评定方法也是十分有用的。

保健诊所

肌肉筛查测试为保健人员提供了与年龄匹配的规范样本，这些样本可能会影响诸如步行速度和座椅站立等功能能力。虽然个人的 MMT 不是例行的健康检查的一部分，但是功能运动，如楼层转移、30 秒坐站或握力测试是有用的，可以用来确定个人健身水平和失能的风险。健康评估信息可能提示某人是否需要个体化的物理治疗力量评估以保持基于年龄的功能水平[18，19]。

小结

MMT 在所有的临床中都有实用性。然而，治疗师有责任在合适的情况下明智选择使用 MMT，并在从 MMT 获得的信息不充分的情况下选择替代测试方法（如功能测试和仪器测试）。

尽管肌肉测试有很大的价值，但有些情况下它并不能提供特别的信息，甚至也不够准确。一些不是进行肌肉测试的最佳的临床场景已经讨论过（如在疼痛的情况下），更多细节将在下文介绍。

徒手肌力评定的局限性

如第 1 章所述，MMT 有很大的局限性。最初开发时，物理治疗师看到的大多数患者是脊髓灰质炎患者。今天的治疗师看到的患者类型发生了巨大的变化，从婴儿到 100 岁的老人都有。肌肉测试已经改变，需要更准确地反映患者的情况，而 MMT 只是其中的一种方法。每一种形式的测试都有其优点和缺点，正如本章和本书其他章节所指出的。MMT 的主要局限性将在下面的章节中讨论。

人群多样性

许多报道 MMT 结果的文章是基于对正常成人或特定亚群的研究，如运动员、久坐人群和老年人，儿童单独分类。此外，肌肉测试的结果在包括帕金森病、脑瘫和肌肉萎缩症在内的各种病症中被报道。由于这种应用广泛，等级标准必须修改，而不是改变测试技术。因此，患者之间的测试结果并不一致。有些测试人员还错误地认为肌力的评分应该根据年龄或能力进行修改，实际情况不应如此。相反，MMT 的结果解释需要在了解患者任务力量要求的情况下作出。

客观性

MMT 最初被认为缺乏客观性，当时客观性是指不主要依赖于检查者的判断[20，21]。如第 1 章所述，用于肌力分级的 0 ～ 5 数列量表并不客观，使用良好、一般等定性术语进一步降低了其客观性。然而，它确实在物理治疗评估中提供了有用的信息。虽然不能无视临床判断本质上是一种主观评价，但对患者的检查应主要由客观措施组成。

效度与信度

MMT 的可靠性因测试的肌肉、测试者的经验、患者的年龄和特殊情况而异。例如，在一项针对 102 名均患有杜兴肌肉营养不良症的男孩的研究中，内部信度为 0.65 ～ 93，近端肌肉的信度值更高[22]。去除重力影响时，也有较高的可信度。另一项研究中治疗师对 11 例患者进行手持式肌肉测力计和 MMT 的比较，结果信度高，并在所属等级中均表现出差异[23]。Frese 和其同事在治疗师中进行针对斜方肌、臀中肌测试的可信度研究，发现 28% ～ 45% 赞同同一等级结果，89% ～ 92%

测试结果在两个等级[24]。他们发现采用由科恩加权 Kappa 值测量可信度很差。在肌力小于 3 级时，信度会下降[24～27]。下肢肌肉测试的信度也会偏小[27]。

显然，MMT 的可靠性是值得关注的，但它仍然是一个重要的筛选和诊断工具。治疗师，尤其是新手，必须谨慎对待他们的测试程序，并积极努力使他们的方法标准化。通过向测试对象提供明确的指导，并为测试提供一个安静和舒适的环境，每一个测试（一个或几个检查者）遵守相同的程序，从而提高信度。为了进一步提高 MMT 的信度，应采取以下措施[28～30]。

- 正确的摆位，使测试肌肉是原动肌。
- 充分稳定特定区域的结构。
- 观察患者或受试者采取和保持测试姿势的方式。
- 一致的时间、压力和姿势。
- 避免对测试结果产生先入为主的印象。
- 采用无痛性触诊，同时测试过程避免疼痛。

敏感度

MMT 也缺乏敏感度。数年前，Beasley 报道，各种神经系统疾患的 4 级（良好）伸膝力量只有约 43% 是正常的，而不是传统上定义的 75%[25]。3 级只有 9% 具有正常力量，而不是 MMT 的 50%[25]。据报道，与正常情况相比，检测肌肉力量也有类似的敏感性不足缺陷[26]。

因为 MMT 最初的描述都是主观的，所以多个检查者和同一个检查者不同时间的检查结果差别应该在一个半等级之内（或同级的正负范围内）[29]。另一些人认为差别在同一个等级之内是可以接受的[30]。然而即使使用这些历史惯例，治疗师也很难区分 4 级和 5 级肌力[9，26]。

诊断的效度

MMT 在评估与疼痛、损伤和神经肌肉骨骼疾病直接相关的肌力下降方面是有用的[28]。Cyriax 方法可以区分收缩和非收缩组织，是对疼痛肢体进行肌肉测试的一个范例（见第 7 章）。在一项使用 MMT 检查身体两侧差异的研究中，灵敏测定的测试精度为 62.9% ～ 72.3%，并随着力量差异的增大而增大。

天花板效应

MMT 在给定等级的力量范围内有很大的变异性，特别是在刻度的上限范围内，这进一步降低了它的灵敏度。例如，在 4 项研究中，对伸膝力量评为 5 级的男性进行手持式测力计测试，结果为 85.4 ～ 650N[9]。此外，4 项研究分析代表了所有设置与各种类型的患者。5 级（正常）代表了可测量的力的 86%。超过 800N 的伸膝力量对于年轻男性来说并不罕见[28]。因此，MMT 有明显的天花板效应。许多患者可能被归类为 5 级（正常）强度，但他们可能在更客观的测试中表现出力量缺陷。这种天花板效应可能掩盖力量的变化，从而影响功能和预后。因此，不建议使用 MMT 作为衡量 3 级以上的客观标准，它不是一种精确的测量。

MMT 适用性的另一个问题是缺乏与功能相关的损伤识别的准确性。曲线关系表明，在相对阈值之上，力量增益并不明显，因为这已超出了功能任务的阈值。传统的 MMT 可能不能反映出完成一些功能性任务所需的力量，例如从地板上爬起来或投掷棒球，因为这超出了治疗师的徒手阻力所能测试的范围。当基本的 MMT 显示肌力评级在 3 级以上，特别是有左右差异时，治疗师应该依靠仪器或功能测试进一步明确不足和区分 4 级和 5 级（见第 8 章和第 9 章）。

手持式测力计（handheld dynamometry，HHD）解决了一些信度问题。因为它有读数，它不需要检查者主观判断力量的等级。然而，MMT 的一些问题也存在于手持式测力计中，例如测试者的力量影响。我们会在第 9 章进一步讨论手持式测力计。

测试人员的力量

在 MMT 中的突破试验要求检查者对任何指定的肌肉施加比患者更大的力量。当测试一个非常强壮的个体，如举重运动员或足球运动员时，检查者需要很大的力量。女性一般比男性的上肢力量小

35%，因此男女检查者的MMT结果也会有差异，这会导致患者的股四头肌力量被低估[26, 31]。例如，Beasley发现女性治疗师对脊髓灰质炎患者股四头肌测试后评定的5级肌力，其产生的力量只有正常受试者的53%[25]。Mulroy和其同事还发现，女性治疗师高估了19位患者中14位患者的股四头肌力量，部分原因是患者的力量比她们大[31]。而男性治疗师把19位患者中的2位定位为更高的一级[31]。

小结

MMT虽然表现出可靠性和有效性，但也存在明显的缺陷，如在评估神经肌肉疾病时会不够便捷。然而，当用评估接近正常力量水平的人群时，建议将MMT作为筛查工具，第7章和第9章列出了其他形式的肌力评定方法。

参考文献

1. Bittner EA, Martyn JA, George E, et al. Measurement of muscle strength in the intensive care unit. *Crit Care Med.* 2009;37:S321–S330.
2. Andrews AW, Bohannon RW. Short-term recovery of limb muscle strength after acute stroke. *Arch Phys Med Rehabil.* 2003;84:125–130.
3. Vermeulen J, Neyens JC, van Rossum E, et al. Predicting ADL disability in community-dwelling elderly people using physical frailty indicators: a systematic review. *BMC Geriatr.* 2011;11:33.
4. Fried LP, Tangen CM, Walston J, et al. Frailty in older adults: evidence for a phenotype. *J Gerontol A Biol Sci Med Sci.* 2001;56A:M146–M156.
5. Fried TR, Mor V. Frailty and hospitalization of long-term stay nursing home residents. *J Am Geriatr Soc.* 1997;45: 265–269.
6. Bortz WM. A conceptual framework of frailty: a review. *J Gerontol.* 2002;57A:M283–M288.
7. Visser M, Kritchevsky SB, Goodpaster B, et al. Leg muscle mass and composition in relation to lower extremity performance in men and women aged 70-79: the health, aging and body composition study. *J Am Geriatr Soc.* 2002; 50:897–904.
8. Schwartz RS. Sarcopenia and physical performance in old age: introduction. *Muscle Nerve Suppl.* 1997;5:S10–S12.
9. Bohannon RW, Corrigan D. A broad range of forces is encompassed by the maximum manual muscle test grade of five. *Percept Mot Skills.* 2000;90:747–750.
10. Xue QL, Bandeen-Roche K, Varadhan R, et al. Initial manifestations of frailty criteria and the development of frailty phenotype in the women's health and aging study II. *J Gerontol A Biol Sci Med Sci.* 2008;63:984–990.
11. U.S. Department of Health and Human Services. Centers for Medicare & Medicaid Services, Medicare benefit policy manual; Home Health Services; 2011; ch 7; pp 61–64. http://www.cms.gov/Regulations-and-Guidance/Guidance/Manuals/downloads/bp102c07.pdf.
12. Chang M, Cohen-Mansfield J, Ferrucci L, et al. Incidence of loss of ability to walk 400 meters in a functionally limited older population. *J Am Geriatr Soc.* 2004;52:2094–2098.
13. Shumway-Cook A, Patla AE, Stewart A, et al. Environmental demands associated with community mobility in older adults with and without mobility disabilities. *Phys Ther.* 2002; 82:670–681.
14. Perry J, Garrett M, Gronley JK, et al. Classification of walking handicap in the stroke population. *Stroke.* 1995;26:982–989.
15. Maffiuletti NA. Assessment of hip and knee muscle function in orthopaedic practice and research. *J Bone Joint Surg Am.* 2010;92:220–229.
16. Balague F, Nordin M, Sheikhzadeh A, et al. Recovery of impaired muscle function in severe sciatica. *Eur Spine J.* 2001;10:242–249.
17. Cyriax JH. *Textbook of Orthopaedic Medicine: Diagnosis of Soft Tissue Lesions.* Vol. 1. 8th ed. London: Bailliere Tindall; 1982:14–21.
18. Rikli R, Jones J. Development and validation of a functional fitness test for community-residing older adults. *J Aging Phys Act.* 1999;7:129–161.
19. Rikli R, Jones J. Functional fitness normative scores for community-residing older adults, ages 60-94. *J Aging Phys Act.* 1999;7:162–181.
20. Knepler C, Bohannon RW. Subjectivity of forces associated with manual muscle test scores of 3+, 4-, and 4. *Percept Mot Skills.* 1998;87:1123–1128.
21. Bohannon RW. Objective measures. *Phys Ther.* 1989;69: 590–593.
22. Florence JM, Pandya S, King WM, et al. Intrarater reliability of manual muscle test (medical research council scale) grades in Duchenne's muscular dystrophy. *Phys Ther.* 1992;72: 115–122, discussion 122–126.
23. Wadsworth CT, Krishnan R, Sear M, et al. Intrarater reliability of manual muscle testing and hand-held dynametric muscle testing. *Phys Ther.* 1987;67:1342–1347.
24. Frese F, Brown M, Norton BJ. Clinical reliability of manual muscle testing: middle trapezius and gluteus medius muscles. *Phys Ther.* 1987;67:1072–1076.
25. Beasley WC. Quantitative muscle testing: principles and application to research and clinical services. *Arch Phys Med Rehabil.* 1961;42:398–425.
26. Wintz M. Variations in current manual muscle testing. *Phys Ther Rev.* 1959;39:466–475.
27. Cuthbert SCJ, Goodheart GJ. On the reliability and validity of manual muscle testing: a literature review. *Chiropr Osteopat.* 2007;15:4.
28. Bohannon RW. Manual muscle testing: does it meet the standards of an adequate screening test? *Clin Rehabil.* 2005;19:662–667.
29. Lamb R. Manual muscle testing. In: Rothstein JM, ed. *Measurement in Physical Therapy.* New York: Churchill-Livingstone; 1985:47–55.
30. Palmer ML, Epler ME. *Fundamentals of Musculoskeletal Assessment Techniques.* 2nd ed. Philadelphia: Lippincott Williams & Wilkins; 1998.
31. Mulroy SJ, Lassen KD, Chambers SH, et al. The ability of male and female clinicians to effectively test knee extension strength using manual muscle testing. *J Orthop Sports Phys Ther.* 1997;26:192–199.

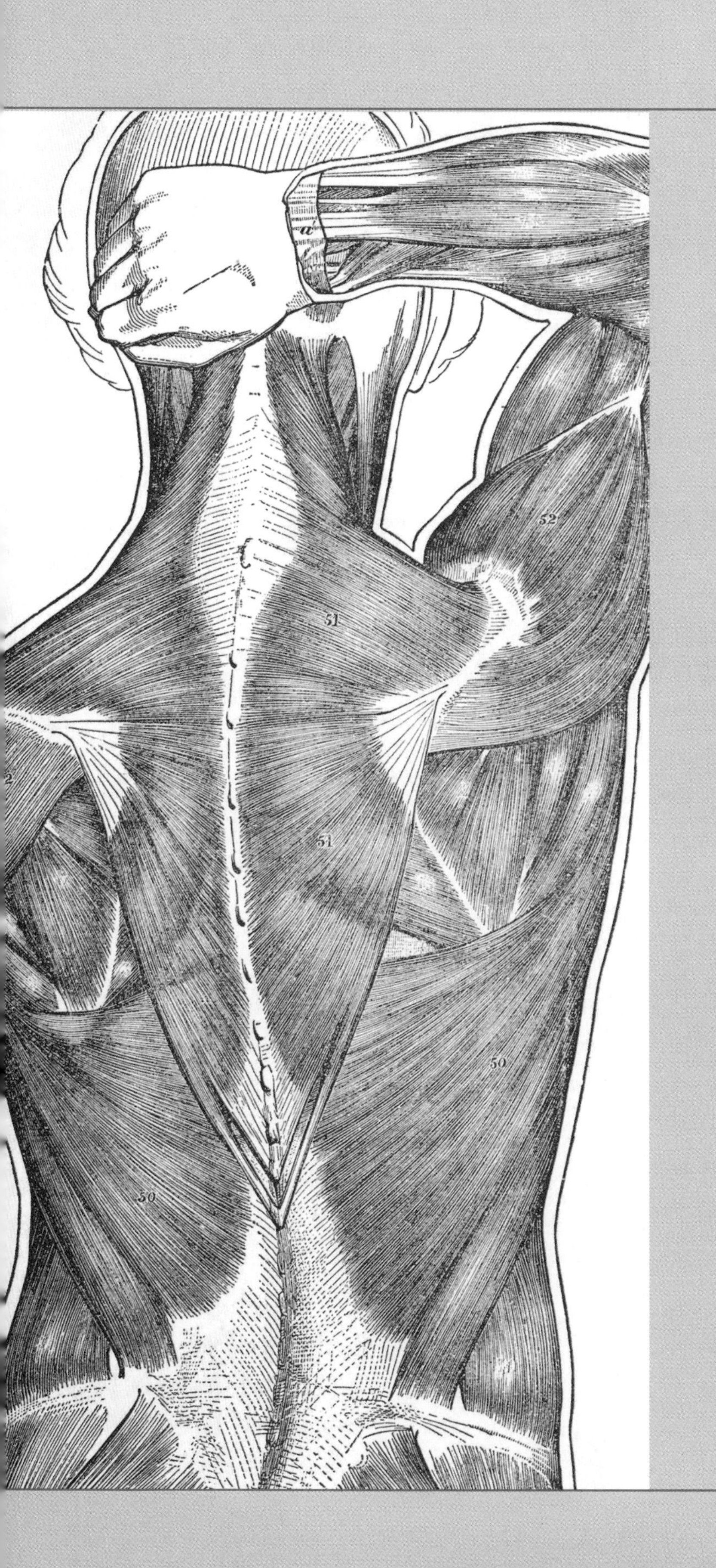

第3章

颈部肌肉测试

概述

颈部肌肉对颈椎的力学稳定性的作用占大约80%[1]。因此，评定颈部肌肉力量在许多情况下是十分重要的，包括与外伤有关的情况，如挥鞭伤或脑震荡；与疾病/紊乱相关的情况，如类风湿关节炎和吉兰－巴雷综合征。涉及与姿势－人体工程学相关的情况则特别需要进行颈部肌肉测试[2]。3级肌力相当于可以对抗重力作用产生运动的力量，这足以进行许多功能性活动，但可能不足以抵抗可导致脑震荡或挥鞭伤的外力[2]。由于颈部疼痛患者的颈部最大等长肌力和耐力下降，因此颈部疼痛患者更应进行徒手肌力评定[3]。

等长测试是最常见的和可靠的评估颈部肌肉力量的方法，也是唯一要在本书中进行讨论的测试步骤。因为研究表明在许多颈部疼痛的情况下，颈深屈肌都是被抑制的[4]，所以很有必要区分颈深屈肌和颈浅屈肌。前者包括头长肌和颈直肌，负责收下颌，保持颈椎前凸和颈椎关节稳定[5]。后者包括胸锁乳突肌等，负责颈部屈曲。

因为颈椎的运动缺乏一个固定的轴，这也影响了颈部肌肉测试的信度。特别是在俯卧位由不同节段的胸椎支撑进行颈部伸展时。不同的胸部支撑位置，会有明显不同的力矩（34～53N）[6]。缺乏用于对比的双侧数据和缺乏参考值也影响了测试的效度。

颈椎屈曲肌力受颈部位置和维持正常前凸耐力的影响。头部在胸腔上方的位置也会影响颈部的肌肉力量。在本书中，我们建议测试时把阻力放在下颌骨下方[2]。

对颈短屈肌的耐力测试中，系统性回顾推荐头部上抬时轻微地收下颌位置［组间关联系数（intercorre-lation coefficient，ICC）＞0.85］[3]。有颈部疼痛相关疾病的个体颈部力量和耐力显著降低[3]。Dvir 和 Prushansky 发现，女性的颈部力量大约是男性的40%[2]。

第1章提到，当存在明显的主动肌完成一个特定的运动时，在表中会标成粗体字。然而，在本章中，头部伸展、颈部伸展或头部屈曲都没有明显的主动肌。很多头部与颈部的肌肉同时收缩产生了这三个动作。

头部伸展

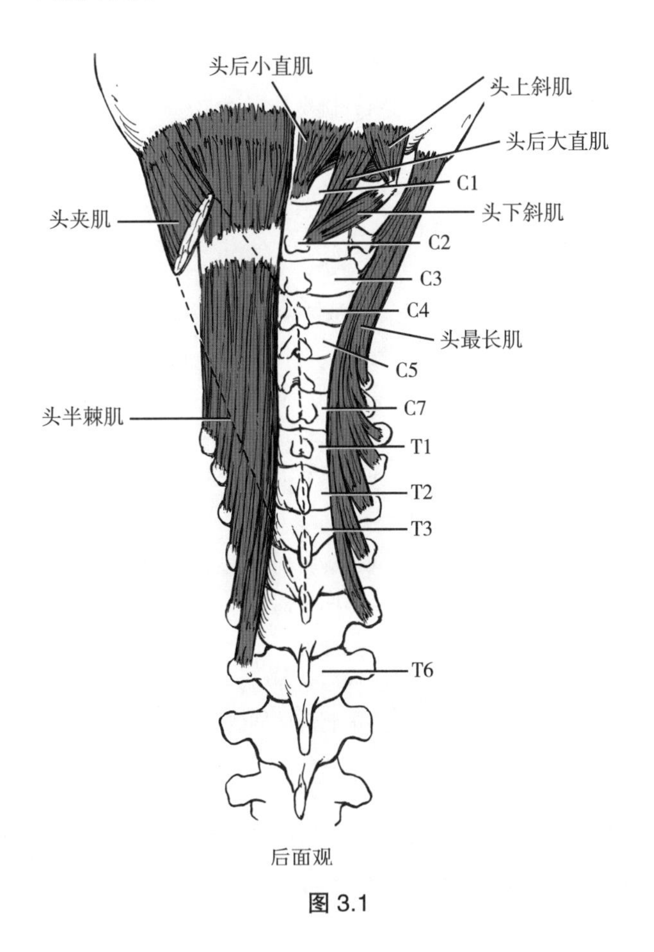

图 3.1

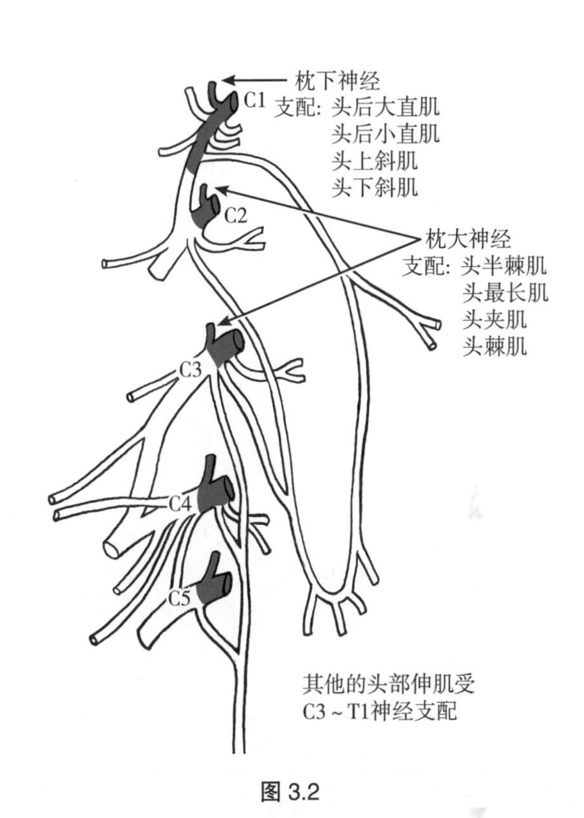

图 3.2

活动范围
0° ～ 25°

表 3.1 **颈部伸展**

编号	肌肉	起点	止点	功能
56	头后大直肌	枢椎（棘突）	枕骨（下项线外侧）	头部伸展 头部旋转向同侧 头部侧弯向同侧
57	头后小直肌	寰椎（后弓结节）	枕骨（下项线内侧）	头部伸展
60	头最长肌	T1 ～ T5 椎体（横突） C4 ～ C7（关节突）	颞骨（乳突、后表面）	头部伸展 头部旋转向同侧 头部侧弯向同侧
58	颈上斜肌	寰椎（横突）	枕骨（上下项线之间）	头部在寰椎上伸展（两侧肌肉） 头部侧弯向同侧
59	颈下斜肌	枢椎（椎板和棘突）	寰椎（横突和后下侧）	头部在寰椎上伸展（两侧肌肉） 头部侧弯向同侧
61	颈夹肌	项韧带 C7 ～ T4 椎体（棘突）	颞骨（乳突） 枕骨（上项线下侧）	头部伸展 头部旋转向同侧 头部侧弯向同侧
62	颈半棘肌（明显的内侧部分称为颈棘肌）	C7 ～ T6 椎体（横突） C4 ～ C6 椎体（关节突）	枕骨（上下项线之间）	头部伸展 头部旋转向对侧 头部侧弯向同侧
63	头棘肌	头半棘肌内侧部分，通常无法分别	枕骨（上下项线之间）	头部伸展

5 级和 4 级

患者姿势：俯卧于检查床上，头颈置于床头外。双臂置于身体两侧。

治疗师：站于患者一侧，靠近头部。要求患者把头抬起向前看。如果能完成全范围的动作，则将一手置于患者枕骨后给予阻力（图 3.3）。另一只手置于患者下颌，准备在无法承受阻力时给予支撑。阻力方向与动作方向相反。注意测试时头部的倾斜，不要把头推到颈椎屈曲的位置。

测试：患者下颌上抬将头向上伸展（颈椎不可伸展）。

给患者的指示：“看着墙，坚持住，不要让我把头压下去。”

分级

5 级：患者完成全范围的动作，同时没有出现颈椎伸展代偿，能抵抗最大阻力（这是很强的肌群）。

4 级：患者完成全范围的动作，同时没有出现颈椎伸展代偿，能抵抗中到强阻力。

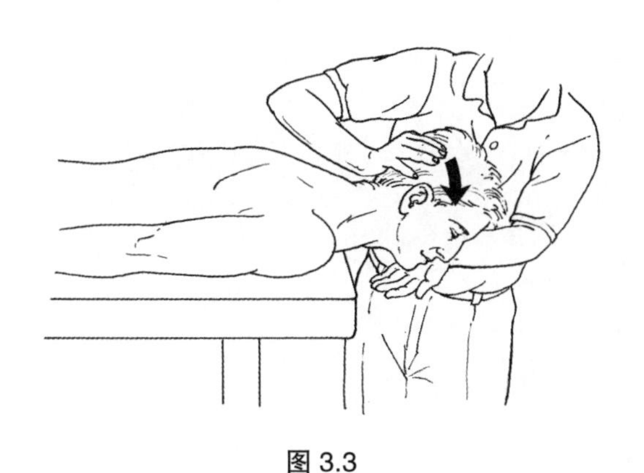

图 3.3

3 级

患者姿势：俯卧于检查床上，头颈置于床头外，头放在治疗师手上。双臂置于身体两侧。

治疗师：站于患者头部一侧，一手置于患者枕骨后给予阻力。另一只手置于患者头下方，准备在患者无法维持这个姿势时给予支撑（图 3.4）。

给患者的指示：“向前看着墙。”

测试：患者完成全范围的动作，但无法抵抗阻力。

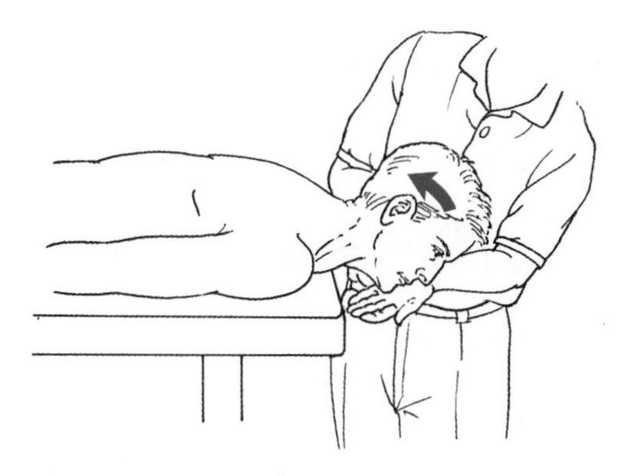

图 3.4

2 级、1 级和 0 级

患者姿势：仰卧位，头部平放于床面，双臂放于身体两侧。

注意：颈部肌力在 2 级以下时不建议在最小重力姿势（侧卧）下测试，因为治疗师需要支撑患者的颈部，而无法协助完成测试动作。

治疗师：站在床头，面向患者，双手在枕骨下方支撑住患者头部，手指位于枕骨底部靠近颈部椎体外侧尝试触摸头部伸展肌（图 3.5）。可将头部稍微抬离床面，以减少摩擦力。

测试：患者在不把头抬离床面的前提下向后看治疗师。

给患者的指示：“抬起下颌，向后看我，不要把头抬离床面。”

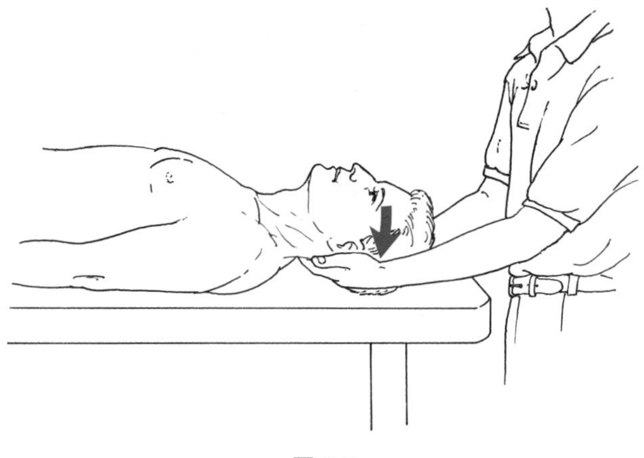

图 3.5

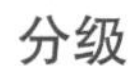

分级

2 级：患者仅能完成有限动作。

1 级和 0 级：可能很难在枕骨底部靠近椎体外侧的部位触摸到颈部伸肌。头夹肌位于最外侧，颈直肌位于棘突旁。

有益提示

治疗师要注意：人体的头部很重，而它的支撑（颈部）很薄弱。当测试要求患者将头抬离床面时，尤其患者存在被怀疑或已知的颈部或躯干肌力减弱的情况下，须非常注意患者的安全。一只手永远要放在患者头部下方，确保在肌肉无力时候给予支撑。

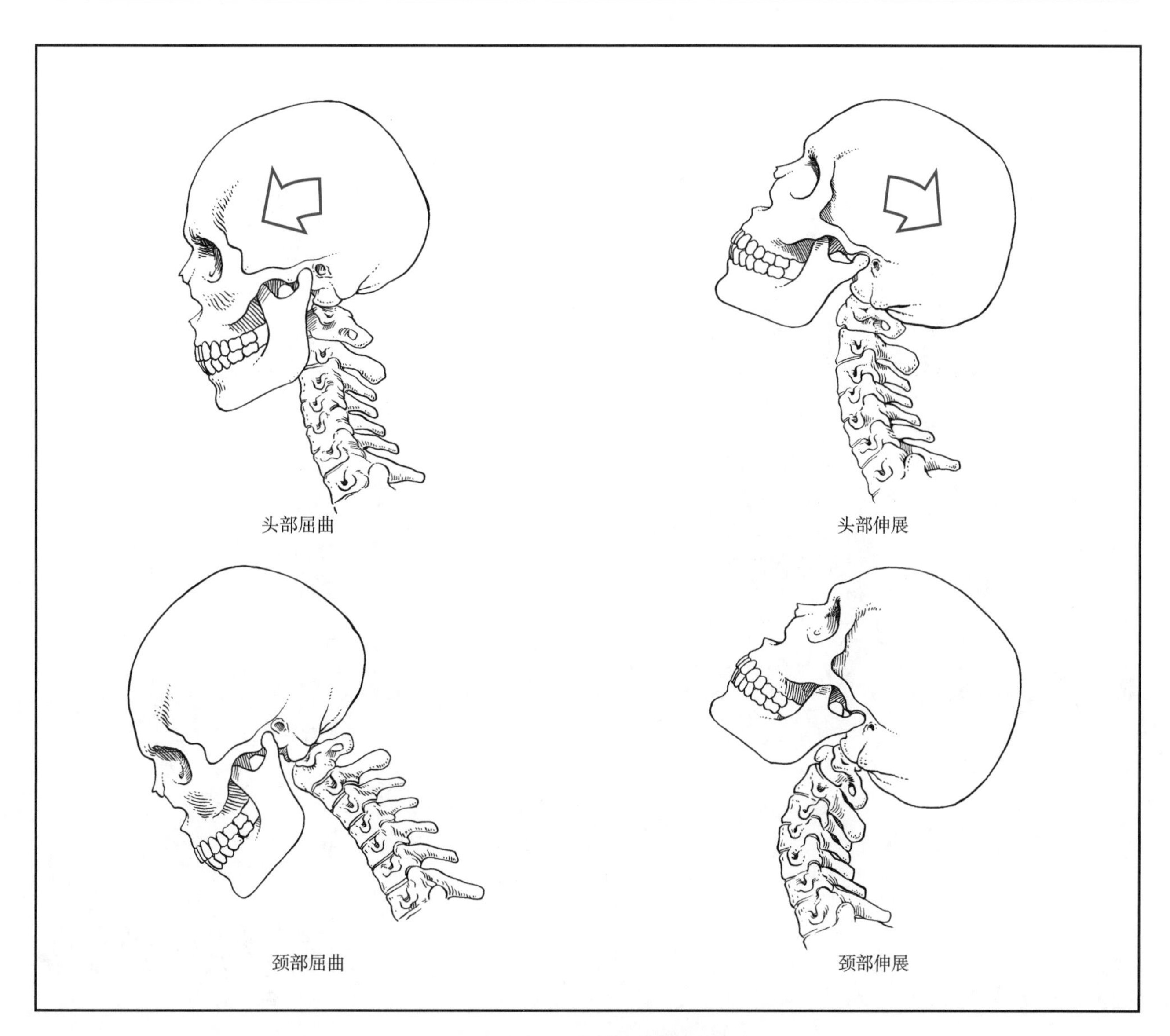

平面图 1　头和颈的屈曲和伸展

颈部伸展

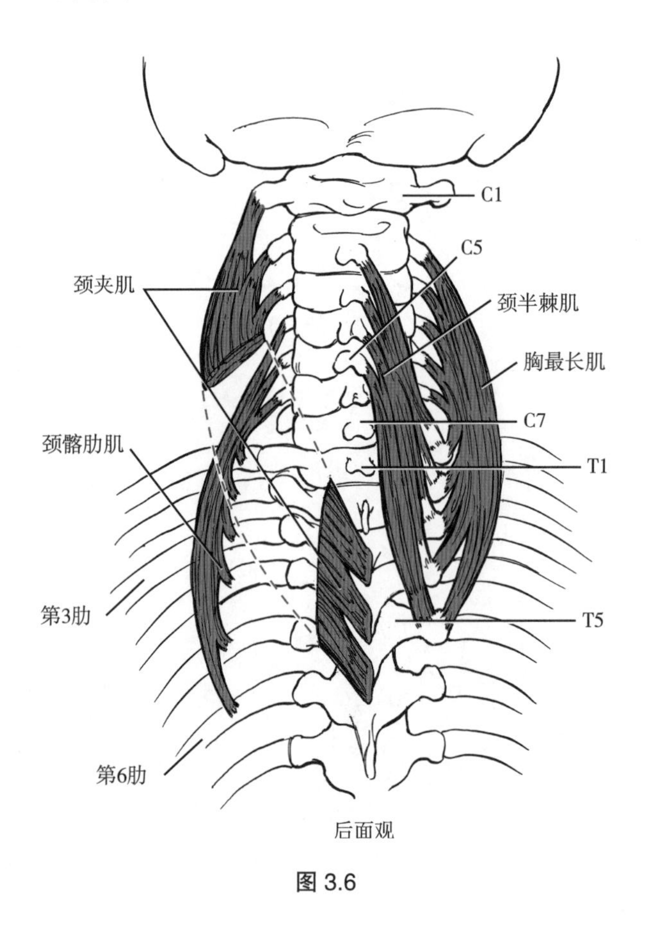

图 3.6

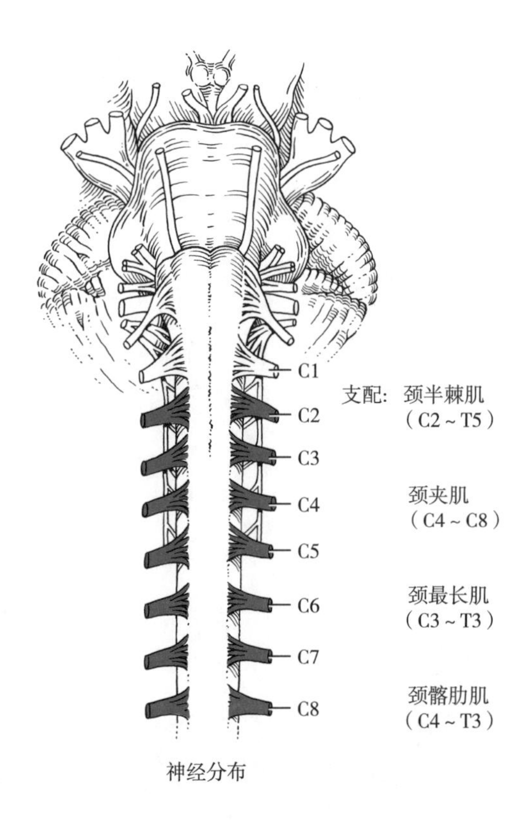

图 3.7

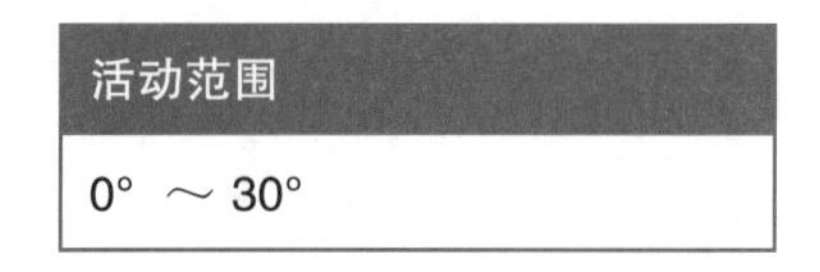

活动范围
0° ～30°

表 3.2 **颈部伸展**

编号	肌肉	起点	止点	功能
64	颈最长肌	T1 ～ T5 椎体（横突）	C2 ～ C6 椎体（横突）	颈椎伸展（双侧肌肉） 颈椎向同侧侧弯（一侧肌肉）
65	颈半棘肌	T1 ～ T5 椎体（横突）	枢椎（C2）～ C5 椎体（棘突）	颈椎伸展（双侧肌肉） 颈椎向对侧旋转 颈椎向同侧侧弯（一侧肌肉）
66	颈髂肋肌	第 3~6 肋（肋骨角）	C4 ～ C6 椎体（横突、后结节）	颈椎伸展（双侧肌肉） 颈椎向同侧侧弯（一侧肌肉） 降肋
67	颈夹肌（可能不存在或有变异）	T3 ～ T6 椎体（棘突）	C1 ～ C3 椎体（横突）	颈椎伸展（双侧肌肉） 颈椎向同侧旋转（一侧肌肉） 颈椎向同侧侧弯（一侧肌肉） 和对侧胸锁乳突肌协同作用
124	斜方肌上部	枕骨（枕骨粗隆和上项线，中间 1/3） C7（棘突） 项韧带 T1 ～ T12 椎体（偶尔） 偶尔 T1 ～ T12	锁骨（外侧 1/3 后缘）	上提肩胛骨和肩关节（耸肩）（和肩胛提肌一起） 头向对侧旋转 头伸展 颈伸展
68	颈棘肌（通常不存在）	C7 且常还有 C6（棘突） 项韧带 偶尔 T1 ～ T12	枢椎（棘突） C2 ～ C3 椎体（棘突）	颈椎伸展
其他				
69	颈部棘间肌			
70	颈横突间肌			
71	颈旋转肌			
94	多裂肌			
127	肩胛提肌			

颈伸肌群在此只指作用在颈椎，而且动作中心在下颈椎的肌肉。

5 级和 4 级

患者姿势： 俯卧位，头垂出床头，双臂放于身体两侧。

治疗师： 站在患者的头侧，要求患者头部上抬同时看向地面。如果患者可以完成全范围的动作，治疗师一手置于顶骨和枕骨交界处给予阻力（图 3.8），另一手置于患者下颌下部，准备在患者无法承受阻力时给予支撑。

测试： 患者伸展颈部，但不抬起下颌。

给患者的指示：“向上顶我的手，要保持眼向下看地板，坚持住，不要让我把你的头压下去。”

分级

5 级： 患者能抵抗最大阻力维持在测试姿势。治疗师要注意，这些肌肉力量并不强大，避免使用太大阻力。

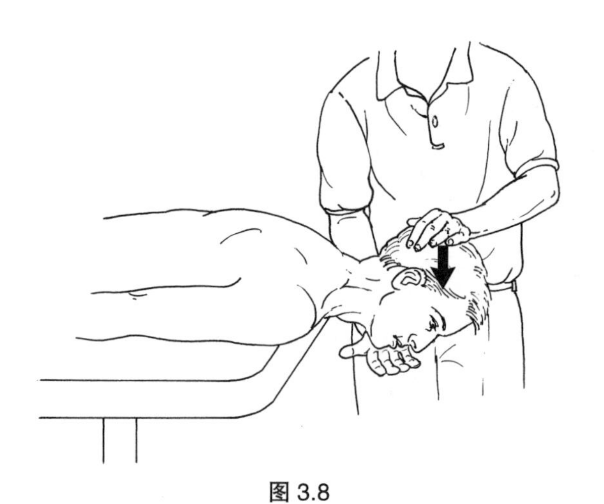

图 3.8

4 级： 患者可抵抗中度阻力维持在测试姿势。

3 级

患者姿势： 俯卧位，头垂出床头，双臂放于身体两侧。

治疗师： 站于患者的头侧，一手置于患者前额给予支撑（图 3.9）。

测试： 患者伸展颈部，但不向上看或抬起下颌。

给患者的指示：“从我的手上抬起额头，眼睛盯着地板。”

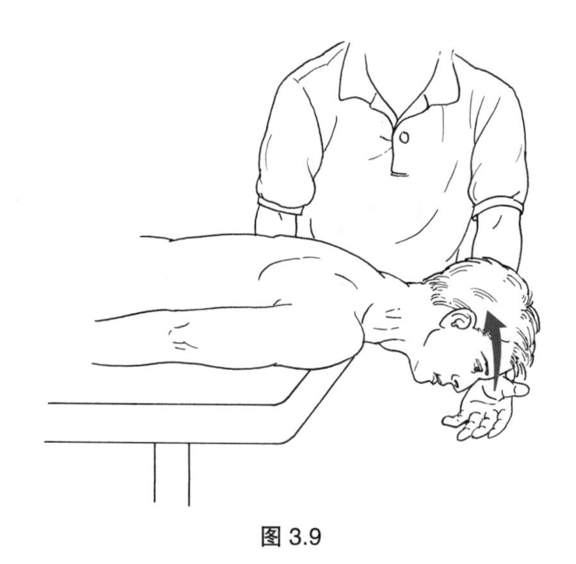

图 3.9

分级

3 级：无阻力情况下患者完成全范围动作。

3 级的替代测试方法：若已知或怀疑患者躯干伸展肌群无力时可以使用此方法。治疗师需要一位助手在患者前额提供保护。和之前 3 级的测试方法相同，区别在于治疗师给无力的躯干提供稳定的支撑。治疗师前臂放在患者的上背部，手扣住患者的肩膀给予稳定的支撑（图 3.10）。

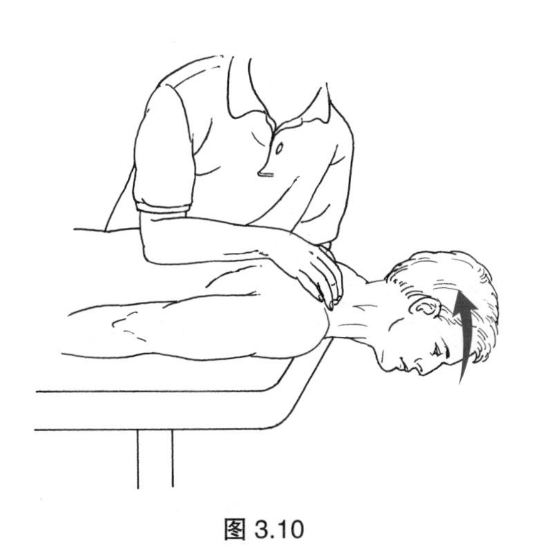

图 3.10

2 级、1 级和 0 级

患者姿势：仰卧位，头部完全放在床面上。双臂放于身体两侧。

治疗师：站在治疗床头面对患者，双手置于患者头下，手指触摸枕骨远端和颈椎（图 3.11）。要求患者的头抵住治疗师的手，同时不要抬头。

测试：患者尝试向床面伸展颈部。

给患者的指示：“试着用你的头向下压我的手。”

分级

2 级：患者的头推向治疗师的手，完成小范围动作。

1 级：可触摸到颈伸肌收缩。

0 级：无法触摸到肌肉收缩。

> **有益提示**
>
> 颈椎前凸减少的患者可能存在颈伸肌无力。这些肌肉的无力也可能是颈椎变平直或者前头位的诱因[7]。

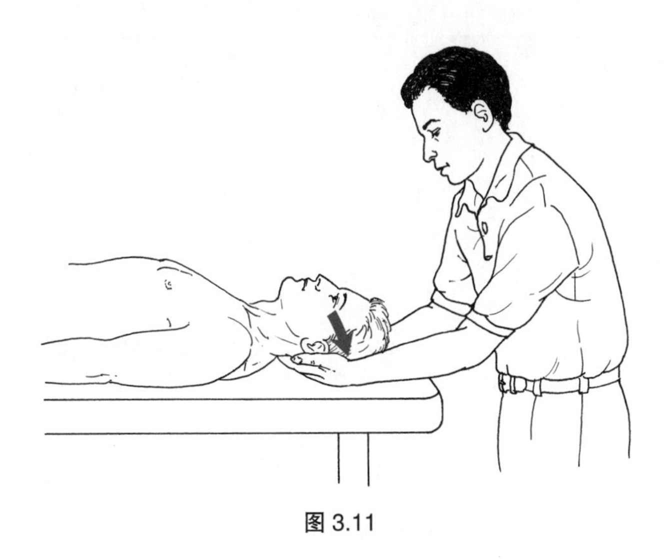

图 3.11

头部屈曲（收下颌）

颈深屈肌

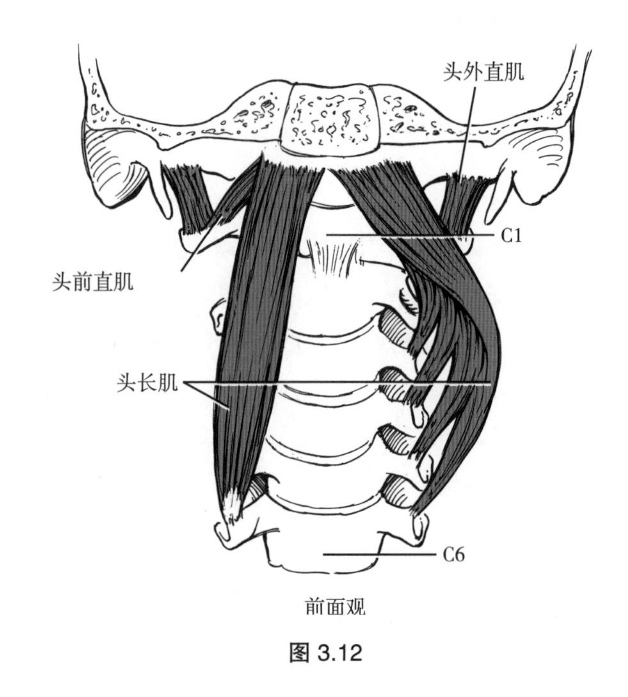

图 3.12

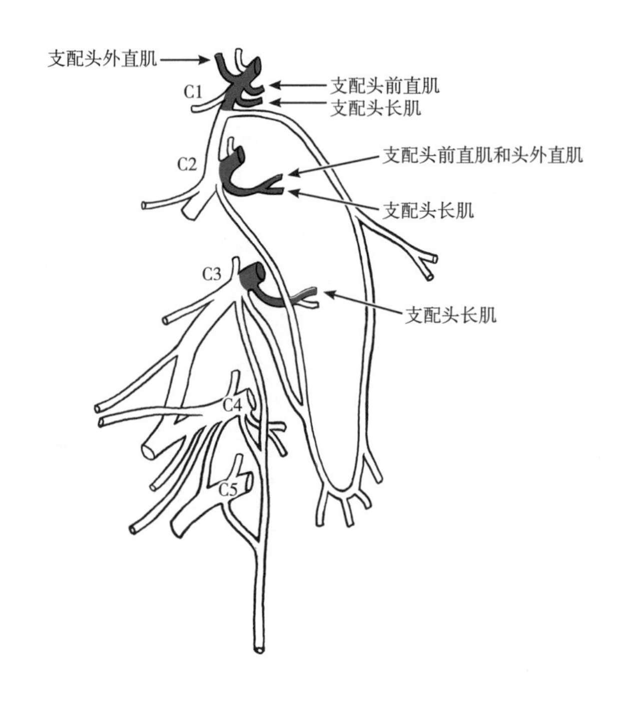

图 3.13

活动范围
0° ～ 10° ～ 15°

表 3.3 **头部屈曲（收下颌）**

编号	肌肉	起点	止点	功能
72	头前直肌	寰椎（C1）横突和外侧椎体	枕骨（基底部、下表面）	头部屈曲 稳定寰枕关节
73	头外直肌	寰椎（横突）	枕骨（颈静脉突）	头向同侧弯 辅助头部旋转 稳定寰枕关节（辅助） 头部屈曲
74	头长肌	C3～C6椎体(横突、前结节)	枕骨（基底部、下表面）	头部屈曲 头部旋转向同侧
其他				
舌骨上肌				
75	下腭舌骨肌			
76	乳突舌骨肌			
77	颌骨舌骨肌			
78	二腹肌			

颈深屈肌群（头长肌、头直肌和颈直肌）可以产生头部屈曲的动作（点头），或者叫作收下颌动作。只有头长肌可以影响除寰枕关节以下的颈椎的动作，因为它的下止点位于 C6 椎体[8]。头的重量占体重的 1/7。前头位是一种头部向前远离身体中线的姿势。在这种情况下，上颈段伸展，下颈段屈曲。维持这个姿势颈部需要承受的重量是正常情况的 3.6 倍[9]。在前头位姿势中，上颈段和寰枕关节伸展幅度变大，让脸朝向上方（图 3.14）。前头位会导致下颈段的屈肌拉长（胸锁乳突肌、斜角肌和上部的颈伸肌），导致颈伸肌下部和头屈肌上部无力。前头位常伴随着胸椎后凸。

患者起始姿势：头部、颈部测试时患者仰卧，头部完全由床面支撑且双臂放于身体两侧（图 3.15）。治疗师应注意，患者避免在用力进行头部屈曲时使用胸椎伸肌来将头和颈椎往回缩。

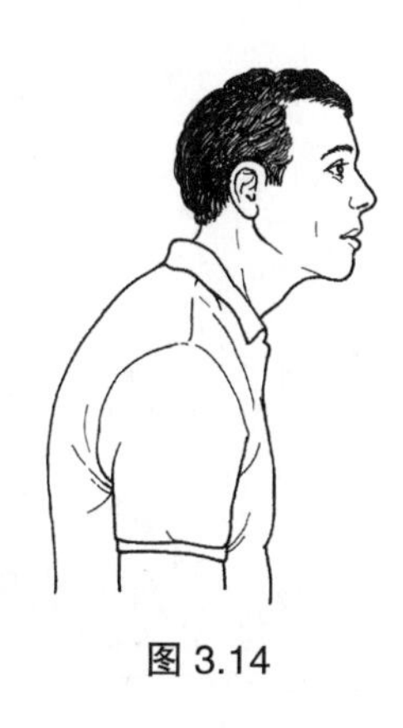

图 3.14

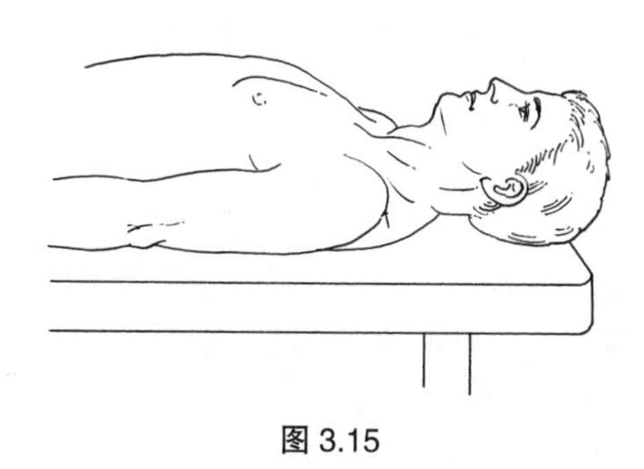

图 3.15

5 级和 4 级

患者姿势： 仰卧位，头部完全由床面支撑，双臂放于身体两侧。

治疗师： 站在治疗床头，面向患者。要求患者收下颌。如果患者可以完成全范围动作，双手扣住患者下颌，给患者一个向上向后的阻力（图 3.16）。

测试： 患者向下收下颌，但不可将头从床面抬起，颈椎不应该产生动作，完成点头的动作。

给患者的指示：“收下巴，眼睛保持向前看。不要将头抬起。坚持住，不要让我的手抬起你的下巴。”

分级

5 级： 患者可抵抗最大阻力维持在测试姿势。

4 级： 患者可抵抗中度阻力维持在测试姿势。

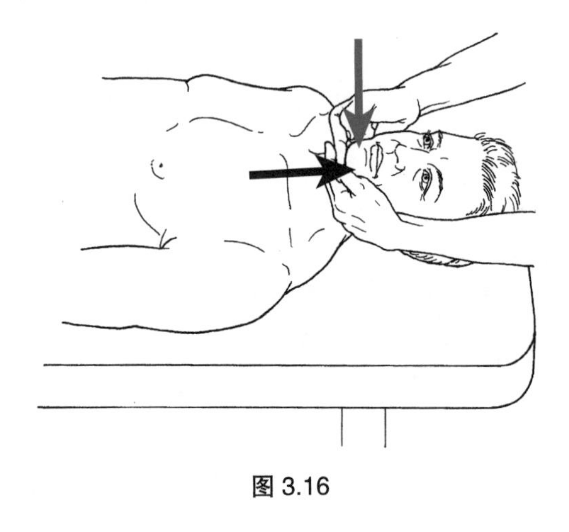

图 3.16

3 级

患者姿势： 仰卧位，头部完全由床面支撑，双臂放于身体两侧。

治疗师： 站在治疗床头，面对患者。

测试： 患者收下颌，但不可将头抬离床面（图 3.17）。

给患者的指示：“将下巴向颈部靠近，不要把头从床上抬起来了。”

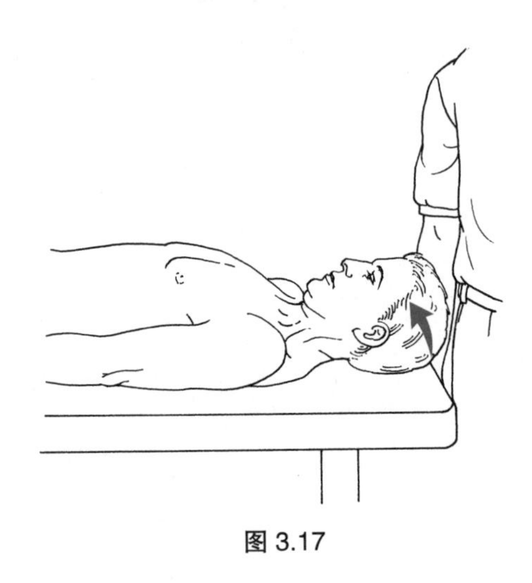

图 3.17

分级

3 级：患者在不抵抗阻力的情况下完成全范围的动作。

2 级、1 级和 0 级

患者姿势：仰卧位，头部完全由床面支撑，双臂放于身体两侧。

治疗师：站在治疗床头，面对患者。

测试：患者尝试收下颌（图 3.20）。

给患者的指示：“试着将收下巴向颈部靠近。”

分级

2 级：患者完成部分关节活动范围动作。

1 级：可触摸到颈部屈肌收缩，但是很困难。而且触摸时施加的压力不能太大。

0 级：没有肌肉收缩。

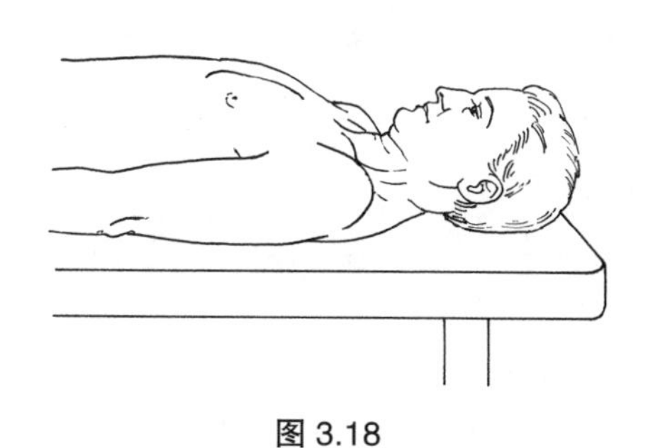

图 3.18

有益提示

- 除非患者存在严重肌肉萎缩，否则要触及负责头部屈曲的这 些小且深层的肌群是很困难的。千万不可尝试在颈部 加过多的压力，因为供应大脑的上升动脉（颈动脉）从这个区域非常浅层通过。
- 患有下运动神经元病变（包含脊髓灰质炎）的患者，由于脑 神经没有受到影响，因此很少丧失头部屈曲的功能。舌骨上肌群由脑神经支配，可以帮助做出头颈部屈曲动作。可以通过患者是否存在对口和后部头底的控制及吞咽或言语能力的缺失来判断舌骨肌有无收缩[10]。
- 当头部屈曲的能力受损或丧失时，通常脑神经也有严重的受损，并且出现其他中枢神经症状，需要物理治疗师进行进一步评估。
- 颈部疼痛时，用颈部屈曲测试（3 级）进行的耐力测试，会较正常下降超过 1/3[11]。
- 前头位在久坐看屏幕和使用双焦镜的人群中特别常见。
- 前头位姿势中头屈肌可能肌力减弱。
- 有的患者胸椎后凸极为严重，已经无法在仰卧位时将头放在床面上，测试前需要用枕头支撑住颈部以使头与躯干成一直线。

颈部屈曲

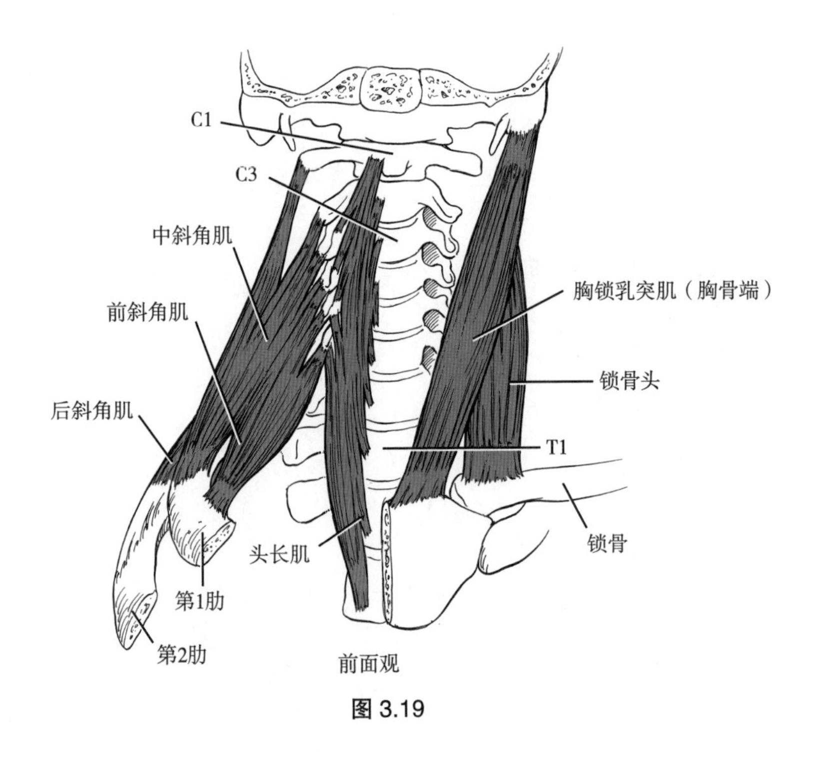

图 3.19

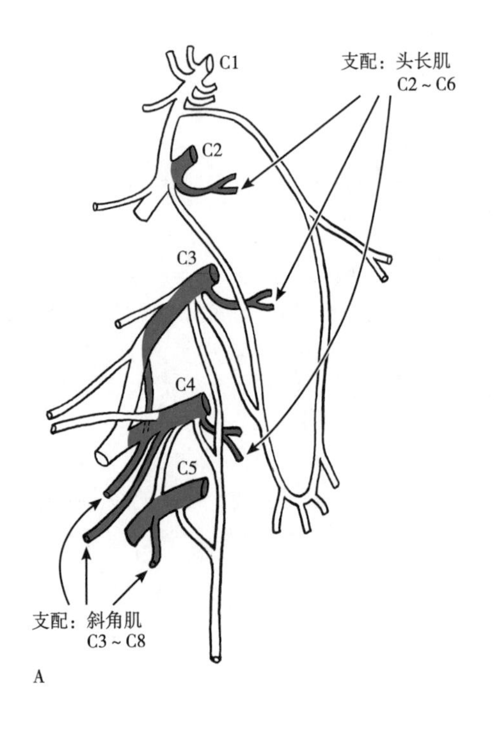

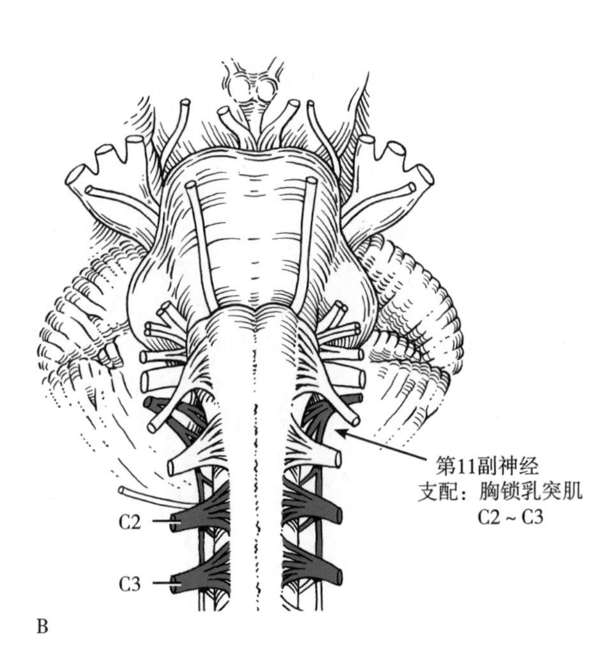

图 3.20

活动范围
0° ～35° ～45°

表 3.4 **颈部屈曲**

编号	肌肉	起点	止点	功能
83	胸锁乳突肌			颈部屈曲（双侧肌肉） 颈部向同侧弯 头部向对侧旋转 头部伸展（后部纤维） 用力吸气时抬起胸骨
	胸锁乳突肌胸骨头	胸骨（胸骨柄，前上部）	两个头在颈部中间交汇；枕骨（上项线的外侧半）	
	胸锁乳突肌锁骨头	锁骨（内 1/3 的上面和前面）	颞骨（乳突）	
79	颈长肌			颈部屈曲（弱） 颈部向对侧旋转（下斜头） 侧弯（上斜头和下斜头）（有争议）
	颈长肌上斜头	C3 ～ C5 椎体（横突）	寰椎（前弓，结节）	
	颈长肌中间横头	T1 ～ T3 和 C5 ～ C7 椎体（椎体前外侧）	C2 ～ C4 椎体（前侧）	
	颈长肌下斜头	T1 ～ T3 椎体（前侧）	C5 ～ C6 椎体（横突，前结节）	
80	前斜角肌	C3 ～ C6 椎体（横突，前侧结节）	第 1 肋	颈部屈曲（双侧） 吸气时上提第 1 肋 颈部向同侧旋转 颈部向同侧侧弯
其他				
81	中斜角肌			
82	后斜角肌			
舌骨下肌				
84	胸骨甲状肌			
85	甲状舌骨肌			
86	胸骨舌骨肌			
87	肩胛舌骨肌			

这些使颈部屈曲的肌群只作用在颈椎上，动作的中心点位于下颈段[12，13]。测试颈屈肌时应该保持收下颌姿势，以避免颈部伸展。

5 级和 4 级

患者姿势：仰卧，膝关节屈曲，足部放在床面上，双臂放于身体两侧[3]。

治疗师：站在治疗床侧面向患者，要求患者眼睛看向天花板，收下颌的同时把头从床面抬起。如果患者可以完成全范围的屈曲动作，用一手放在患者下颌上给予阻力，注意用两根手指即可。另一手可置于患者胸腹部，注意只有在患者躯干无力时才给予固定。

测试：患者屈曲颈部将头从床面垂直抬起，不可前伸下颌。这群肌肉力量较弱。

给患者的指示：“把头抬离床面，注视天花板，肩膀不要抬离床面。撑住，不要让我把你的头压下去。”

分级：

5 级和 4 级：患者可以抵抗两根手指产生的阻力完成全范围动作。

3 级

不使用阻力（图 3.22）。

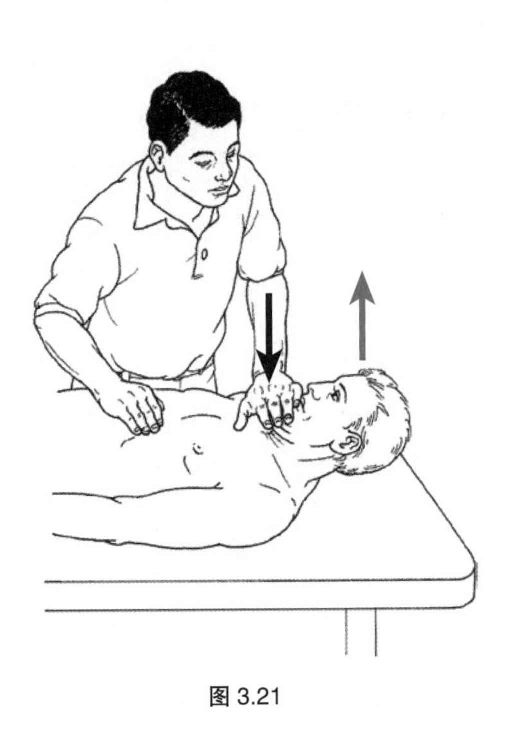

图 3.21

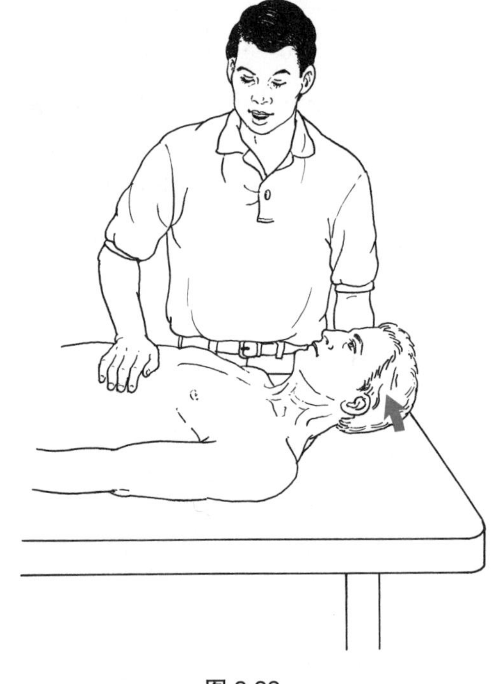

图 3.22

2 级、1 级和 0 级

患者姿势：仰卧位，头颈部完全由床面支撑，双臂放于身体两侧。

治疗师：站在治疗床头面对患者，测试时用双手的手指（或只有示指）触摸患者胸锁乳突肌群（图 3.23）。

测试：患者头部由一侧转至另一侧，保持头颈部贴于床面。

给患者的指示：“现将头转到左侧，然后再转到右侧。”

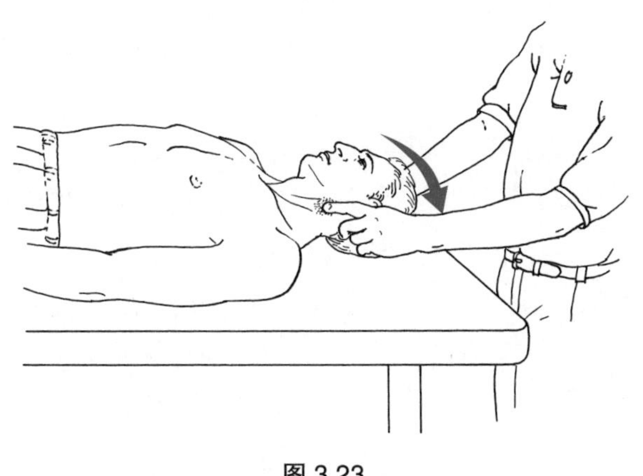

图 3.23

分级

2 级：患者完成部分关节活动范围动作。右侧的胸锁乳突肌收缩头转向左侧，左侧胸锁乳突肌收缩将头转向右侧。

1 级：没有动作产生，但可以触摸到单侧或双侧的肌肉收缩。

0 级：没有动作产生，也无法触摸到肌肉收缩。

代偿动作

颈阔肌可能会在颈部屈曲或是头颈部合并屈曲动作时代偿无力的胸锁乳突肌。当这种情况发生时，两侧嘴角会向下拉，产生像鬼脸或类似“我该怎么办？”的表情。颈部前方的浅层肌肉活动会很明显，产生皮肤褶皱。

通过屈曲动作来测试一侧的胸锁乳突肌

活动范围
0° ～ 45° ～ 55°

注：当怀疑或已知颈部两侧屈肌的肌力存在不对称时进行该测试。

5 级、4 级和 3 级

患者姿势：仰卧位，头部完全由床面支撑且头转向左侧（测试右侧胸锁乳突肌）。

治疗师：站在治疗床头，面对患者。要求患者将头从床面抬起，并保持向左看的姿势。如果可以完成全范围的动作，则一手置于患者耳上方的颞区，给予阻力（图 3.24）。

测试：患者将头从床面抬起。

给患者的指示：“抬起你的头，保持头转向一旁。”

分级

5 级：患者能抵抗最大阻力完成全关节活动范围动作。这群肌肉通常很强壮。

4 级：患者能抵抗中度阻力完成全关节活动范围动作。

3 级：患者在无阻力的情况下完成全关节活动范围动作（图 3.25）。

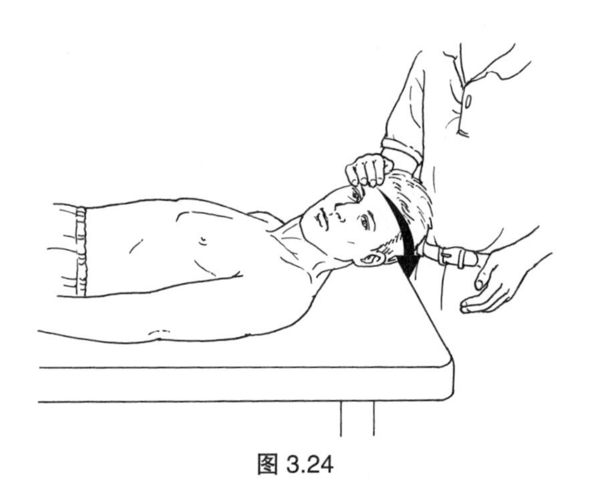

图 3.24

2 级、1 级和 0 级

患者姿势：仰卧位，头部完全由床面支撑。

治疗师：站在治疗床头，面对患者。手指（或只有示指）置于头颈部的侧面触摸胸锁乳突肌（图 3.25）。

测试：患者尝试将头由一侧转至另一侧。

给患者的指示：“将头转到右侧，然后转到左侧。”

分级

2 级：患者完成部分关节活动范围动作。

1 级：可触摸到胸锁乳突肌收缩，但没有动作产生。

0 级：无法触摸到肌肉收缩。

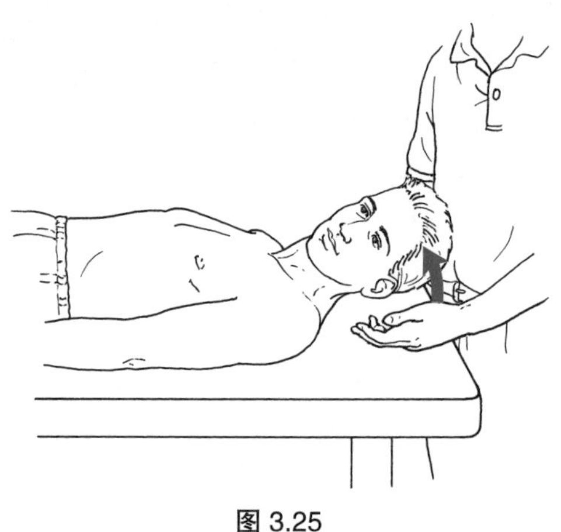

图 3.25

颈部旋转

50% 的颈椎旋转发生在寰枢关节，其他的旋转发生在其他颈椎节段 [14]。

5 级、4 级和 3 级

患者姿势： 仰卧位，颈椎置于中立位（屈曲和伸展之间），头部完全由床面支撑，脸可能转向一侧。也可在坐位下测试。

治疗师： 站在治疗床头面对患者。要求患者转头。如果可以完成全范围的动作，则将一手置于患者头侧耳上方给予阻力（只在 5 级和 4 级时给予）。

测试： 患者能抵抗阻力将头转回中立位，这群肌肉力量很强。重复测试另一侧肌肉。或者让患者从左侧面颊贴床面转向右侧面颊贴到床面。

给患者的指示： “转头，脸朝向天花板，撑住，不要让我把你的头转回来。”

分级

5 级： 患者能抵抗最大阻力完成全范围的左右侧转头活动。

4 级： 患者能抵抗中度阻力完成全范围的左右侧转头活动。

3 级： 患者在无阻力的情况下完成全范围的左右侧转头动作。

2 级、1 级和 0 级

患者姿势： 坐位，躯干和头部由高背椅支撑，头部处于中立位。

治疗师： 站在患者正前方。

测试： 患者尝试将头由一侧转至另一侧，始终保持中立位（下颌也不可回缩或抬高）。

给患者的指示： “尽可能把头转到左侧，保持下巴在同一水平”。转至右侧，重复测试。

分级

2 级： 患者完成部分关节活动范围动作。

1 级： 胸锁乳突肌或颈后侧肌群收缩动作可见或可明显触摸到，但是没有动作产生。

0 级： 无法触摸到肌肉收缩。

参与颈部旋转的肌肉（附编号）

56. 头后大直肌
59. 头下斜肌
60. 头最长肌
61. 头夹肌
62. 头半棘肌
65. 颈半棘肌
67. 颈夹肌
71. 颈旋转肌
74. 头长肌
79. 颈长肌（下斜肌）
80. 前斜角肌
81. 中斜角肌
82. 后斜角肌
83. 胸锁乳突肌
124. 斜方肌
127. 肩胛提肌

参考文献

1. Panjabi MM, Cholewicki J, Nibu K, et al. Critical load of the human cervical spine: an in vitro experimental study. *Clin Biomech (Bristol, Avon)*. 1998;13(1):11–17.
2. Dvir Z, Prushansky T. Cervical muscles strength testing: methods and clinical implications. *J Manipulative Physiol Ther*. 2008;31(7):518–524.
3. de Koning CH, van den Heuvel SP, Staal JB, et al. Clinimetric evaluation of methods to measure muscle functioning in patients with non-specific neck pain: a systematic review. *BMC Musculoskelet Disord*. 2008;19(9):142.
4. Jull GA, O'Leary SP, Falla DL. Clinical assessment of the deep cervical flexormuscles: the craniocervical flexion test. *J Manipulative Physiol Ther*. 2008;31(7):525–533.
5. Falla D, Jull G, Dall'Alba P, et al. An electromyographic analysis of the deep cervical flexor muscles in performance of craniocervical flexion. *Phys Ther*. 2003;83(10):899–906.
6. Rezasoltani A, Ylinen J, Bakhtiary AH, et al. Cervical muscle strength measurement is dependent on the location of thoracic support. *Br J Sports Med*. 2008;42(5):379–382.
7. Alpayci M, Şenköy E, Delen V, et al. Decreased neck muscle strength in patients with the loss of cervical lordosis. *Clin Biomech (Bristol, Avon)*. 2016;33:98–102.
8. Kamibayashi LK, Richmond FJ. Morphometry of human neck muscles. *Spine*. 1998;23(12):1314–1323.
9. Park SY, Yoo WG. Effects of the sustained computer work on upper cervical flexion motion. *J Phys Ther Sci*. 2014;26:441–442.
10. Perry J, Nickel VL. Total cervical spine fusion for neck paralysis. *J Bone Joint Surg Am*. 1959;41:37–60.
11. Harris KD, Heer DM, Roy TC, et al. Reliability of a measurement of neck flexor muscle endurance. *Phys Ther*. 2005;85:1349–1355.
12. Fielding JW. Cineroentgenography of the normal cervical spine. *J Bone Joint Surg Am*. 1957;39:1280–1288.
13. Ferlic D. The range of motion of the "normal" cervical spine. *Johns Hopkins Hosp Bull*. 1962;110:59.
14. Gray H. *Gray's Anatomy: The Anatomical Basis of Clinical Practice*. Elsevier Churchill Livingstone; 2005.

第4章

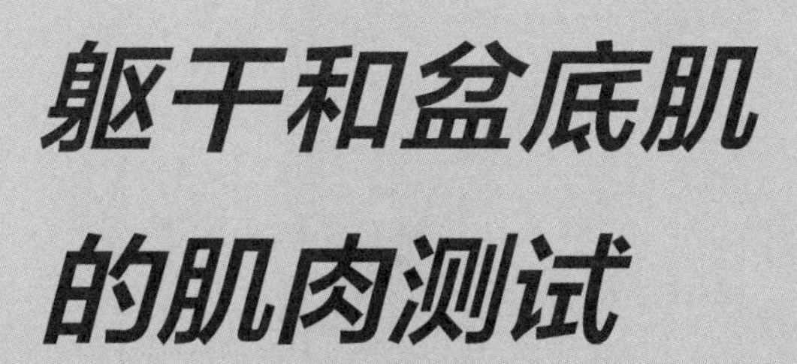

躯干和盆底肌的肌肉测试

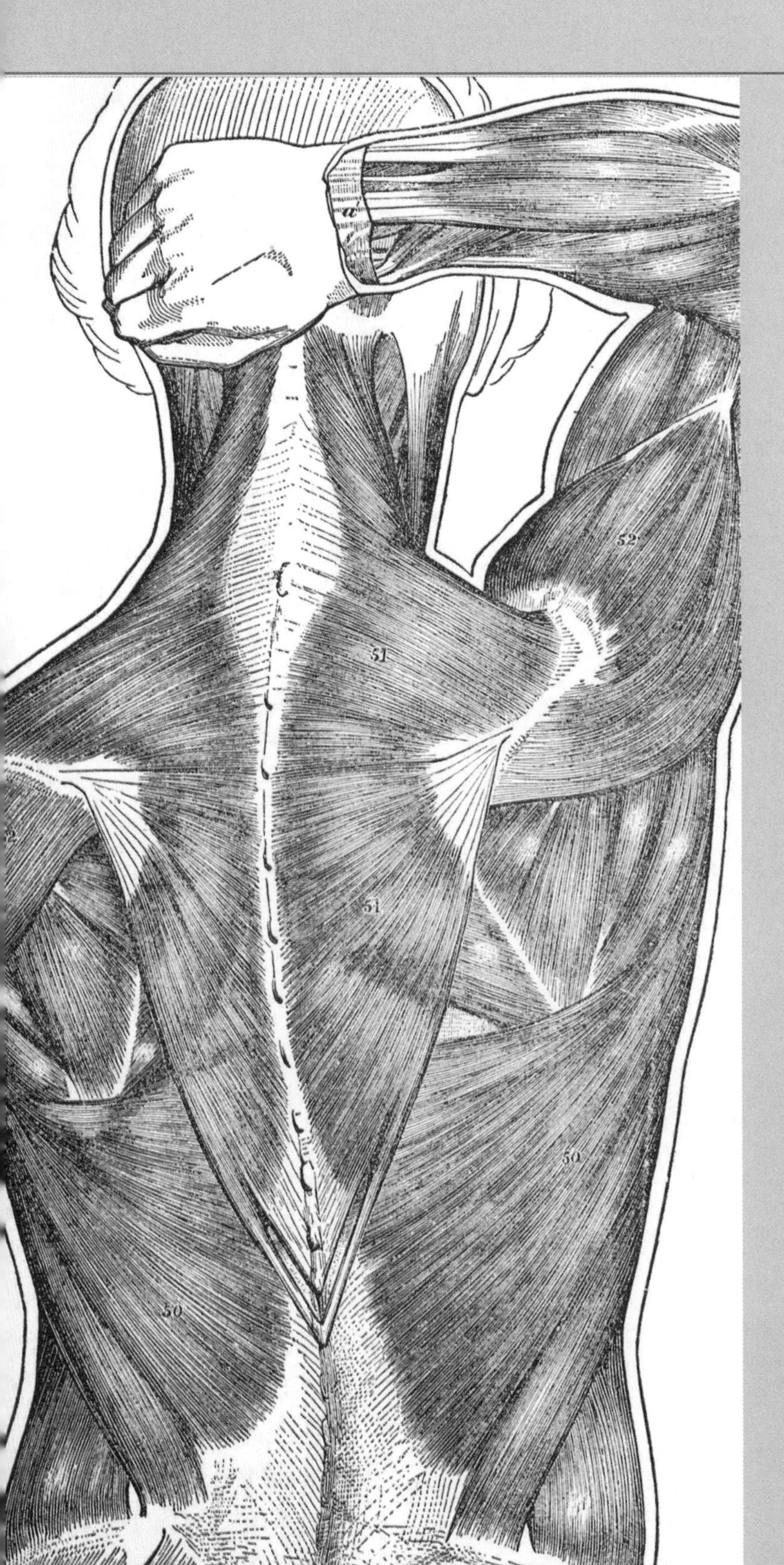

躯干伸展

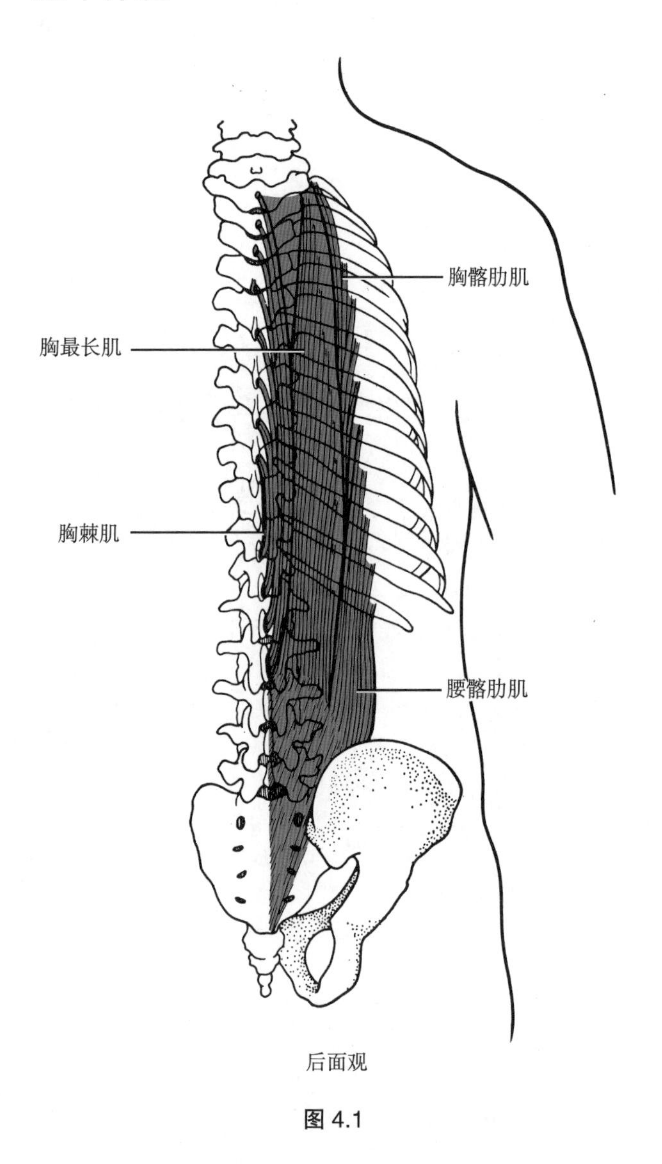

后面观

图 4.1

胸最长肌
胸髂肋肌
胸棘肌
胸半棘肌
多裂肌
腰髂肋肌

所有的肌肉都是两侧对称且分节段的，沿胸椎、腰椎和颈椎走行，神经的支配也不同

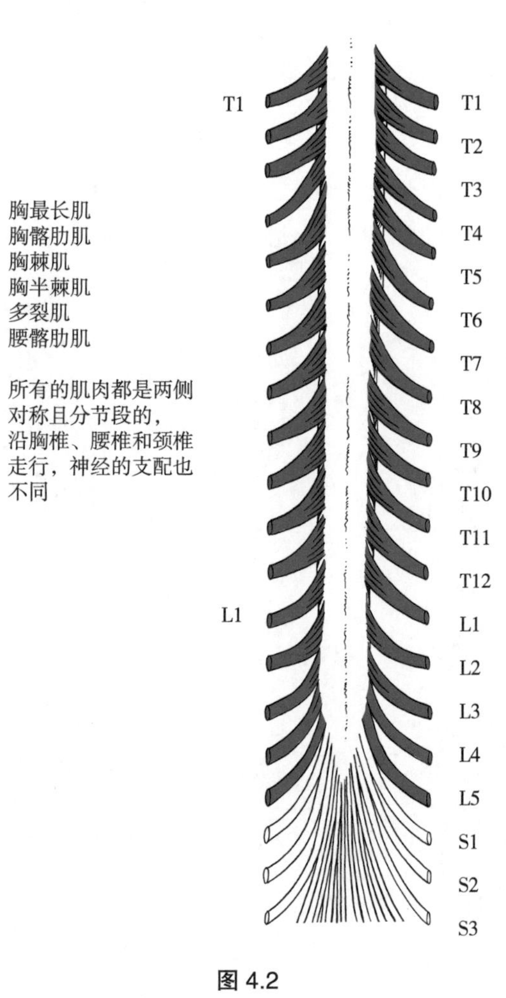

图 4.2

活动范围
胸椎：0° ～ 10°
腰椎：0° ～ 25°

表 4.1 **躯干伸展**

编号	肌肉	起点	止点	功能
89	胸髂肋肌	第 12 肋向上到第 7 肋（肋骨角）	第 6 肋向上到第 1 肋（肋骨角） C7（横突）	脊柱伸展 脊柱侧弯向同侧（同侧肌肉） 降肋
90	腰髂肋肌	竖脊肌的肌腱（前表面） 胸腰筋膜 骶骨（后面）	第 6 ～ 12 肋（肋骨角）	脊柱伸展 脊柱侧弯（一侧肌肉） 降肋（腰部） 骨盆上提
91	胸最长肌	竖脊肌的肌腱 胸腰筋膜 L1 ～ L5 椎横突	T1 ～ T2 横突 第 2 ～ 12 肋骨（在肋骨角和结节之间）	脊柱伸展 脊柱侧弯向同侧（一侧肌肉） 降肋
92	胸棘肌（常不清）	竖脊肌的总腱 T11 ～ L2（棘突）	T1 ～ T4（或到 T8，棘突）和胸半棘肌混合在一起	脊柱伸展
93	胸半棘肌	T6 ～ T10（横突）	C6 ～ T4 椎（棘突）	胸椎伸展
94	多裂肌	骶骨（后面） 竖脊肌（腱膜） 髂骨（髂后上棘）和髂嵴 骶髂韧带 T1 ～ T5（乳突） T1 ～ T12（横突） T4 ～ T7（关节突）	C6 ～ T4 椎（棘突）较高椎骨的棘突（在到终点之前也许跨越 2 ～ 4 个椎骨）	脊柱伸展 脊柱侧弯（一侧肌肉） 旋转向对侧
95，96	胸腰旋转肌（11 对）	胸腰椎（横突：在腰部有变化）	最上一节的椎骨（椎板的下缘）	脊柱伸展 脊柱旋转向对侧
97，98	胸腰棘突间肌	胸椎：（3 对）位于相邻的椎骨间的棘突（T1 ～ T2；T2 ～ T3；T11 ～ T12） 腰椎：（4 对）位于 5 个腰椎之间；走行于棘突之间	参看起点	脊柱伸展
99	胸腰横突间肌	胸椎：（3 对）位于胸 T10 ～ T12 和 L1 相邻椎骨间的横突 外侧肌群：位于相邻脊椎横突之间的空间	参看起点	脊柱伸展（两侧肌肉） 侧弯向同侧（一侧肌肉） 旋转向对侧

续表

编号	肌肉	起点	止点	功能
100	腰方肌	髂骨（髂嵴和内唇） 髂腰韧带	第 12 肋（下缘） L1 ～ L4 椎体（横突） T12 椎体（体）	骨盆上提（弱于外侧腹肌） 腰椎伸展（两侧肌肉） 吸气（稳定膈肌下止点） 固定膈肌下部 腰椎侧弯向同侧（骨盆固定） 固定和降第 12 肋
其他				
182	臀大肌（通过稳定骨盆为躯干伸展提供稳定的基础）			

脊柱伸肌的肌肉力量和耐力的重要性不可低估，因为与背部疼痛、姿势、步态和平衡密切相关。例如，在严重屈曲姿势的老年女性中（靠墙站立时，从枕骨到墙的距离大于 8cm），她们的脊柱伸肌和腹肌比那些轻度屈曲姿势的女性要弱[1]。夸张的姿势，如极端的腰椎前凸和骨盆倾斜，会比最理想姿势产生更大的肌肉活动。了解这些情况对物理治疗师很有意义[2]。中立位时肌肉功能对腰椎的稳定性很重要[3, 4]。稳定是由整体稳定肌和局部肌实现的。整体稳定肌包括腹直肌和腹外斜肌。这些肌肉产生大量跨多个节段的肌肉力矩，从而控制运动。局部稳定肌是较深的肌肉，直接或间接地起止于腰椎。腹横肌（transversus abdomvnts，TA）和腰多裂肌（lumbar multifidus，LM）是局部稳定肌。整体稳定肌和局部稳定肌这个系统为腰椎提供稳定性[5, 6]。躯干屈肌和伸肌构成了核心肌群，本章稍后将对此进行讨论。

躯干伸肌是强直肌或耐力肌，而躯干屈肌是阶段性肌肉或短效肌肉。因此，不同肌肉单位肌肉质量所产生的最大力量是不同的（对于伸肌来说更小）。躯干伸肌具有的耐力在直立姿势和背部疼痛产生中起着重要作用，因此测试患者维持姿势的时间可以提供相关诊断信息。躯干伸肌也可以离心收缩以控制躯干屈曲。

虽然脊柱和腹部肌肉的测试没有“黄金标准”，本章包括了具有最佳证据的方法，以及历史悠久的传统方法。

腰椎

5 级和 4 级

注意： 腰椎及胸椎伸展 5 级及 4 级肌力的评定方式是不同的。从 3 级开始，之后的肌力评定包含了脊柱这两个节段。

患者姿势： 俯卧位，指尖轻触头部两侧，肩关节外旋。头部和手臂的重量代替了治疗师的徒手阻力。

治疗师： 站在患者一侧，在踝关节上方固定住患者下肢（图 4.3）。要求患者将头、肩关节和胸部抬离床面。观察患者动作的完成质量和保持时间。

替代姿势： 如果患者髋伸肌肌力不足，治疗师利用自身重量，双手在患者骨盆处施力来固定其下肢。对于髋伸肌肌力明显不足者，很难给予患者骨盆足够的固定（图 4.4）。

测试： 患者伸展腰椎，直到躯干完全抬离床面（脐部离开床面）。

给患者的指示： “将你的头、肩膀和胸部尽量抬高离开床面，尽可能地抬高。”

分级

5 级和 4 级： 治疗师根据测试的反应来鉴别 4 级及 5 级肌力（图 4.3 和图 4.4）。5 级的肌力能稳定在最大伸展姿势，而 4 级肌力则会表现为躯干慢慢下降而无法维持在测势姿势。具有正常背部伸展肌力的患者能很快且不费力地达到最大伸展姿势并维持此姿势。而背部伸展肌力 4 级者虽然也能达到最大伸展姿势，但可能会有摇晃或相当费力的情况。

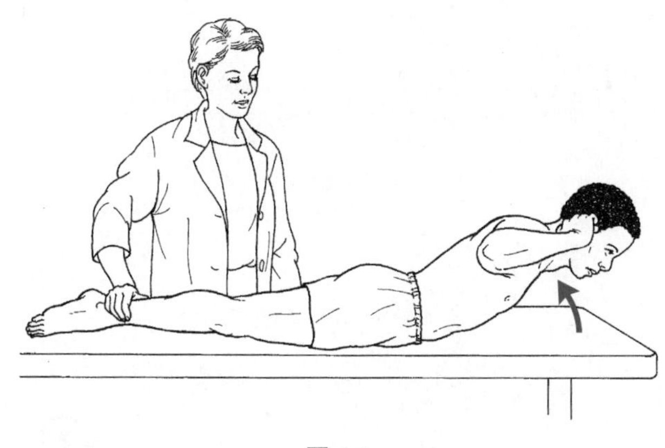

图 4.3

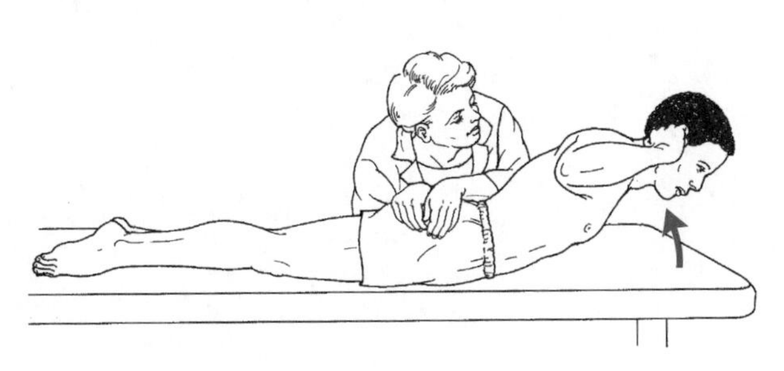

图 4.4

胸椎

5 级和 4 级

患者姿势： 俯卧位，头部及乳头连线以上的躯体部分悬在检查床外（图 4.5）。双手轻触头的两侧，肩关节和肘关节向后打开。

治疗师： 站在患者一侧，手放在患者的踝关节处来固定下肢。要求患者将头、肩关节和胸部抬高至床面高度（注意，这个测试不需要类似于腰椎伸展测试的固定）。

测试： 患者将胸椎伸展至水平位。这个动作幅度很小，注意不要伸展超过水平位。因为更大幅度的动作会导致腰椎过伸。

给患者的指示：“将你的头部、肩膀和胸部抬至床面高度。”

分级

5 级： 患者能由上半身前屈的姿势迅速、轻松且不费力地抬高至床面水平（图 4.6）。

4 级： 患者稍费力地将躯干抬高至水平位置。

3 级

注意： 0 ～ 3 级的测试包括了腰椎和胸椎。

患者姿势： 俯卧位，双臂放在躯干两侧。

治疗师： 站在治疗床旁，用手在患者足踝处固定下肢。

测试： 患者伸展脊柱，脐部以上的躯干抬离床面（图 4.7）。

给患者的指示：“尽可能将你的头、双臂和胸部向上抬至床面以上。”

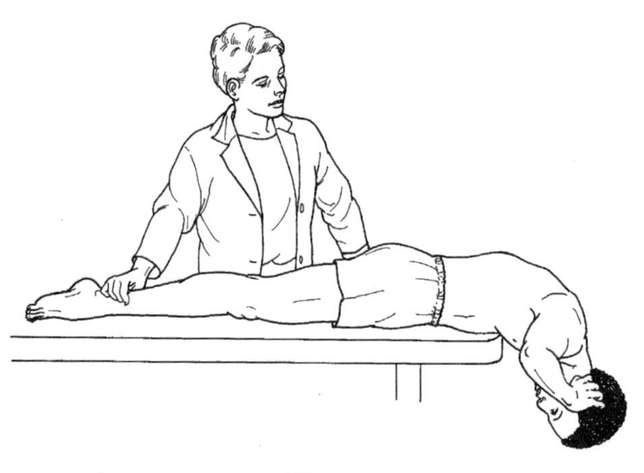

图 4.5

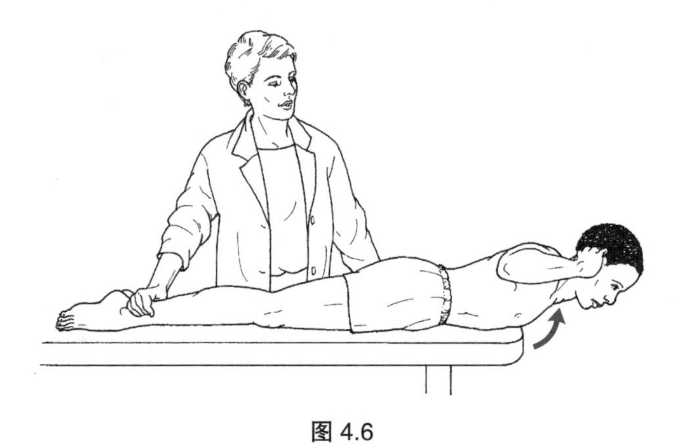

图 4.6

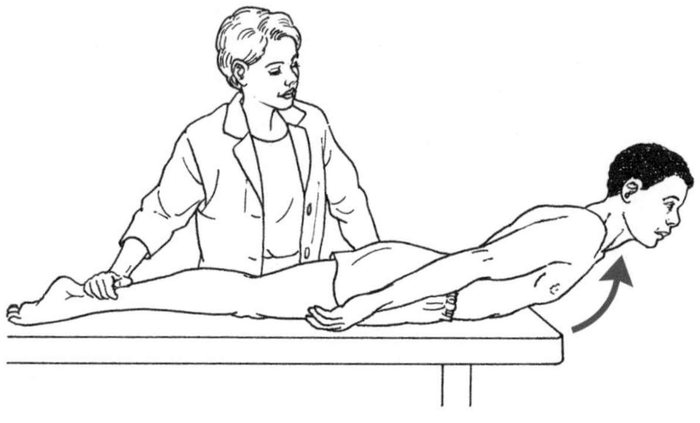

图 4.7

分级

3 级：患者完成完全关节活动范围动作。

2 级、1 级和 0 级

这些测试程序与 3 级相同，治疗师必须触诊靠近脊柱两侧的腰段和胸段伸肌群。无法进行单块肌肉的测试（图 4.8 和 4.9）。

分级

2 级：患者完成部分关节活动范围动作。

1 级：可以发现肌肉收缩的情况，但无任何动作产生。

0 级：无任何肌肉收缩。

有益提示

- 当背伸肌群较强而髋伸肌群较弱时，患者会过度伸展下背部（腰椎前凸增加）。治疗师不协助固定骨盆时，患者无法抬起躯干。
- 假如颈部伸肌太弱，治疗师可能需要在患者抬起身体时支撑住他的头部。
- 当脊柱伸肌肌力较弱而髋伸肌群肌力较强时，患者无法从检查床上抬起上半身。而是腰椎向前屈曲同时伴骨盆后倾（腰曲弧度将变平）。
- 当髋伸肌群肌力 ≥ 4 级时，可以使用绑带将髋关节固定在床面上。尤其是在患者体型明显大于治疗师时。
- 若患者无法通过腿部和骨盆的重量为躯干提供稳定（如偏瘫或截肢），那测试时上半身应在治疗床上。受试者的下肢及骨盆应外悬于治疗床外，以提供一固定躯干的力（假如没有治疗床，那就必须给予协助，可以采用下半身靠在椅子上的方式）。

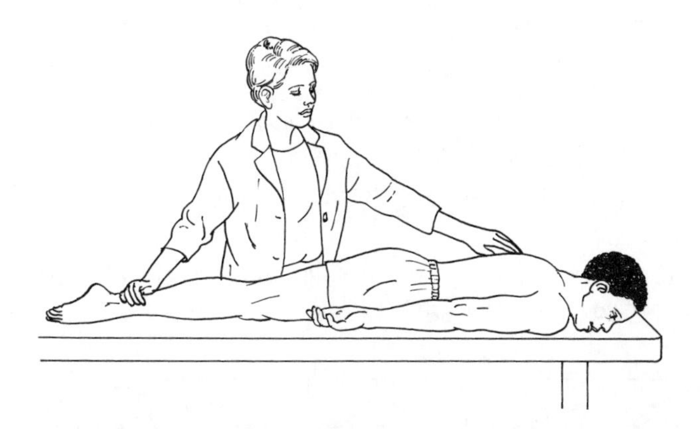

图 4.8

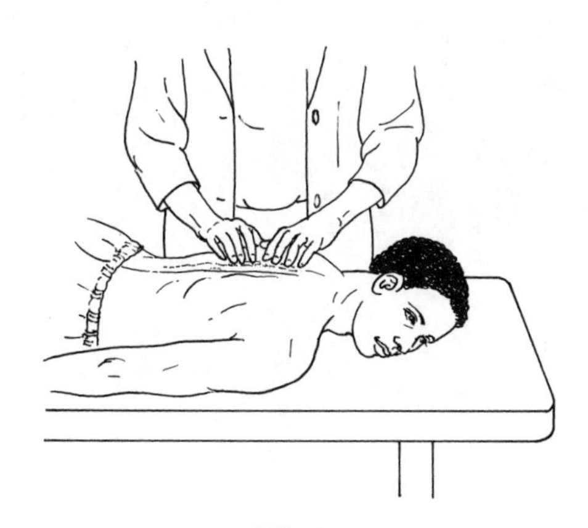

图 4.9

索伦森（Sørensen）腰椎伸展试验

Biering-Sørensen 试验或 Sørensen 试验是对背伸肌和髋伸肌等长耐力的测量方法[7, 8]。进行改良 Sørensen 试验测试时患者双臂放在身体两侧，而原始测试中患者双臂交叉放在胸前。

患者姿势：俯卧位，躯干探出床面。床沿平齐于髂前上棘（髂骨）和脐部之间。测试开始前，患者可以手臂向前扶住椅子来支撑躯干。

治疗师：跪在患者身后，双手固定住患者踝关节以稳定下肢和骨盆。要求患者双臂交叉于胸前，把头、胸部和躯干抬起，以使躯干成一条直线。治疗师使用秒表来计时，下达“开始”命令时开始计时，当患者出现明显的疲劳迹象并开始颤动时，停止计时[9]。

测试：患者将躯干抬升到水平位置并尽可能保持（图 4.10）。

对患者的指示：“当我说‘开始’时，将头部、胸部和躯干抬起，并尽可能长时间保持此姿势。我会给你计时。”

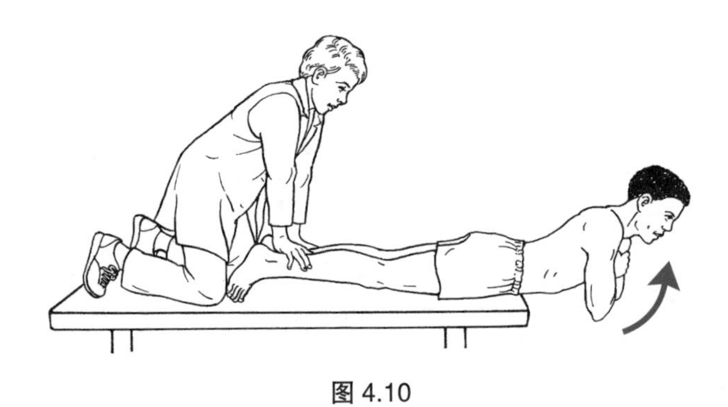

图 4.10

有益提示

- 该试验可以引发 40% ～ 52% 的肌肉最大自主收缩[8]。
- 30 ～ 80 岁，背伸肌肌力会逐渐下降 40% ～ 50%，耐力持续时间会明显减少（表 4.2）[10～12]。
- Sørensen 试验已被验证可作为腰痛的差异性诊断测试[7, 13]。
- 男性在 28 岁、女性在 29 岁，该测试的得分有明显变化。该测试对男性腰痛的预测敏感性为 92.3%，特异性为 76.0%；对女性敏感性为 84.3%，特异性为 84.6%[14]。

表 4.2　不同年龄阶段的 Sørensen 试验

年龄（岁）	平均持续的秒数（SD）* 男性	平均持续的秒数（SD）女性
19 ～ 29	140[12]	130[15]
30 ～ 39	140[12]	120
35 ～ 39	97（43）[15]	93（55）[15]
40 ～ 44	101（57）[15]	80（55）[15]
40 ～ 49	120[12]	90[15]
45 ～ 49	99（58）[15]	102（64）[15]
50 ～ 54	89（55）[15]	69（60）[15]
50 ～ 59	90[12]	80[12]
60+	80[12]	90[12]

注：* 括号中的数字是指标准偏差（standard deviation，SD）。标准偏差仅适用于某些年龄组别。

［12］来自尼日利亚的 561 名健康、不吸烟无腰痛的受试者的数据。

［15］来自具有和不具有背部疼痛的 508 名受试者的数据，包括相等的蓝白领男性和女性受试者。

腰部推荐训练[16]

单独进行腰伸肌的训练需要对骨盆有足够的固定以限制髋伸肌群的参与。

- 罗马椅
- 硬拉
- 深蹲
- 伸肌阻力训练仪

骨盆上提

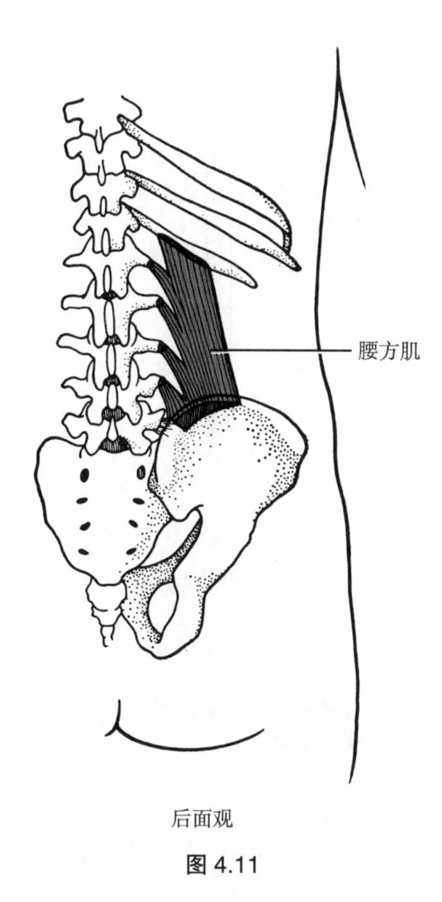

后面观

图 4.11

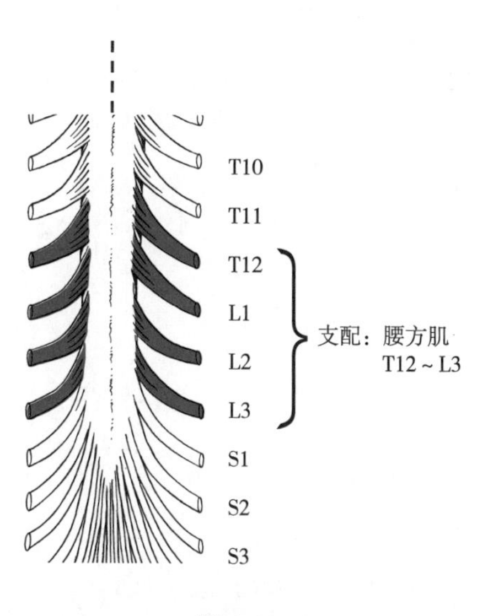

图 4.12

活动范围

骨盆接近下方肋骨，关节活动范围无法精确计算。

表 4.3 **骨盆上提**

编号	肌肉	起点	止点	功能
110	**腹外斜肌**	第 5 ～ 12 肋（在内侧和外侧交错走行）	髂嵴（外缘） 从第 9 肋软骨到 ASIS 的腱膜：双侧会合在中间形成白线 耻骨联合（上缘）	躯干屈曲（两侧肌肉） 骨盆后倾 骨盆上提（单侧） 躯干旋转向对侧（单侧） 躯干侧弯（单侧） 支撑和压缩腹内脏器，对抗腹部内容物的重力作用 协助排便、排尿、呕吐和分娩（即协助排出腹腔脏器内容物） 重要用力呼气的辅助肌（在呼气时迫使腹内脏器向上以提升膈肌）
111	**腹内斜肌**	髂嵴（中间线前 2/3） 胸腰肌筋膜 腹股沟韧带（上面外 2/3 处）	第 9 ～ 12 肋（下部边缘和软骨，呈锯齿状与肋间内肌相连） 第 7 ～ 9 肋（软骨） 腱膜到白线	脊柱屈曲（双侧） 脊柱侧弯（单侧） 躯干旋转向同侧（单侧） 增加腹内压辅助排便和其他排泄动作 在呼气时上推腹内脏器以上提膈肌
100	腰方肌	髂骨（髂嵴和内侧唇） 髂腰韧带	第 12 肋（下缘） L1 ～ L4 椎体（横突） T12 椎体（椎体；有时）	骨盆上提（弱于外侧腹肌） 腰椎伸展（两侧肌肉） 吸气（通过固定膈肌下止点） 固定膈肌下部 腰椎向同侧弯（骨盆固定） 固定和下降第 12 肋
其他				
130	背阔肌（手臂固定）			
90	腰髂肋肌			

注：ASIS（Anterior superior iliac spine），髂前上棘。

骨盆上提是步态的一个重要组成部分，因为它允许摆动腿廓清地面。腹外侧肌与腰方肌结合，产生非常强的骨盆抬高的力。治疗师无法突破 5 级的肌力。后文描述的髋关节上提测试最初被认为由独立腰方肌完成，但后期的一项研究揭示了它由腹肌主导。由于骨盆上提涉及腹肌和腰方肌[17]，我们可利用这一动作鉴别腰方肌和腹肌。

5 级和 4 级

患者姿势：仰卧位或俯卧位，患者可以握着床缘，提供固定的力量（无图示）。

治疗师：站在床尾面对患者，要求患者完成骨盆上提，如果可以完成全范围的动作，治疗师用手蚓状抓握测试侧的踝关节上方，平稳地向下拉（图 4.13），沿着牵拉方向施加阻力。5 级和 4 级肌力可以抵抗非常大的阻力。

测试：患者向上提单侧骨盆，使骨盆上缘接近肋廓下缘。

对患者的指示：“上提你的骨盆，使其接近肋骨，稳住，不要让我将你的腿拉下来。”

分级

5 级：患者抵抗最大阻力维持测试姿势，肢体不产生额外动作。

4 级：患者可以抵抗强阻力维持测试姿势。测试这个动作需要较多的临床经验。

3 级和 2 级

患者姿势：仰卧位或俯卧位，髋关节伸直，腰椎保持中立位或伸展的位置。

治疗师：站在治疗床尾面向患者，一手放在踝关节上方支撑小腿，另一手放在膝关节下方，将下肢稍抬离床面，以降低摩擦力（图 4.14）。

测试：患者向上提一侧骨盆，使骨盆上缘更靠近肋骨下方。

对患者的指示：“使你的骨盆向上靠近肋骨。”

分级

3 级：患者完成全关节活动范围动作。

2 级：患者能完成部分关节活动范围动作。

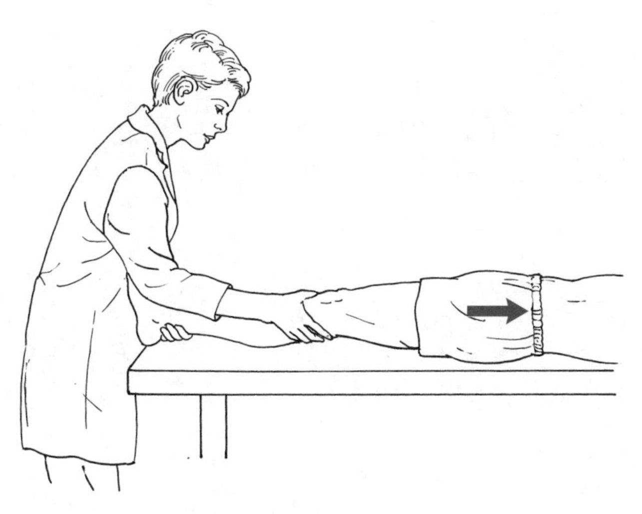

图 4.13

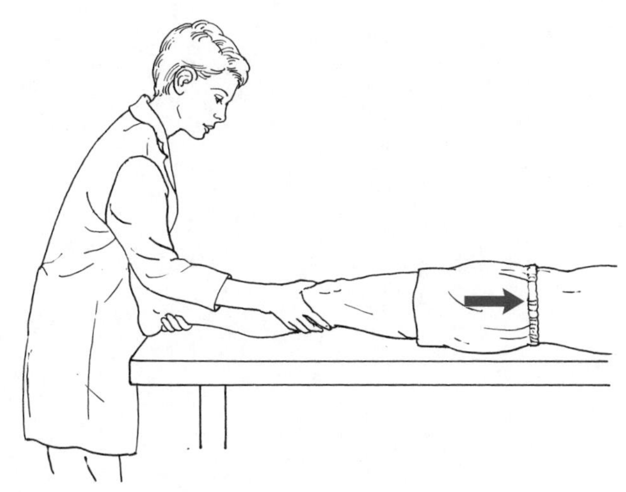

图 4.14

1 级和 0 级

这些等级评定在临床的正确性并不足，应该避免使用。因为骨盆上提的主要肌肉腰方肌比椎旁肌群还要深，很难被触摸到。对于有些患有躯干肌肉萎缩或严重营养失调的患者，可能可以触摸到椎旁肌的收缩，但无法令人相信可以触摸到腰方肌。

代偿动作

患者可能利用躯干侧弯来代偿，主要使用腹肌来完成动作，还可能会使用脊柱伸肌，但不需要用到腰方肌。两种情况下都无法徒手检查到腰方肌的肌肉活动。

有益提示

当脊柱固定时，腰方肌可以上提同侧的骨盆。腰方肌不仅仅具有上提骨盆的作用。它还可以维持身体直立姿势。但关于这种功能的研究较少。腰方肌的肌力情况也和腰痛相关，因此值得进一步分析[18]。

躯干屈曲

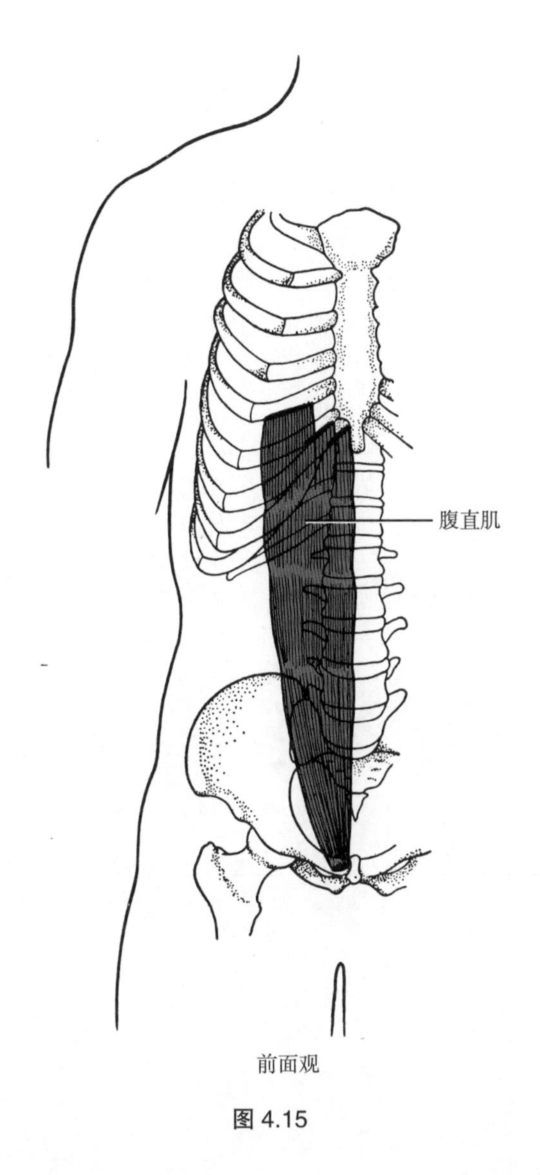

图 4.15

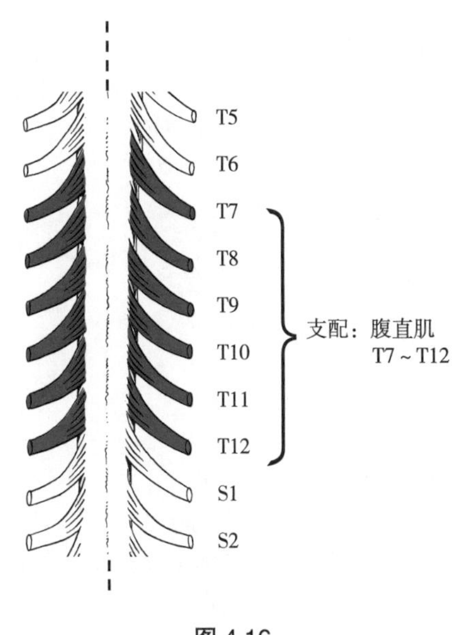

图 4.16

活动范围
0° ～ 80°

表 4.4 **躯干屈曲**

编号	肌肉	起点	止点	功能
113	**腹直肌（成对肌肉）**	耻骨 外侧肌纤维（耻骨棘的结节及耻骨梳）	第 5 ～ 7 肋（软骨） 胸骨（剑突韧带） 内侧肌纤维（韧带覆盖在耻骨联合上与对侧肌肉相连）	脊柱屈曲（拉近耻骨联合和剑突） 骨盆后倾
110	**腹外斜肌**	第 5 ～ 12 肋（在外及下表面交叉）	髂嵴（外缘） 白线 从第 9 肋软骨到 ASIS 的腱膜：双侧会合在中间形成白线 耻骨联合（上缘）	躯干屈曲 骨盆后倾 骨盆上提（单侧） 躯干旋转向对侧（单侧） 用力呼气的辅助肌
111	**腹内斜肌**	髂嵴（中间线前 2/3） 胸腰肌筋膜 腹股沟韧带（上面外 2/3 处）	第 9 ～ 12 肋（下部边缘和软骨，呈锯齿状与肋间内肌相连） 第 7 ～ 9 肋（软骨） 腱膜到白线	脊柱屈曲 脊柱侧弯（单侧） 躯干旋转向同侧（单侧） 骨盆上提
其他				
174	腰大肌			
175	腰小肌			

注：ASIS（Anterior superior iliac spine），髂前上棘。

躯干屈曲有许多成分，包含颈椎、胸椎及腰椎的运动。测试很难有最好的方法，可能有多种不同的方式，而测试结果也随之有多种变化。

可以要求患者维持颈椎中立位来尽可能去除颈屈肌的参与，即下颌朝向天花板来避免颈部屈曲。下肢保持伸直来避免激活髋屈肌群[19]。

5 级

患者姿势：仰卧位，双腿伸直，双手轻触头后部（图 4.17）。

治疗师：站在床旁，靠近患者胸部的位置，此位置方便在测试时能轻触肩胛骨并判断它是否离开床面（图 4.18）。要求患者将头、肩和背部抬离床面，保持下颌朝向天花板。观察患者动作的完成质量和用力程度。若患者无其他肌肉肌力不足的情况，治疗师不需要碰触患者。若患者髋屈肌肌力不足，治疗师需要用前臂贴在患者身上来固定其骨盆（图 4.18）。

测试：患者在活动范围内屈曲躯干，即躯干向上卷曲，直到肩胛骨离开床面。

给患者的指示：“下巴向上，并将你的头、肩、手臂抬离床面。”

分级

5 级：患者躯干抬起，直到肩胛骨下角能离开床面（治疗师手臂的重量可作为阻力）。

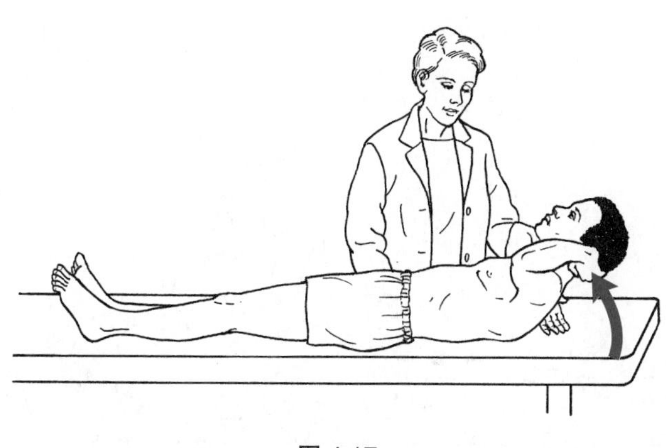

图 4.17

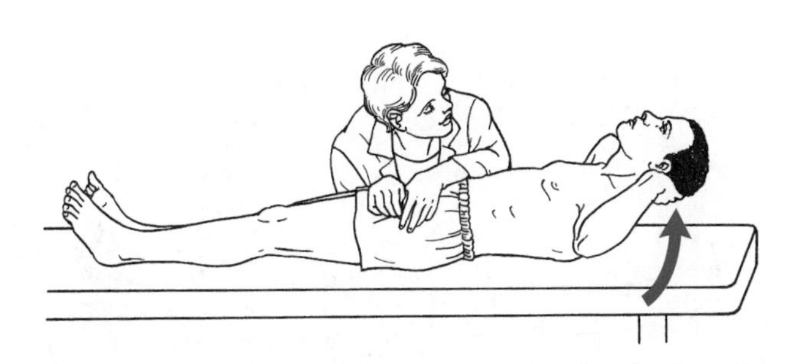

图 4.18

4 级

患者姿势：仰卧位，双手在胸前交叉（图 4.19）。

测试：除了患者姿势不同外，其他方面都与 5 级的测试相同。

分级

4 级：患者能抬高躯干直到肩胛骨离开床面，双手交叉抱于胸前时所形成的阻力较小。

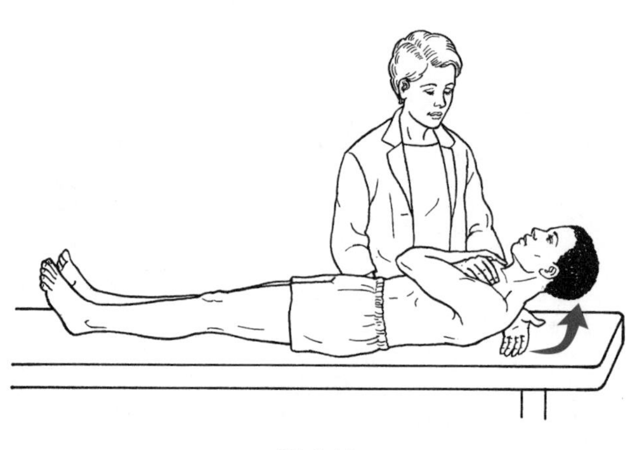

图 4.19

3 级

患者姿势：仰卧位，双臂向前伸直，并处于身体平面之上（图 4.20）。

测试：除了患者姿势不同外，其他方面都与 5 级的测试方式相同，患者屈曲躯干直到肩胛骨下角离开床面。向前伸直的双臂更接近身体重心，因此可降低阻力。

给患者的指示："下巴朝着天花板，抬起你的头、肩膀及手臂，使它们离开床面。"

分级

3 级：患者抬起躯干，直到肩胛骨下角能离开床面。

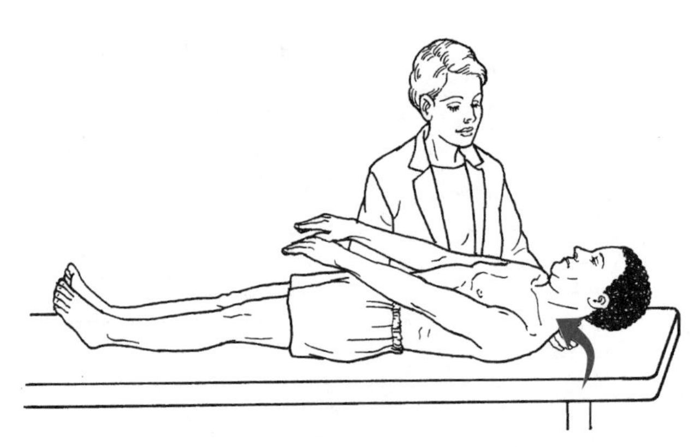

图 4.20

2 级、1 级和 0 级

测试躯干屈曲以 5 级、4 级和 3 级为主。当测试 2 级以下时，其结果可能受到质疑。但为了支持测试结果，观察及触诊是必需的。患者将被要求完成抬高头部（2 级），协助患者前向倾斜（1 级）或咳嗽（0 级）来评定 2 级至 0 级肌力。

患者姿势：仰卧位，双手放在躯干两侧，膝关节屈曲。

治疗师：站在床的一侧，手放在患者腹部中线上方，利用双手的除拇指外的四根手指来触摸腹直肌（图 4.21）。

注意：治疗师测试 2 ~ 0 级肌力时，有许多方法可以确定肌肉的收缩活动。

分级

第 1 步：抬头（图 4.22）。要求患者将头抬离床面，如果肩胛骨无法离开床面，肌力为 2 级；若患者不能抬头，则执行第 2 步。

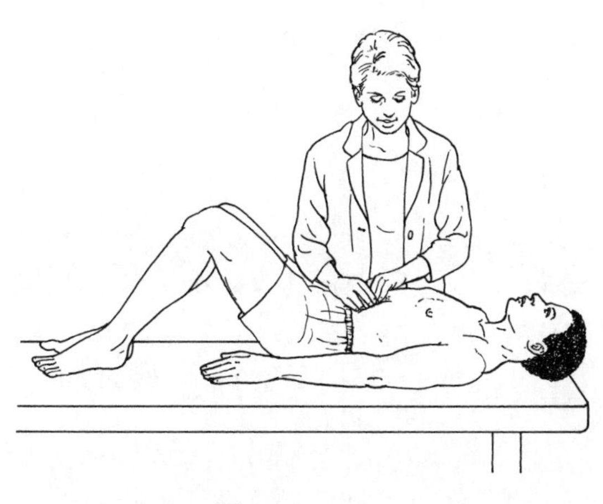

图 4.21

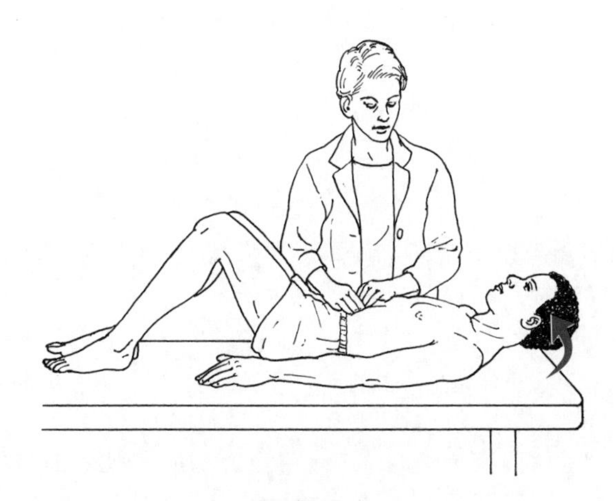

图 4.22

第 2 步：协助前向倾斜（图 4.23）。治疗师托住患者上半身及头部离开床面并要求患者向前倾斜。若胸廓下降，肌力为 2 级；若没有下降，但是用肉眼或触摸可发现肌肉收缩的情形，则肌力为 1 级。如无肌肉收缩的情形，肌力为 0 级或用第 3 步测试。

第 3 步：咳嗽（图 4.24）。要求患者咳嗽，若患者能咳嗽，胸廓有下降情况，肌力为 2 级，（不管患者咳嗽的效能如何，只要腹肌有主动性收缩即可）。若患者不能咳嗽，但可以触摸到腹直肌有收缩的情况，肌力为 1 级。若腹直肌缺乏可证实的收缩，则肌力为 0 级。

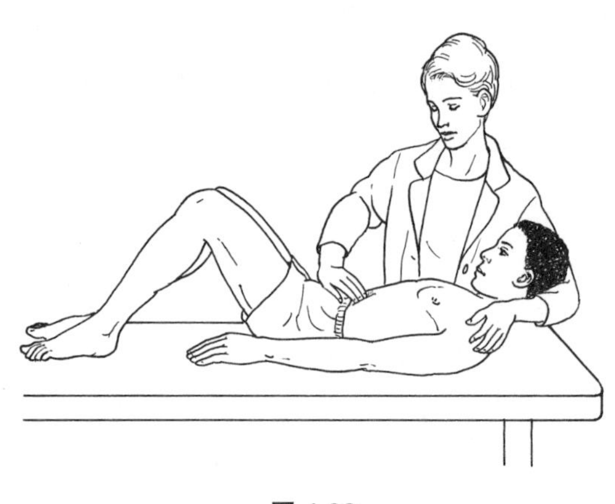

图 4.23

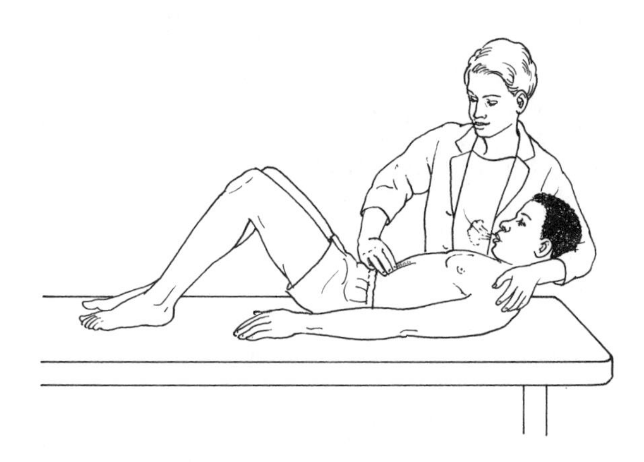

图 4.24

有益提示

- 所有测试须观察脐部是否有偏移的情况（不要与轻微摩擦诱发出的浅层反射的反应相互混淆）。若腹直肌本身不同部分肌力不同，在肌力评定的反应中，脐将向肌力较强侧偏移（例如，若腹直肌上半段肌力较强，脐将向上移；若腹直肌下半段肌力较强，脐将向下移）。
- 若腰椎伸展肌肌力较弱，腹肌收缩会造成骨盆向后倾斜，若此情况存在，髋屈肌张力将协助固定骨盆，则治疗师应将患者摆放在髋关节和膝关节屈曲的位置。
- 必须正确地完成胸椎屈曲测试，尤其是患者可能患有骨质疏松时。颈椎必须处于中立位以避免其利用颈部的张力完成动作。当患者患有骨质疏松时，禁止进行颈椎屈曲测试以避免椎体骨折。为了避免胸椎屈曲，可以在测试过程中让患者手肘平放在床面上，下颌朝向天花板。
- 为了避免颈椎拉伤，告诉患者不要把头完全放在手上。双手其实并没有支撑头部的重量。
- 腹肌训练时脊柱发生屈曲但没有髋关节的屈曲，以此来减少髋关节屈肌的作用，减轻椎间盘的压迫 [19]。
- 骨盆前倾时双腿踏在床面上。脊柱和髋关节屈曲训练时固定足部可以减少腹直肌的肌肉活动，双足平放在地面或者双脚固定可以激活髋关节屈肌 [19]。
- 总之，为了保证患者的脊柱安全，记住以下几点 [19]。
  a. 避免主动的髋关节屈曲或者足部固定。
  b. 不要用双手将头向上拉。

躯干旋转

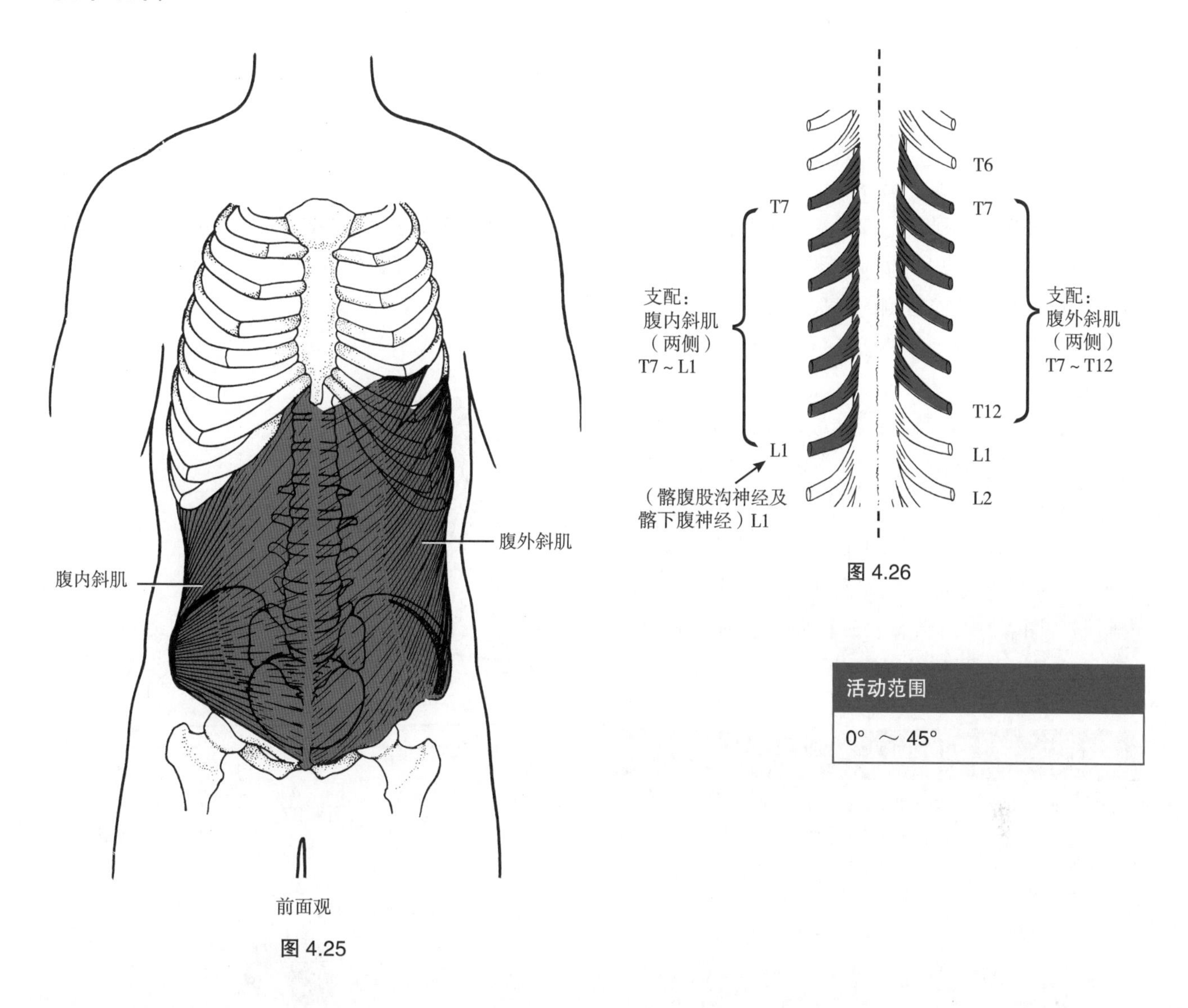

图 4.25

图 4.26

活动范围
0° ～ 45°

表 4.5 **躯干旋转**

编号	肌肉	起点	止点	功能
110	**腹外斜肌**	第 5 ～ 12 肋	髂嵴（外缘） 从第 9 肋软骨到 ASIS 的腱膜：双侧会合在中间形成白线 耻骨联合（上缘）	躯干屈曲（两侧肌肉） 骨盆后倾 骨盆上提（单侧） 躯干旋转向对侧（单侧） 躯干侧弯（单侧）
111	**腹内斜肌**	髂嵴（中间线前 2/3） 胸腰肌筋膜 腹股沟韧带（上面外 2/3 处）	第 9 ～ 12 肋（下部边缘和软骨，呈锯齿状，与肋间内肌相连） 第 7 ～ 9 肋（软骨） 腱膜到白线	脊柱屈曲（两侧） 脊柱侧弯（单侧） 躯干旋转向同侧（单侧） 骨盆上提
其他	背部深层肌群（单侧）			

注：对已知的或怀疑患有骨质疏松的患者应该谨慎进行躯干旋转测试。

躯干旋转是大部分功能性活动的重要组成部分。虽然腹部斜肌是主动肌，但是躯干旋转还有很多小的斜向伸肌和屈肌参与。

5 级

患者姿势：仰卧位，双手置于头后指尖相对。

治疗师：站在患者腰部。要求患者将头和一侧肩部抬起，肘关节向对侧的髋关节靠近。另一侧重复这一动作。观察动作的活动范围、动作质量和用力程度。

测试：患者下颌朝向天花板，屈曲躯干并向一侧旋转。对侧重复做一次这个动作。这样两侧肌群都能被检查。

右肘靠近左膝能测试右侧腹外斜肌及左侧腹内斜肌。左肘靠近右膝能测试左侧腹外斜肌及右侧腹内斜肌（图 4.27）。当患者旋转向一侧时，触诊同一方向的腹内斜肌和对侧的腹外斜肌（图 4.28）。

代偿动作

当测试躯干旋转任何等级的肌力时，胸大肌有（不适当的）主动收缩，将代偿性耸肩或使肩抬离床面，从而限制躯干旋转。

给患者的指示：“下巴朝向天花板，将你的头及右肩抬离床面，使你的右肘靠近左膝，返回。然后将你的头及左肩抬离床面，使你的左肘靠近右膝，返回。”

分级

5 级：与被测试的腹外斜肌同侧的肩胛骨必须离开床面，肌力等级才可以评定为 5 级。

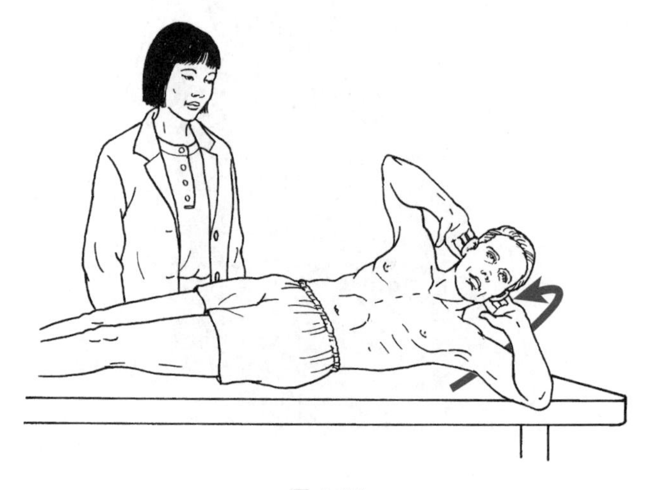

图 4.27

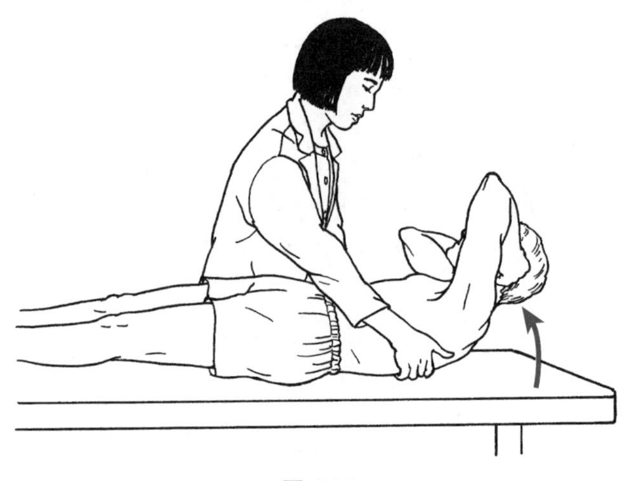

图 4.28

4 级

患者姿势：仰卧位，双手交叉环抱在胸前。

测试：除了患者的姿势不同外，其他测试部分都与 5 级测试相同，先测试一侧（图 4.29），然后再测试另一侧。

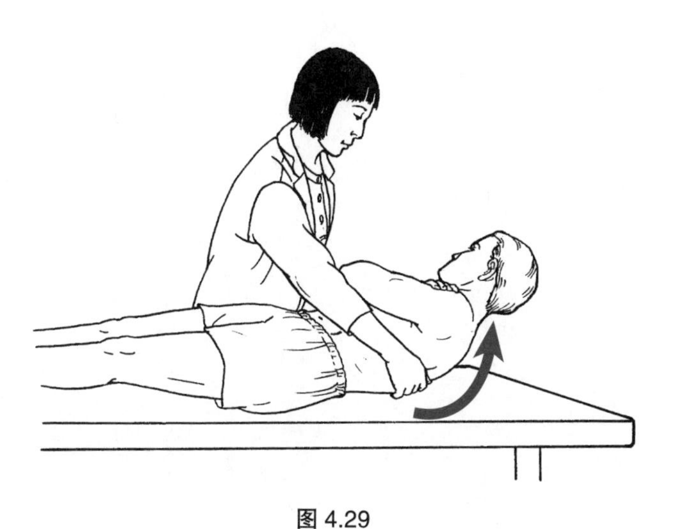

图 4.29

3 级

患者姿势：仰卧位，双臂向前伸直。

测试：治疗师姿势及指示与 5 级测试相同，此测试先转向左侧（图 4.30），然后再转向右侧（图 4.31）。

分级

3 级：患者肩胛骨可抬离床面，治疗师可用一手来检查肩胛骨是否抬离床面。

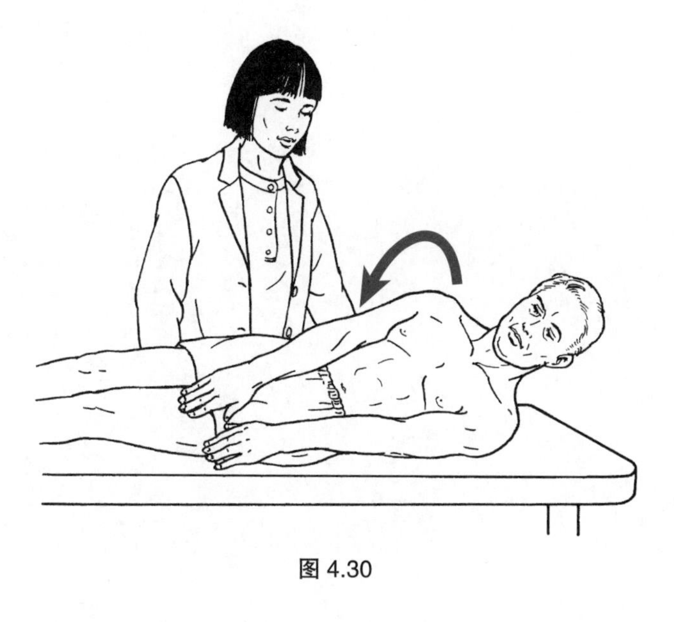

图 4.30

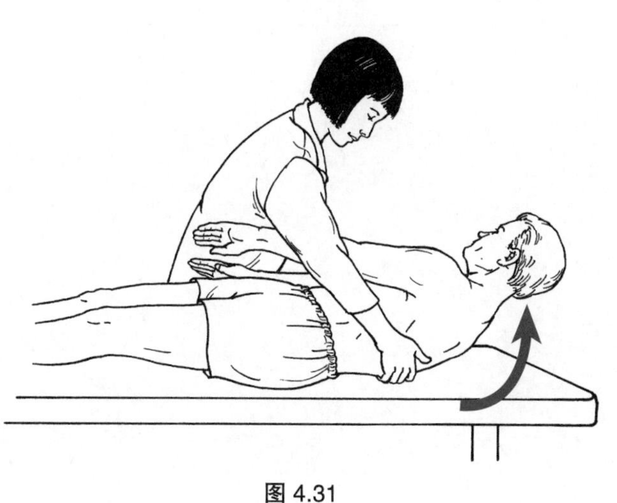

图 4.31

2 级

患者姿势：仰卧位，双臂向前伸直。

治疗师：靠近患者腰部。治疗师一手放在患者腹壁前侧胸廓远端，先触摸一侧的腹外斜肌，然后再触摸另一侧（图 4.32）。然后沿着肌纤维方向往下触摸，直到 ASIS。

同时，也可以触摸躯干对侧的腹内斜肌。腹内斜肌位于腹外斜肌下，它的肌纤维方向与腹外斜肌成相反的对角线方向。

治疗师可想象双手插在裤子口袋时或是肚子痛时双臂抱着肚子时双臂形成的形状（腹外斜肌走行由外向内，而腹内斜肌由内向外）来记忆腹外斜肌的触摸位置。

给患者的指示：“抬起你的头并往你的右膝方向靠近。”（重复一次，往左膝方向靠近，测试对侧肌肉。）

测试：患者尝试抬起身体转向右侧，再转向左侧重复一次。

分级

2 级：与被测试的腹外斜肌同侧的肩胛骨下角无法完全抬离床面。然而，治疗师必须观察胸廓在测试时有无下降。

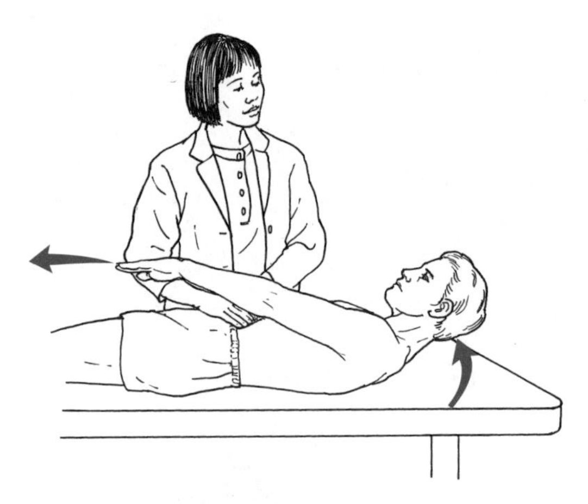

图 4.32

1 级和 0 级

患者姿势：仰卧位，双臂放在身体两侧，髋关节和膝关节屈曲，双足平踏在床面上。

治疗师：当患者转向一侧时，治疗师支撑住其头部（图 4.33）（随后转向另一侧，做下一个测试）。在正常情况下，当头抬起时，腹肌固定躯干。对于腹肌力量较弱的患者，治疗师辅助支撑其头部可以使其不需要负担整个头部的重量，从而可帮助其腹肌收缩。

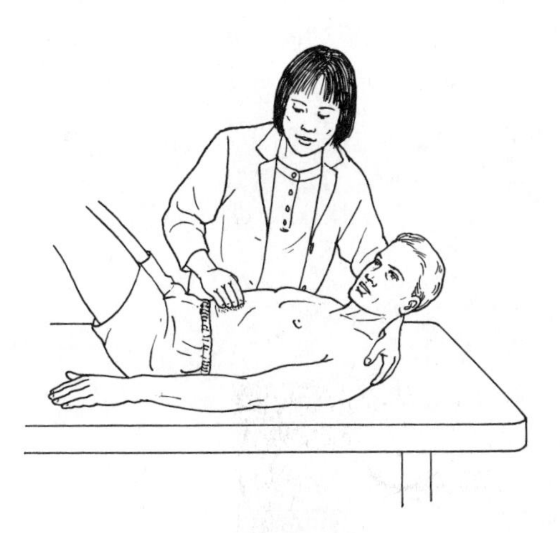

图 4.33

一手触摸与躯干旋转同向的腹内斜肌（无图示）或另一方向的腹外斜肌（图 4.33）。治疗师协助患者轻轻抬起头部及肩部，并转向另一侧。当腹肌力量很弱时，可以采用这个方法。

给患者的指示：“将头抬高并转到你的右边。”（重复一次，要求转到左边。）

测试：患者躯干屈曲并转到该侧。

分级

1 级：治疗师能看到或触摸到肌肉收缩。

0 级：腹内斜肌或腹外斜肌无反应。

腹肌推荐训练[20]

- 腹肌滑动（俯卧位滑轮）。
- Torso Track®。
- 健腹轮（腹肌训练产品）。
- 卷腹（直线和对角线）。

核心肌肉测试

核心力量、稳定性和耐力

核心力量和稳定性是几乎所有粗大肌肉运动的重要组成部分。因此，应该从测试的角度来对其进行理解。损伤的风险受到核心肌肉激活延迟、肌肉募集减少、肌肉疲劳、神经肌肉失衡、本体感觉受损和反射反应延迟的影响[21]。核心肌肉系统的作用是通过腹内压力和脊柱节段的压缩提供躯干的稳定性（刚度），并允许在各个方向产生运动[22]。躯干刚度对于姿势调整很有必要，如在直立站立时需要调整重心以保持平衡和协调上下肢关节的力量[23，24]。躯干前后两侧肌肉的收缩增加了腹内压，产生了更大的躯干刚性[22]。

核心稳定性是指肌肉在发挥功能和进行体育活动时，利用肌肉力量和耐力来控制脊柱处于骨盆和腿上方的能力[25，26]。核心稳定性除了核心力量和耐力外，还需要协调作用[27]。在各种负荷条件下，没有一块肌肉对腰椎的整体稳定性的贡献超过30%[28]。因此，没有哪个单一的肌肉算是最重要的稳定肌肉[29]。核心肌肉（图4.34）由快肌纤维和慢肌纤维组成，尽管慢肌纤维支配腰椎旁的肌肉[30]。背部伸肌的毛细血管比非体位性肌肉（如肱三头肌）多。深层稳定肌由慢肌纤维构成。耐力测试可能比单纯的力量测试更适合这些核心肌肉[30]。虽然慢肌纤维可能更适合耐力测试，但是核心肌肉是由慢肌纤维和快肌纤维组成，因此没有针对核心肌肉的耐力测试[31]。这些肌肉对姿势、外部负荷和脊柱节段间运动的变化产生反应。整体的浅层肌肉是由快肌纤维构成，它们能够产生大的运动和力矩。腹内斜肌和腹横肌的协同收缩增加了腹内压和脊柱的刚性，继而增加了脊柱的稳定性[32]。腹肌和多裂肌只需要产生5%～10%的最大收缩就可以保持脊柱稳定。

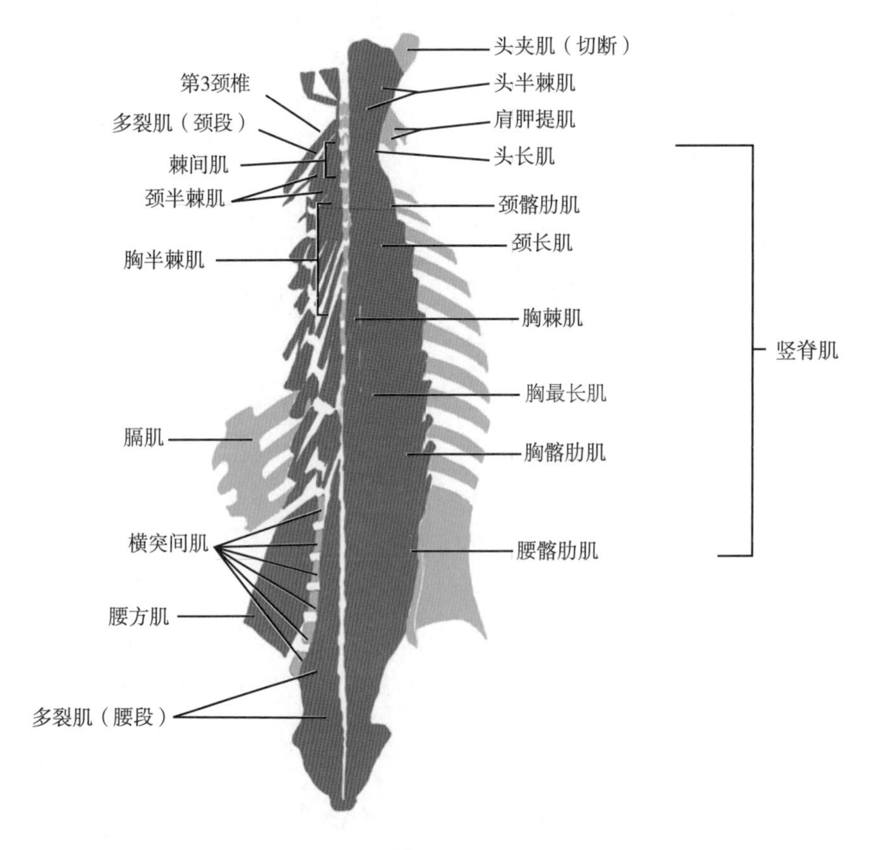

图4.34

核心肌肉的耐力可能要比单纯的力量更具功能性[33]。

一些核心肌肉无法进行单独的肌肉测试，因此要把它们作为核心的一部分来进行测试。另一些肌肉具有独立和特定的功能，可以进行独立的测试（图 4.35）。然而，在进行核心测试时，所有的肌肉都将被激活。

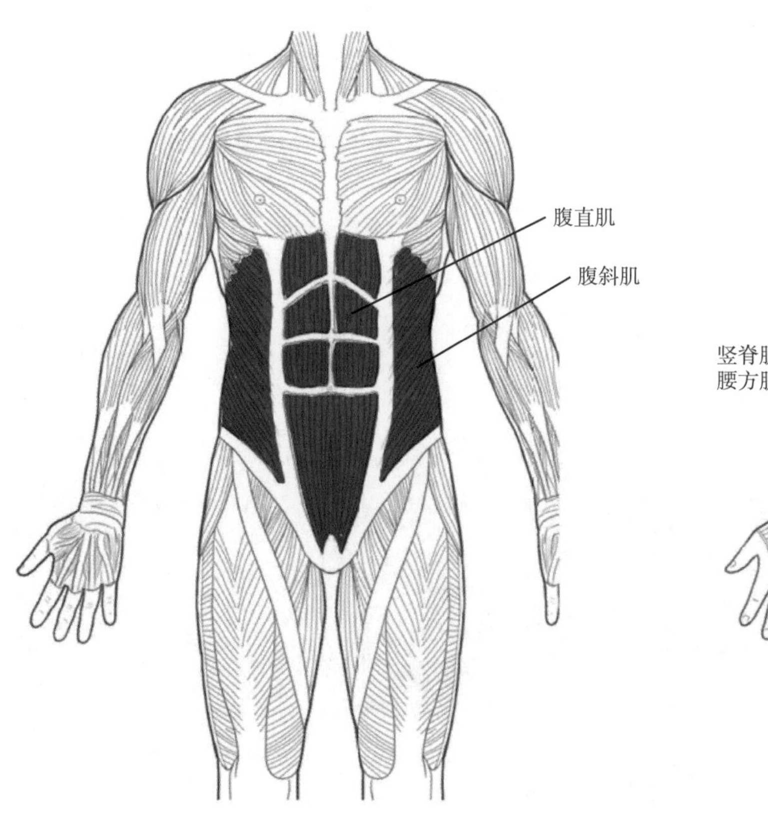

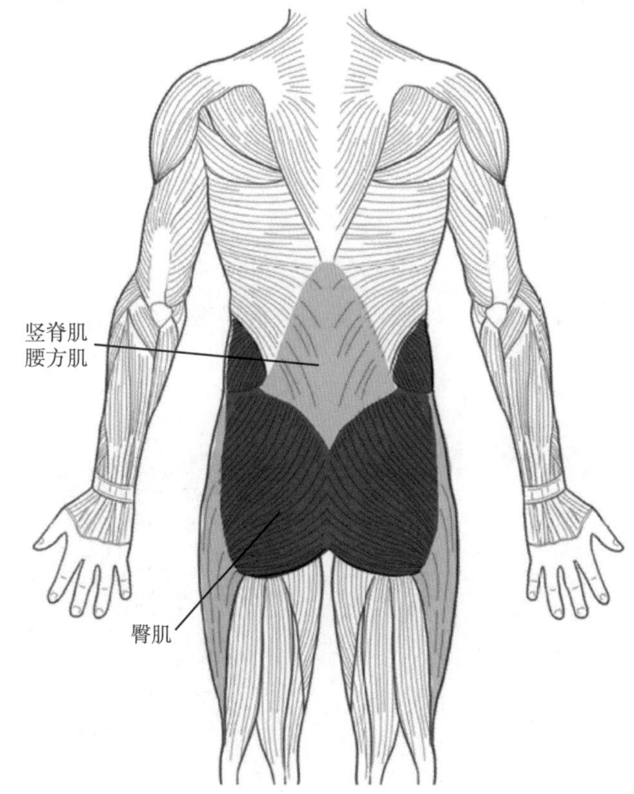

图 4.35

表 4.6 核心肌肉[22]

矢状面	作用	冠状面	作用
腹直肌	躯干屈曲时激活，和腘绳肌协同作用；使骨盆后旋	臀中肌	主要的髋关节侧向稳定肌
腹横肌	在多裂肌的帮助下，增加脊柱刚性，增加腹内压	臀小肌	主要的髋关节侧向稳定肌
竖脊肌		腰方肌	使脊柱刚性增加，在所有直立活动时被激活
多裂肌		大收肌	所有的内侧肌肉维持冠状面的静态对齐
臀大肌	将力从下肢传递到躯干	长收肌	
腘绳肌		短收肌	
		耻骨肌	

俯卧平板支撑测试

俯卧平板支撑可以激活核心肌肉。正确的动作需要保持脊柱的中立位，同时维持肩胛骨回缩和骨盆后倾[34]。骨盆前倾会减少肌肉的激活[34]。

目的：平板支撑对腹肌和肩部肌肉是一项十分强的挑战，尤其是对胸大肌、胸小肌、前锯肌、三角肌前部、冈上肌和冈下肌。

患者姿势：俯卧在地面或者垫子上。

治疗师：从俯卧位开始，要求患者用足趾和前臂支撑起身体重量。肘关节位于肩关节下方，肩胛骨回缩，髋关节和脊柱在同一水平面，整个身体呈一个平板（图 4.36）。评估患者维持平板姿势的能力。如果可以的话，向患者解释这个测试。给测试计时（表 4.7）。

给患者的指示：“用你的前臂和脚趾把自己撑起来。身体保持成一条直线。把肚子收起来（图 4.36）。”

分级

5 级的标准是维持标准的平板姿势 120 秒。小于 90 秒为 4 级。可以做出平板支撑的姿势，但无法维持为 3 级。以替代形式完成则为 2 级（见下页）。表 4.7 概括了大学生和非大学生的标准数据。

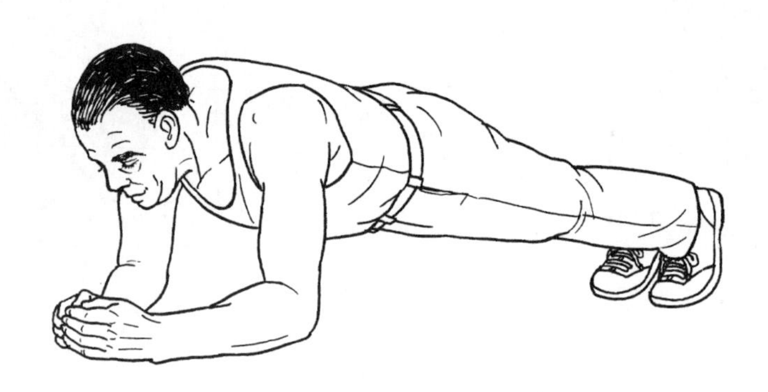

图 4.36

表 4.7　按性别划分的百分位数和按体育状况划分的百分位数

百分位数	平板支撑测试疲劳时间（秒）			
	男（n=194）	女（n=275）	非大学生（n=109）	大学生（n=361）
90%	201	142	151	200
80%	157	108	123	178
70%	137	95	106	149
60%	122	84	94	123
50%	110	72	83	104
40%	97	63	71	92
30%	90	58	62	82
20%	79	48	53	66
10%	62	35	37	59

平板支撑测试的替代形式

如果患者无法做出标准的平板支撑姿势，可让患者屈曲髋关节和膝关节，用前臂和膝关节支撑起身体。肘关节应该在肩关节下方。患者必须保持臀部与脊柱成一直线，膝跪位时，从颈部到臀部均在一直线上。给测试计时。这个测试应该评为 2 级。提示：保证骨盆和臀部没有翘起，而是和脊柱成一直线。身体必须向前倾向前臂来完成 2 级测试。

侧桥耐力测试

目的：核心的力量测试。腰方肌、斜肌和腹横肌被动员，但是又没有对腰椎产生很大的压缩力[36，37]。

患者姿势：侧卧位，膝关节伸直，下侧肘关节屈曲 90°，由前臂支撑。上侧手臂放在胸前（图 4.37）。

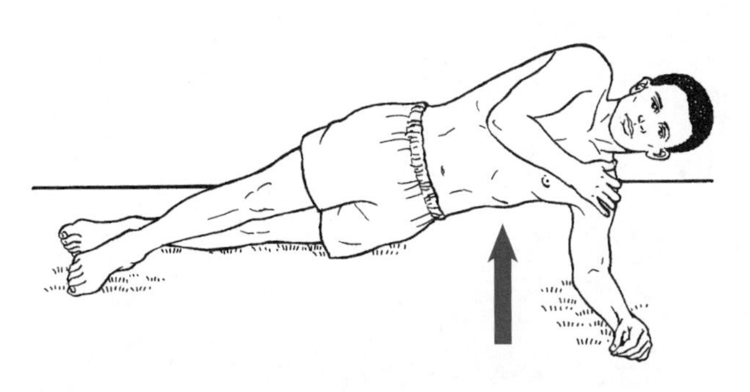

图 4.37

治疗师：站在或坐在患者前方。要求患者髋关节离开床面，保持身体核心呈一条直线。给测试计时，观察动作的质量和用力情况。给患者一些姿势上的反馈；髋关节和躯干在测试过程中保持对齐（图 4.37）。

测试：患者髋关节抬离床面，肘关节屈曲，支撑起身体成一直线。保持这个动作直到患者无法维持姿势，出现疲劳或者有疼痛时。治疗师给测试计时。

给患者的指示：“当我说开始时，把你的髋关节抬离床面，髋关节与躯干成一直线，尽可能长时间的维持这个动作。我会给你计时。”

得分：记录两次测试中的最好成绩。

男女的平均得分[38]：

男 95（±32）秒；

女 75（±32）秒。

有益提示

- 尽管侧桥耐力测试的信度很高，但必须观察到保持时间的显著变化，才能判定力量的真实变化。因此，患者的感知运动评分（rating of perceived exertion，RPE）有助于临床决策[33]。
- 右侧侧桥平均保持时间范围 20 ～ 203 秒（平均 104.8 秒），左侧为 19 ～ 251 秒（平均 103.0 秒）[33]。
- 经常锻炼者侧桥耐力测试保持时间是不锻炼者的近 2 倍（64.9 秒对 31.8 秒）[39]。

计时部分卷腹测试[40]

计时部分卷腹测试是个标准的健身测试方法。它采用屈曲仰卧位，因此可能导致髋屈肌群参与。

目的：腹肌的力量测试。

患者姿势：仰卧位，屈曲身体，手臂放在身体两侧，掌面朝下，中指触摸垫子上的一个指定标志点。45 岁以下人群测试时，远端第 2 个标志点距此标志点 12cm。45 岁以上人群测试时两个标志点相距 8cm（图 4.38）。

治疗师：站在患者一侧。要求患者缓慢有控制地坐起，头部和肩胛骨离开垫子，中指触及第 2 个标志点。如果可以的话，用一个节拍器按照每分钟 40 次的节奏来计算重复次数。要求患者尽可能多地完成卷腹，随着节拍器计时。腰部在卷腹之前应该保持放平。

测试：受试者不停地完成尽可能多的卷腹动作，最多完成 75 次。

得分：参考 ACSM 的标准（表 4.8）。

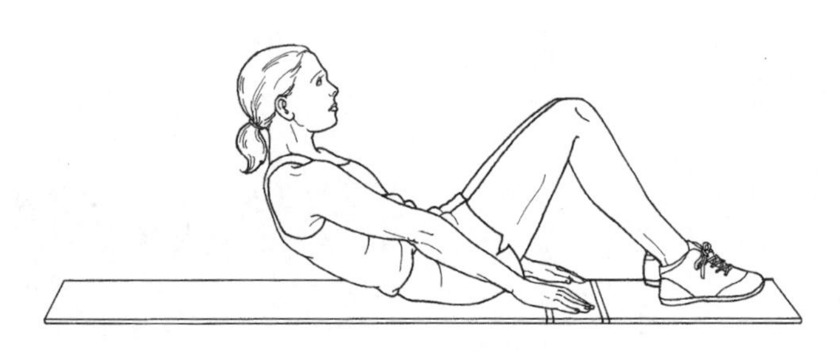

图 4.38

表 4.8　ACSM 部分卷腹的参考标准

	年龄（岁）									
	20 ~ 29		30 ~ 39		40 ~ 49		50 ~ 59		60 ~ 69	
性别	男	女	男	女	男	女	男	女	男	女
90%	75	70	75	55	75	55	74	48	53	50
80%	56	45	69	43	75	42	60	30	33	30
70%	41	37	46	34	67	33	45	23	26	24
60%	31	32	36	28	51	28	35	16	19	19
50%	27	27	31	21	39	25	27	9	16	13
40%	24	21	26	15	31	20	23	2	9	9
30%	20	17	19	12	26	14	19	0	6	3
20%	13	12	13	0	21	5	13	0	0	0
10%	4	5	0	0	13	0	0	0	0	0

注：ACSM（The American College of Sports Medicine），美国运动医学院。

数据引自 Pescatello LS，Ross A，Riebe D，et al. ACSM’s Guidelines for Exercise Testing and Prescription . 9 ed. Philadelphia：Wolters Kluwer/Lippincott Williams & Wilkins，2014.

等长躯干屈肌耐力测试[22]

目的：测量等长核心肌肉耐力。

患者姿势：坐在治疗床上，用一块楔形垫使背部与床面成 60°。髋关节和膝关节屈曲 90°，足部用一条绑带固定住。双手交叉放在胸前（图 4.39）。

治疗师：要求患者在楔形垫被向后撤走 10cm 之后维持这个姿势。撤走楔形垫之后就开始计时。当患者无法维持这个 60° 姿势时停止计时。

得分：18 ～ 55 岁（平均年龄 30 岁），平均维持时间 178 秒[39]。

锻炼人群维持时间是非锻炼人群的 3 倍（186 秒对 68.25 秒）[39]。

前向腹肌爆发力测试

目的：评估核心稳定性在稳定性训练前后的爆发力。

患者姿势：仰卧在一张垫子上，手臂放在身体两侧，双脚分开与肩同宽，膝关节屈曲 90°（图 4.40A）。

治疗师：将一个 2kg 的药球放在患者手中。要求患者手臂上举过顶，爆发性地将球抛出同时保持手臂伸直。足部和臀部在这个测试过程中贴住地面（注意：可以徒手固定住足部或者用绑带绑住）。测量球落地的位置与足尖的距离。球抛出之后患者应该坐起（图 4.40B）。

得分：20 岁人群的得分在 1.5 ～ 2m 之间[41，42]。

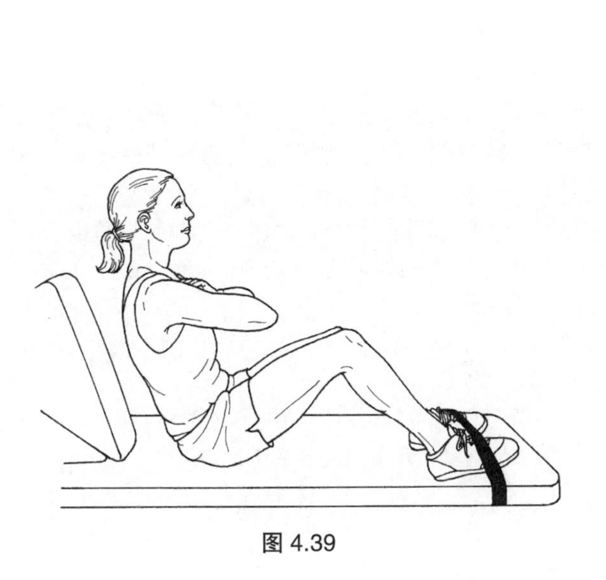

图 4.39

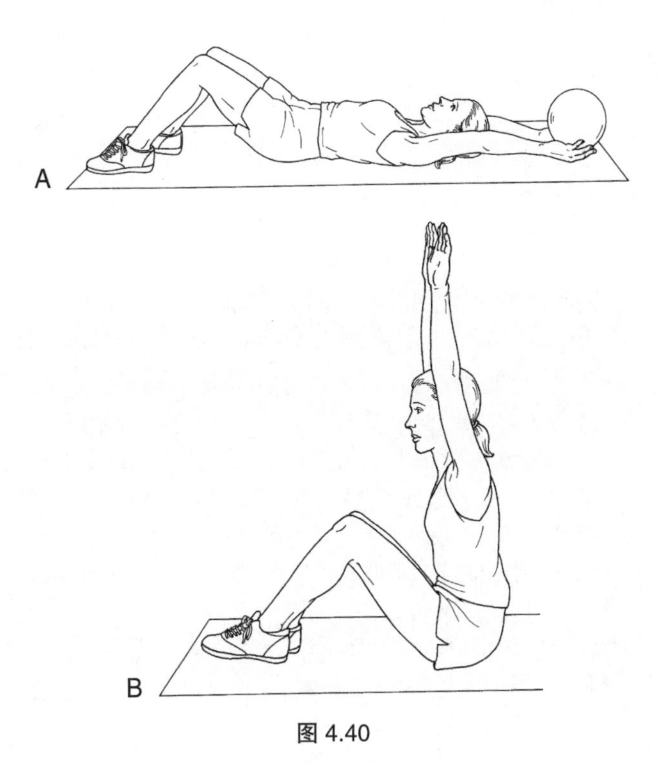

图 4.40

仰卧单桥测试 [43]

目的： 仰卧单桥测试评估了腰椎骨盆神经肌肉控制能力。这个测试与实验室中的核心稳定性力学测试结果相关。

患者姿势： 仰卧位，双手交叉放在胸前，膝关节屈曲。

治疗师： 站在患者一侧，要求患者髋关节抬起完成双桥动作。当脊柱和骨盆处于中立位时，让患者把一侧膝关节伸直，两侧大腿平行（图 4.41）。要求患者尽可能长时间地维持这个姿势。给测试计时。当患者无法维持骨盆中立位时结束计时，即水平面或矢状面产生了 10° 的移动。进行两次测试，计算平均成绩。

得分： 20 名健康男性志愿者（平均年龄 25.7 岁）平均维持时间是 23 秒，3.1 ～ 59.5 秒不等 [43]。

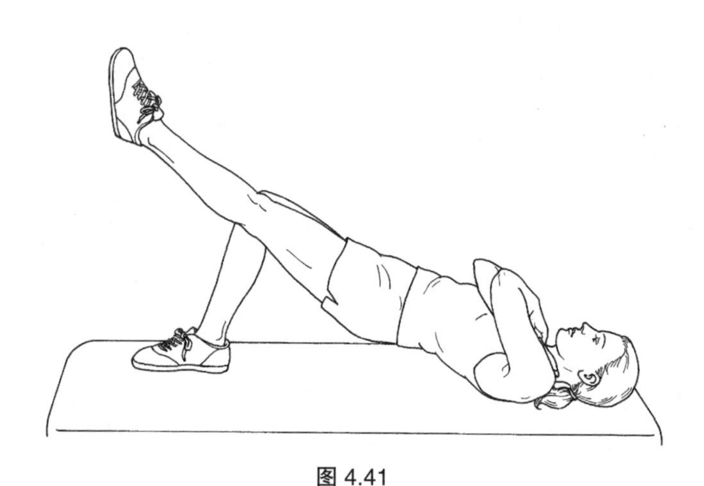

图 4.41

核心力量推荐训练

- 侧桥、侧向上台阶、弓箭步和四点支撑伴手臂和（或）下肢抬起训练已经被证明有助于增加整体的核心力量。这些训练产生的肌电增幅要比最大自主等长收缩大 45% 以上。一次最大重复训练如果产生 45% ～ 50% 的肌电增幅，就可以导致肌肉力量的增强 [44]。
- 最长肌胸段和多裂肌腰段在臀桥、侧桥、单桥和四点支撑伴对侧上下肢抬起时最活跃 [44]。
- 腹外斜肌和腹直肌在俯卧桥式和侧桥运动时最活跃 [44]。
- 侧桥最适合于下腹部肌肉的激活 [44]。
- 超人训练可以产生最大的背部稳定肌激活 [44]。
- 使用 5 组电极测定的肌电数据显示，腹横肌在俯卧平板支撑伴对侧上下肢抬起（使用 50% 以下的力量）时可以产生最大的活动。这说明可以通过小负荷的训练产生腹横肌的肌肉激活，这些训练着重于运动学习和运动控制 [45]。
- 在不稳定平面，如 BOSU 球上完成卷腹时可以产生最大的腹直肌活动，几乎相当于 50% 的最大自主收缩 [45]。

平静吸气

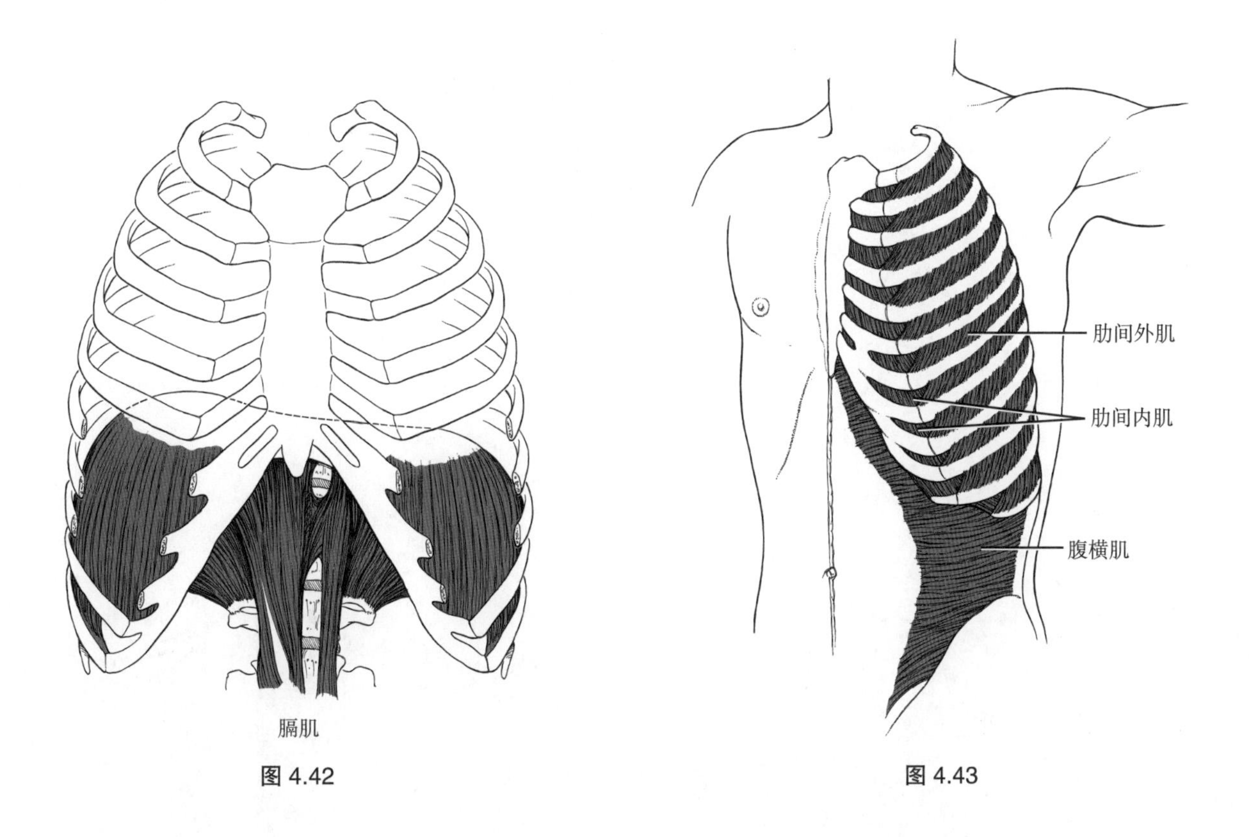

图 4.42

图 4.43

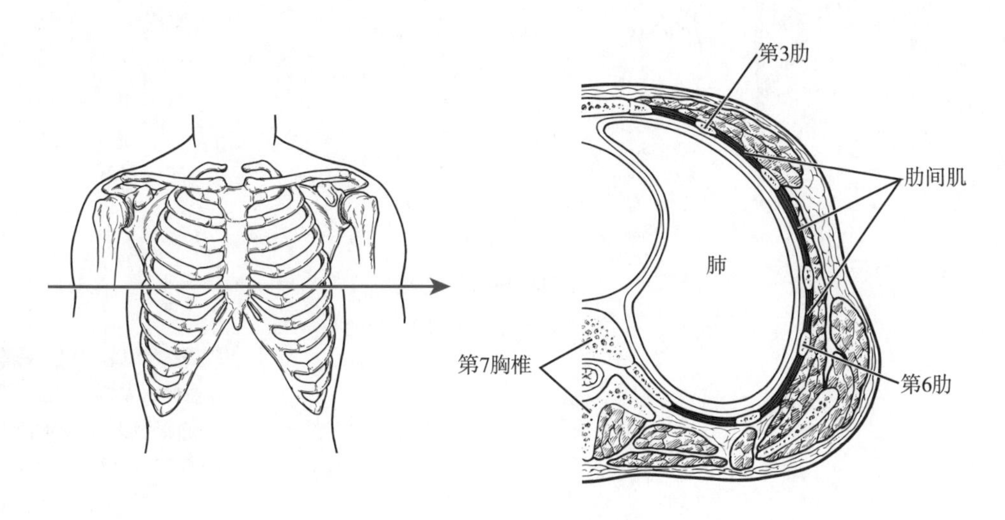

图 4.44 箭头指向所示横截面水平

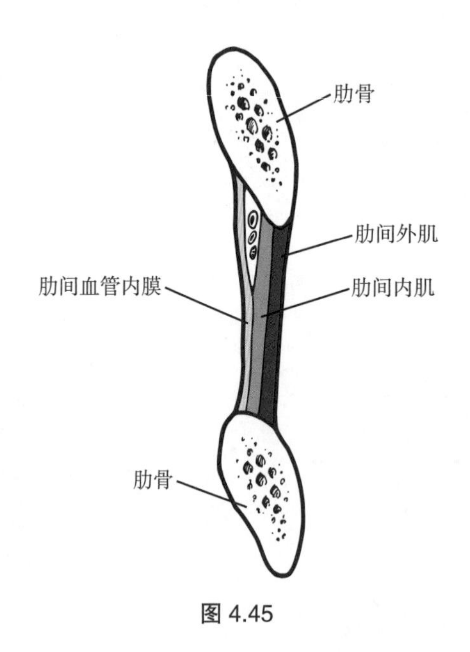

图 4.45

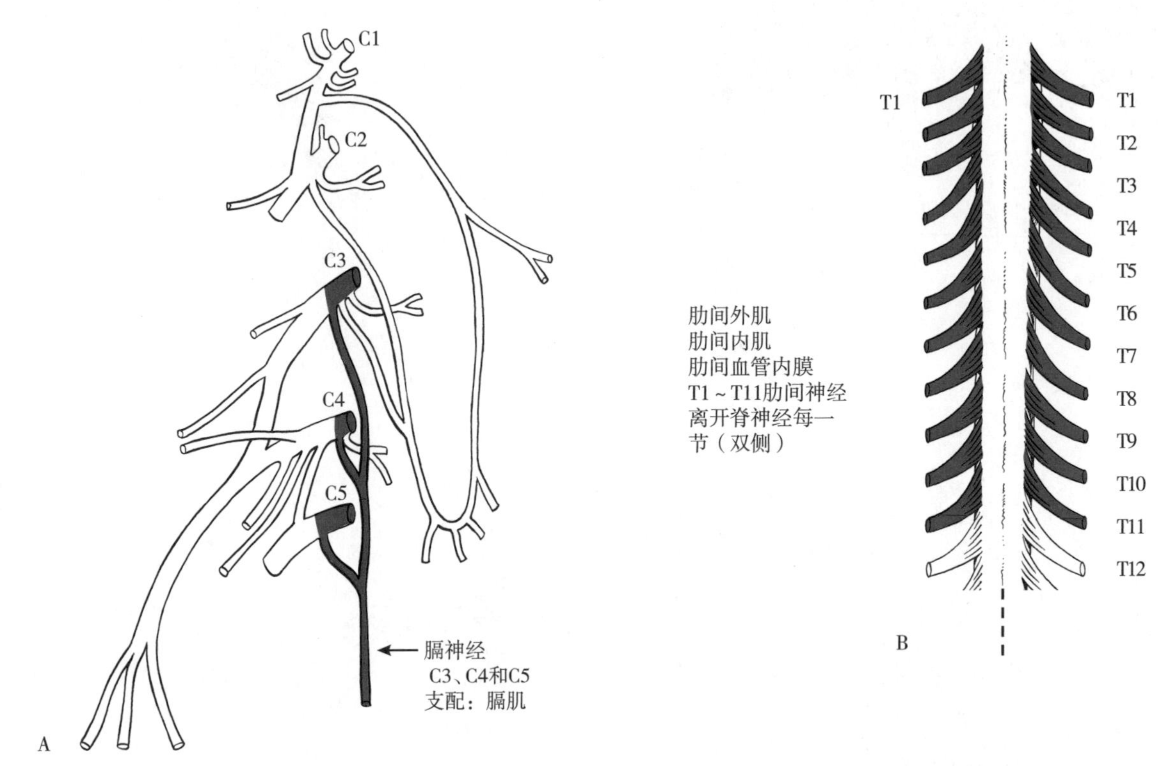

图 4.46

活动范围

平静吸气时正常胸廓扩张变化约 0.75 英寸（约 2cm），不同性别有差异。用力吸气时正常胸廓扩张在剑突处的变化为 2.0 ~ 2.5 英寸（5~6cm）[46]。

表 4.9 平静吸气的肌群

编号	肌肉	起点	止点	功能
101	**膈肌**	由胸廓出口周围的 3 部分组成 胸骨部：剑突（后面） 肋骨部：第 7 ～ 12 肋 腰椎部：L1 ～ L3 椎体	纤维都聚集在膈肌的中心腱；中心腱的中部位于心包膜下方并与心包部分融合	吸气：吸气时膈肌收缩，和其固定的下肋将中心腱向下向前拉 这可以增加胸腔的直径，将腹腔脏器向下压 同时可以减小胸腔内的压力，通过更高的气压将空气通过声门压入肺内 这些动作和肋间肌的动作同时发生，可以上提肋骨、胸骨和椎体，增加胸廓的前后径和左右径来吸气 膈肌增加用力呼气的作用：提起重物、打喷嚏、咳嗽、大笑、分娩和大小便 这些活动发生在深吸气之前 呼气：被动放松可以让半穹隆顶状膈肌上升，降低胸腔容积，增加它的压力
102	肋间外肌（11 对）	第 1 ～ 11 肋（下缘及结节；肋软骨）	第 2 ～ 12 肋（下一肋骨的上缘；最后 2 个终止在肋软骨的自由端） 肋间外膜	这块呼吸肌在腹部和胸部与膈肌高度协调，是主要的吸气肌，控制了 2/3 的潮气量 肋间外肌在吸气时要比呼气时更具活动性。与肋间内肌共同作用使胸壁变硬，防止膈肌下降时的矛盾动作 吸气时上提肋骨 有数据指出上 4 ～ 5 节的肌肉背侧和外侧纤维在呼气早期激活 肋间肌的活动随着呼吸的深度发生变化 呼气时使肋骨下降（无太多数据支持） 将胸椎旋转向对侧（单侧） 稳定胸廓
103	肋间内肌（11 对）	胸骨（前面） 第 1 ～ 11 肋（内表面的嵴）同一肋骨的肋软骨 肋间内膜	下一肋骨上缘，纤维斜向延伸至肋间外肌	比肋间外肌弱 吸气时上提肋骨 至少在第 1 ～ 5 肋是这种情况 越外侧的纤维，走行更倾向后下方，在呼气时更具活动性 [47] 稳定胸廓
104	肋间最内肌（通常不存在）	第 1 ～ 11 肋骨（肋骨沟）	下一肋骨（上缘） 肌纤维延伸方向和肋间内肌相同	等同于肋间内肌
107	肋提肌(12 对)	C7 ～ T11（横突，顶点）	起点椎骨的下一肋骨（外表面）	吸气时上提肋骨（有争议） 脊柱侧弯
80	前斜角肌	C3 ～ C6 椎体（横突，前结节）	第 1 肋（斜角肌结节）	颈椎屈曲（双侧） 吸气时上提第 1 肋 颈椎旋转向同侧 颈椎侧弯向同侧

续表

编号	肌肉	起点	止点	功能
81	中斜角肌	C2（枢椎）～C7 椎体（横突，后结节） C1（寰椎）	第 1 肋（上表面）	颈椎屈曲（弱） 颈椎侧弯向同侧 吸气时上提第 1 肋 颈椎旋转向同侧
82	后斜角肌	C4 ～ C6 椎体（横突后结节，可变的）	第 2 肋（外表面）	颈椎屈曲（弱） 吸气时上提第 2 肋 颈椎旋转向同侧（附属） 颈椎侧弯向同侧
其他				
131	胸大肌（手臂不动）			

膈肌

膈肌通过左右膈神经的传出纤维处于自主控制之下。这种自主控制可以被反射活动所覆盖。膈肌的收缩导致膈肌下降，增加胸腔容积和降低压力。这种压力变化产生压力梯度，导致空气进入气道。当膈肌下降时，腹腔脏器被压缩，腹腔内压力增加。一旦内脏无法再移位，膈肌纤维的额外收缩会导致下肋向头侧移动，产生所谓的桶柄运动。

初步检查

暴露患者的胸部和腹部区域，以便观察胸部和腹壁的运动。观察正常的呼吸形态及胸壁和上腹部运动的差异，也可以注意到颈部肌肉和腹部肌群的收缩。

吸气时下侧肋骨在上腹部表现出隆起和向外扩张，表明膈肌活跃。当平静吸气时，上腹部的上升反映了膈肌下降了一个肋间的距离[48, 49]。当深吸气时，膈肌移动距离相当于 3 个或更多的肋间隙的距离。白线两侧的上升应该是对称的。

胸廓抬高并外扩代表了吸气时肋间肌的活动。在剑突处测量的外扩范围为 2.0 ～ 2.5 英寸（5~6cm）[对于一些活动量较大的年轻人或运动员来说，胸腔扩张可以超过 3.0 英寸（7.6cm）][50]。

测量

测量最大吸气压（maximum inspiratory pressure，MIP）是评估测量吸气肌力量的方法。

测量 MIP 和最大呼气压（maximal expiratory pressure，MEP）是评估通气肌的方法，但无法评估单独的一块肌肉。MIP 反映了膈肌和其他吸气肌的力量，MEP 反映了腹肌和其他呼气肌的力量。

器械：可以使用徒手压力测量仪（图 4.47）或者电子压力仪（图 4.48）。不同患者测试时，更换新的硬纸板吸嘴或干净橡胶吸嘴放置在设备上。

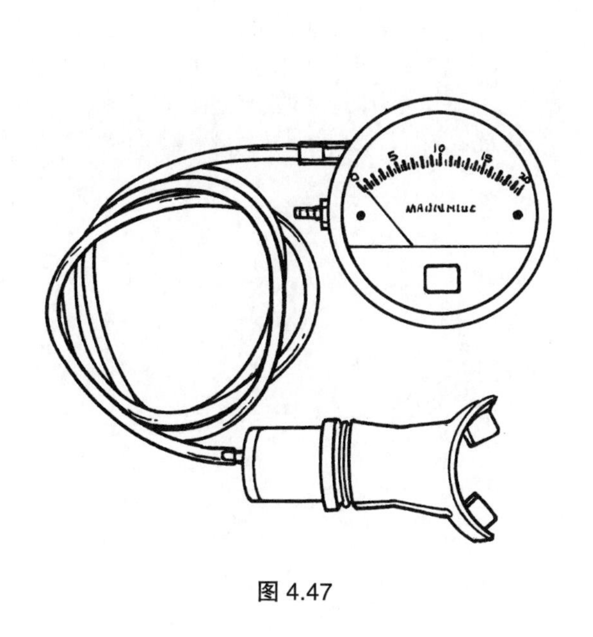

图 4.47

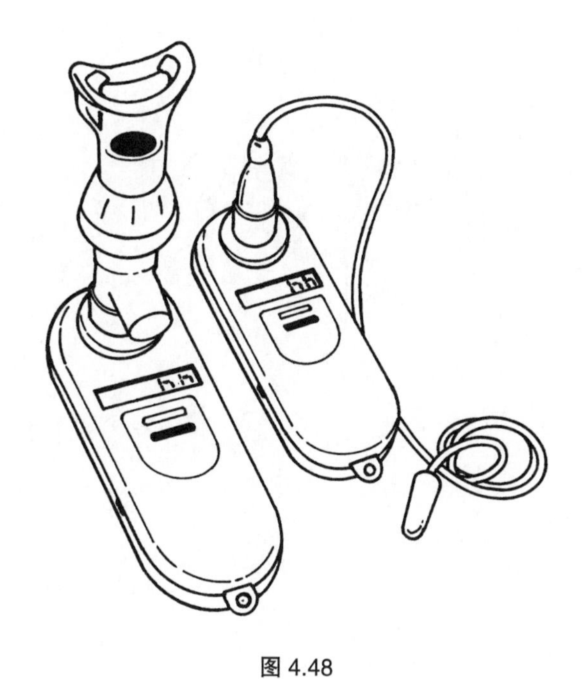

图 4.48

最大吸气压

患者姿势：坐在椅子上，将鼻夹放在鼻子上（图 4.49）。

治疗师：站或坐在患者侧读取仪器示数（图 4.49）。

测试：演示测试方法，然后让患者重复。患者应该维持吸气压 1.5 秒；记录维持超过 1 秒的最大负压。患者可以重复 5 次测试，每次休息 1 分钟。每次测试时给予患者语言或者视觉反馈，但测试过程中不允许患者躯干屈曲或伸展。目标是每次测试之间的差异小于 10cm。测量结果大约为 5cm。

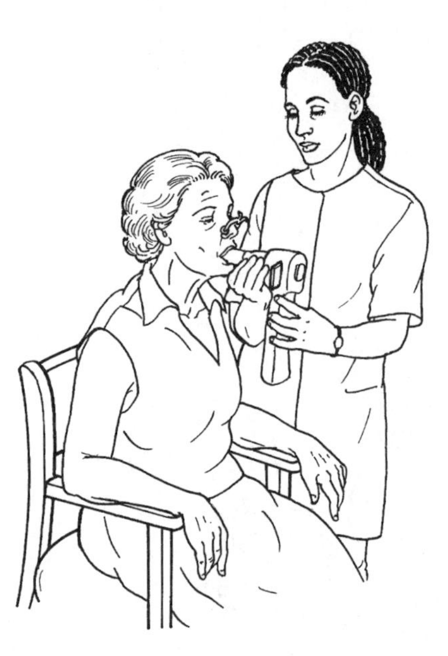

图 4.49

给患者的指示：“紧紧闭上嘴，含住这个吸嘴。缓慢呼气，然后停住，再吸一口气，就像你要吸一口奶昔一样。”

最大呼气压

患者姿势：坐在椅子上，将鼻夹放在鼻子上。

治疗师：站或坐在患者面前读取仪器示数。

测试：演示测试方法，让患者重复。患者首先完全吸气，然后尽力呼气。患者应该维持呼气压至少 1.5 秒。记录维持超过 1 秒的最大负压。患者可以重复 5 次测试，每次休息 1 分钟。每次测试时给予患者语言或者视觉反馈，但测试过程中不允许患者躯干屈曲或伸展。目标是每次测试之间的差异小于 10cm。测量结果大约为 5cm。

给患者的指示：“把这个吸嘴紧紧地吸住完全吸气。然后再尽力地呼气，就像你要吹起一个气球一样。”

得分

MIP 大于 80cm 通常可以排除吸气肌无力的情况 [51]。

> **有益提示**
>
> 部分口腔肌无力患者可能无法很好地闭口。允许这样的患者在每次操作时用手将上下唇压在吹口上。此外，治疗师可以根据需要帮助患者将上下唇压在吹口上，以获得良好的密封效果，或者可以替换口罩接口。

肋间肌

没有方法可以直接评估肋间肌的肌力，但可以利用间接的方法来评估最大吸气及完全呼气间胸廓周长的变化。

通过针刺肌电图检查发现，每次吸气时斜角肌都是活跃的，所以它应该被认为是主要的吸气肌[52]。

也可通过超声检查评估膈肌的功能。这种测试技巧通常不包括在初级教学中。检查中一般使用（2～4）$\times 10^6$ HZ 的探头[53]。有两种与膈肌的力量间接相关的测量方法可以使用。第一种是膈肌偏移，经过前肋下测量腋窝前线和锁骨中线之间的距离变化。变化范围小于 25mm 的提示存在严重膈肌功能障碍[54]。第二种是厚度分数（thickening fraction，TF）。在膈肌与胸腔连接处测量其吸气和呼气时的厚度，即在第 8 或第 9 肋间及腋窝中线和前线之间。TF 是测量呼气末厚度的百分比。TF 不到 20% 可能表明有严重的呼吸功能障碍[55]。

吸气肌推荐训练

吸气肌无力可通过有针对性的吸气肌训练（inspiratory muscle training，IMT）一般可以得到强化。训练原则类似于那些用来增加其他肌肉力量的原则。患者要么通过直径可调的吸嘴吸气，要么使用带有弹簧阀的设备，在达到阈值压力之前，弹簧阀不会打开让气流通过。这种设备通常称为阈值训练器，其优点是产生的负荷与用户产生的气流速率无关[56]。一个典型的训练计划一般进行 15 分钟，每天 2 次，每周 5～7 次，强度为 MIP 的 30%～50%[57]。腹部重量可以有效地作为训练阻力[58]。练习时，患者仰卧位，将一个预先确定的重物放在腹部。目标是让患者每次吸气时都能将重物顶起。

用力呼气

咳嗽是维持呼吸道通畅和清除咽喉和支气管分泌物堆积的必要程序。咳嗽可能是对鼻腔下部呼吸道的刺激的一种反射或自主反应。咳嗽的三个阶段——吸气、压缩和用力呼气，由胸腔和腹部的肌肉及咽、喉和舌的肌肉来调节。深吸气由膈肌、肋间肌和杓状软骨外展肌（环杓后肌）完成，期间会吸入超过 1.5 L 的空气[59]。腭舌肌和茎突舌肌抬高舌，关闭口咽和鼻咽。压缩阶段需要外侧环杓肌内收关闭声门。

强有力的呼气运动增强了胸部肌肉的收缩，特别是背阔肌、腹斜肌和腹横肌。腹肌提高腹内压力，迫使放松的膈肌向上，并将下肋骨向下和内侧拉伸。膈肌抬高使胸腔内压力升高到约 200mmHg，爆发性排出期开始于声门的用力外展。

咳嗽常被用作用力呼气的临床测试。有效的咳嗽需要所有主动呼气肌的运动，而不像平静呼气时只是吸气肌的放松。患者可能由于无法很好地控制喉部而无法咳嗽。

分级

一般肌为评定的等级在这里并不适用，下列的标准将用于评估咳嗽。

有功能：正常或只轻度失能。

- 爽快的或爆发性的排出空气；
- 体积急剧改变且清晰可见；
- 能够清除呼吸道分泌物。

功能差：主动动作或耐力中度失能。

- 体积减小，空气进出减少；
- 出现吃力；
- 可能需要数次尝试清除呼吸道分泌物。

无功能性：重度失能。

- 无法清除呼吸道；
- 空气无法排出；
- 无法咳出分泌物，只能努力清理咽喉。

零：无法咳嗽。

有益提示

- 一般认为，如果一个人的用力肺活量（forced vital capacity，FVC）大于预测值的 60%，吸气量就足以产生功能性、有效的咳嗽[60]。
- 用一个简单的肺活量计测量 FVC（图 4.50）。用力呼气容积大于个人肺活量的 60%，就足以进行足够有力的呼气[61]。
- 160L/min 的咳嗽峰值流量高度预测患者可以成功清理分泌物，随后可以进行拔管[62]。

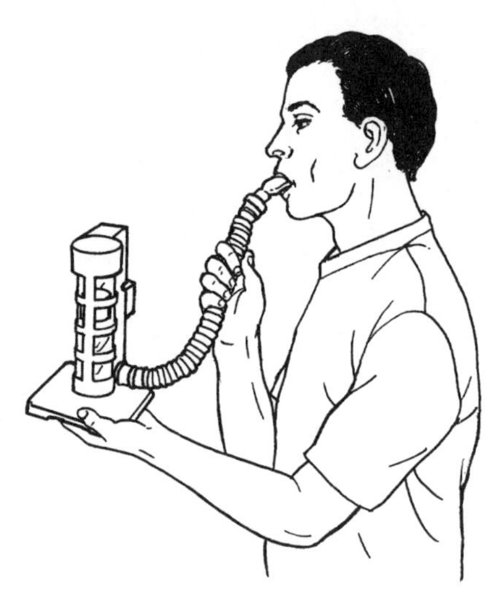

图 4.50

表 4.10 用力呼气的肌群

编号	肌肉	起点	止点	功能
110	**腹外斜肌**	第 5 ～ 12 肋骨（在外及下表面交叉）	髂嵴（外缘） 从第 9 肋软骨到髂前上棘的腱膜两侧汇和在中间形成白线 耻骨联合（上缘）	躯干屈曲（双侧肌肉） 骨盆后倾 骨盆上提（单侧） 躯干旋转向对侧（单侧） 躯干侧弯（单侧） 支撑和压缩腹部脏器，对抗腹部内容物的重力作用 协助排便、排尿、呕吐和分娩（即驱逐腹部脏器的内容物和空气） 用力呼气的重要辅助肌肉（在用力呼气时迫使内脏向上抬升膈肌）
111	**腹内斜肌**	髂嵴（中线的前 2/3） 胸腰筋膜 腹股沟韧带（上侧的外 2/3）	第 9 ～ 12 肋（其下缘经由指状分支及肋软骨和肋间内肌产生连接） 第 7 ～ 9 肋（软骨） 腱膜到白线 耻骨嵴及耻骨梳	
112	腹横肌	腹股沟韧带（外侧 1/3） 髂嵴（前 2/3，内唇） 胸腰筋膜 第 7 ～ 12 肋（肋软骨与膈肌）	耻骨嵴（与广泛的腱膜融合）和耻骨（形成腹股沟镰）	压缩腹部 压缩腹部脏器，辅助排出内容物，用力呼气
113	腹直肌	通过 2 条肌腱源起 外侧：耻骨嵴（结节）和耻骨梳 内侧：耻骨联合（韧带覆盖）	第 5 ～ 7 肋（肋软骨） 肋剑突韧带	脊柱屈曲（将耻骨联合和胸骨相互靠近） 骨盆后倾 在其他腹肌作用下压缩腹部内容物
103	肋间内肌	第 1 ～ 11 肋骨（内表面） 胸骨（前面） 肋间内膜	第 2 ～ 12 肋（下一肋的上缘）	比肋间外肌弱 吸气时上提肋骨 至少在第 1 ～ 5 肋是这种情况 越外侧的纤维，走行更向后下方，在呼气时更加活跃[47] 稳定胸廓

续表

编号	肌肉	起点	止点	功能
130	背阔肌	第6～12胸椎和所有的腰椎和骶椎（经由棘上韧带到棘突） 髂嵴（后） 胸腰筋膜 第9～12肋（与腹外斜肌交会）	肱骨（结节间沟的底部） 上臂深筋膜	肩关节伸展、内收和内旋 上提时脊柱过伸（双侧） 过头上举动作时这块肌肉最有力（如游泳和爬山），拐杖支撑或者摆臂时 当手臂已经抗阻上举时，可以内收手臂（涉及胸大肌和大圆肌） 用力呼气时非常活跃，如咳嗽和打喷嚏或者深吸气时 手臂固定时上提骨盆
其他				
106	胸横肌			

盆底肌

盆底肌形成骨盆的“底部”，并执行四个重要功能。

支持性：通过抵消被动重力牵引和动态腹内压力，与内部核心肌肉一起影响盆腔脏器，形成盆腔核心稳定[63]。

括约肌：通过缩短前后方向，这些肌肉挤压尿道、阴道和肛门直肠交界处，以控制尿液和粪便的排泄[64]。

性：通过节律性的高潮收缩以提高性满足度。

姿势稳定器：与腹横肌、多裂肌和膈肌协同工作，同时盆底肌形成体腔的底部（图 4.51）。

盆底肌无力与盆腔器官脱垂和尿失禁或大便失禁有关。97％的女性在一生中会经历一定程度的支持性功能障碍，导致膀胱、直肠、子宫或小肠“下降”[65]。在所有年龄段的女性中有 72％的女性经历过尿失禁或大便失禁[66]。由于社会羞耻感，大便失禁的情况被严重低估。然而，尿失禁被认为是可以治疗的，报道指出使用凯格尔运动（用于加强盆底的受控自主收缩）成功率达 84%[67]。

性功能障碍可能与盆底肌无力和尿失禁有关[68，69]。年龄在 18 ～ 59 岁之间的人群中，31％的男性和 43％的女性在身体亲密接触时表示担忧，其中一些与尿失禁和骨盆肌减弱有关[70]。高达 80％的老年女性也有类似的担心[71]。

盆底肌减弱可能是由分娩[72]、较弱的肌肉募集模式、糖尿病和腹部手术引发的并发症、便秘、慢性咳嗽、激素变化及年龄增长导致的肌肉质量下降引起。由于盆底肌减弱发生率较高，应定期评估盆底肌力量，以排除肌肉萎缩，泌尿系统、妇科、性功能或胃肠功能障碍导致的肌肉无力、痉挛或失调。

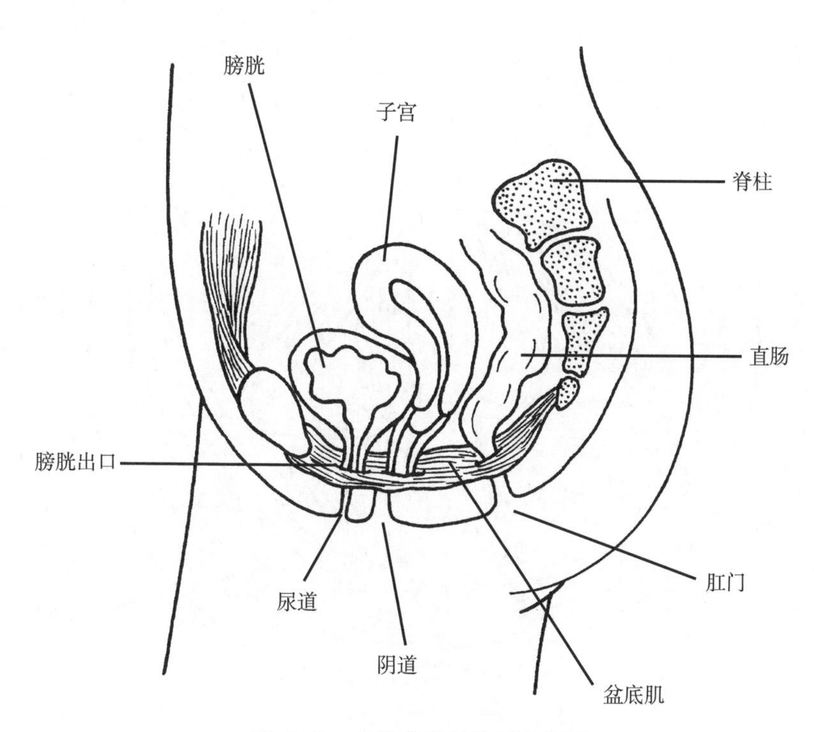

图 4.51 女性盆底肌的吊索作用

用于评估盆底肌的力量和功能的方法如下。

- 盆底肌肌肉活动：临床观察、外阴触诊、阴道或直肠指诊、EMG 和压力计。
- 盆底肌肉力量的定量测量：用直肠或阴道触诊、阴道锥[73] 和阴道挤压进行徒手肌肉检查[74]。
- 可以通过腹部或盆腔二维超声或超声和磁共振成像进行盆底肌肉组织的其他可视化检查[76]。

盆底解剖学

盆底肌很难被直观看到。在男性和女性中，泌尿生殖区域有 5 块肌肉的大小和位置不同。这与男性和女性外生殖器不同有关。这 5 块肌肉分为浅层和深层。浅层肌肉包括肛提肌的 3 部分（耻骨直肠肌、耻尾肌、髂尾肌）和坐骨尾骨肌。结缔组织和会阴深横肌包裹住了深层肌肉（图 4.52）。

浅层是最外层，它类似于吊带，形状如 8 字形。虽然浅层就质量而言相对较薄，但它高度敏感。这个区域有负责控制肛门和尿道的括约肌，所以这些肌肉在大小便控制中起重要作用。为了有效地工作，括约肌需要盆底肌其他部分的支撑，特别是结缔组织。此外，由于腹部与盆底肌肉组织共享相同的结缔组织附件，因此在女性中，这一部分和盆底肌一样也需要加强。

盆底肌的深层是盆底的真正主要部分。深层盆底肌在身体中具有最高的静息肌张力，在运动、姿势和呼吸中起重要作用。当人直立时，这些肌肉必须持续支撑骨盆和腹部脏器的重量（图 4.52）。深层盆底肌有时称为盆腔膈膜。如同膈肌，它具有最小的感觉神经支配，并不能直接感觉到它的运动。当它工作得很好时，盆底就像一个平衡良好的蹦床，具有惊人的拉伸强度和弹性。它在确保脊柱稳定性和自由运动方面起着至关重要的作用。腹肌前部深层、脊柱周围的多裂肌、膈肌必须与骨盆膈膜协同作用。（表 4.11）。

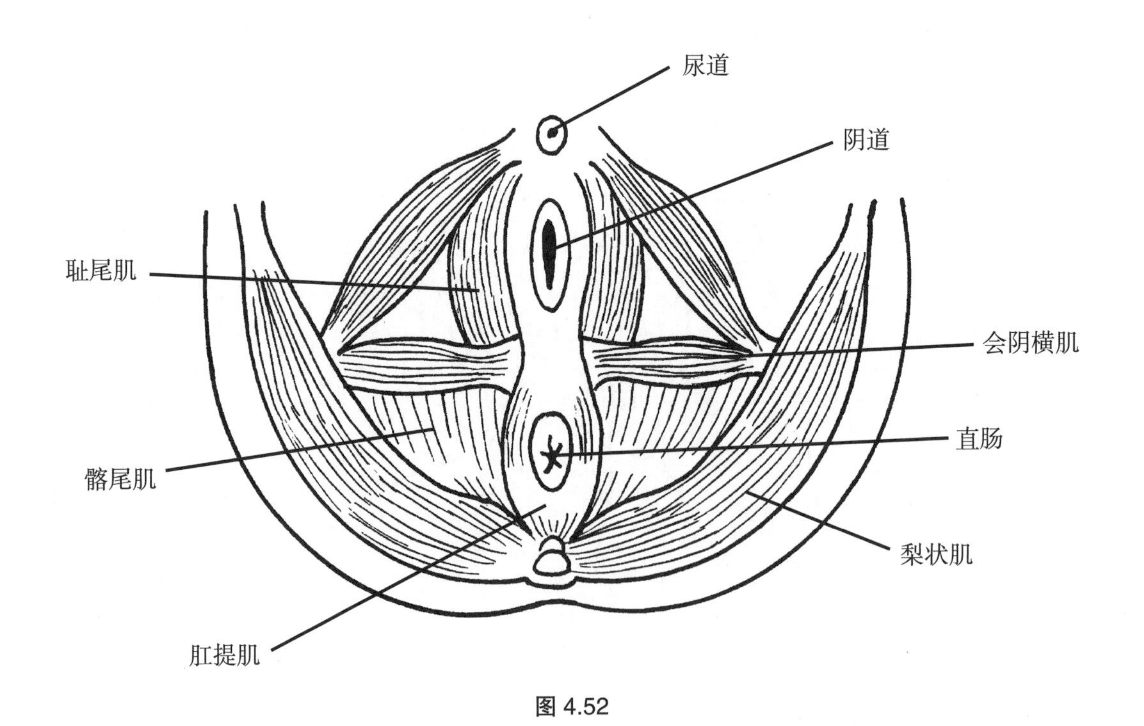

图 4.52

表 4.11 **盆底部肌肉（会阴）**

编号	肌肉	起点	止点
120	球海绵体肌	环绕阴道口	与肛门外括约肌融合
121	坐骨尾骨肌	坐骨结节的内表面	腱性腱膜附着在阴蒂脚的侧面和表层下
118	会阴浅横肌（模糊，经常缺失）	内侧 / 前坐骨结节	会阴体
119	会阴深横肌	坐骨支内表面	融入阴道壁和阴道体
122	尿道括约肌	上级：环绕尿道下端 下侧：会阴横韧带	与来自相反方向的纤维交织
其他			
115	耻骨直肠肌		
115	肛提肌 耻骨直肠肌 髂尾肌 耻尾肌		

盆底肌测试

测试描述和过程

在单独治疗室里，患者坐下，治疗师向其详细地解释骨盆检查。治疗师通常要求患者在开始检查前签署知情同意书。患者应被告知，其可以随时要求停止测试。待患者彻底了解了这次测试，治疗师就指示其脱下腰部以下衣物，用治疗师提供的床单盖住自己，躺在床上。

当患者正在为测试做准备时，治疗师离开房间。待治疗师回来，患者需要将其腿摆成外旋外展位。患者放松后，治疗师会戴无菌手套（无过敏原或其他潜在的刺激性物质）。治疗师可能会在手套上使用不会引起过敏反应的润滑剂。

治疗师站在患者一侧，将床单拿开，定位需要的体表标志点，然后慢慢地将中指，或示指和中指，或中指和无名指插入到阴道中。如果患者出现盆腔疼痛，那改用一根手指。一旦手指到达目标位置，患者就会被要求“收缩阴道，把我的手指拉起来”，3 ～ 4 次。收缩保持 1 ～ 2 秒（图 4.53）。

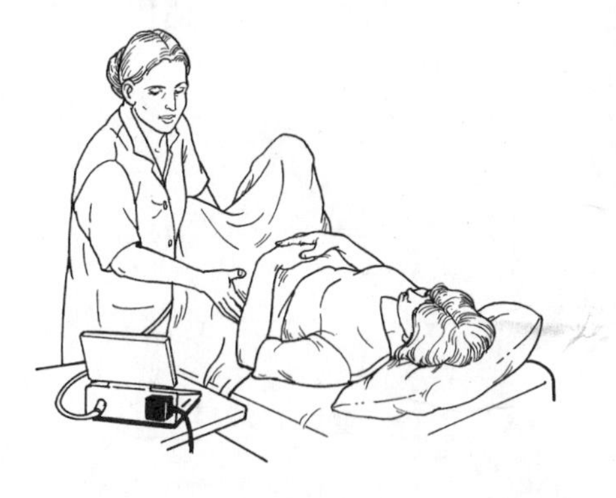

图 4.53

等级

有几个评分标准，但最常使用的是修改后的牛津量表。修改后的牛津量表是一个 6 分的量表，当一个收缩被认为是在两个完整的等级之间的时候，可以增加“+”和“–”。这样分值扩大到 15 分（当使用 + 和 – 时）：

0= 无收缩

1= 微弱

2= 轻度（患者能够很好地收缩盆底肌，足以部分环绕治疗师的手指）

3= 中度（能够完全包围治疗师的手指）

4= 很好（能够完全包围治疗师的手指，并将手指部分地拉向阴道内）

5= 强烈（能够完全环绕治疗师的手指，收缩有力，将手指完全拉向阴道内）

修改后的牛津量表在有经验的治疗师中具有相当的可靠性 [78]。在实际的徒手肌力评定中，通过视觉观察可以提高测试的准确性。视觉观察可以确认是否会收紧，手指是否被拉伸，但大多数的治疗师不会观察到患者的运动。

会阴压力计

这个会阴压力计是专门用来测量女性盆底肌中可以产生的收缩力的仪器（图 4.54）。插入到阴道内的会阴压力计的直径通常为 28mm，测量长度为 55mm。可以使用不同类型的会阴压力计，工作原理都与血压监测器相同。

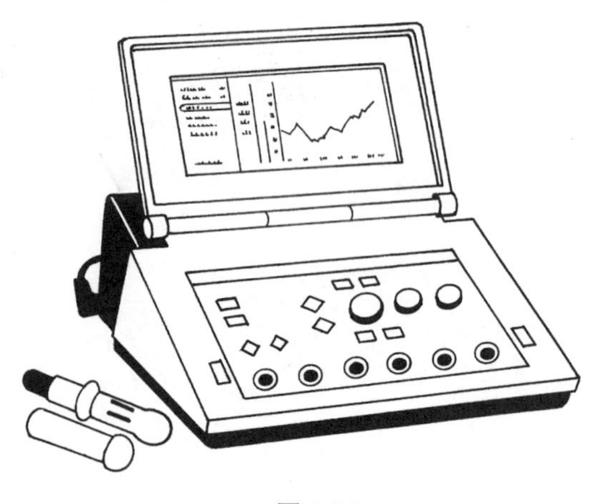

图 4.54

压力计测试

目的：许多女性会出现尿失禁和（或）性功能障碍，这两种情况都可能是盆底肌无力的结果。会阴压力计是一种专门用来测量女性盆底肌组织所能产生的收缩力的仪器（图 4.54）。可以使用许多类型的会阴测试仪器，每一种的工作原理都与血压监测器相同。

患者姿势：仰卧在治疗床上，膝关节屈曲，髋关节轻度外展。

测试：首先用一次性无菌膜套在会阴压力计上，然后插入阴道。可使用无菌低致敏性凝胶。然后要求患者进行一次凯格尔运动，尽可能地对探头施加压力（挤压它）。在做骨盆收缩时，治疗师必须确保患者没有屏住呼吸。患者在每次收缩之间休息 10 秒，完成 3 次收缩；治疗师记录最高的力量输出或者 3 次的平均值。会阴压力计的一个优点是可以确定收缩的持续时间。会阴压力计的可靠性与徒手肌力评定的可靠性相当。有足够的测试者内部信度和测试者间信度 [79]。

治疗师：首先用一次性无菌膜套在会阴压力计上，也可以使用无菌低致敏性凝胶。向患者解释测试过程。患者仰卧位，髋关节和膝关节屈曲，压力计插入阴道。探头就位后，要求患者进行凯格尔运动，对探头施加尽可能大的力（挤压）。收缩时患者不应屏住呼吸。完成 3 次收缩，每次收缩之间休息 10 秒。

给患者的指示：“尽可能收紧夹住探头，维持住。休息，再来一次。”

记录：记录最高的输出或 3 次收缩的平均值。

有益提示

与徒手肌力评定相比，压力计的一个优点是可以客观地确定收缩的持续时间。压力计的可靠性可与徒手肌力评定相媲美，具有测试者间信度和测试者内部信度 [48]。

凯格尔（Kegel）运动是以 Arnold Kegel 博士的名字命名，他设计了加强盆底肌的锻炼方法，特别是针对耻骨和尾骨周围的肌肉。这项运动包括收紧骨盆底的肌肉来阻止尿液的流出。加强盆底肌来增加阴道张力，从而改善性反应和限制继发于压力性尿失禁的不自主排尿。凯格尔运动常在分娩后、更年期或更年期后女性中使用。

危险管理考量因素

通常是在教学的后期才会教授学生如何进行阴道、直肠和盆底肌的器械测试。考虑到测试的敏感性，需要根据患者的主诉或既往测试结果得出一个必须进行该测试的理由。还应该对患者进行良好的告知，让其对测试有很好的了解。在初次进行该测试时，治疗师应该查阅一下当地法规，确保盆底肌的测试属于物理治疗师的工作范畴。此外，在初次进行该测试时，每位治疗师都应该保证已经接受过盆底肌相关的康复训练并具有足够的工作能力。

参考文献

1. Balzini L, Vannucchi L, Benvenuti F, et al. Clinical characteristics of flexed posture in elderly women. *J Am Geriatr Soc.* 2003;51(10):1419–1426.
2. Shirazi-Adl A, Sadouk S, Parnianpour M, et al. Muscle force evaluation and the role of posture in human lumbar spine under compression. *Eur Spine J.* 2002;11(6):519–526.
3. Panjabi MM. The stabilizing system of the spine. Part I. Function, dysfunction, adaptation, and enhancement. *J Spinal Disord.* 1992;5:383–389, discussion 397.
4. Panjabi MM. The stabilizing system of the spine. Part II. Neutral zone and instability hypothesis. *J Spinal Disord.* 1992;5:390–396, discussion 397.
5. Okubo Y, Kaneoka K, Imai A, et al. Electromyographic analysis of transversus abdominis and lumbar multifidus using wire electrodes during lumbar stabilization exercises. *J Orthop Sports Phys Ther.* 2010;40(11):743–750.
6. Bergmark A. Stability of the lumbar spine. A study in mechanical engineering. *Acta Orthop Scand Suppl.* 1989;230: 1–54.
7. Biering-Sørensen F. Physical measurements as risk indicators for low-back trouble over a one-year period. *Spine.* 1984;9:106–119.
8. Demoulin C, Vanderthommen M, Duysens C, et al. Spinal muscle evaluation using the Sørensen test: a critical appraisal of the literature. *Joint Bone Spine.* 2006;73(1):43–50.
9. Moreau CE, Green BN, Johnson CD, et al. Isometric back extension endurance tests: a review of the literature. *J Manip Physiol Ther.* 2001;24:110–122.
10. Singh DKA, Bailey M, Lee R. Decline in lumbar extensor muscle strength in older adults: correlation wht age, gender, and spine morphology. *BMC Muscuolskelet Disor.* 2013; 14(1):215.
11. Sinaki M, Nwaogwugwu NC, Phillipls BE, et al. Effect of gender, age, and anthropometry on axial and appendicular muscle strength. *Am J Phys Med Rehabi.* 2001;80(5):330–338.
12. Adedoyin RA, Mbada CE, Farotimi AO, et al. Endurance of low back musculature: normative data for adults. *J Back Musculoskelet Rehabil.* 2011;24:101–109.
13. Luoto S, Heliovaara M, Hurri H, et al. Static back endurance and the risk of low-back pain. *Clin Biomech (Bristol, Avon).* 1995;10:323–324.
14. Arab AM, Salavati M, Ebrahimi I, et al. Sensitivity, specificity and predictive value of the clinical trunk muscle endurance tests in low back pain. *Clin Rehabil.* 2007;21(7):640–647.
15. Alaranta H, Hurri H, Heliovaara M, et al. Non-dynamometric trunk performance tests: reliability and normative data. *Scand J Rehabil Med.* 1994;26:211–215.
16. Steele J, Bruce-Low S, Smith D. A review of the specificity of exercises designed for conditioning the lumbar extensors. *Br J Sports Med.* 2015;49:291–297.
17. Kendall FP, McCreary EK, Provance PG. *Muscles, Testing and Function: With Posture and Pain.* Baltimore, Md: Williams & Wilkins; 1993.
18. Ng JFK, Richardson C, Jull GA. Electromyographic amplitude and frequency changes in the iliocostalis lumborum and multifidus muscles during a trunk holding test. *Phys Ther.* 1997;77:954–961.
19. Monfort-Pañego M, Vera-García FJ, Sánchez-Zuriaga D, et al. Electromyographic studies in abdominal exercises: a literature synthesis. *J Manipulative Physiol Ther.* 2009;32(3): 232–244.
20. Escamilla RF, McTaggart MSC, Fricklas EJ, et al. An electromyographic analysis of commercial and common abdominal exercises: Implications for rehabilitation and training. *J Orthop Sports Phys Ther.* 2006;36(2):45–57.
21. Cholewicki J, Silfies SP, Shah RA, et al. Delayed trunk muscle reflex responses increase the risk of low back injuries. *Spine.* 2005;30(23):2614–2620.
22. Willson JD, Dougherty CP, Ireland ML, et al. Core stability and its relationship to lower extremity function and injury. *J Am Acad Orthop Surg.* 2005;13(5):316–325.
23. Brown SH, Haumann ML, Potvin JR. The responses of leg and trunk muscles to sudden unloading of the hands: implications for balance and spine stability. *Clin Biomech (Bristol, Avon).* 2003;18(9):812–820.
24. Hodges PW, Cresswell AG, Daggfeldt K, et al. Three dimensional preparatory trunk motion precedes asymmetrical upper limb movement. *Gait Posture.* 2000;11(2):92–101.
25. Bliss LS, Teeple P. Core stability: the centerpiece of any training program. *Curr Sports Med Rep.* 2005;4:179e83.
26. Kibler WB, Press J, Sciascia A. The role of core stability in athletic function. *Sports Med.* 2006;36(3):189–198.
27. Liemohn WP, Baumgartner TA, Gagnon LH. Measuring core stability. *J Strength Cond Res.* 2005;19(3):583–586.
28. Cholewicki J, VanVliet JJ 4th. Relative contribution of trunk muscles to the stability of the lumbar spine during isometric exertions. *Clin Biomech (Bristol, Avon).* 2002;17(2):99–105.
29. McGill SM, Grenier S, Kavcic N, et al. Coordination of muscle activity to assure stability of the lumbar spine. *J Electromyogr Kinesiol.* 2003;13(4):353–359.
30. Jørgensen K. Human trunk extensor muscles physiology and ergonomics. *Acta Physiol Scand Suppl.* 1997;637:1–58.
31. Akuhota V, Ferreiro A, Moore T, et al. Core stability exercise principles. *Curr Sports Med Rep.* 2008;7(1):39–40-44.
32. Stokes IAF, Gardner-Morse MG, Henry SM. Abdominal muscle activation increases lumbar spinal stability: analysis of contributions of different muscle groups. *Clin Biomech (Bristol, Avon).* 2011;26:797–798-803.
33. Evans K, Refshauge K, Adams R. Trunk muscle endurance tests: reliability, and gender differences in athletes. *J Sci Med Sport / Sports Med Aus.* 2007;10(6):447–455.
34. Cortell-Tormo JM, García-Jaén M, Chulvi-Medrano I, et al. Influence of scapular position on the core musculature activation in the prone plank exercise. *J Strength Cond Res.* 2017;31(8):2255–2262.
35. Strand SL, Hjelm J, Schoepe TC, et al. Norms for an isometric muscle endurance test. *J Hum Kinet.* 2014; 40:93–102.
36. Kavcic N, Grenier S, McGill SM. Determining the stabilizing role of individual torso muscles during rehabilitation exercises. *Spine.* 2004;29:1254–1265.
37. Juker D, McGill S, Kropf P, et al. Quantitative intramuscular myoelectric activity of lumbar portions of psoas and the abdominal wall during a wide variety of tasks. *Med Sci Sports Exerc.* 1998;30:301–310.
38. McGill SM, Childs A, Liebenson C. Endurance times for low back stabilization exercises: clinical targets for testing and training from a normal database. *Arch Phys Med Rehabil.* 1999;80(8):941–944.
39. Anderson D, Barthelemy L, Gmach R, et al. Core strength testing: developing normative data for three clinical tests. Doctor of Physical Therapy Research Papers. 2013;http://sophia.stkate.edu/dpt_papers/21.
40. Haff GG, Triplett NT, eds. *Essentials of Strength Training and Conditioning.* 4th ed. Champaign IL: Human Kinetics; 2016.
41. Cowley P, Swensen T. Development and reliability of two core stability field tests. *JSCR.* 2008;22(2):619–624.
42. Cowley P, Fitzgerald S, Sottung K, et al. Age, weight, and the front abdominal power test as predictors of isokinetic

trunk strength and work in young men and women. *JSCR*. 2009;23(3):915–925.
43. Butowicz CM, Ebaugh DD, Noehren B, et al. Validation of two clinical measures of core stability. *Int J Sports Phys Ther*. 2016;11(1):15–23.
44. Ekstrom RA, Donatelli RA, Carp KC. Electromyographic analysis of core trunk, hip, and thigh muscles during 9 rehabilitation exercises. *J Orthop Sports Phys Ther*. 2007; 37(12):754–755, 762.
45. Imai A, Kaneoka K, Okubo Y, et al. Trunk muscle activity during lumbar stabilization exercises on both a stable and unstable surface. *J Orthop Sports Phys Ther*. 2010;40(6): 369–375.
46. Carlson B. Normal chest excursion. *Phys Ther*. 1973;53:10–14.
47. Leech JA, Ghezzo H, Stevens D, et al. Respiratory pressures and function in young adults. *Am Rev Respir Dis*. 1983;128:17.
48. Wade OL. Movements of the thoracic cage and diaphragm in respiration. *J Physiol (Lond)*. 1954;124:193–212.
49. Stone DJ, Keltz H. Effect of respiratory muscle dysfunction on pulmonary function. *Am Rev Respir Dis*. 1964;88:621–629.
50. Reid WD, Dechman G. Considerations when testing and training the respiratory muscles. *Phys Ther*. 1995;75:971–982.
51. American Thoracic Society/European Respiratory Society. ATS/ERS statement on respiratory muscle testing. *Am J Respir Crit Care Med*. 2002;166(4):518–624.
52. DeTroyer A, Estenne M. Coordination between rib cage muscles and diaphragm during quiet breathing in humans. *J Appl Physiol*. 1984;57:899–906.
53. Le Niendre A, Mongodi S, Philippart F. Bouhemad B. Thoracic ultrasound: potential new tool for physiotherapists in respiratory management. A narrative review. *J Crit Care*. 2016;31:101–109.
54. Lerolle N, Guérot E, Dimassi S, et al. Ultrasonographic diagnostic criterion for severe diaphragmatic dysfunction after cardiac surgery. *Chest*. 2009;135:401–407.
55. Summerhill EM, El-Sameed YA, Glidden TJ, et al. Monitoring recovery from diaphragmatic paralysis with ultrasound. *Chest*. 2008;133:737–743.
56. Gosselink R, Wagenaar RC, Decramer M. The reliability of a commercially available threshold loading device in healthy subjects and in patients with chronic obstructive pulmonary disease. *Thorax*. 1996;51:601–605.
57. Gosselink R, Dal Corso S. Respiratory muscle training. In: Frownfelter D, Dean E, eds. *Cardiovascular and Pulmonary Physical Therapy: Evidence to Practice*. 5th ed. St. Louis, MO: Mosby Elsevier; 2012:419–430.
58. Derrickson J, Ciesla N, Simpson N, et al. A comparison of two breathing exercise programs for patients with quadriplegia. *Phys Ther*. 1992;72:763–769.
59. Starr JA. Manual techniques of chest physical therapy and airway clearance techniques. In: Zadai CC, ed. *Pulmonary Management in Physical Therapy*. New York: Churchill-Livingstone; 1992:142–148.
60. Konrad D. Hillegrass E, ed. *Essentials of Cardiopulmonary Physical Therapy*. 4th ed. St. Louis, MO: Elsevier; 2017.
61. Evans JA, Whitelaw WA. The assessment of maximal respiratory mouth pressures in adults. *Respir Care*. 2009;54:1348.
62. Bach JR, Saporito LR. Criteria for extubation and tracheostomy tube removal for patients with ventilatory failure: a different approach to weaning. *Chest*. 1996;110:1566–1571.
63. Neumann P, Grimmer-Somers KA, Gill V, et al. Rater reliability of pelvic floor muscle strength. *Aust N Z Continence J*. 2007;13:9–14.
64. Retzky SS, Rogers RM. Urinary incontinence in women. *Ciba Clin Symp*. 1995;47(3):2–32.
65. Swift SE. The distribution of pelvic organ support in a population of female subjects seen for routine gynecologic health care. *Am J Obstet Gynecol*. 2000;183:277–285.
66. Hunskaar S, Burgio K, Diokno A, et al. Epidemiology and natural history of urinary incontinence (UI). In: Abrams P, Cardozo L, Khoury S, et al, eds. *Incontinence*. Plymouth, UK: Plymbridge Distributors Ltd; 2002:165–201.
67. Kegel AH. Progressive resistance exercise in the functional restoration of the perineal muscles. *Am J Obstet Gynecol*. 1948;56:238–249.
68. Lewis RW, Fugl-Meyer KS, Corona G, et al. Definitions/epidemiology/risk factors for sexual dysfunction. *J Sex Med*. 2010;7(4 Pt 2):1598–1607.
69. Knoepp LR, Shippey SH, Chen CC, et al. Sexual complaints, pelvic floor symptoms, and sexual distress in women over forty. *J Sex Med*. 2010;7:3675–3682.
70. Laumann EO, Paik A, Rosen RC. Sexual dysfunction in the United States: prevalence and predictors. *JAMA*. 1999;281:537-544. *Erratum in JAMA*. 1999;281(13):1174.
71. Dennerstein L, Randolph J, Taffe J, et al. Hormones, mood, sexuality, and the menopausal transition. *Fertil Steril*. 2002;77(suppl 4):S42–S48.
72. Dietz HP, Schierlitz L. Pelvic floor trauma in childbirth—myth or reality? *Aust N Z J Obstet Gynaecol*. 2005;45:3–11.
73. Plevnik S. A new method for testing and strengthening of pelvic floor muscles [abstract]. In: *Proceeding of the 15th Annual Meeting of the International Continence Society*. London, UK; September 1985.
74. Bø K, Sherburn M. Evaluation of female pelvic-floor muscle function and strength. *Phys Ther*. 2005;85:269–282.
75. Dietz H, Jarvis S, Vancaillie T. The assessment of levator muscle strength: a validation of three ultrasound techniques. *Int Urogynecol J Pelvic Floor Dysfunct*. 2002;13:156–159.
76. Bø K, Lilleås F, Talseth T, et al. Dynamic MRI of pelvic floor muscles in an upright sitting position. *Neurourol Urodyn*. 2001;20:167–174.
77. Laycock J. Clinical evaluation of the pelvic floor. In: Schussler B, Laycock J, Norton P, et al, eds. *Pelvic Floor Re-education*. London, UK: Springer-Verlag; 1994:42–48.
78. Ferreira CH, Barbosa PB, de Oliveira Souza F, et al. Interrater reliability study of the modified Oxford Grading Scale and the Peritron manometer. *Physiotherapy*. 2011;97(2): 132–138.
79. Hundley AF, Wu JM, Visco AG. A comparison of perineometer to brink score for assessment of pelvic floor muscle strength. *Am J Obstet Gynecol*. 2005;192:1583–1591.

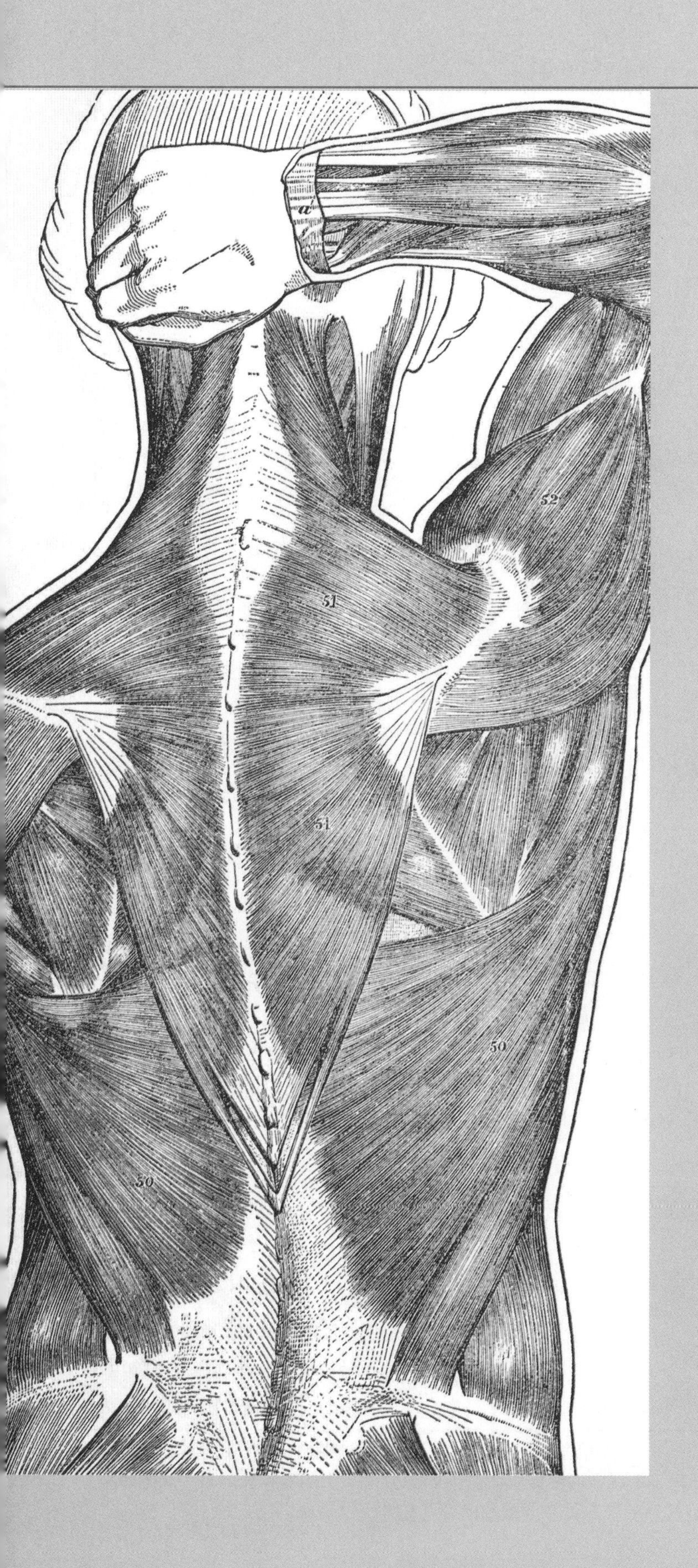

第5章

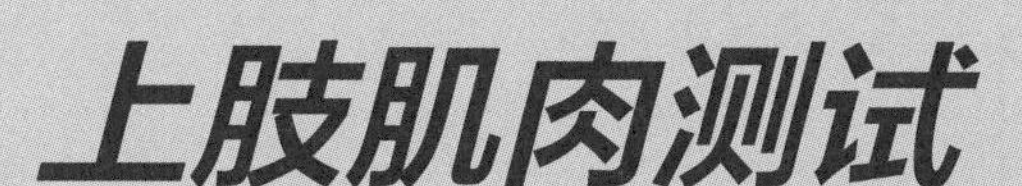

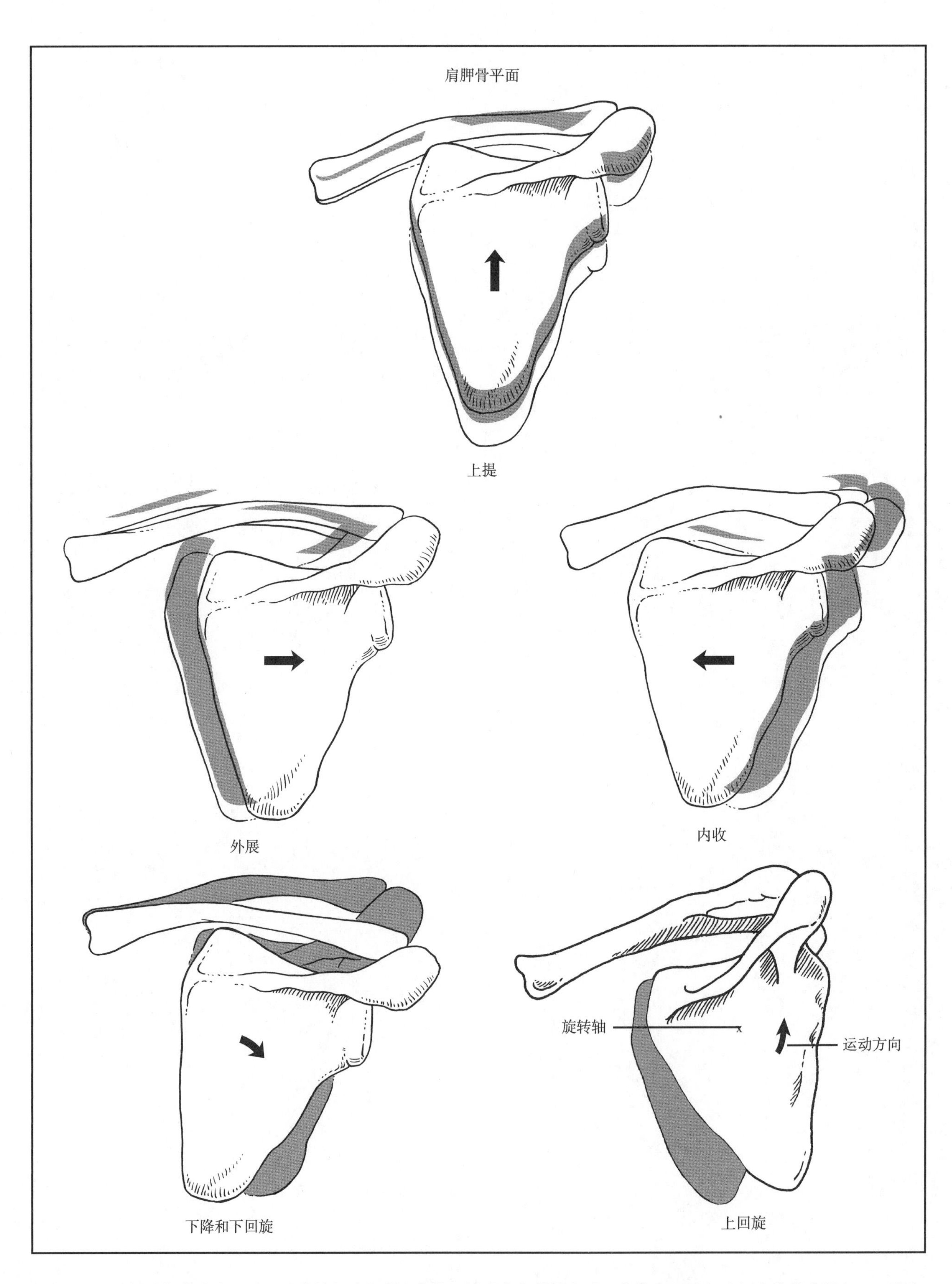

平面图 2　上提（如耸肩）。外展（前伸）动作发生在推、挤或者向前够物时。内收（回缩）（如肩关节夹紧）。下降和下回旋（内旋）——肩胛骨回到休息位。上回旋（外旋）伴随着肩关节上提和肩胛骨前伸

肩带力量测试概述

肩带是一个由 5 个不同关节和最少 16 块肌肉组成的复杂的系统。每一块肌肉都分成很多部分，并可以产生多种动作。肩胛 – 肱骨运动的目的是获得一个良好的盂肱关节空间位置。肩胛骨稳定性可以为盂肱关节的运动奠定基础 [1]。

作用于盂肱关节的肌肉包括三角肌（3 部分）、胸肌（2 部分）、背阔肌、大圆肌、4 块肩袖肌肉（肩胛下肌、冈下肌、冈上肌和小圆肌）[2]。主要作用于肩胛骨和肱骨相互位置的肌肉是前锯肌和斜方肌上、下部 [3]。

本书推荐使用肩关节上提这样的词汇。它是盂肱关节处外展和屈曲的结合。最有效的肩关节上提肌肉是三角肌前部和中部及冈上肌（初始阶段）[1]。肩关节上提与肩带上提不同，后者主要是指类似于耸肩的动作。

初步检查

在力量测试之前，在坐位和站立位进行姿势的观察是很重要的。要注意不同个体之间和同一个体的左右两侧的自然差异。首先从后方对坐着的患者（双手放在大腿上）进行检查，注意其休息状态下的肩胛骨位置、肩关节高度是否不对称、肌肉围度、盂肱关节位置和是否有翼状肩（图 5.1 和图 5.2）。轻微的两侧肩胛骨不对称是很常见的，原因也很多。利手、习惯性力量薄弱（如前头位姿势时的圆肩，图 3.14）和习惯性单侧背扛物品都会导致自然的两侧肩胛骨不对称。

肩胛骨位置和对称性： 正常的肩胛骨紧贴胸廓。内侧缘与棘突平行，在棘突外侧 1 ～ 3 英寸（2.5 ～ 7.5cm）。肩胛下肌紧贴胸壁。

肩胛骨最明显的异常姿势是翼状肩。此时，肩胛骨内侧缘远离胸廓，这是一种前锯肌无力的表现（图 5.2）。

肩肱节律： 观察肩肱节律。肩肱节律包括了盂肱关节、肩胛胸壁关节、肩锁关节、胸锁关节的同时运动。它们按照一定顺序运动来产生完整的肩关节复合体功能性动作。虽然肩肱节律有一些差异性。但是在肩关节上举 180° 的过程中，盂肱关节和肩胛胸壁关节的运动比例约 2 ∶ 1。而在上举的不同阶段比例是不一样的 [3, 4]。因此，肩关节上举 180° 的过程中，大约 120° 来自盂肱关节，另外 60° 来自肩胛骨上回旋。

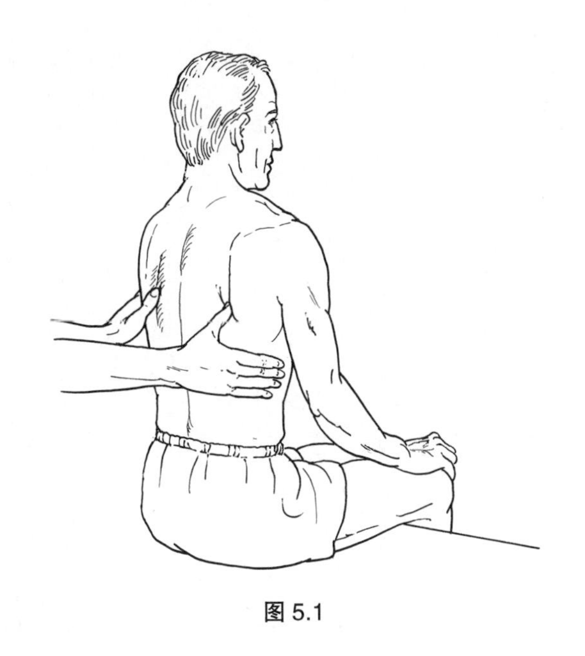

图 5.1

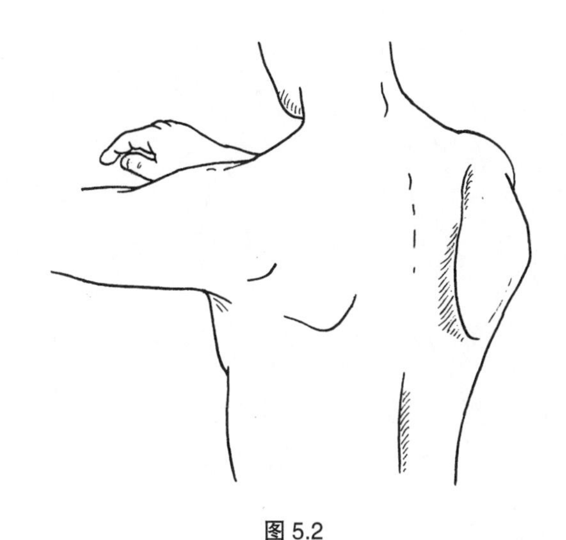

图 5.2

初步检查

肩胛骨活动范围：肩胛骨总活动范围随着肩关节上举而增加。盂肱关节和肩胛骨的运动不是相互独立的，它们在整个运动过程中都是协同作用。具体如下。

a. 在肩关节外展或者屈曲的第一阶段，肩胛骨抵在胸廓上，提供肱骨外展和屈曲 30°以内的稳定性。在最初的 30°内，肩胛骨对盂肱关节作用极小。

b. 上举 30°～90°时，盂肱关节产生了 30°的动作，同时，肩胛骨上回旋 30°。在这个范围内，肩肱节律大于 2 ∶ 1[4]。肩胛骨的上回旋还伴随锁骨在胸锁关节和肩锁关节的上提（图 5.3）。

c. 第二阶段（90°～120°）分为盂肱关节外展和屈曲 60°及肩胛骨上回旋 30°。在这个范围内，肩肱节律下降到几乎 1 ∶ 1[4]。肩胛骨的旋转还伴有胸锁关节上提 5°和肩锁关节旋转 25°（图 5.3）。

d. 肩关节上举 120°之后，肩关节每上举 1°，肩胛骨上回旋几乎 1°。这个过程一直持续到肩关节完成最大范围的上举，此时肩胛骨上回旋 35°～55°[5]。

肩胛骨在肩关节上举小于 30°时应该维持在休息位。想要触诊肩胛骨的上回旋，可以将拇指放在肩胛骨内侧缘，虎口卡住肩胛下角，示指伸展围绕住肩胛骨外侧缘（图 5.1）。同时要求患者完成肩关节上举 180°的动作。

当盂肱关节在 0°～60°范围内运动时，如果肩胛骨的活动范围过大，也就是说如果在这个范围内，这两者同时运动，这表明盂肱关节活动受限。在 30°～150°的范围内，无论主动运动还是被动运动，肩胛骨和肱骨的运动比例大约为 2 ∶ 1。

在评估了肩关节在休息位的情况之后，要求患者在矢状面内将被测试手臂抬到头部以上位置。如果手臂上举可以超过 90°（盂肱关节周围肌肉力量必须至少要有 3 级才能完成这个动作），观察肩胛骨运动的方向和运动幅度。正常情况下，肩胛骨受到前锯肌的控制发生上回旋的动作。如果出现不稳定或者不协调的动作，最有可能是前锯肌出现了力量不足。肩胛骨内侧缘的运动幅度大概有 2 指宽（图 5.4）。如果患者可以一边抬起手臂并同时产生有节奏的肩胛骨上回旋，那么就继续进行肌力 5 级和 4 级的测试。

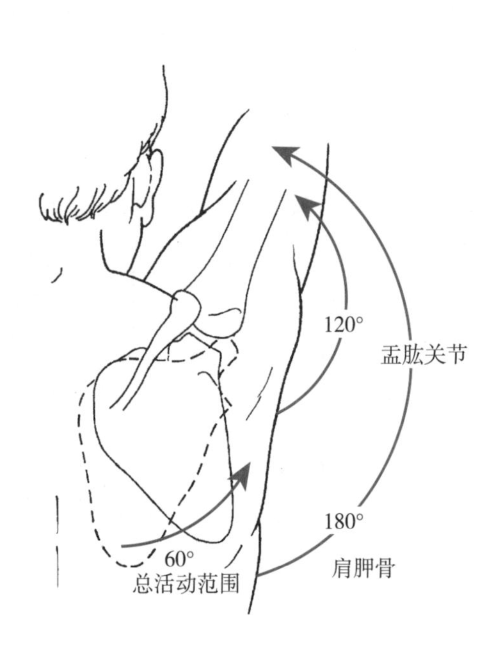

图 5.3

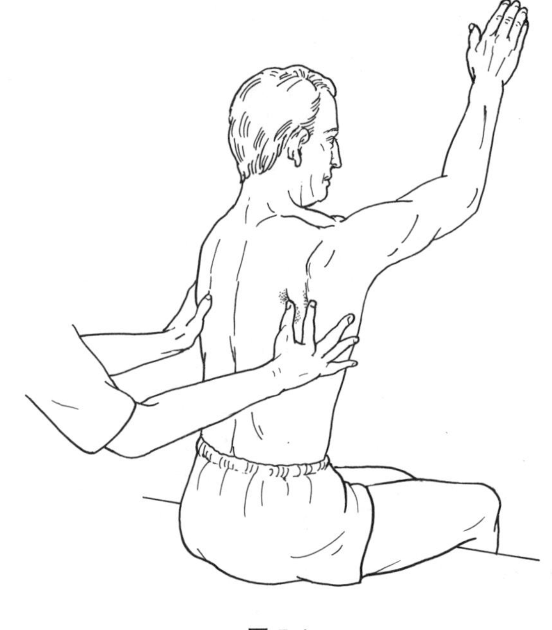

图 5.4

初步检查（续）

肩胛骨休息位时的不正常位置：如果肩胛骨（图 5.5 ～ 5.7）在静息状态下位置不正常（如出现下回旋、外展或者翼状肩），患者可能无法将手臂上举超过 90°。那么接下来进行前锯肌 2 级、1 级和 0 级的测试。前锯肌的肌力分级不会超过肩关节屈肌的分级。如果患者三角肌力量薄弱，测试就会失去杠杆，手臂也无法应对所施加的阻力。

> **有益提示**
>
> 胸椎伸展对于完成全范围的肩关节上举十分必要。如果患者驼背，肩关节上举将会出现问题，可能出现 10° ～ 20° 的上举活动减小。

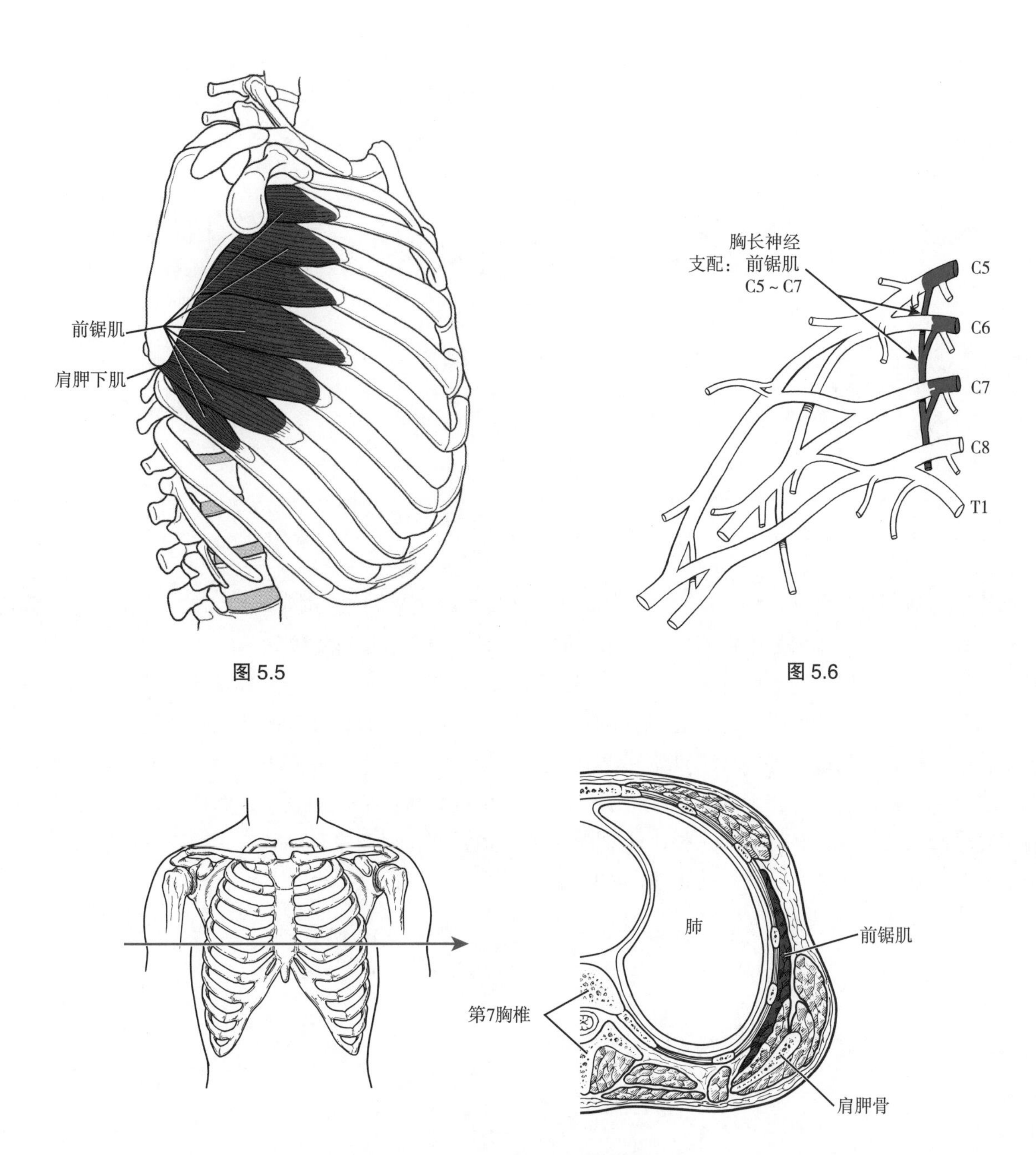

图 5.5

图 5.6

图 5.7　箭头指向所示横截面水平

肩胛骨外展（前伸）和上回旋

前锯肌

活动范围
无可信的数据。

表 5.1 肩胛骨外展（前伸）和上回旋

编号	肌肉	起点	止点	功能
128	**前锯肌**	第 1 ～ 8 肋及通常还有第 9 和第 10 肋（沿着一条弧线交叉） 肋间筋膜 肋间肌腱膜	肩胛骨（内侧缘腹侧面） 第 1 指状突起（上角） 第 2 ～ 4 指状突起（整个内侧缘肋侧面） 第 4 ～ 5 指状突起（下角肋侧面）	肩胛骨上回旋（关节盂向上） • 肩胛骨回缩 • 肩胛骨内侧缘向前贴住胸壁（防止翼状肩）
129	胸小肌			• 肩胛骨前伸（外展）：肩胛骨沿着胸壁向前。与前锯肌协同工作 • 用力吸气时上提肋骨，肩胛骨被肩胛提肌固定
其他				
124	斜方肌上部和下部			• 与前锯肌协同工作产生上回旋

前锯肌是肩胛骨外展（前伸）的主动肌，胸小肌也参与其中。它们的作用是维持肩胛骨与肱骨的良好相互位置。菱形肌控制肩胛骨外前伸的速度和幅度。当手臂上举时，前锯肌首先辅助其他肌肉固定住肩胛骨，然后产生肩胛骨旋转，以使手臂上举到竖直的位置。斜方肌上部和下部的纤维将锁骨外侧端和肩峰向上向内拉。斜方肌的这种协同动作重点在于前锯肌未作用于斜方肌时。前锯肌离心收缩控制重力作用下的肩胛骨下回旋，尤其是在手臂负重时（如手中握有重物）。

不推荐在仰卧位进行前锯肌测试。仰卧位的姿势会产生很多我们注意不到的代偿动作。仰卧位躺在治疗床上可以给肩胛骨施加额外的固定，所以不会出现翼状突起，而且手臂的前伸可以通过胸小肌的锁骨部收缩产生。应该在手臂上举的姿势下进行前锯肌的测试以减少斜方肌的协同作用。

5 级、4 级和 3 级

患者姿势：短坐位，肩关节屈曲 130°，前臂旋前。

治疗师：站在患者的测试侧，嘱患者手臂前伸以评估活动范围，以及患者能否做出测试动作。如果患者能够完成动作，那么治疗师把一手放在上臂，在靠近肘部的部位给予向后的阻力。另一手在同一侧的肩胛骨下方固定住躯干，以防躯干产生旋转（图 5.8）。

治疗师在墙上或者天花板上选择一点作为目标位置，让患者手臂上举达到 130°。

测试：治疗师在肩关节屈曲 130° 的位置抵抗手臂的前伸和上举。患者抵抗最大的阻力。

给患者的指示：“手臂保持在这个位置，不要让我移动它。”

分级

5 级：肩胛骨抵抗最大阻力维持前伸和旋转姿势（图 5.8）。

4 级：肩胛肌群对抗治疗师施加在前臂上的最大阻力“支撑不住”或“让步”。盂肱关节被强壮的三角肌稳定的维持住，但是前锯肌失能时，肩胛骨向着内侧下回旋的方向移动。

3 级：肩胛骨在不产生翼状突起的前提下，在无阻力的情况下完成全范围的活动（图 5.9）。

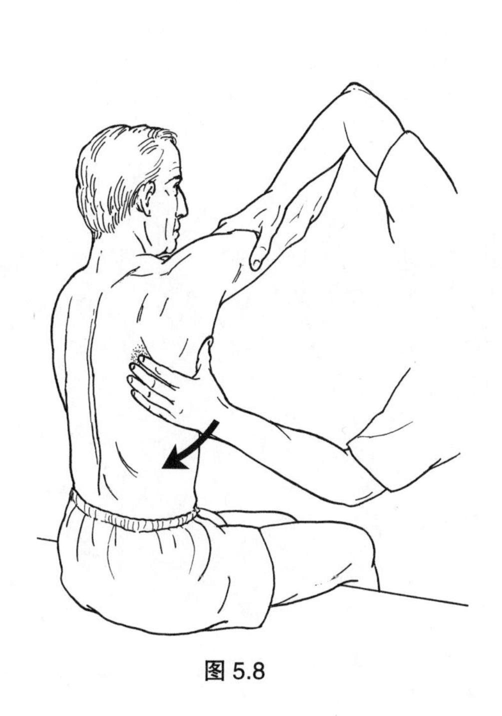

图 5.8

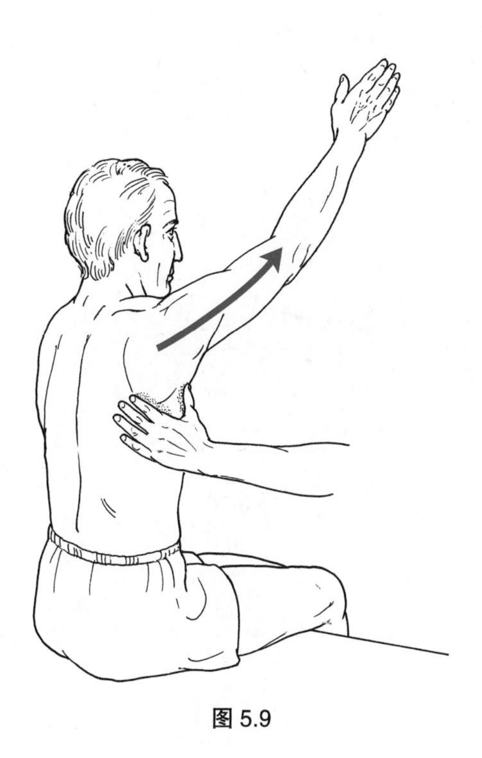

图 5.9

2 级

患者姿势：短坐位，治疗师支撑着患者手臂，肩关节屈曲大于 90°。

治疗师：站在患者的测试侧。一手放于肘部支撑患者手臂，举过水平位（图 5.10）。另一手放于肩胛骨下角，拇指抵在腋下缘，其余 4 指抵在椎体边缘（图 5.10）。

测试：治疗师轻轻抵在肩胛骨下角检测肩胛骨的运动，治疗师必须确定他没有限制或阻止肩胛骨的运动。观察肩胛骨有无翼状突起。

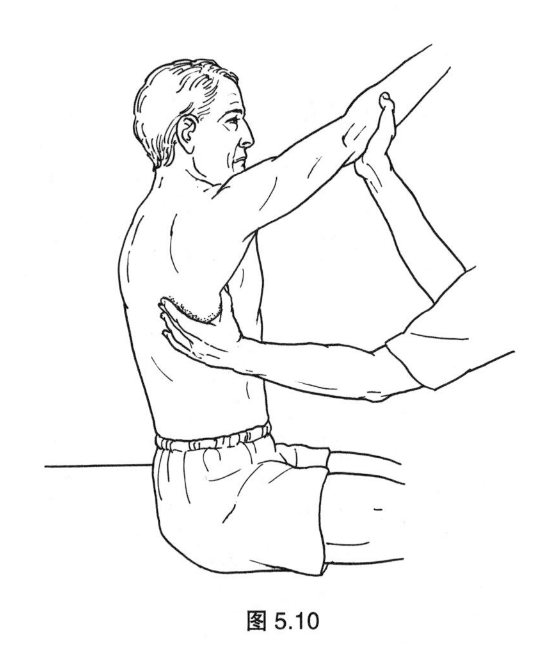

图 5.10

给患者的指示：“把你的手臂维持在这个姿势（如高于 90°），让手臂放松，现在继续保持这个姿势，然后放松。”

分级

2 级：当患者试图维持住手臂抬起的姿势时，如果肩胛骨外展并上回旋则说明盂肱关节的肌肉肌力减弱。在无手臂重力的影响下如果肩胛骨不能顺畅的前伸和上回旋，或如果肩胛骨向着脊柱移动，则表明前锯肌肌力减弱，并评定为 2 级。

1 级和 0 级

患者姿势：短坐位，肩关节屈曲大于 90°（由治疗师抬高）。

治疗师：站在患者的前面略靠一侧。支撑患者的肘部，将手臂上抬高于 90° 并保持住（图 5.11）。另一手的手指在肩胛骨下角沿着外侧缘触摸前锯肌。

测试：患者尝试将手臂维持在测试姿势。

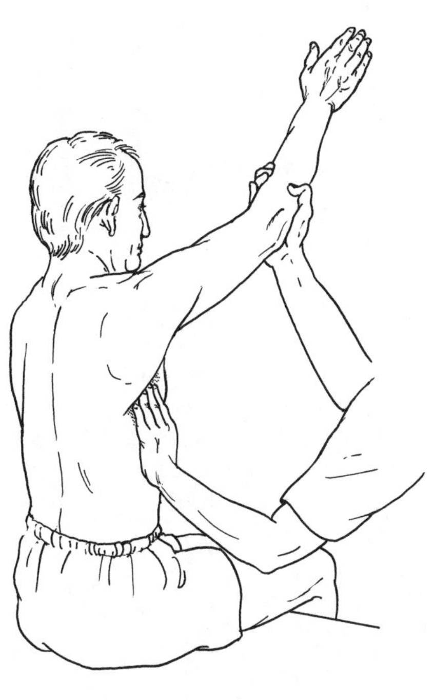

图 5.11

给患者的指示："试着将你的手臂维持在这个姿势。"

分级

1 级：可触摸到肌肉收缩。

0 级：没有肌肉收缩活动。

提示

- 前锯肌最大的肌电反应出现在肱骨上举小于 90° 时[6]。
- 如果患者肘关节疼痛（如网球肘或肱骨外上髁炎），那么阻力应该施加在关节之上，手臂近端。

前锯肌推荐训练

- 俯卧撑进阶
  - 对肌力要求最低：扶墙俯卧撑。
  - 对肌力要求中等：跪位俯卧撑。
  - 对肌力要求较高：足部抬起俯卧撑[7]。
- 俯卧撑升级 *[8]（斜方肌上部轻度激活，最大程度激活前锯肌）。
- 使用弹力带，肩胛骨抗阻前伸（Dynamic hug）。
- 对角线屈曲训练（D1[7，9] 和 D2[7] 模式，D2 对角线模式的伸展）[7]。
- 卧推，坐位训练斜方肌上部[9]。
- 等长低位划船（斜方肌下部）[8]。
- 除草机划船（斜方肌下部）[8]。

注：* 俯卧撑升级是一种经典的俯卧撑训练方法。手臂伸展支撑，双手间距较窄。在完全伸展手臂的同时，背部向上抬起。然后躯干下落，肘关节屈曲 30°，然后躯干再次抬起，背部随之向上抬升（这个动作幅度很小，只有 10cm 左右）。

肩胛骨上提

斜方肌上部、肩胛提肌 [10]

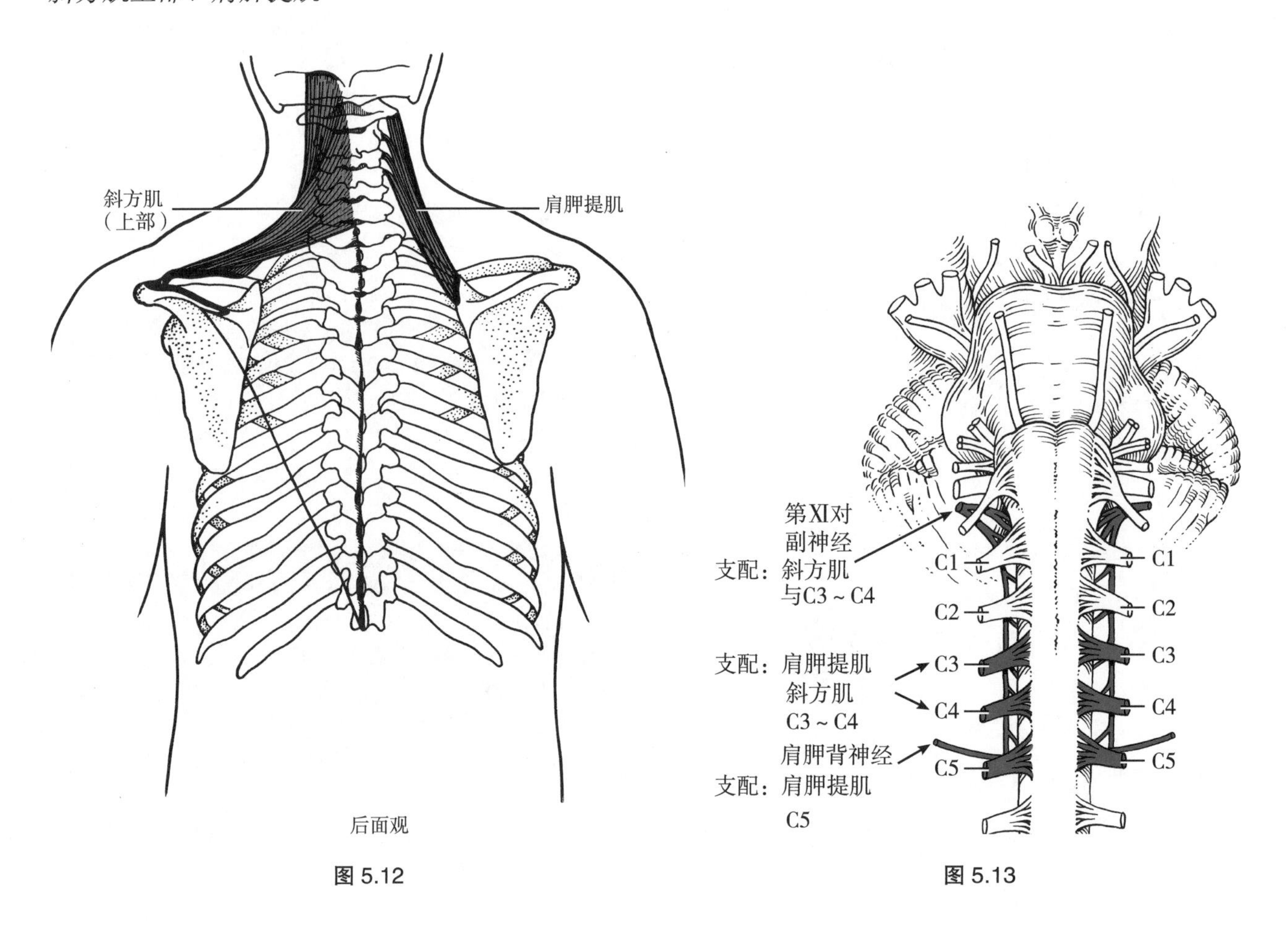

图 5.12

图 5.13

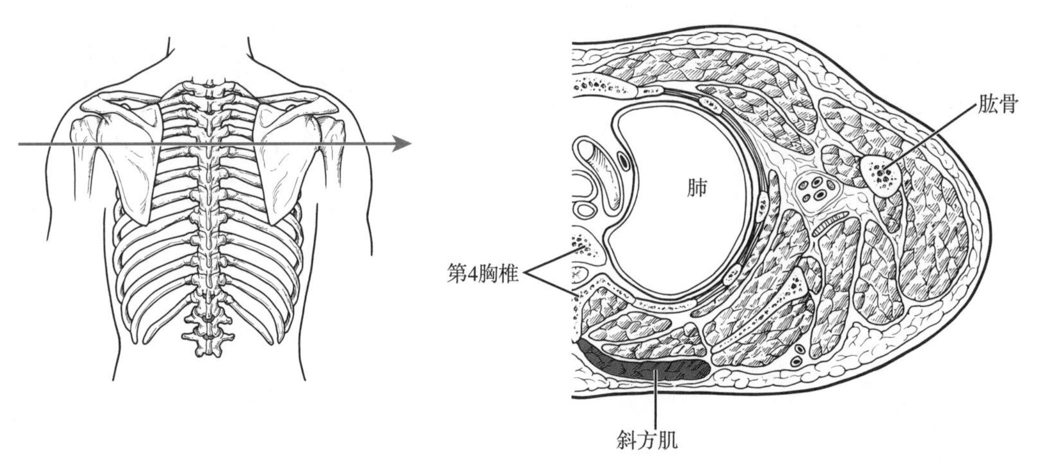

图 5.14　箭头指向所示横截面水平

活动范围
无可信数据。

表 5.2　**肩胛骨上提**

编号	肌肉	起点	止点	功能
124	**上斜方肌（上部）**	枕骨（枕骨粗隆和上项线，内侧 1/3） 项韧带 C7 椎体（棘突）	锁骨（外侧 1/3 后缘）	上部： • 肩带上提（耸肩）（与肩胛提肌一起） • 头旋转向对侧 • 头伸（双侧） 上部和下部： • 肩胛骨旋转，关节盂向上（肩胛下角向外向前移动）只有在与前锯肌协同收缩时才出现 • 颈部伸展（两侧）
127	肩胛提肌	C1 ～ C4（横突）	肩胛骨（肩胛骨上角和根部之间的内侧缘）	• 肩胛骨上提和回缩 • 肩胛骨下回旋（关节盂向下） • 颈椎向同侧弯 • 颈椎旋转向同侧（单侧） • 颈椎伸展（两侧辅助）
其他				
125	大菱形肌	见表 5.3		
126	小菱形肌	见表 5.5		

肩胛骨和肩峰的上提是一个类似于耸肩的动作，由斜方肌作用于锁骨外侧、肩峰和肩胛骨，以及肩胛提肌的辅助作用共同完成。如果斜方肌力量不足，治疗师可以看到在肩胛提肌作用下肩胛骨出现下回旋。如果肩胛提肌肌力不足，肩胛骨上提的同时还会出现肩胛骨的上回旋[1]。如果肌肉功能完整，上提这个动作应该是沿直线向上的。

5 级、4 级和 3 级

患者姿势：短坐位，坐在床尾或床旁，手放松地放在膝上。

治疗师：站在患者的后面。要求患者上提肩部（3 级）。如果患者能完成全范围动作且两侧对称，那么再施加阻力。双手环握在患者两侧肩上方施加垂直向下的压力。治疗师的手臂应当接近垂直下降。肩胛提肌十分强壮，所以治疗师的手臂应该基本伸直，通过手臂将自身的体重施加在患者身上。如果怀疑有单侧不对称，可能就需要分别测试两侧。

测试：患者上提（耸）肩。坐位，同时进行两侧的测试（图 5.15）。

给患者的指示：“耸起你的肩膀。”或“向耳朵方向上提肩膀，坚持住，不要被我压下去。”

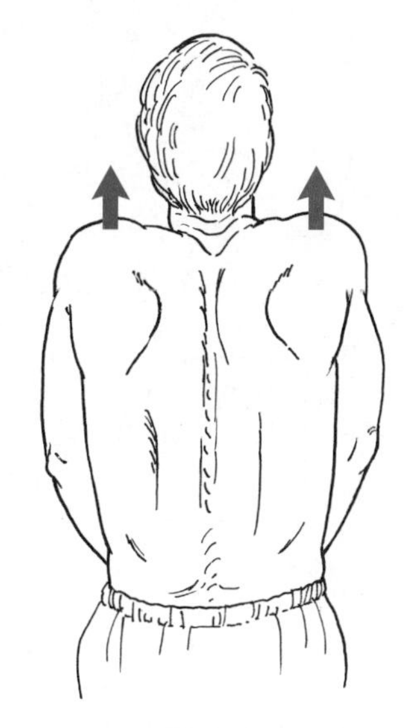

图 5.15

5 级、4 级和 3 级

分级

5 级：患者抵抗最大的阻力维持住测试姿势（图 5.16）。

4 级：患者抵抗中到重度阻力维持测试姿势。肩部肌肉可能在耸起的最高点坚持不住。

3 级：在无阻力的情况下肩部完成全范围的上提。

2 级、1 级和 0 级

患者姿势：俯卧位，身体完全趴在治疗床上，头转向一侧保持舒适状态以去除肩胛提肌的作用（图 5.17）。

治疗师：站在患者的测试侧，一手支撑测试的肩部，另一只手触诊斜方肌上部靠近锁骨的止点和斜方肌上部邻近颈椎处。

测试：治疗师支撑肩部，患者朝向耳朵的方向称动肩部（通常是单侧执行）。

给患者的指示：“把肩膀朝向耳朵的方向抬起。”

分级

2 级：在无重力情况下，患者完成全范围的关节活动。

1 级：可以在锁骨或者颈部触摸到斜方肌上部。肩胛提肌位于深层，很难在颈部被触摸到（位于胸锁乳突肌和斜方肌之间）。当头转向测试侧时，可以在肩胛骨内侧缘，肩胛冈上方触摸到肩胛提肌。

有益提示

- 如果患者无法维持坐位，那么在仰卧位无法准确测试 5 级和 4 级的肌力。如果在仰卧位测试 3 级肌力， 因为重力被抵消，最好使用徒手阻力。
- 如果俯卧位不适，在测试 2 级、1 级和 0 级肌力时可以让患者采用仰卧位来测试，但这样姿势下的触诊不理想。

斜方肌上部推荐训练

- 耸肩 [7]。
- 外展至 45°、90° 和 120°（减少斜方肌中部的激活）。
- 低位划船（减少前锯肌的激活）。
- 俯卧水平外展至 135° 伴外旋（拇指向上）（最大化斜方肌上部作用，减少前锯肌激活）[7]。

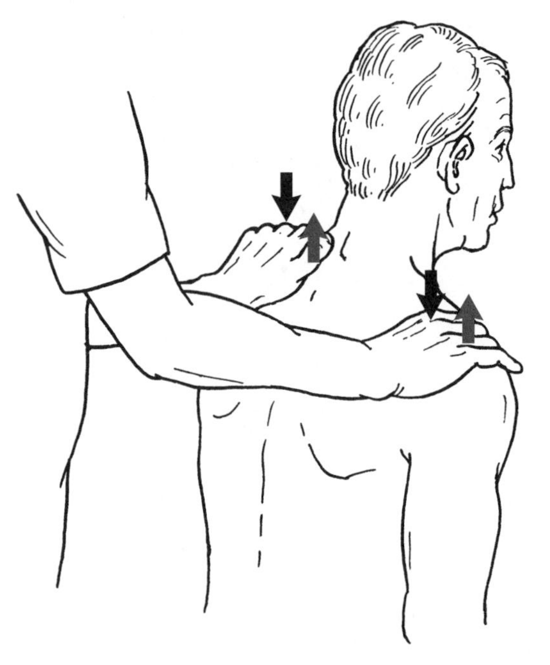

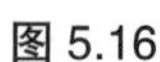

图 5.16

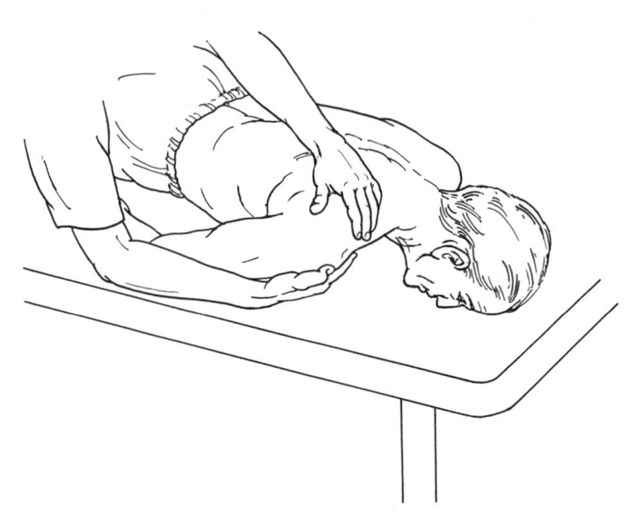

图 5.17

肩胛骨内收（回缩）

斜方肌中部和大小菱形肌

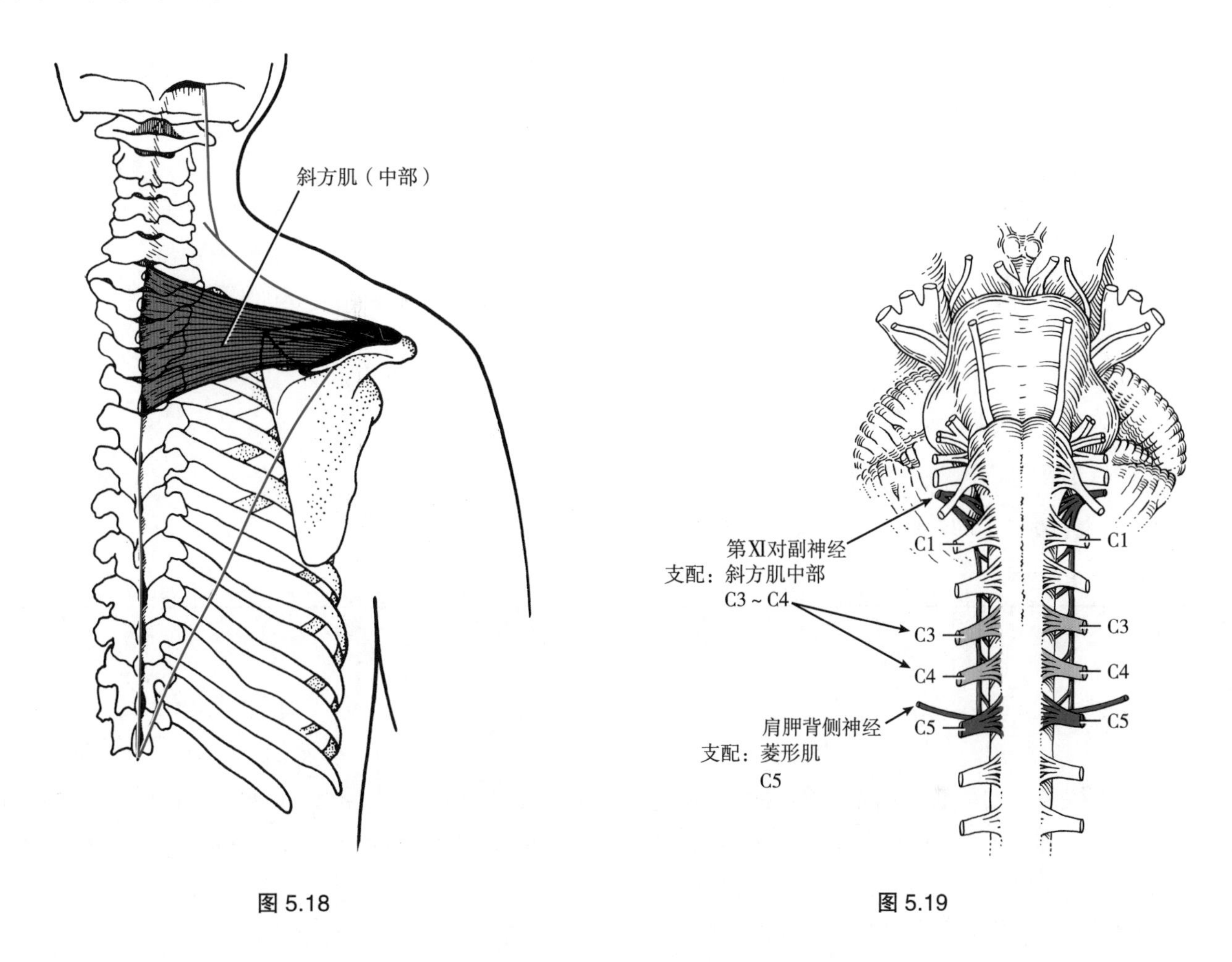

图 5.18

图 5.19

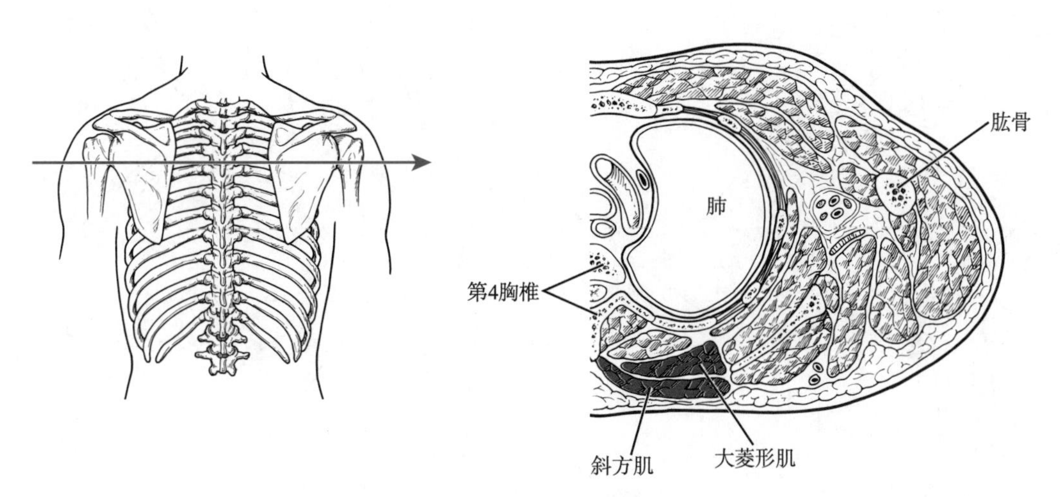

图 5.20 箭头指向所示横截面水平

活动范围
无可信数据。

表 5.3 **肩胛骨内收（回缩）**

编号	肌肉	起点	止点	功能
124	**斜方肌（中部）**	T1 ～ T5（棘突）棘上韧带	肩胛骨（肩峰内侧间隙和肩胛冈的上部	肩胛骨内收（回缩）（和菱形肌）
125	大菱形肌	T2 ～ T5（棘突）棘上韧带	肩胛骨（内侧缘肩胛冈根部与下角之间的部分）	肩胛骨内收 肩胛骨下回旋（关节盂向下） 肩胛骨上提
其他				
126	小菱形肌	见表 5.5		
124	斜方肌上部和下部	见表 5.3 和 5.4		
127	肩胛提肌	见表 5.2	见平面图 3	

5 级、4 级和 3 级

患者姿势：俯卧位，被检查侧肩关节置于床缘，肩关节外展 90°，肘关节直角屈曲，前臂和手垂在床外（图 5.21）。为保持舒适，头可转向一侧。

治疗师：站在检查侧靠近患者的手臂。一手固定对侧肩胛骨避免躯干旋转。要求患者向天花板方向将肘关节抬起（3 级）。如果患者可以完成这个动作，则对其向下施加阻力（图 5.22）。用另一手的手指从肩峰沿着肩胛冈到脊柱，触诊斜方肌中部。

测试：患者水平外展手臂和内收肩胛骨。

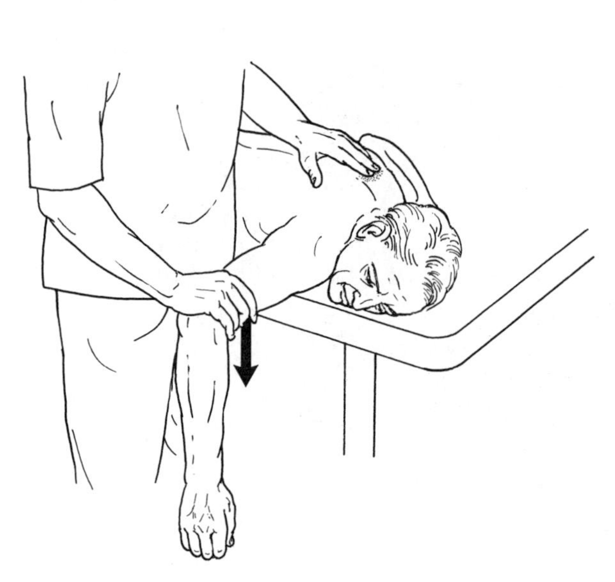

图 5.21

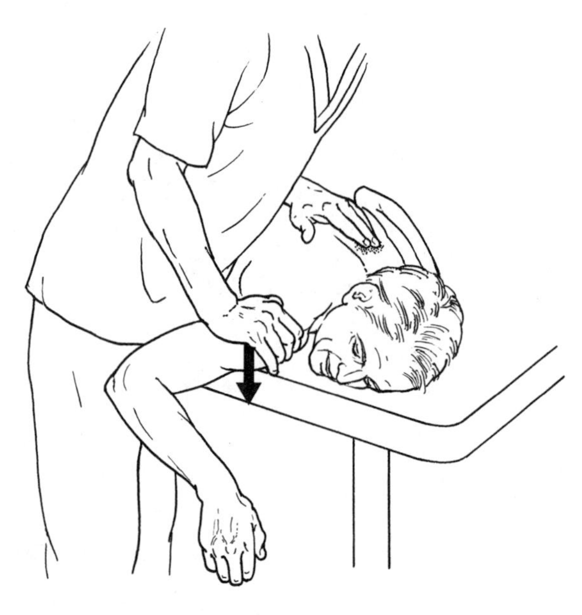

图 5.22

5 级、4 级和 3 级

给患者的指示:“将你的手臂垂直上抬，维持住，不要让我向下推动它。”

分级

5 级：抵抗最大阻力维持在测试姿势。

4 级：抵抗中等阻力维持在测试姿势。

3 级：不能抵抗徒手阻力，但能完成全范围动作（图 5.23）。

2 级、1 级和 0 级

患者和治疗师姿势：如同 5 级肌力评定，但治疗师用一手托住患者的肩和上臂并支撑它的重量（图 5.24），另一手用来触诊。

测试：如同 5 级到 3 级的肌力评定。

给患者的指示：“尝试垂直向上抬起你的上臂。”

分级

2 级：无重力作用下完成全范围关节活动。

1 级和 0 级：1 级时，肌肉显示收缩活动或微弱动作。肌力 0 级时肌肉没有动作或活动。

> **代偿动作**
>
> 菱形肌代偿：菱形肌可以代偿斜方肌进行肩胛骨内收。然而，菱形肌无论如何也无法代偿完成上回旋动作。当菱形肌代偿时，肩胛骨将内收与下回旋。

> **有益提示**
>
> 当三角肌后部肌力减弱时，用一侧手掌支撑患者的肩部，让患者能够完成前臂屈曲的动作。经由水平外展肩关节来将肩胛骨被动地移动到内收位置。当治疗师缓慢解除肩部支撑时，让患者维持肩胛骨内收。观察肩胛骨是否维持在内收位置，如果是，肌力评为 3 级。

> **斜方肌中部推荐训练**
>
> - 俯卧位外旋 [9]。
> - 侧卧位外旋 [9]。
> - 肘关节伸展划船。

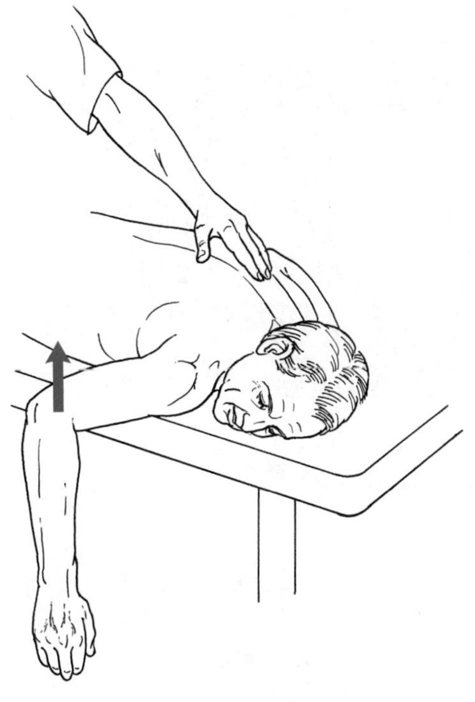

图 5.23

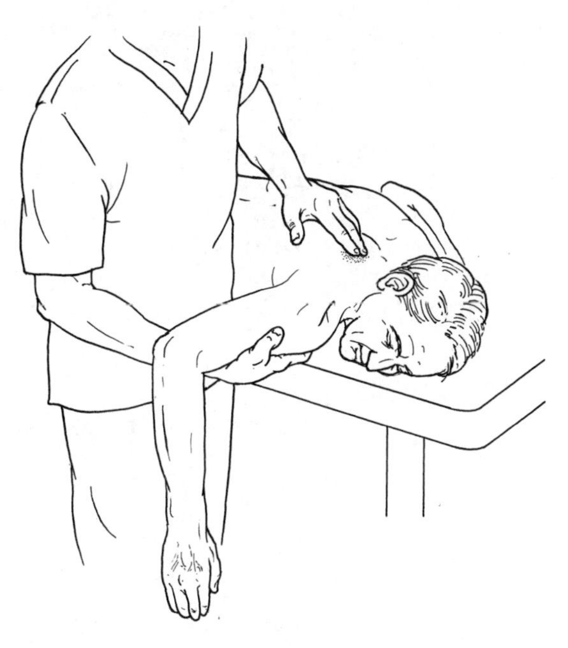

图 5.24

肩胛骨下降和内收（回缩）

斜方肌下部和中部

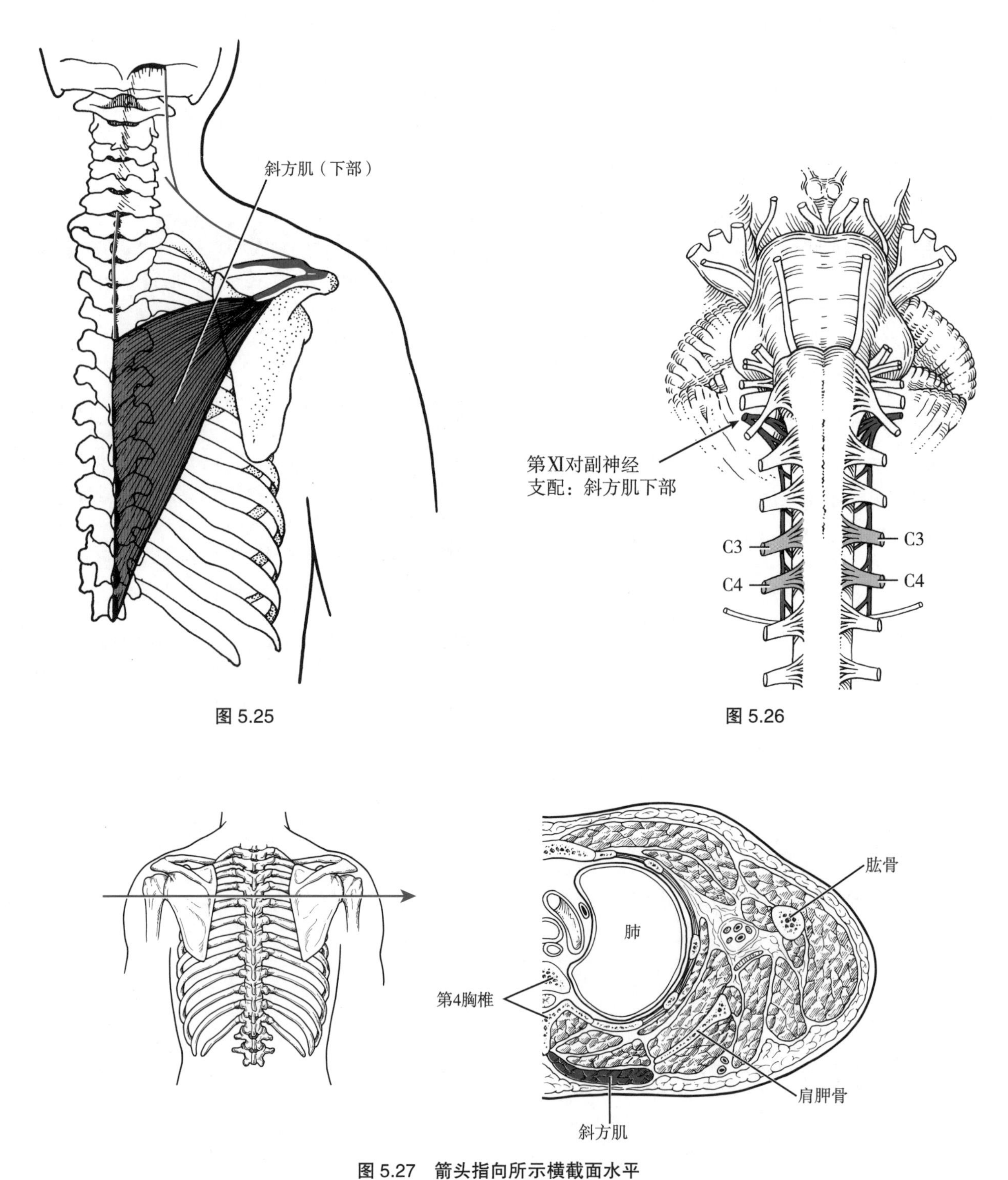

图 5.25

图 5.26

图 5.27　箭头指向所示横截面水平

活动范围
无可信数据。

表 5.4 **肩胛骨下降和内收**

编号	肌肉	起点	止点	功能
124	**斜方肌（中部和下部）**	T1～T5 椎体（棘突） 棘上韧带 T6～T12（棘突）	肩胛骨（肩胛冈、肩胛骨内侧缘止点，通过腱膜连接于肱骨结节的顶端外侧）	中部： • 肩胛骨内收（回缩）（和菱形肌） 下部： • 肩胛骨内收和下降
130	背阔肌	T7～T12、胸腰筋膜、髂嵴、第 9～12 肋	肱骨前侧 结节间沟下方间隙	• 手臂屈曲时肩胛骨下降 • 肩关节伸展、内收和内旋 • 站立时脊柱过伸 • 肌肉在过顶运动时力量最大（如游泳向下划水和攀岩、拄拐行走、引体向上）[11]
其他				
131	胸大肌	锁骨内 1/2 胸骨整个前侧面	肱骨前方结节间沟的外侧	
129	胸小肌	第 3～5 肋，肋软骨	喙突	

5 级、4 级和 3 级

患者姿势：俯卧位，测试手臂上举越过头顶，肩关节外展约 145°（与斜方肌下部成一条直线），前臂位于中立位，拇指朝向天花板，为了保持头部舒适，可将头转向一侧。

治疗师：站在测试侧，手环握在肱骨远端给予垂直向下的阻力（3 级）（图 5.28）。如果可以完成全范围活动，那么再施加阻力。阻力垂直向下朝向地板。治疗师用对侧手的指尖在肩胛冈下方进行触诊，沿着肌肉向下延伸到下胸段（图 5.29）。如果患者无法抵抗阻力维持在测试姿势，那么阻力施加在肱骨远端的肘关节上方（4 级）。

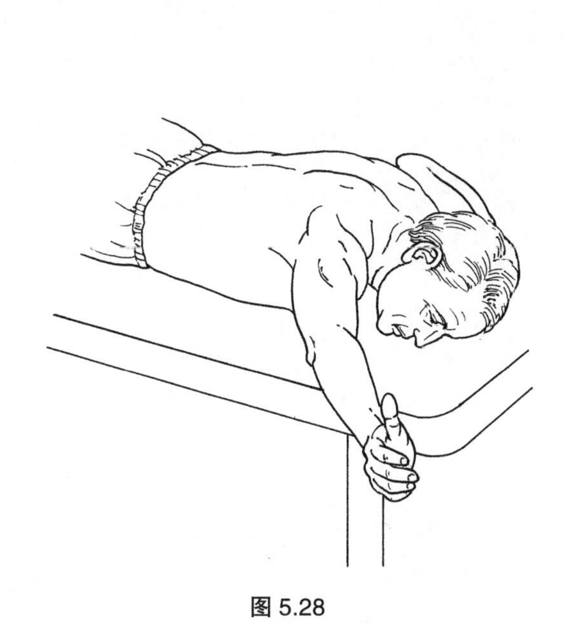

图 5.28

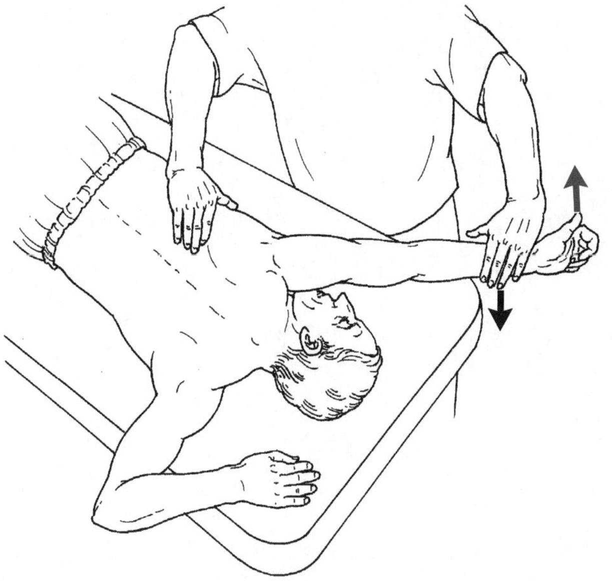

图 5.29

5 级、4 级和 3 级

给患者的指示：“保持住，不要让我把它推下去。”

分级

5 级：抵抗最大阻力完成全范围活动。

4 级：抵抗施加在肱骨远端的强阻力或者手臂上的轻度阻力维持住测试姿势。

3 级：患者抵抗重力将手臂从治疗床上抬起，但无法承受徒手阻力（图 5.28）。

2 级、1 级和 0 级

患者姿势：同 5 级肌力评定。

治疗师：站在测试侧，一手在患者肘部下方支撑患者的手臂（图 5.30）。

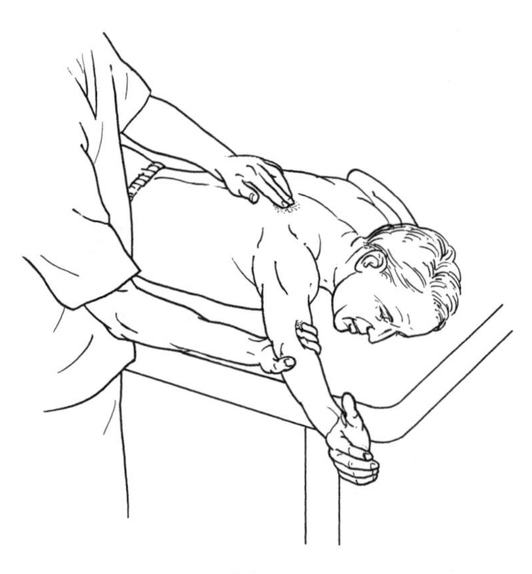

图 5.30

测试：患者尝试移动手离开床面。如果患者因为三角肌中、后部力量薄弱无法抬起手臂，测试者应辅助抬起并支撑住患者手臂的重量。当斜方肌下部肌力减弱时，患者可能通过斜方肌中部和菱形肌产生代偿，导致手臂下落。

给患者的指示：“尝试从床面抬起你的手臂超过你的耳朵水平。”

分级

2 级：在不承受手臂自重的状态下，完成全范围的肩胛骨的活动。

1 级：可以在肩胛骨根部和下胸椎段（T7 ～ T12）围成的三角形区域内触诊到收缩活动，这是由于斜方肌下部收缩引起的。

0 级：无法触诊到收缩活动。

有益提示

- 手臂上举小于 120° 时，斜方肌下部不会产生运动。所以如果患者盂肱关节活动范围不足，无法做出正确的测试姿势，那么也无法对斜方肌下部进行测试，因为肩胛骨此时发生内收，并且菱形肌占据主导作用。如果患者无法测试或者产生代偿，应该被评为 0 级，或者治疗师记录为“无法做出测试动作”。
- 治疗师应该谨记，每次测试时使用相同的力臂，以保证测试具有可比较性。

斜方肌下部推荐训练

- 俯卧位划船 [7]。
- 俯卧位屈曲，拇指向上 [9]。
- 改良俯卧位眼镜蛇动作 [12]。
- 弹力管辅助下的 D2 对角线屈曲模式 [7]。
- 俯卧位水平外展 90° ～ 125° [7]。

肩胛骨内收和下回旋

菱形肌

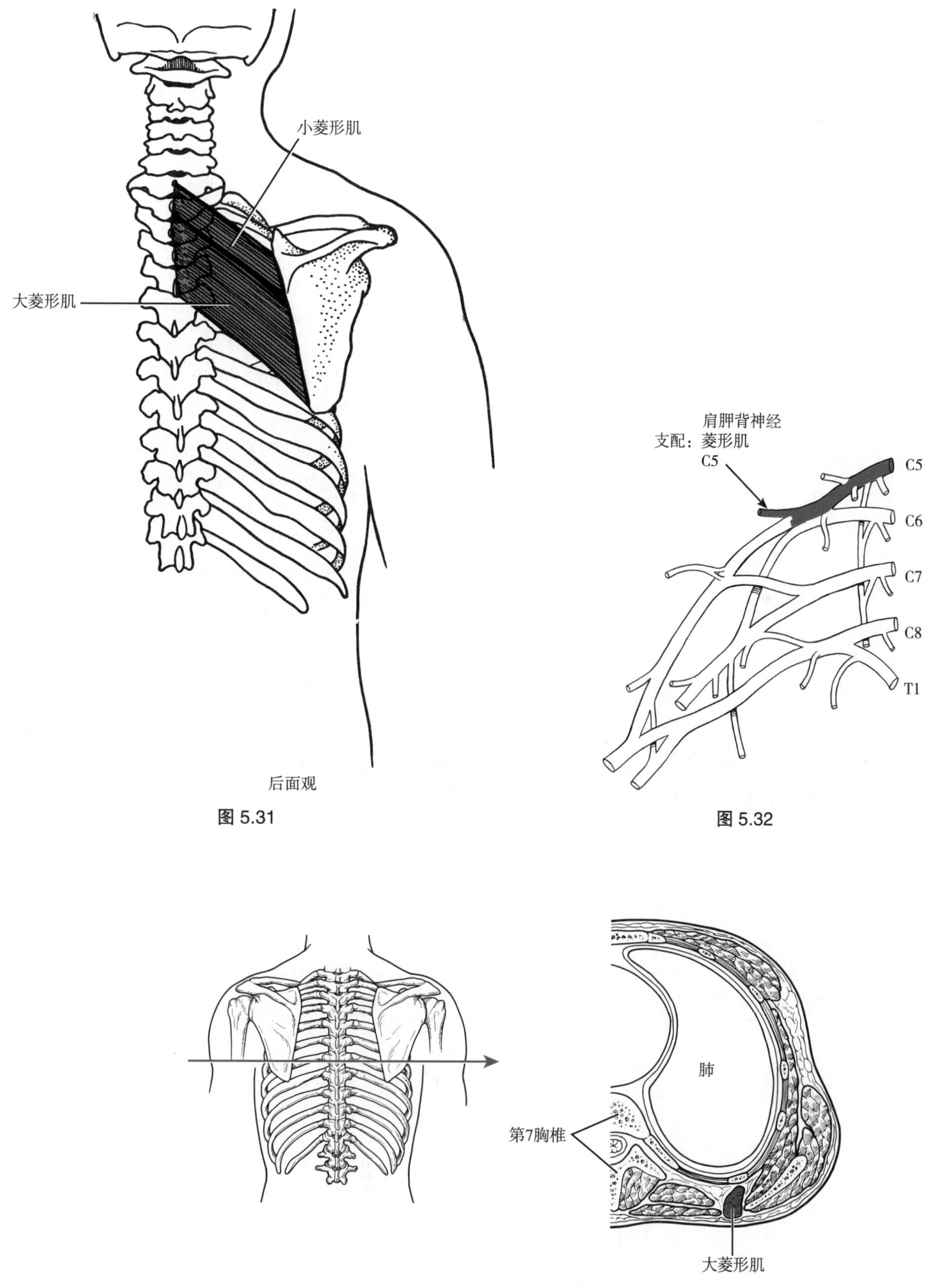

图 5.31

图 5.32

图 5.33　箭头指向所示横截面水平

活动范围

无可信数据。

表 5.5 **肩胛骨内收（回缩）和下回旋**

编号	肌肉	起点	止点	功能
125	**大菱形肌**	T2 ～ T5（棘突） 棘上韧带	肩胛骨（内侧缘上部）	• 肩胛骨内收（回缩） • 肩胛骨下回旋（关节盂向下）
126	**小菱形肌**	C7 ～ T1 （棘突） 项韧带（下部）	肩胛骨（内侧缘下部间隙）	肩胛骨内收 肩胛骨下回旋（关节盂向下）
其他				
127	肩胛提肌	见表 5.2		

这个针对菱形肌的测试已经成为一些临床讨论的焦点。Kendall 与其同事的证据指出，这些肌群通常是被低估的；换言之，它们的评分常差于它们的真实表现的 [13]。将菱形肌从肩胛骨或肩关节肌群中独立出来，特别与斜方肌和胸小肌区分并不容易。由于菱形肌仅由 C5 神经支配，测试正确的话可以明确神经根损伤的水平。作者首先介绍一种方法，随后介绍 Kendall 对菱形肌的另一种评估方法。

5 级、4 级和 3 级

患者姿势：俯卧位，为了舒适头可以转向任一侧。肩关节内旋，手臂内收跨过后背，肘关节屈曲，手掌放松放在背后（图 5.34）。

治疗师：站在被检查的一侧。让患者将手放在背后，然后再抬高几英寸（约 10cm）(3 级)，如果患者能成功完成这个动作，那么就在测试中施加阻力。如果患者的肩伸肌力量大于 3 级，那么治疗师施加阻力的手放在患者肱骨上的肘关节近端，阻力方向向外向下（图 5.35）。

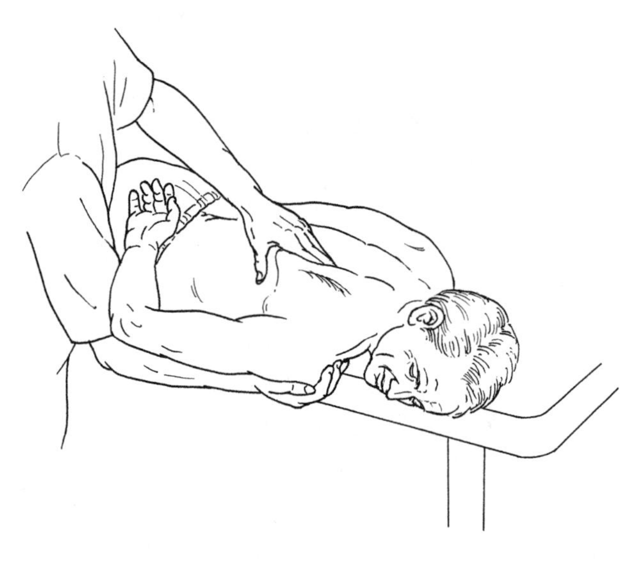

图 5.34

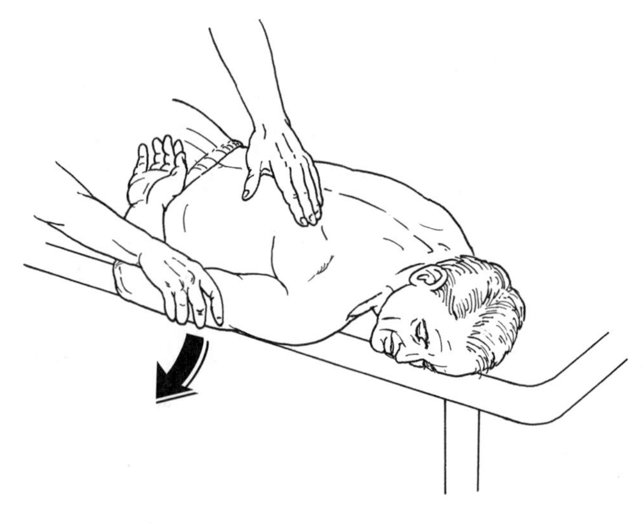

图 5.35

5 级、4 级和 3 级（续）

当肩伸肌肌力减弱时，测试者的手放在肩胛外侧缘（图 5.36）向下并向外施力。

触诊的手指放于肩胛骨内侧缘，触诊深层肌肉。

测试：患者将手向上抬离背部。手臂保持跨过背部的姿势，同时检查者在肘关节上施加阻力。当肌力比较大时，检查者的手会从肩胛骨的内侧缘下方被弹开（图 5.34）。

给患者的指示：“抬起你的手，维持住，不要让我把它推向下。”

分级

5 级：完成全范围活动并抵抗最大阻力（图 5.37）。强壮的菱形肌群收缩时治疗师手指会从肩胛骨下方被弹开。

4 级：完成全范围活动并维持抵抗中等阻力，治疗师手指通常会被弹开。

3 级：完成全范围活动但不能抵抗徒手阻力（图 5.38）。

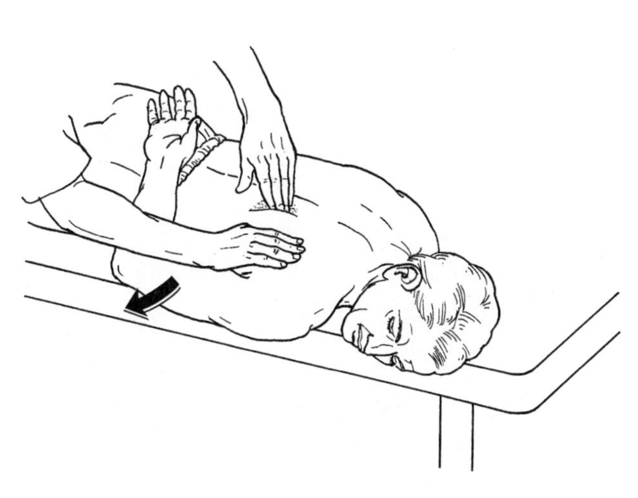

图 5.36

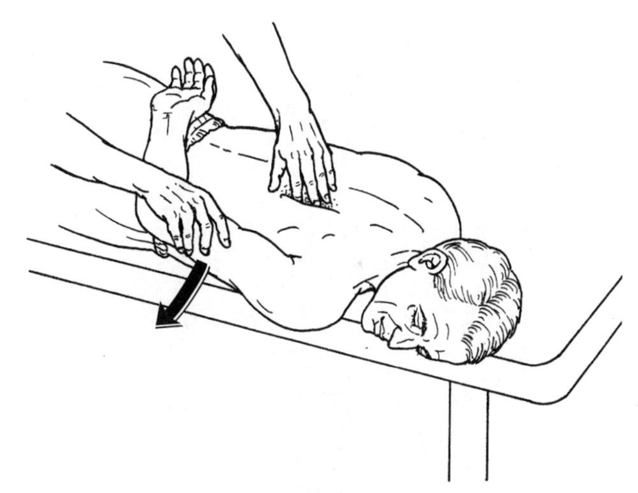

图 5.37

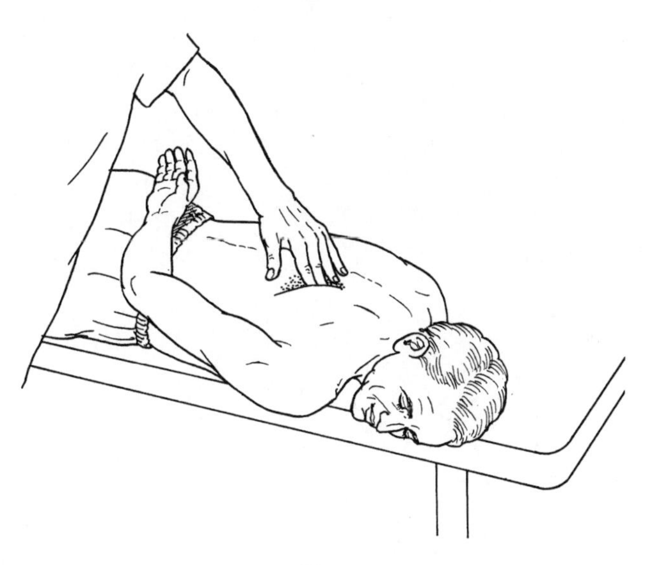

图 5.38

2 级、1 级和 0 级

患者姿势：短坐位，肩关节内旋，手臂向背后内收（图 5.39）。

治疗师：站在测试侧，握住患者手腕支撑手臂。在肩胛骨的内侧缘用指尖触诊肌肉。

测试：患者尝试移动手臂远离后背。

给患者的指示：“试着让你的手臂远离后背。”

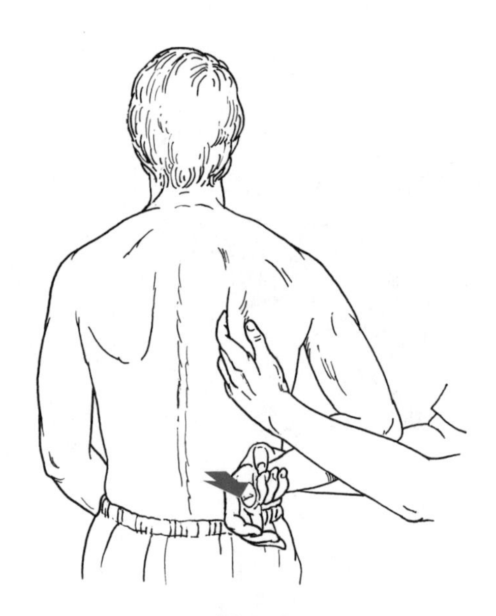

图 5.39

分级

2 级：完成全范围的肩胛活动。

1 级和 0 级：1 级触诊到肌肉收缩动作；0 级为肌肉没有反应。

Kendall 菱形肌替代测试 [13]

和菱形肌初步的测试一样，应先测试肩关节内收肌，保证它有足够的力量让手臂用来作为一个杠杆。

患者姿势：俯卧位，头可以转向测试侧，非测试侧的手臂外展，肘关节屈曲。测试侧手臂置于床缘。上臂（肱骨）完全内收外旋贴在身体一侧，肩关节伸直，肘关节完全屈曲。在此姿势下，肩胛骨内收、上提并下回旋（关节盂向下）。

治疗师：站在测试侧，一手呈杯状握住患者屈曲的肘部施加阻力，在肩胛骨外展并上回旋的方向施加阻力（向外向上，图 5.40）。另一手同时环绕肩关节并向肩胛骨下降的方向施加阻力。

测试：测试患者维持肩胛骨内收、上提并下回旋的能力（关节盂向下）。

给患者的指示：“维持手臂的姿势，不要让我将你的手臂拉动。”或“维持你现在的姿势；当我尝试拉动肩膀时，维持肩胛骨靠向的脊柱。”

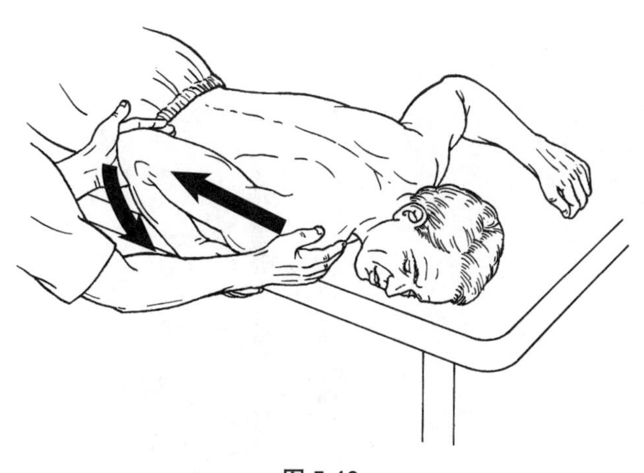

图 5.40

有益提示

- 菱形肌测试中施加在肱骨上的阻力朝向外侧，避免和背后推离试验（lift-off test），即肩胛下肌的诊断测试相混淆。
- 当把手放在背后进行菱形肌测试时，不允许患者用肘关节发力带动这个动作，因为这会激活肱骨的伸肌。
- Smith 等人 [10] 使用肌电检查了 11 名男性受试者，他们发现三角肌后部徒手肌力评定要比图 5.37 中演示的测试方法产生更多的菱形肌肌电活动。图 5.37 所示徒手肌力评定方法在背阔肌和肩胛提肌中产生了很大的肌电活动，斜方肌中部、三角肌后部和菱形肌产生了相等的肌电活动。
- Smith 等人 [10] 进行的坐位三角肌后部测试，利用菱形肌作为肩胛骨旋转肌和肩胛骨回缩肌，而俯卧位测试时，菱形肌只作为肩胛骨回缩肌 [14，15]。
- Kendall 测试（图 5.40）产生的菱形肌肌电要大于图 5.37 中演示的测试，但是这个差异可能没有统计学意义 [14]。

菱形肌推荐训练

- D2 对角线屈曲和伸展模式 [7]。
- 俯卧位宽握距背阔肌下拉 [15，16]。
- 俯卧位划船 [7，12]。
- 改良俯卧位眼镜蛇动作（俯卧位，手臂在身体两侧前伸，躯干向上立起，肩胛骨回缩，将手臂拉向足端）[12]。

背阔肌

这块又大又宽的肌肉在解剖学上有很复杂的作用，参与肱骨、肩胛骨和骨盆的许多运动。它是唯一一块连接了上肢和脊柱的肌肉（图 5.41 ～ 5.43，表 5.6）。它不参与单一的主动动作。它的活动由股骨和骨盆的固定所决定。例如，当肱骨固定时，背阔肌可以上提骨盆，这在坐在轮椅中用双臂支撑抬起臂部和滑动体位转移时很常见（图 5.45）。这是我们完成引体向上动作中的主要肌肉。当骨盆固定时，背阔肌对上肢的作用分三种方式。

1. 肩关节伸展。
2. 肩关节内收。
3. 肩关节内旋。

背阔肌还可以使肱骨下降，将肩关节从屈曲姿势移动到内旋、内收和伸展姿势。读者还可以在本章的其他部分阅读到关于背阔肌的相关功能，这进一步证明了这块肌肉的重要性和复杂性。

背阔肌同时辅助用力呼气和深吸气。

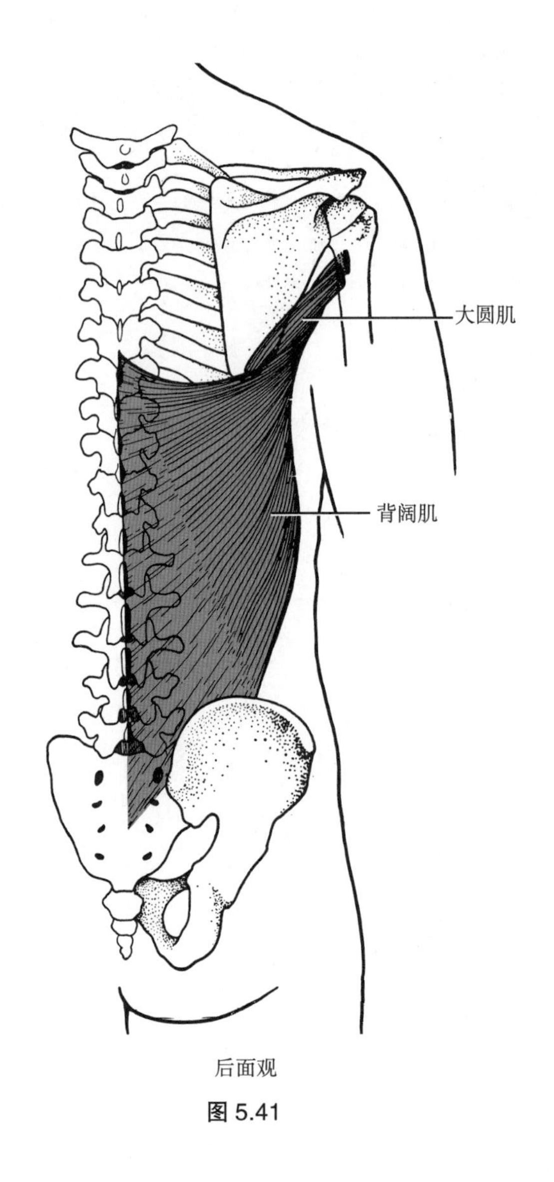

图 5.41

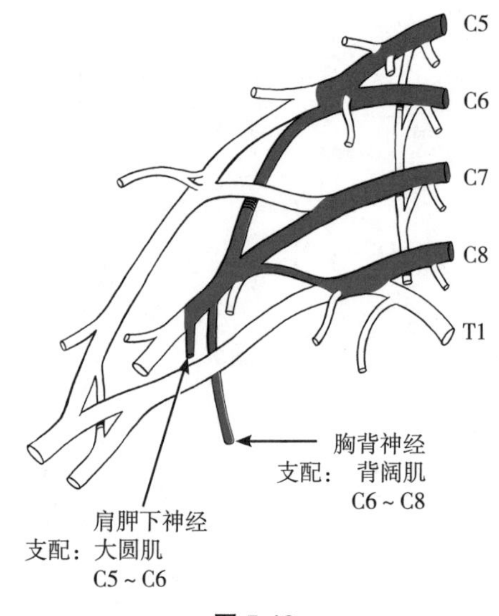

图 5.42

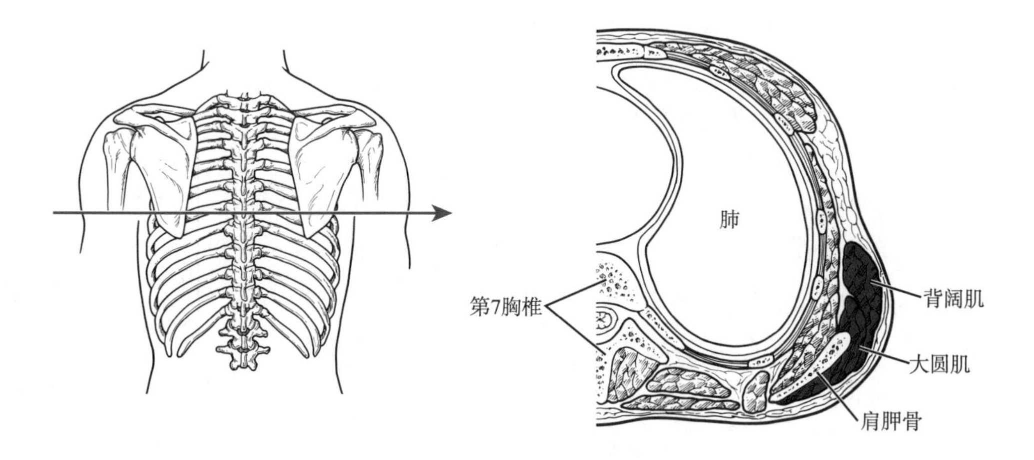

图 5.43　箭头指向所示横截面水平

表 5.6　**背阔肌**

编号	肌肉	起点	止点	功能
130	背阔肌	第 7 ～ 12 胸椎、胸腰筋膜、髂嵴、第 9 ～ 12 肋	肱骨前方，结节间沟的下部空隙	肩关节伸展、内收和内旋 脊柱过伸 用力呼气和深吸气 上肢固定时骨盆上提

5 级、4 级、3 级、2 级、1 级和 0 级

患者姿势：俯卧位，头转向测试侧；手臂放在身体两侧，肩关节内旋（手掌向上）。

治疗师：站在测试侧。要求患者手臂上抬到肩关节伸展和内收位（手臂贴近躯干）（3 级）。如果可以完成全范围活动，则施加阻力。肩关节伸展、内收和肘关节屈曲时，治疗师将手放在患者前臂内侧，腕关节的上方，朝着外展和轻度屈曲的方向施加阻力（向外向下）（图 5.44）。不需要额外的固定。

测试：患者将手臂上抬到伸展和内收位（贴近躯干）。

给患者的指示：“手臂维持这个姿势，不要让我移动它。”

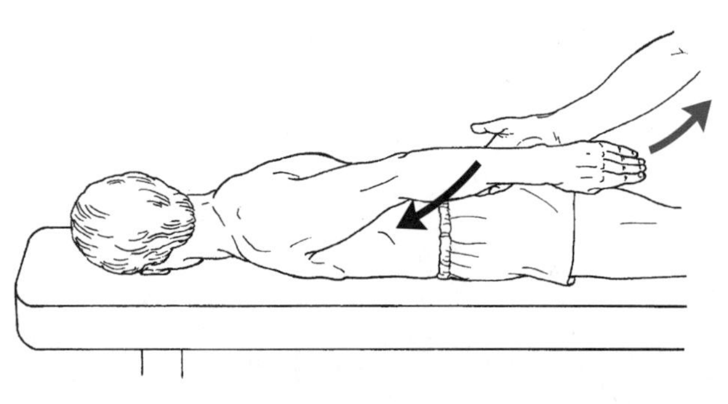

图 5.44

分级

5 级：患者抵抗最大阻力维持在测试姿势（图 5.44）。

4 级：患者抵抗中等阻力维持在测试姿势。

3 级：不抵抗阻力完成全范围活动。

2 级：可以观察到动作但活动范围有限。

1 级：有肌肉活动。

0 级：没有动作和肌肉收缩。

背阔肌替代测试

如前文所说，当上肢固定时，可以通过背阔肌的动作来产生躯干骨盆的上提，如使用拐杖行走或者坐位时的抬起臀部。

患者姿势：短坐位，手臂内收贴近躯干，手掌平放在治疗床面上并靠近髋关节（图 5.45）。

如果患者的手臂太短无法做出这个姿势，可提供一个支撑架。

治疗师：站在患者身后。手指在胸壁外侧腰部上方触诊背阔肌（图 5.45）。

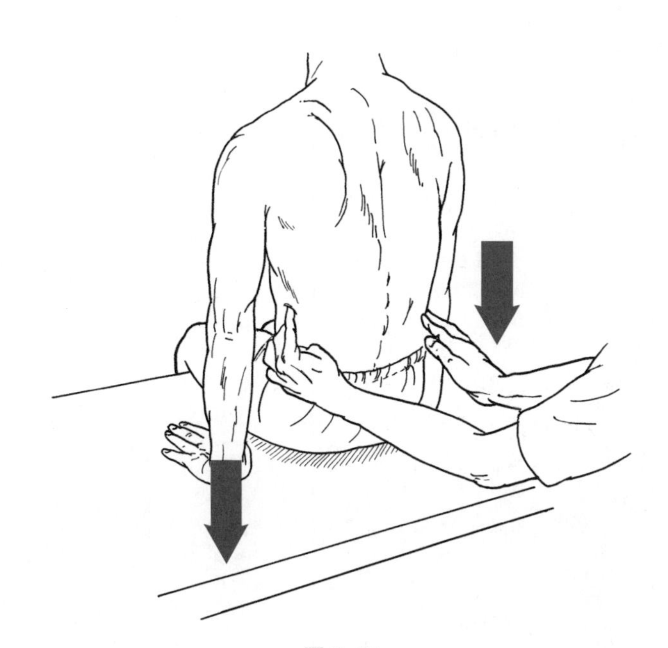

图 5.45

测试：患者双手下压支撑使身体向上（图 5.45）。

给患者的指示：“臀部离开床面，手臂贴近身体两侧。”

分级

3 级、4 级和 5 级：患者臀部可以离开治疗床。

背阔肌推荐训练

- 引体向上 [17]。
- 背阔肌下拉 [17]。
- 反向划船 [17]。
- 推举 [7]。
- 弹力管辅助下的站立位 0° ～ 90° 伸展训练 [7]。

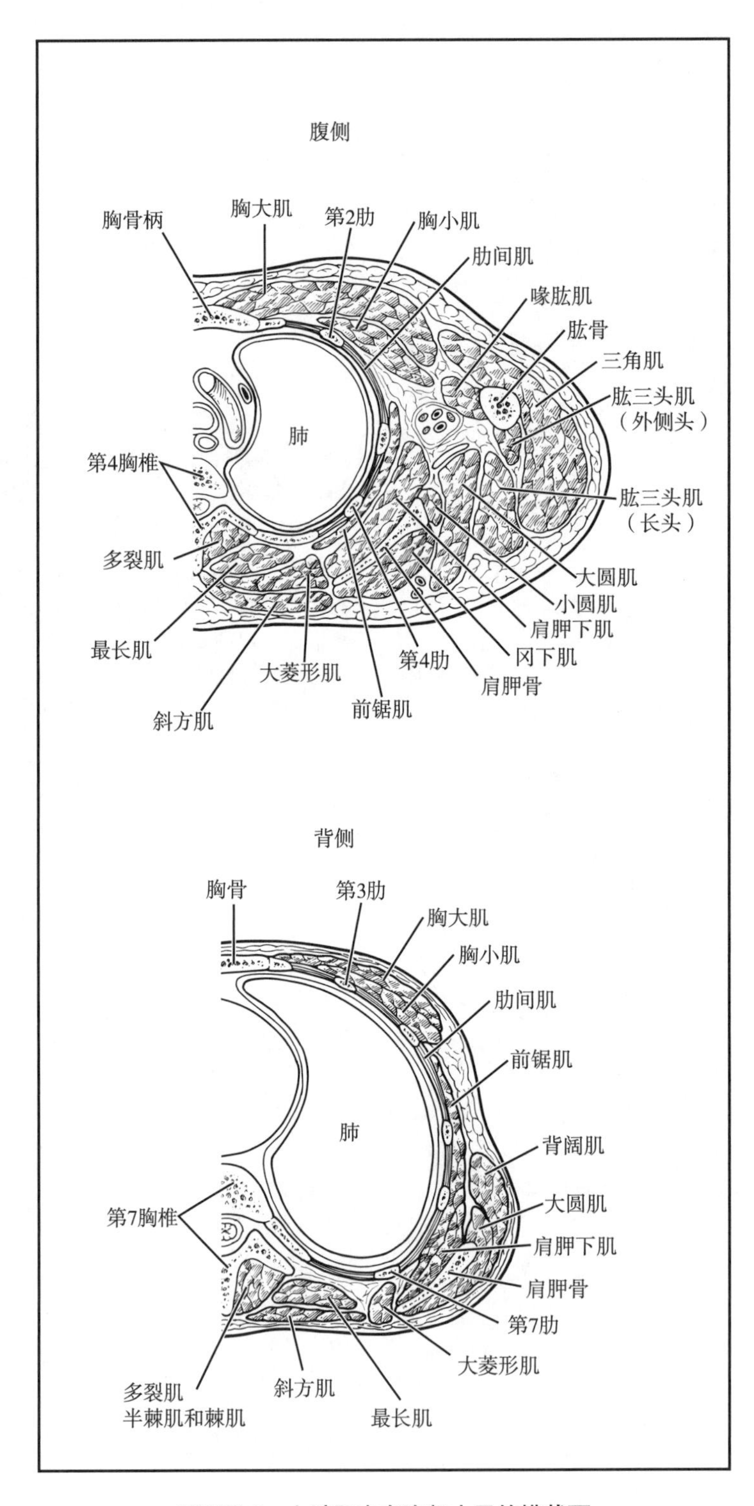

平面图 3　上臂肌肉在胸部水平的横截面

三角肌测试概述

三角肌由 3 部分组成（前、中、后），具有多种稳定性和灵活性的功能，将肱骨头固定在了关节盂上。三角肌可以单独也可以作为一个整体来产生作用。3 部分一起运动产生手臂挥动的动作，预防手臂持物时肱骨头向下脱位 [18]。3 部分同时作用可以产生肩关节外展。前部可以产生肩关节屈曲和内旋（internal rotation，IR），后部可以产生肩关节伸展和外旋 [1]。前部与肩袖肌群一起将手臂在屈曲和外展位上上举。三角肌中部是很强的肩外展肌，而后部也是一块很强的肩伸肌（与背阔肌和大圆肌共同作用），也是一块有较小作用的水平外展肌。三角肌可以使肱骨伸展超过中线，但是背阔肌没有这个功能。

肩关节屈曲

三角肌前部、肩袖、胸大肌锁骨部和喙肱肌＊

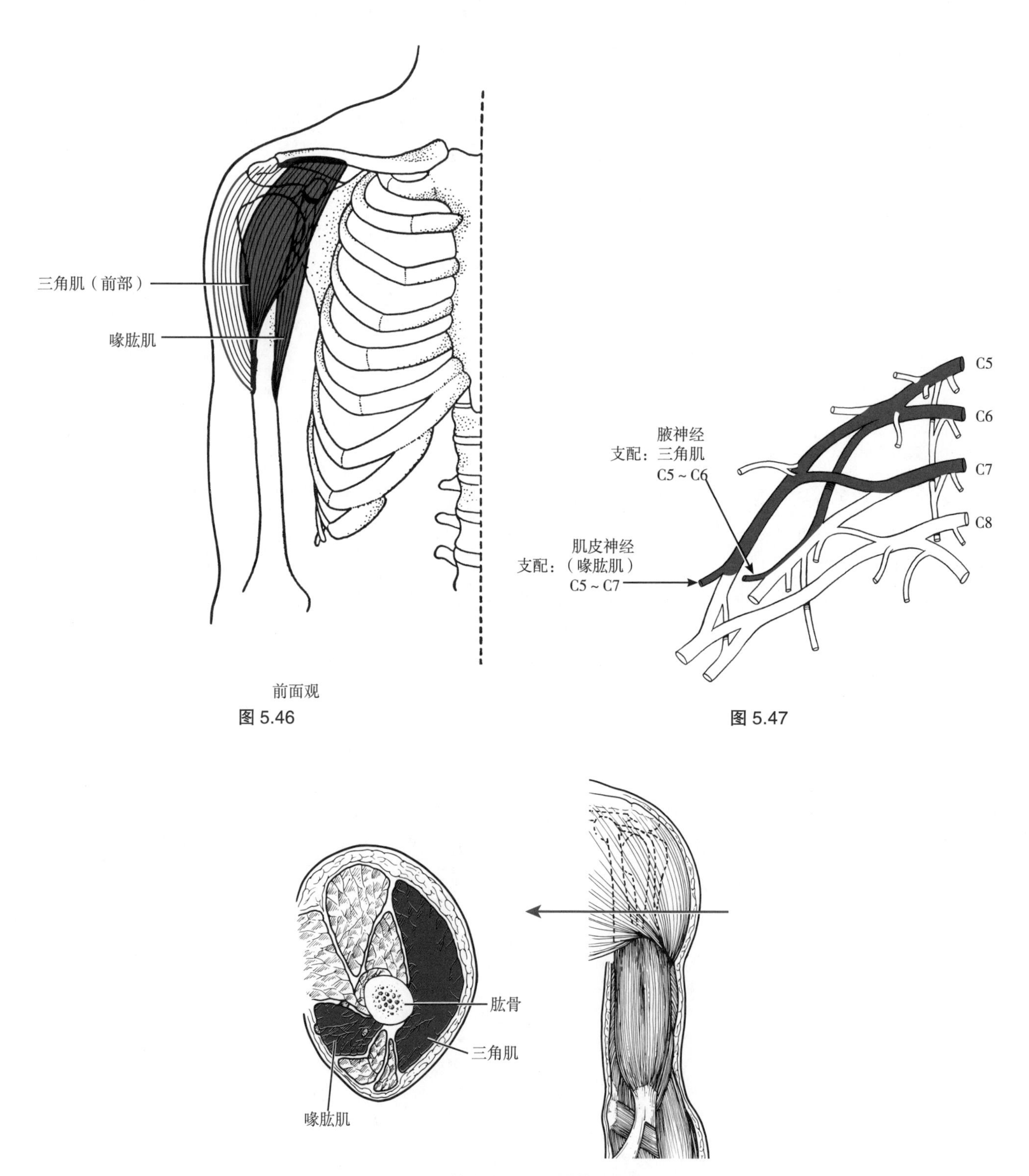

图 5.46

图 5.47

图 5.48 箭头指向所示横截面水平

注：＊喙肱肌无法单独分离出来，同时也无法真正地被触诊到。它没有独特的功能，一般情况下被认为是一块肩关节屈肌和内收肌，所以被列在这里。

活动范围
0° ~ 180°

表 5.7 **肩关节屈曲**

编号	肌肉	起点	止点	功能
133	**三角肌（前部）**	锁骨（外 1/3 骨干前上缘）	肱骨（三角肌粗隆）	肩关节屈曲和内旋（前部） 三角肌可以使肱骨头向上移动 肩关节水平内收（前部）
139	喙肱肌	肩胛骨（顶点在喙突）	肱骨（骨干，中段 1/3 的内侧面）	肩关节屈曲 肩关节内收
131	胸大肌（锁骨部）	见表 5.4		锁骨部： 肩关节屈曲 肩关节水平内收 肩关节内旋
其他				
135	冈上肌	肩胛骨（冈上窝，内侧 2/3） 冈上肌筋膜	肱骨（大转子） 盂肱关节囊	将肱骨头稳定在关节盂内（和另一块肩袖肌肉） 肩关节屈曲 肩关节外展 肩关节外旋
	肱二头肌长头和短头	见表 5.13		

当肩关节活动范围越来越大时，三角肌前部在较大的外展活动度（120°）可以产生更多的肩关节外展力量[19]，最大的力量出现在肩关节屈曲手臂高于水平面时，而冈上肌在肩关节外展活动度较小时则是一块更主要的外展肌。冈上肌在肩关节屈曲时可以作为一块肱骨头下降肌[20]。三角肌中部同时也可以在更大的肩关节屈曲时稳定盂肱关节。

5 级、4 级和 3 级

患者姿势：短坐位，手放于身体两侧，肩关节略屈曲，前臂旋前。

治疗师：站在测试侧，要求患者手臂向前向上举到肩关节高度（90°），保持肘关节伸直。如果可以完成全范围的动作（3 级），那么将手臂放在测试姿势（90°）并施加适当的阻力。手环握在肱骨远端的肘关节近端给予垂直下压的力。另一手可以固定肩部（图 5.49）。

测试：肩关节屈曲至 90°，不要出现旋转或水平方向的动作（图 5.52）。肩胛骨应该前伸并上回旋。

给患者的指示：“向前抬起你的手臂到肩膀高度，维持住，不要让我把它压下去。”

分级

5 级：抵抗最大阻力维持在测试位置（90°）。

4 级：抵抗中到重度阻力维持在测试位置。

3 级：无阻力情况下完成测试范围（90°）活动（图 5.50）。

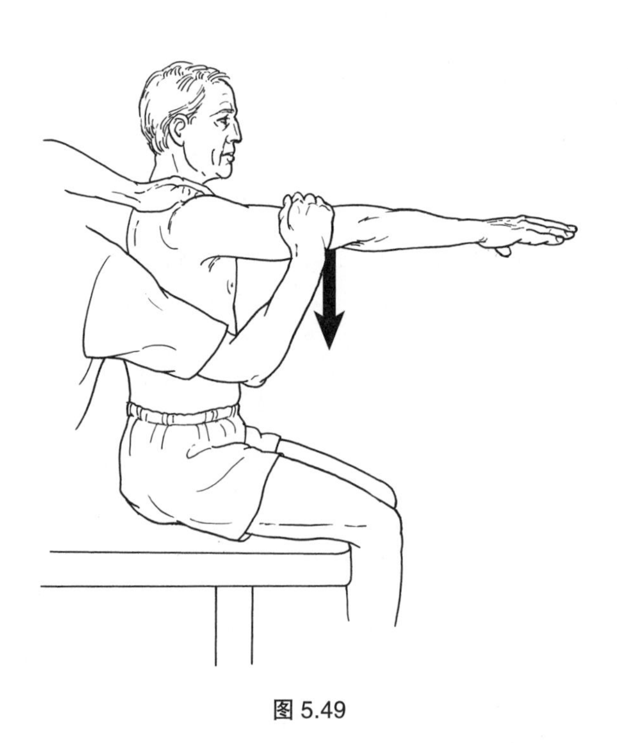

图 5.49

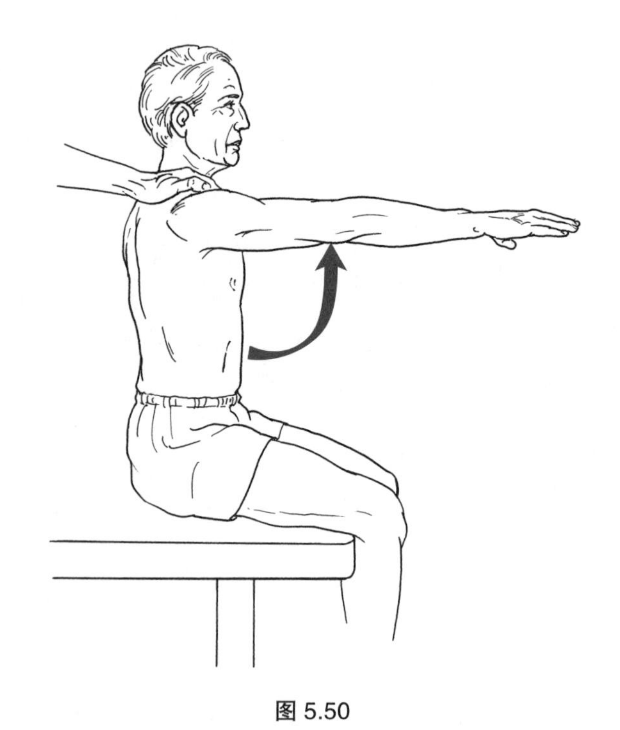

图 5.50

2 级、1 级和 0 级

患者姿势：侧卧位，测试侧在上方。

治疗师：患者侧卧，以去除重力的作用，站在患者身后，抱住患者的肘关节。之后让患者屈曲肩关节（可能还需要使用一块泡沫板）。

测试：患者尝试屈曲肩关节。

给患者的指示："试着抬起你的手臂。"

1 级和 0 级

治疗师：站在患者身后，触诊的手指放在肩关节上方，即三角肌的前部和上方（图 5.51）。

分级

2 级：去重力位下，完成全范围的关节活动。

1 级：测试者在三角肌前部感觉或看到肌肉收缩动作，但没有关节活动。

0 级：没有肌肉收缩活动。

代偿动作

- 三角肌无力的患者可能尝试外旋肩关节，并且用肱二头肌来屈曲肩关节（图 5.52）。为了避免这种情况，手臂应维持在内外旋的中立位。
- 尝试用斜方肌上部来代偿动作，结果导致肩关节上提。
- 尝试用胸大肌来代偿动作，结果导致肩关节水平内收。
- 需要注意的一点是，胸大肌代偿完成肩关节屈曲的动作，但最多只能到屈曲 70° 的位置。
- 患者可能身体向后倾来上提肩带以协助屈曲。

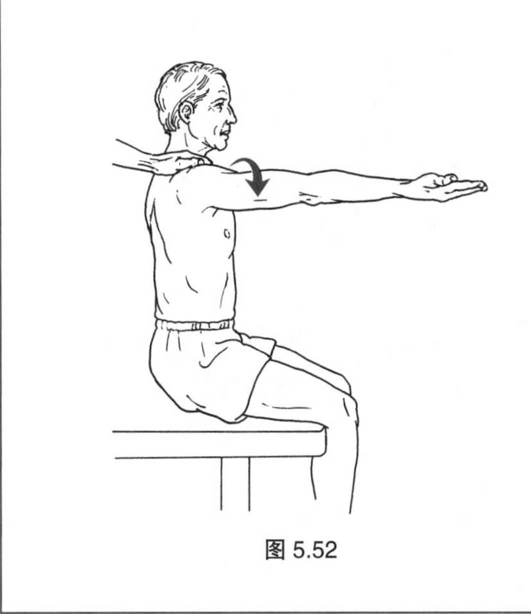

图 5.52

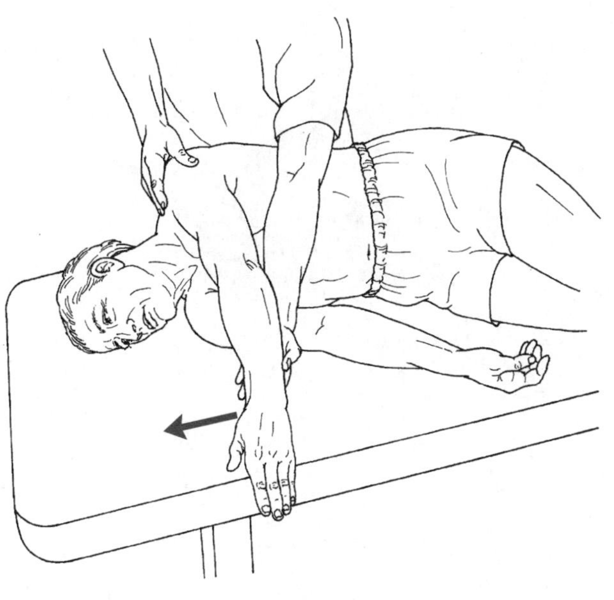

图 5.51

三角肌前部和冈上肌推荐训练

- 俯卧撑（40% ～ 50%MVC）[21]。
- 28° ～ 90° 之间的推举，例如哑铃推举[22, 23]。
- 超等长俯卧撑（60% ～ 70%MVC）[21]。
- 空罐和满罐[8, 24, 25]。满罐可以产生更少的三角肌激活。
- 慢速，控制下的肩关节屈曲至 90° ～ 125° [24]。
- 俯卧位肩关节外旋，水平外展至 100° [8]。
- 直立位划船[26]。

肩关节伸展

三角肌后部、背阔肌、大圆肌和肱三头肌长头

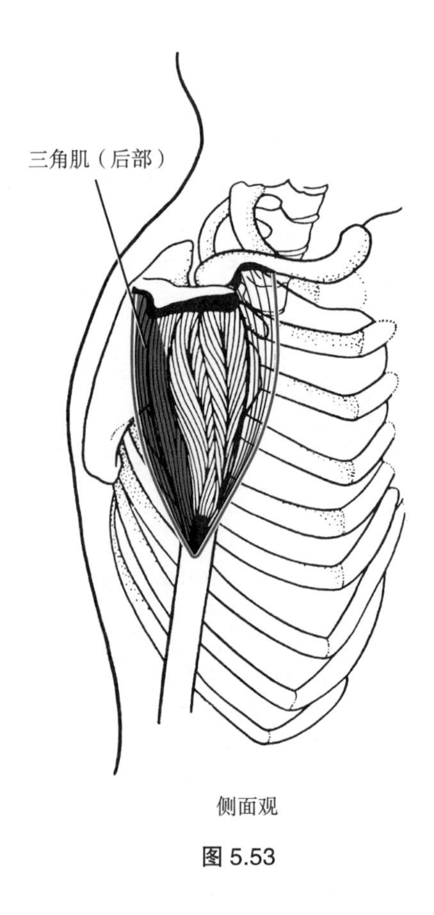

图 5.53

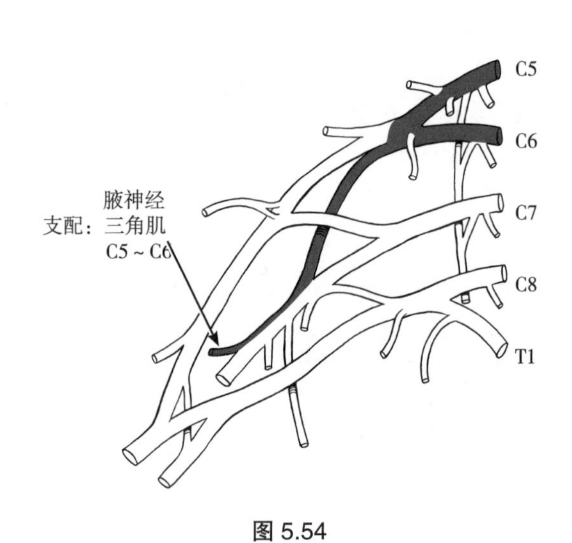

图 5.54

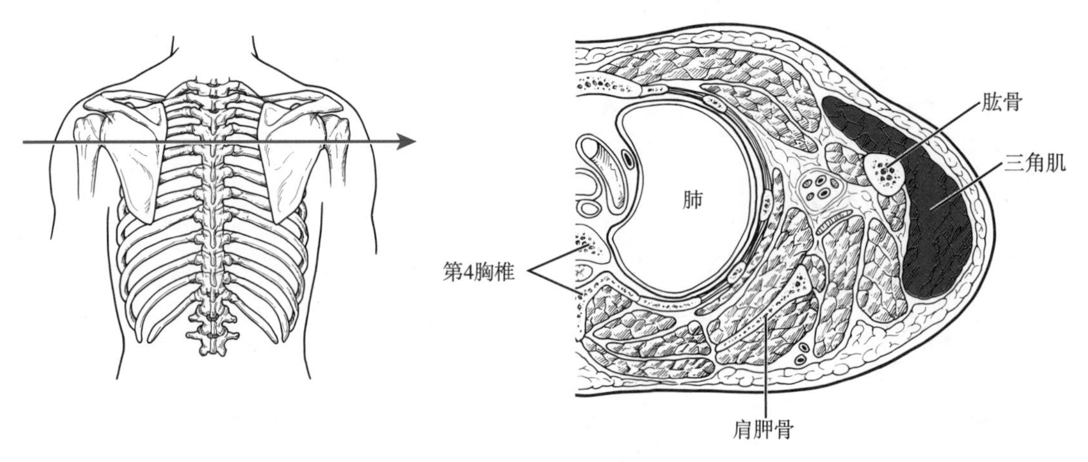

图 5.55　箭头指向所示横截面水平

活动范围
0° ～ 45° （最高达到 60° ）

表 5.8 **肩关节伸展**

编号	肌肉	起点	止点	功能
133	**三角肌（后部）**	肩胛骨（外侧缘和后侧）	肱骨（通过肌腱止于三角肌粗隆）	伸展和外旋 三角肌后部使肱骨头向上移动 肩关节水平外展
130	背阔肌	T6 ～ 12、L1 ～ L5，骶椎（棘突）棘上韧带 第 9 ～ 12 肋（通过分支与腹外斜肌相交错） 髂骨（髂嵴后侧） 胸腰筋膜	肱骨（结节间沟） 臂深筋膜	肩关节伸展（从屈曲位） 内收和内旋
138	大圆肌	肩胛骨（下角的背侧面）	肱骨（结节间沟，内侧唇）	肩关节从屈曲位伸展 肩关节内旋 肩关节内收和伸展
其他				
142	肱三头肌（长头）			

三角肌后束是一块强壮的肩关节伸肌，在肩关节伸展至水平面之前能发挥最大的作用（手臂向下）。三角肌后部是肩关节过伸的主动肌，因为胸大肌和背阔肌都无法让肩胛骨伸展超过解剖学中立位。这种过伸的功能让患者可以够到身体后方的臀部及以下部位[18]。三角肌后部在矢状面内与三角肌前部（屈曲）相对抗，是一块强壮的肩关节外旋肌（当上臂上抬至肩胛骨平面时可以达到 80% 的用力程度）[1]。

5 级、4 级、3 级和 2 级

患者姿势：俯卧位，双臂放在身体两侧，肩关节内旋（手掌向上）（图 5.56）。

治疗师：站在测试侧，让患者尽量向上抬高手臂。如果可以完成全范围的运动（3 级），将手臂放在接近终末端的位置，施加适当的阻力。治疗师施加阻力的手放在患者肘关节上方的手臂后侧（图 5.57）。

测试：患者将手臂抬离床面，保持手臂伸直（图 5.58）。

给患者的指示：“尽可能抬高你的手臂，维持住，不要让我把它压向下。”

分级

5 级：抵抗最大阻力维持在测试姿势。

4 级：抵抗强阻力维持在测试姿势。

3 级：没有阻力下完成全范围关节活动。

2 级：完成部分范围关节活动。

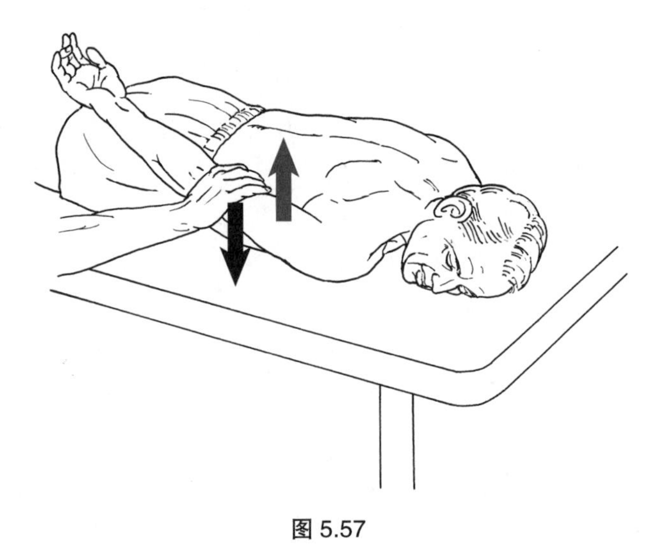

图 5.57

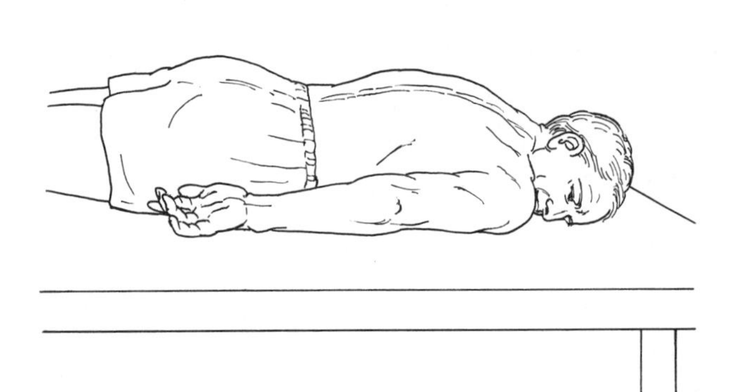

图 5.56

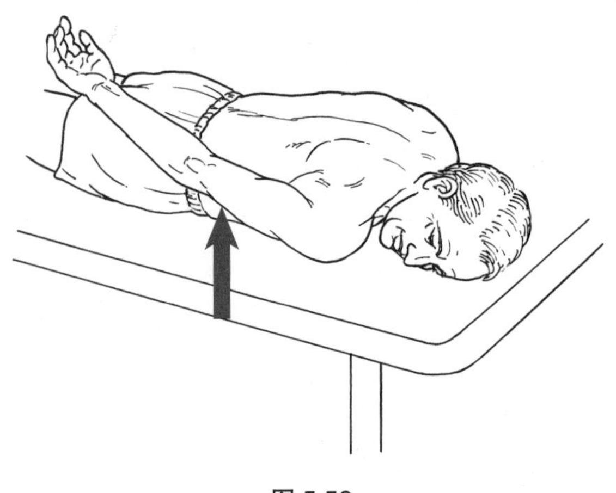

图 5.58

1 级和 0 级

患者姿势：俯卧位，两侧肩关节内转，手臂放于身体两侧（手掌向上）。

治疗师：站在测试侧。手指放在患者上臂的后缘（三角肌后部）触诊。

在肩后侧略高于腋下处触摸到三角肌后部。在肩胛骨外侧缘略低于腋下处触诊大圆肌。大圆肌是这两块肌肉中较低的一块，在这个点它进入腋下并形成腋窝的后下缘。

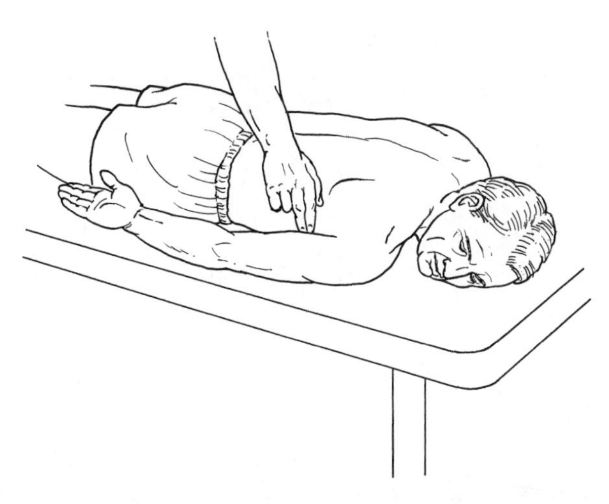

图 5.59

测试：

患者尝试从床面抬起手臂。

分级

1 级：触及参与肌群的收缩，但肩关节没有产生动作。

0 级：参与的肌群没有收缩反应。

三角肌中部和后部推荐训练

- D1 对角线模式的伸展[7]。
- D2 对角线模式的屈曲[7]。
- 俯卧撑[7]。
- 俯卧位肩关节上提（手臂过顶上举与斜方肌下部成一条直线）[7，24]。
- 肩关节内旋[24]、外展 30°，同时肘关节伸展，接着肩关节伸展。
- 肩关节伸展、内旋。
- 侧卧位，上侧肩关节外展 0° 时的肩关节外旋[7]。
- 空罐[24]。
- 45° 斜线划船。

肩关节外展

三角肌中部和冈上肌

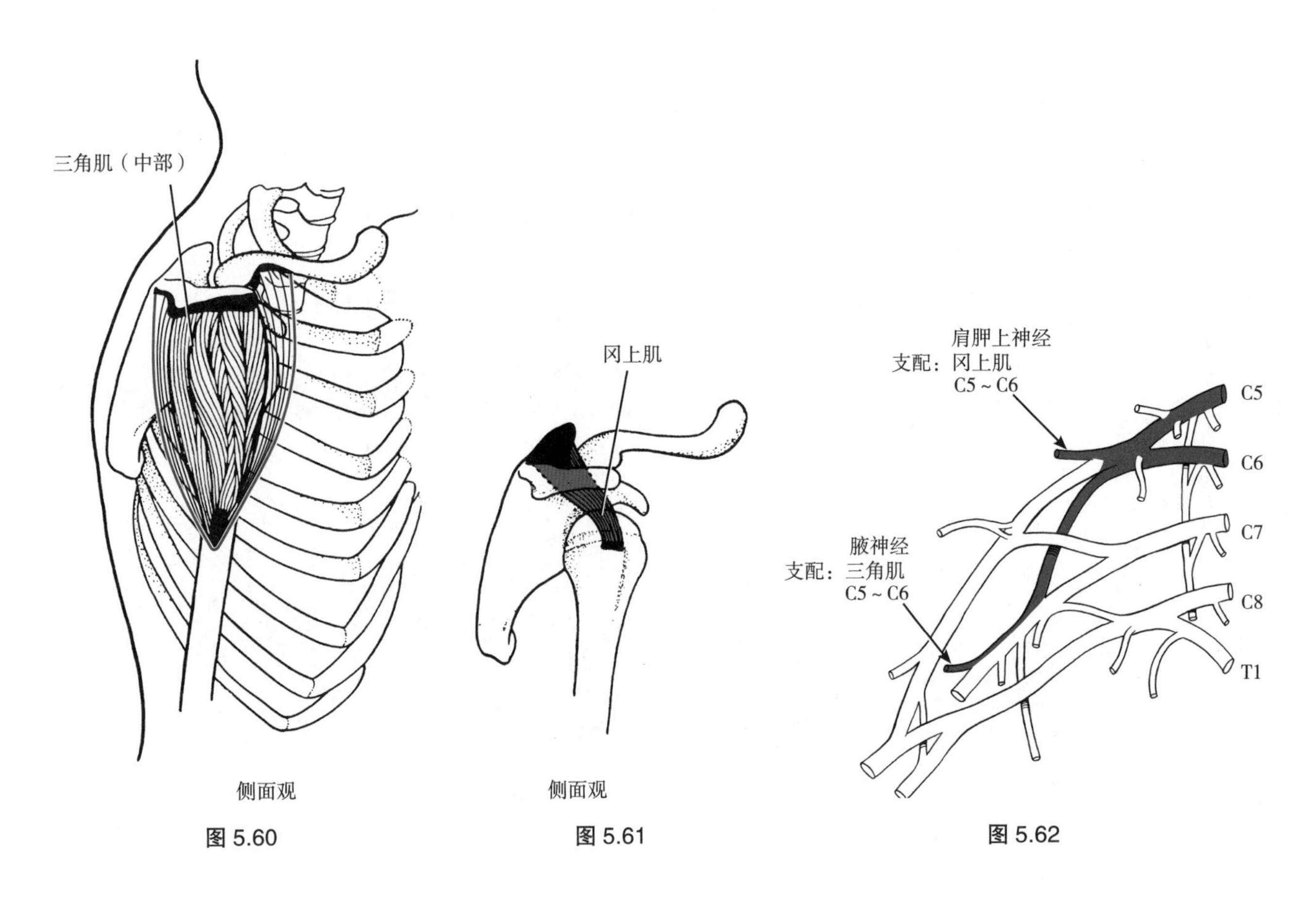

图 5.60　　图 5.61　　图 5.62

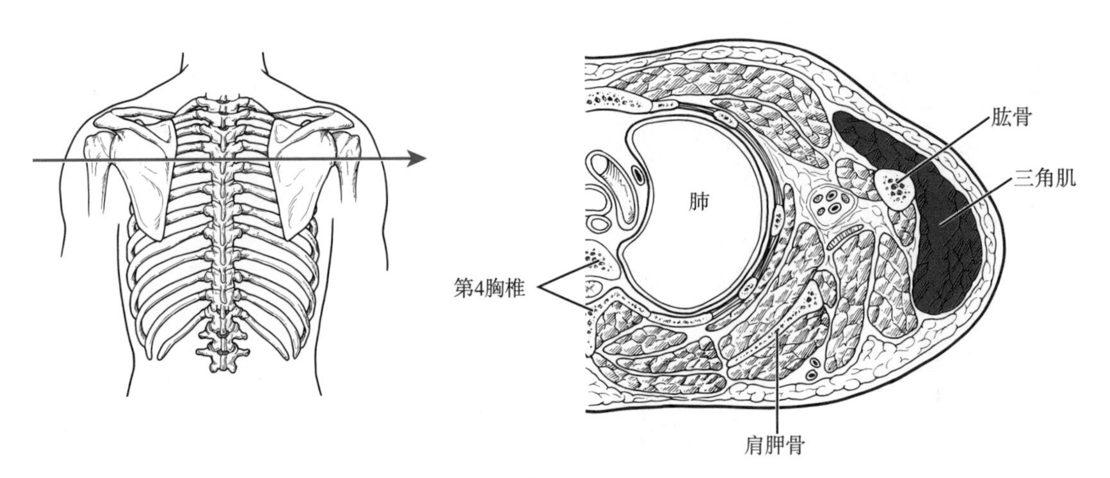

图 5.63　箭头指向所示横截面水平

活动范围
0° ～ 180°

表 5.9 **肩关节外展**

编号	肌肉	起点	止点	功能
133	**三角肌（中部）**	肩胛骨（肩峰、外侧间隙、上方和肩胛冈）	肱骨（通过肌腱止于三角肌粗隆）	肩关节外展（盂肱关节）：主要通过中部、前部和后部肌肉稳定悬臂位置
135	冈上肌	肩胛骨（冈上窝内侧 2/3）	肱骨（大结节） 盂肱关节囊	将肱骨头维持在关节盂内（和其他的肩袖肌肉一起） 肩关节外展 肩关节外旋
	肱二头肌长头（肱骨外旋时）			
其他				
	其余肩袖肌肉：冈下肌、小圆肌和肩胛下肌			肱骨头下降

在冠状面内，三角肌中部可以完成肩关节的外展。还和三角肌后部一起完成肩关节的水平外展。三角肌中部的横截面比前部和后部都要大。冈上肌和其他的肩袖肌一起对抗三角肌中部将肱骨头向上提 [27]。

冈上肌测试

冈上肌损伤的诊断存在很多的争议。空罐试验和满罐试验是检查冈上肌的两个试验。满罐试验时，手臂外旋（拇指向上）。空罐试验手臂内旋（拇指向下）。在两个试验中，肩关节都处于屈曲 30° 同时外展的姿势。一项关于满罐试验和空罐试验的荟萃分析指出 [28]，空罐试验在诊断冈上肌腱炎或撞击时特异性和有效性不足。但可以很好地识别增厚或者巨大撕裂，尤其是在出现力量薄弱时（敏感度 41%；特异性 70%）[29]。而且，空罐试验和满罐试验的测试姿势在进行病理识别时不具备数据上的差异，因为冈上肌会在旋转中立位时产生外展的力矩 [30]。

5 级、4 级和 3 级

患者姿势：短坐位，手在身体两侧，肘关节轻度屈曲。

治疗师：站在患者身后，要求患者手臂向外上抬到肩关节水平，同时手臂保持旋转中立位，肘关节伸直。如果可以完成全范围活动，则继续进行 5 级测试。手环握住患者肘关节，在略高于肘部的位置施加垂直向下的阻力（图 5.64）。

测试：患者外展手臂至 90°。

给患者的指示：“向外向上抬起手臂至肩膀高度，坚持住，不要让我把它压下去。”

分级

5 级：抵抗最大的阻力维持在测试姿势。

4 级：抵抗强阻力维持在测试姿势。

3 级：不抵抗阻力的情况下外展至 90°（图 5.65）。

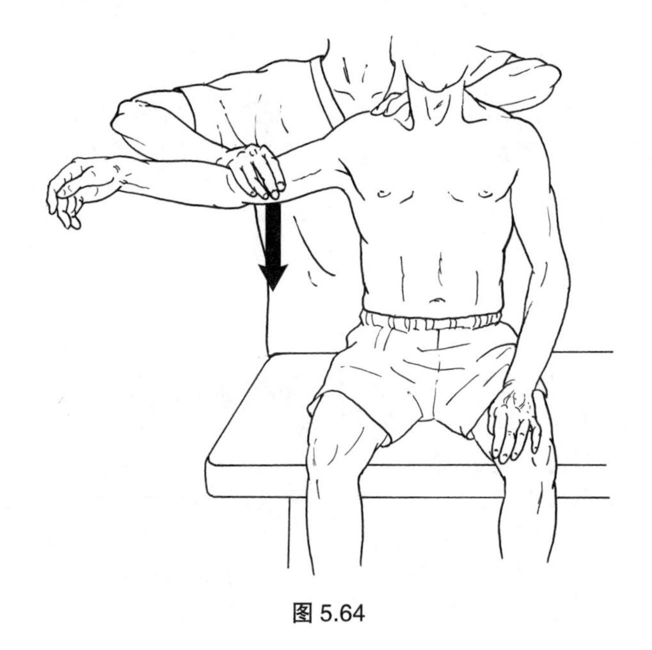

图 5.64

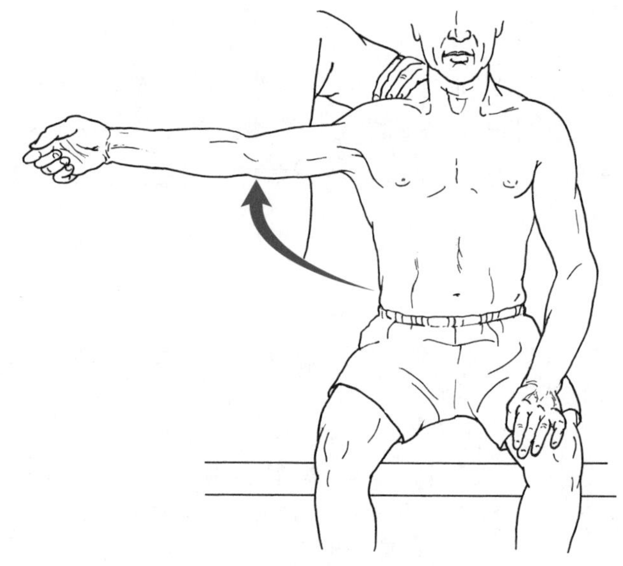

图 5.65

2 级

患者姿势：仰卧位，双臂放在身体两侧的治疗床上，旋转中立位（拇指朝外）（图 5.66）。

治疗师：站在患者测试侧（图中治疗师站在了非测试侧，以清楚地演示测试步骤）。触诊的手放在三角肌中部，即肩峰外侧，关节的上方。

测试：患者在不产生肩关节旋转的情况下，尝试在治疗床面上滑动手臂使手臂外展（图 5.66）。可以在手臂下方放一块泡沫板或者毛巾以减少摩擦力。

给患者的指示：“尝试将你的手臂向外侧滑动。”

分级

2 级：在去重力位完成全范围活动，或者在肘关节伸直时无法将手臂外展到 90°（无法对抗手臂伸直时的重量）。

1 级和 0 级

患者姿势：仰卧位，手臂放在身体两侧，肘关节轻度屈曲。

治疗师：站在治疗床一侧。在上臂的上 1/3 处触诊三角肌（图 5.67）。

分级

1 级：触诊到或者可以看到三角肌收缩，但没有产生动作。

0 级：没有收缩动作。

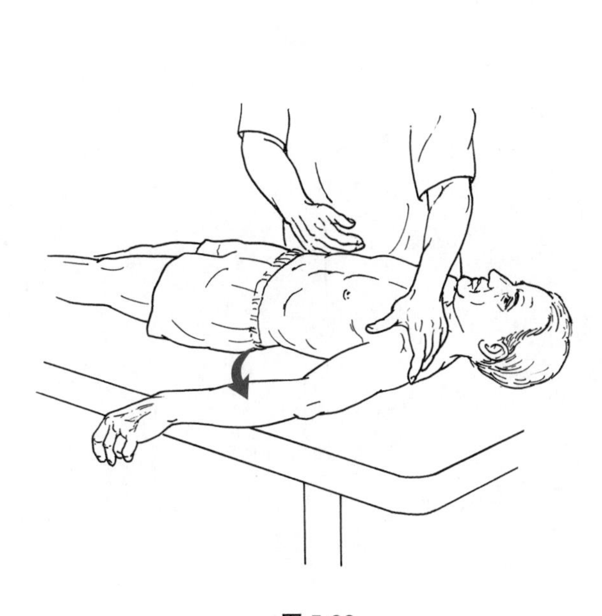

图 5.66

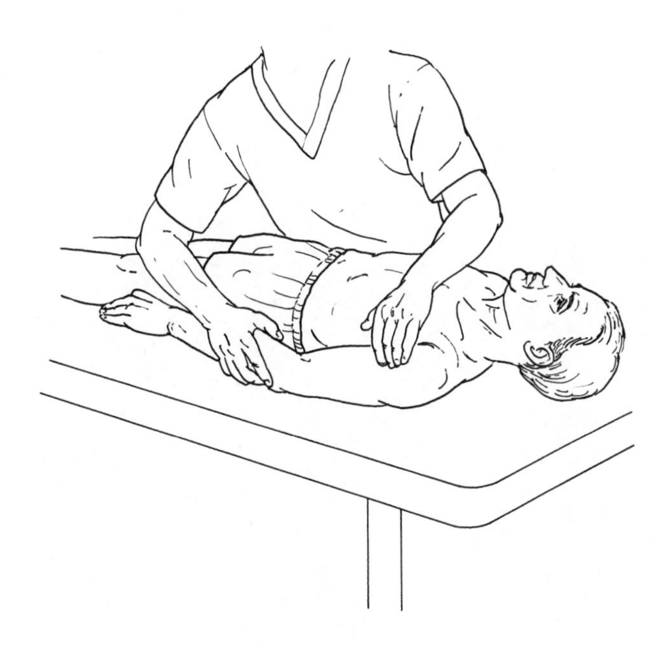

图 5.67

肱二头肌代偿

当患者使用肱二头肌代偿时，肩关节会产生外旋，肘关节屈曲。手臂会上抬，但不是通过外展肌的作用。为了避免这种代偿，可以在肘关节轻度屈曲时进行这个测试，但测试过程中不允许出现肱二头肌的代偿。

三角肌中部和冈上肌推荐训练

- 肘关节屈曲至 125° [24]。
- 俯卧位肩关节全范围外旋时，肩关节水平外展至 100° [8，25]。
- 站立位上肢外旋 [25]。

有益提示

- 将头转向对侧，颈部伸展使斜方肌放松，让冈上肌更容易被触诊。
- 三角肌和冈上肌具有联动性，当一个在做外展动作时另一个也同时做此动作。只有当冈上肌可疑无力时才需要触诊。
- 避免肩上提或侧弯躯干到对侧，因为这些动作将增加肩关节外展的错觉。
- 由于冈上肌腱位于肱骨头和肩峰之间的最容易受伤的位置，因此冈上肌腱是所有肩袖肌肉中最容易受伤的部位 [29]。
- 当患者手臂从垂在身体两侧开始做外展动作时，冈上肌首先被激活 [20]。它的功能是防止肩关节外展时三角肌拉动肱骨头向上方运动 [31]。
- 冈上肌活动最大峰值出现在肩关节外展 90° 时，这时重力作用最大同时肩关节压力也相对的最大 [20，32]。
- 肩关节外展 90° 时，冈上肌最大等长收缩力是 175N[32]。

肩关节水平外展

三角肌后部

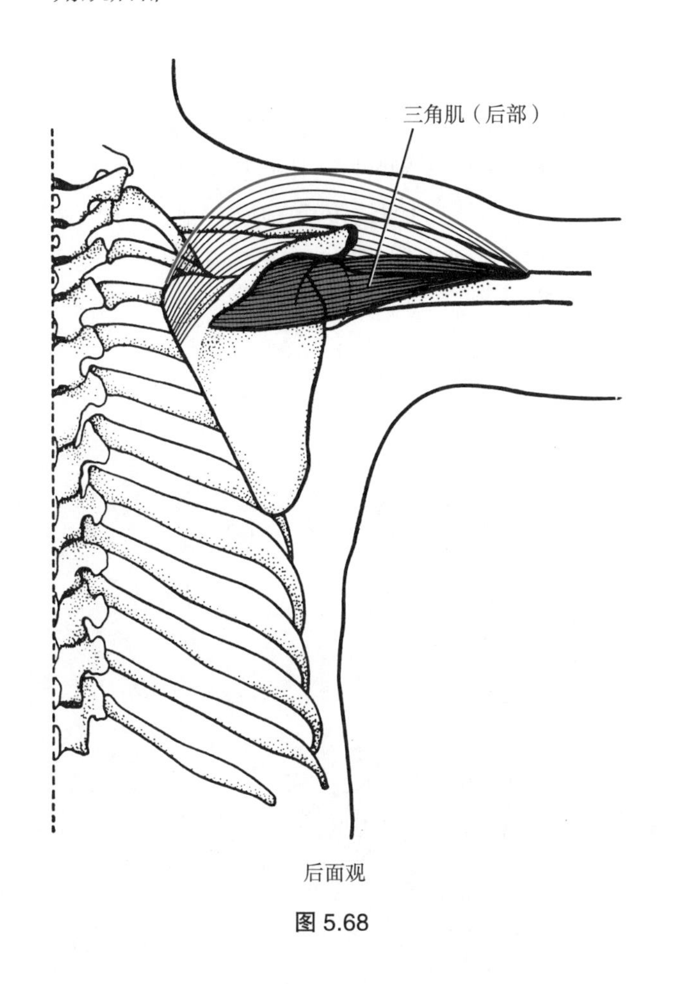

后面观

图 5.68

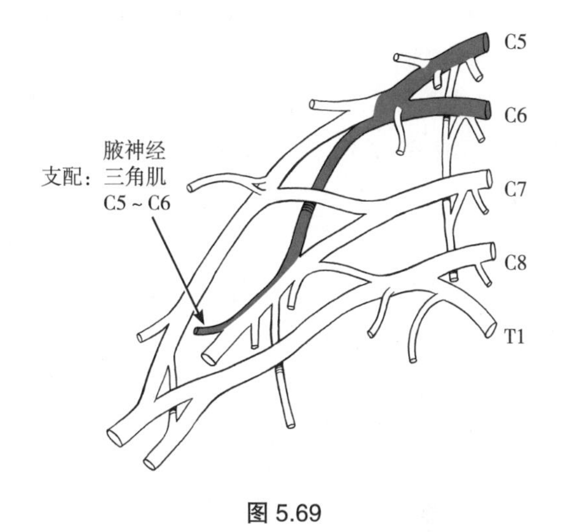

图 5.69

活动范围
以肩关节屈曲 90° 的姿势为起始位置：0° ～ 90° （范围，90° ）
以肩关节完全水平内收为起始位置：–40° ～ 90° （范围，130° ）

表 5.10 **肩关节水平外展**

编号	肌肉	起点	止点	功能
133	**三角肌（后部）**	肩胛骨（肩胛冈下唇处）	肱骨（经由肱骨肌腱的三角肌粗隆）	肩关节水平外展 伸展和外旋：后部
	三角肌（中部）	见表 5.9		
其他				
136	冈下肌			
137	小圆肌			
125	大菱形肌			
124	斜方肌（中部）			

5 级、4 级和 3 级

患者姿势：俯卧位，肩关节外展至 90°，前臂悬于床缘外，肘关节伸展。

治疗师：站在测试侧，要求患者肘关节上抬。如果可以完成全范围活动（3 级），那么施加合适的阻力。手环握在患者上臂远端后侧或高于肘部，给予阻力（图 5.70）。

测试：患者肩关节水平外展。注意肱骨不允许下落，以免产生菱形肌代偿。

给患者的指示：“将你的肘垂直向上抬起，维持住，不要让我把它压下去。”

分级

5 级：抵抗最大阻力维持在测试姿势。

4 级：抵抗中到强阻力维持在测试姿势。

3 级：无阻力的情况下完成全范围关节活动（图 5.71）。注意肘部能屈曲上抬为 3 级。

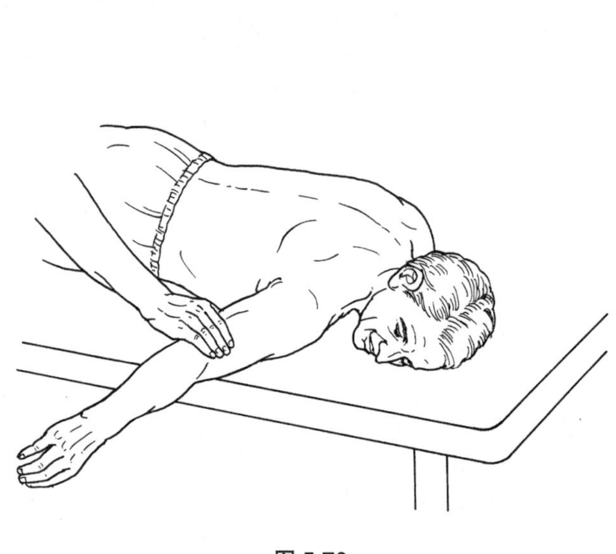

图 5.70

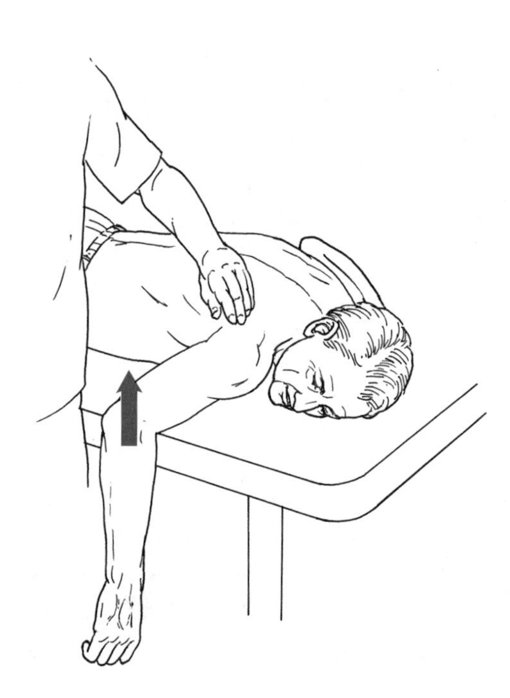

图 5.71

2 级、1 级和 0 级

患者姿势：短坐位。

治疗师：站在测试侧，在患者前臂远端提供支撑（图 5.72）并触诊肩后侧略高于腋下的位置。

测试：患者水平外展肩关节。注意要求患者手臂不能下落以免菱形肌产生代偿。

给患者的指示：“试着向后移动你的手臂。”

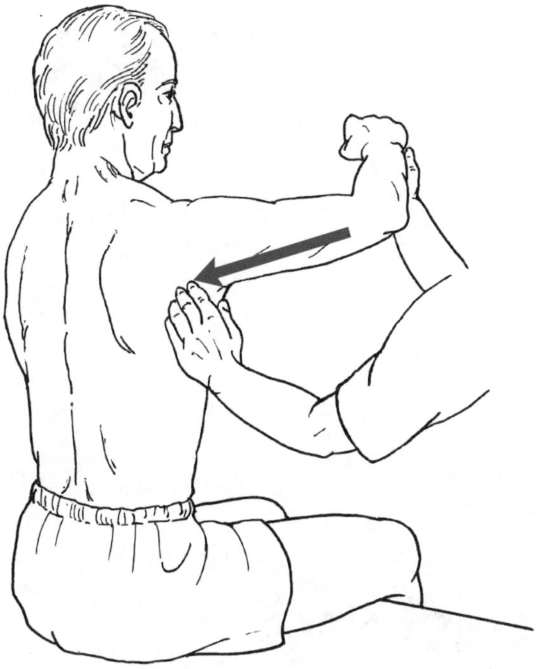

图 5.72

有益提示

如果肩胛肌肌力减弱，测试时必须徒手固定肩胛骨以避免肩胛骨前伸。

肱三头肌（长头）代偿

维持肘部屈曲姿势以避免肱三头肌长头代偿。

2 级、1 级和 0 级的替代测试

患者姿势：短坐位，手臂放在桌面（平滑的）上支撑，肩关节外展 90°，肘部轻度屈曲。

治疗师：站在测试侧后面，一手环握患者肩部，一手固定在肩胛骨处（图 5.73）。触诊肩胛冈下方外侧及邻近腋下近端的三角肌后部。

测试：患者手臂水平外展（或尝试移动）滑过桌面。

给患者的指示：“将你的手臂向后滑动。”

分级

2 级：完成全范围关节活动。

1 级：触诊到收缩，但没有动作。

0 级：没有收缩活动。

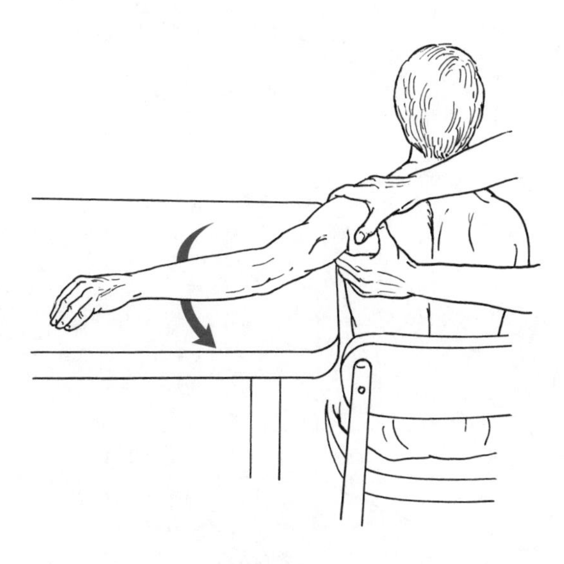

图 5.73

三角肌后部推荐训练

- 俯卧位三角肌后部上举。
- 俯卧位肩关节全范围外旋，肩关节水平外展 100° [25]。
- 俯卧位肩关节外旋外展 90° [25]。

肩关节水平内收

胸大肌

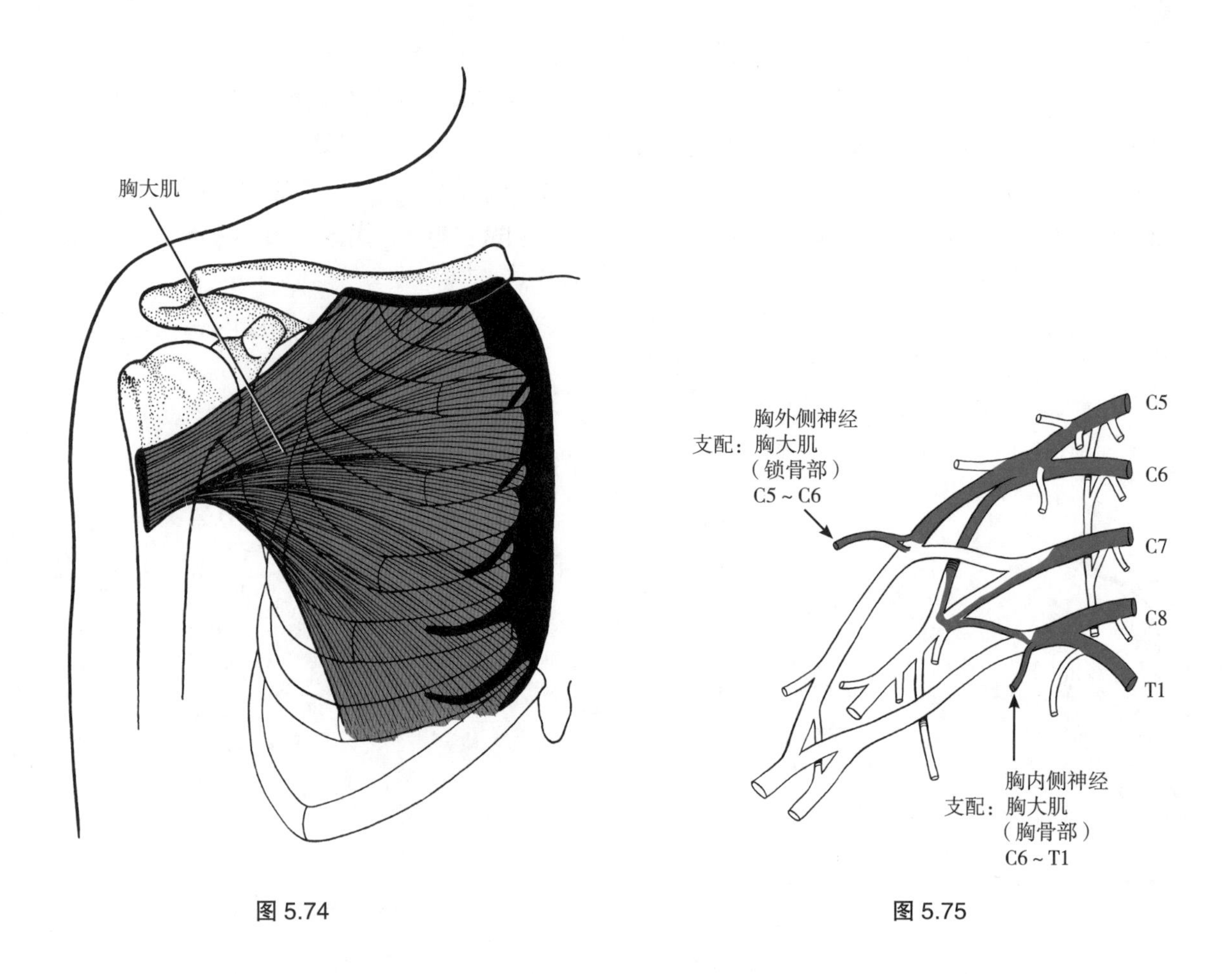

图 5.74

图 5.75

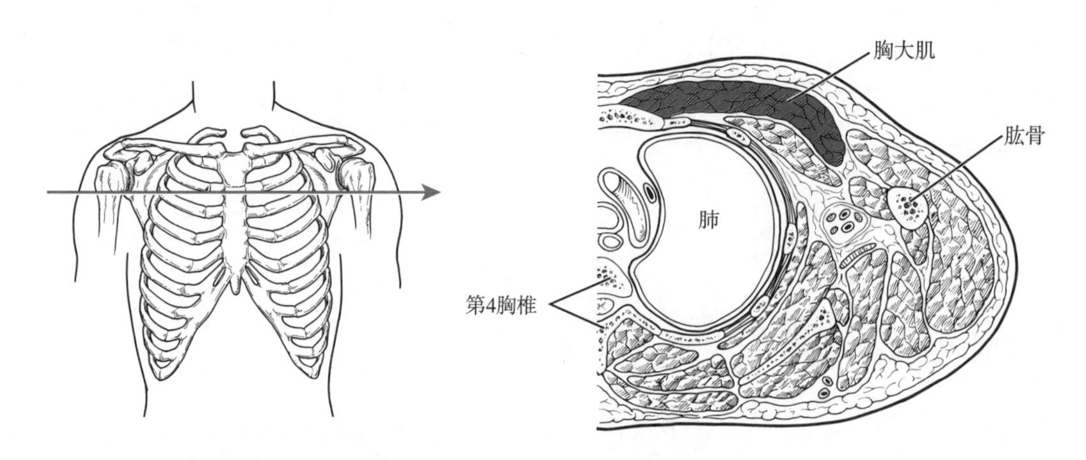

图 5.76　箭头指向所示横截面水平

活动范围
0° ～ 30°
以肩关节屈曲 90° 为起始位置：–40° ～ 0°（范围，40°）
以肩关节完全水平外展为起始位置：0° 通过中线到 –40°（范围，130°）

表 5.11 **肩关节水平内收**

编号	肌肉	起点	止点	功能
131	**胸大肌**			
	锁骨部	锁骨（近胸骨前面）	肱骨（结节间沟、外唇）	肩关节内旋 肩关节屈曲 肩关节水平内收
	胸骨部	胸骨（前面向下到第 6 肋） 第 2 ～ 7 肋（肋软骨） 腹外斜肌腱膜	两部汇聚在两层总肌腱	肩关节水平内收 肩关节伸展 爬行时使躯干向上向前
其他				
133	三角肌（前部）	见表 5.7		

胸大肌的这两部分可以单独发挥作用也可以联合用力。联合用力时，它们可以将手臂内收跨过身体同时内旋肩关节。单独用力时可以让伸直的手臂向前向内摆动 [1]。如果手臂屈曲，例如将重物举过头顶，胸大肌可以将躯干向上向前拉 [1]。

5 级和 4 级

患者姿势

整个肌肉：仰卧位，肩关节外展 90°；肘关节屈曲 90°。

锁骨端肌肉：患者开始测试时，肩关节外展 60°，肘关节屈曲，然后要求患者以一个轻微向上的对角线方向内收肩关节。

胸骨端肌肉：患者开始测试时，肩关节外展 120°，肘关节屈曲，然后要求患者以一个轻微向下的对角线方向内收肩关节。

治疗师：站在测试侧肩边。要求患者肘关节屈曲在水平内旋位，保持与地面平行，避免旋转，检查活动范围。如果手臂能够以一个对角线模式跨过身体，那么单独进行胸大肌锁骨部和胸骨部肌肉测试。如果水平内收方向上可以完成全范围活动（3 级）那么则进行肌肉的整体测试。

手环握在前臂肘关节近端给予阻力，前臂可以自由摆动。阻力方向在水平面内，与躯干水平运动方向相反。

5 级和 4 级（续）

锁骨部：测试者在肘关节施加一个向下（朝向地面）向外（即和锁骨部肌肉纤维相反方向，将手臂向内上方移动）的阻力（图 5.77）。

胸骨部：测试者在肘关节施加一个向上向外（即和锁骨部肌肉纤维相反方向，将手臂向内下方移动）的阻力（图 5.78）。

测试：当测试整个肌肉时，患者在全范围内水平内收肩关节（图 5.79）。

测试锁骨部肌肉，患者从肩关节外展 60° 开始，向上和向内移动手臂跨过身体。

测试胸骨部肌肉，患者从肩关节外展 120° 开始，斜向下和向内，朝向患者对侧髋关节移动手臂。阻力施加在肘关节上，方向向上和向外。

给患者的指示

整个肌肉：“将手臂跨过你的胸前，维持住，不要让我拉回它。”

锁骨部：“把你的手臂向上向内移动。”

胸骨部：“将你的手臂向下向内移动。”

分级

5 级：抵抗最大阻力维持在测试姿势。

4 级：抵抗中到强阻力维持在测试姿势，但是肌肉在活动范围终末端显出一些无力。

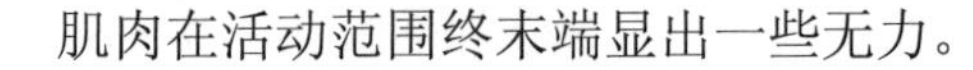

3 级：除了肢体本身的重量之外，在无阻力的情况下在三个测试中完成全范围活动。

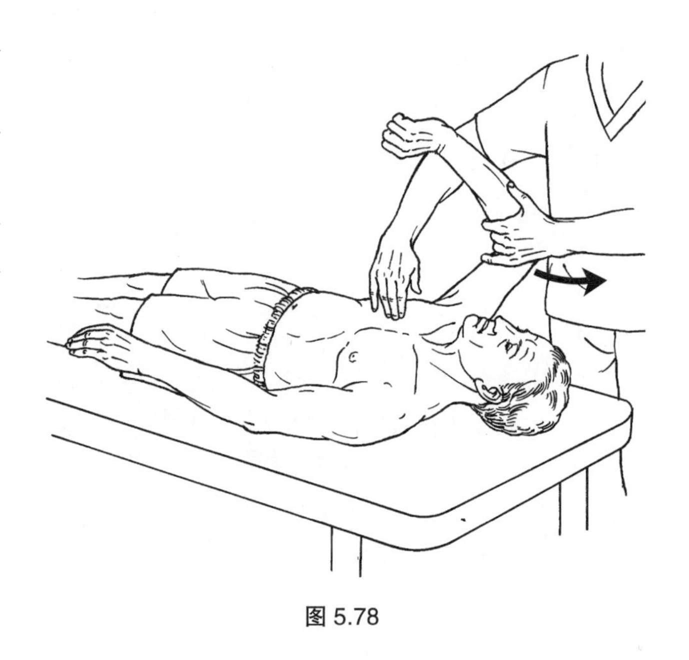

图 5.78

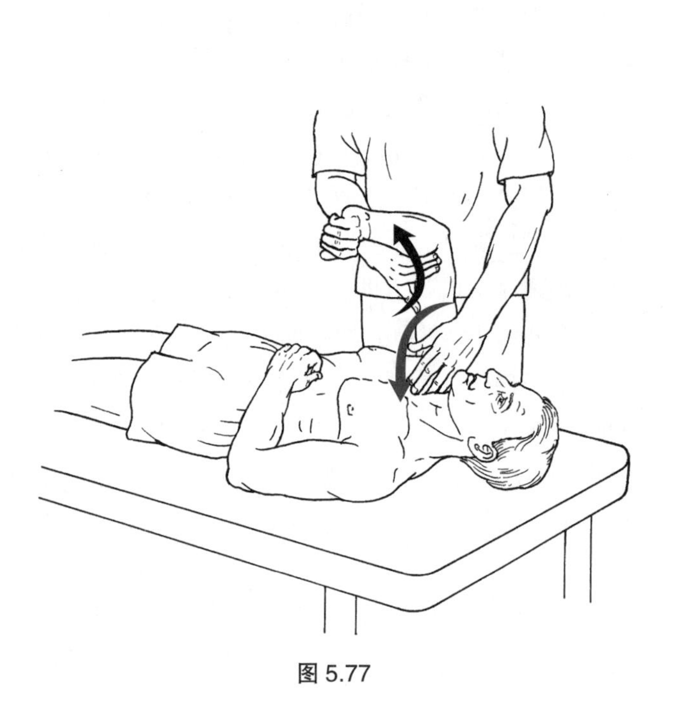

图 5.77

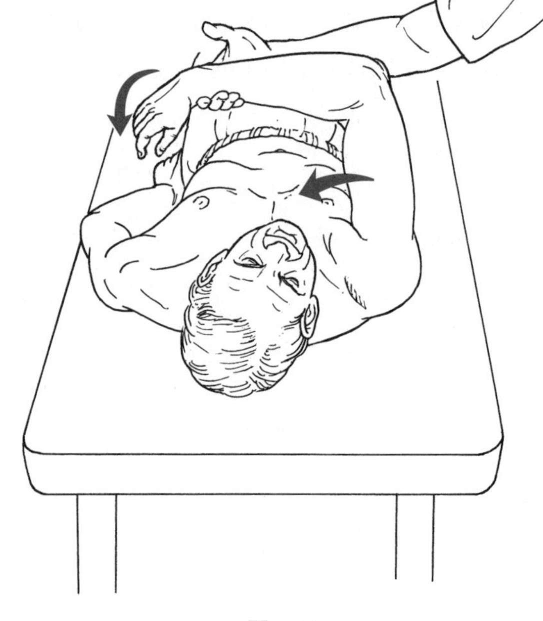

图 5.79

2 级、1 级和 0 级

患者姿势：仰卧位，将手臂支撑在肩关节 90° 外展位置，肘关节屈曲至 90° 。

替代姿势：患者坐位，测试侧手臂放在桌面上（在腋下高度）肩关节外展 90° ，屈伸中间位置，肘部略微屈曲（图 5.80），桌面的摩擦力减至最小（可以放一块泡沫板）。

治疗师：站在测试肩膀旁或坐在患者后方。当患者仰卧时，支撑住患者整个前臂并握住患者腕部（图 5.77）。

对于整个肌肉的测试，在胸廓前侧到肩关节前侧上方触诊整个胸大肌（图 5.81）。

测试：患者尝试水平内收肩关节，使用替代的测试姿势，手臂移动过桌面，不需要单独对两端肌肉测试。

给患者的指示：“尝试移动你的手臂跨过胸前。”或“将你的手臂向前移动。”

分级

2 级：患者在全关节活动范围水平内收肩关节，手臂的重量由测试者或桌面支撑。

1 级：触诊到肌肉收缩活动。

0 级：没有肌肉收缩活动。

有益提示

对于颈部脊髓损伤的患者，应该分别进行胸大肌两部分的测试，因为不同部分由不同神经根支配。

胸大肌、大圆肌推荐训练

- 窄距俯卧撑 [83]。
- 加速俯卧撑 [34]。
- D2 斜对角模式 [34]。

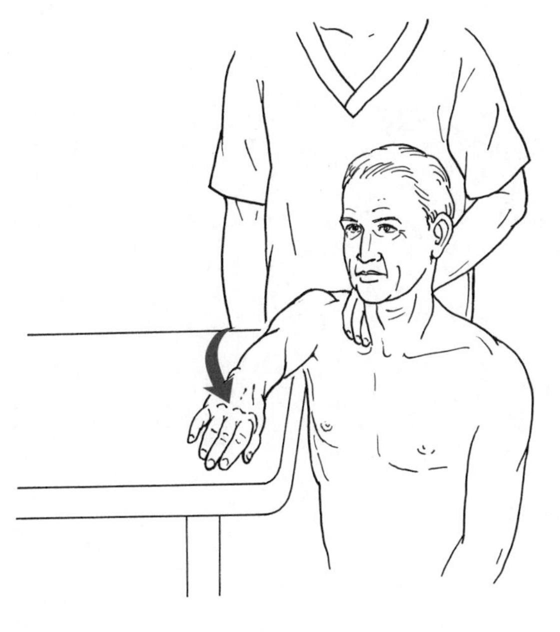

图 5.80

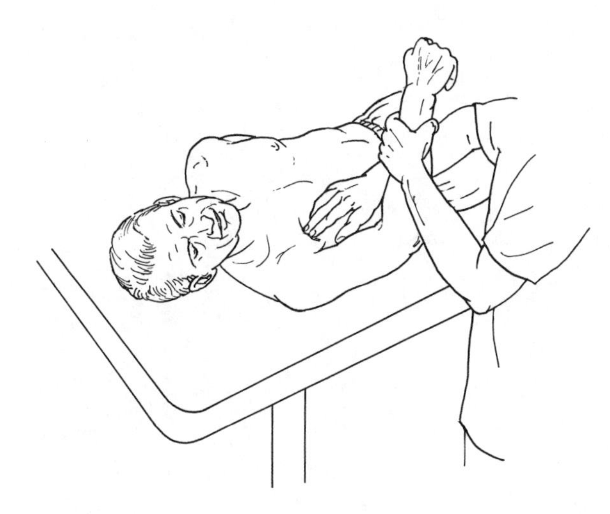

图 5.81

肩袖概述

肩袖由冈上肌、肩胛下肌、冈下肌和小圆肌的肌腱组成。然而，小圆肌、部分冈下肌和大部分的肩胛下肌都没有很明显的肌腱，所以肩袖这个术语并不完全准确[1]。但它已经是一个很常用的术语，所以我们在这仍旧使用这个定义。大圆肌在手臂上举超过 90° 时，对于维持肱骨头在关节盂内的稳定性具有重要作用，所以它也被认为是肩袖的一部分。肩袖可以在各种姿势下给肩关节施加压力。冈下肌和小圆肌是外旋肌，肩胛下肌和大圆肌是内旋肌。冈上肌启动外展动作。当肩关节外展时，冈上肌还辅助完成内旋动作。若肩关节肩袖力量减弱，那么它很容易受伤，因为这将导致肱骨的稳定性不良[1]。

在测试肩关节旋转时，应该谨慎地逐渐施加阻力，因为肩关节可能存在不稳、疼痛和肌肉撕裂。

肩关节外旋

冈下肌和小圆肌

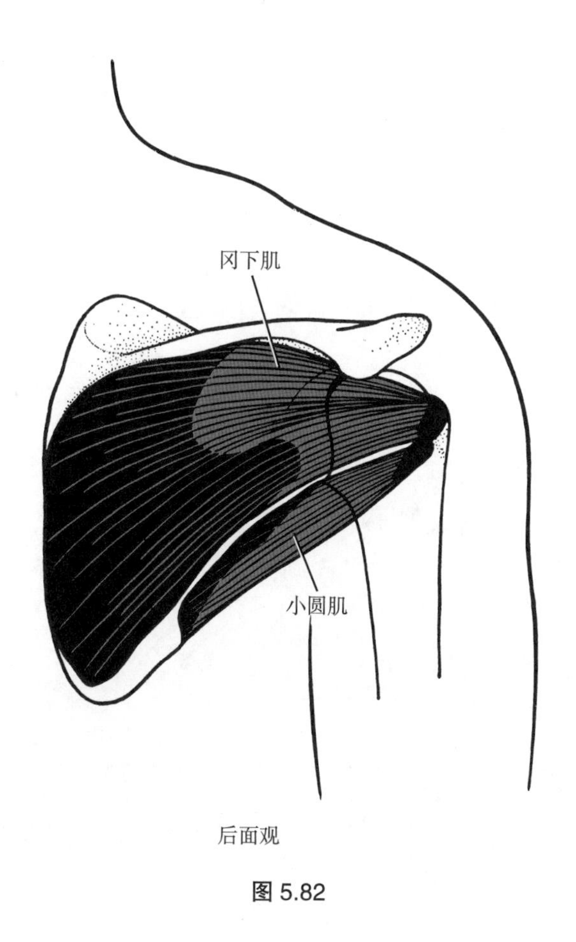

图 5.82

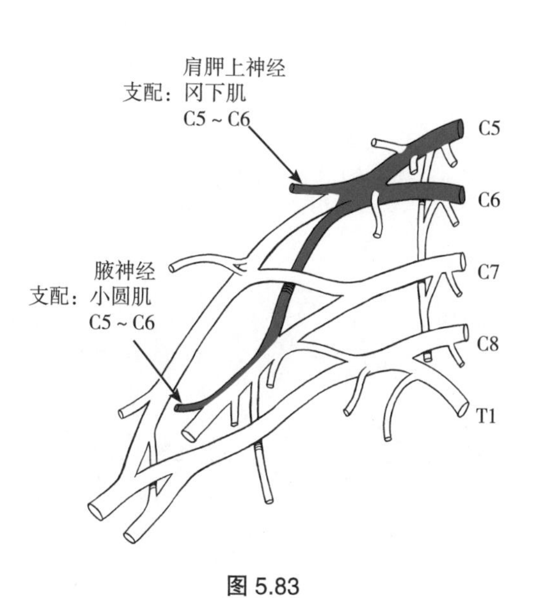

图 5.83

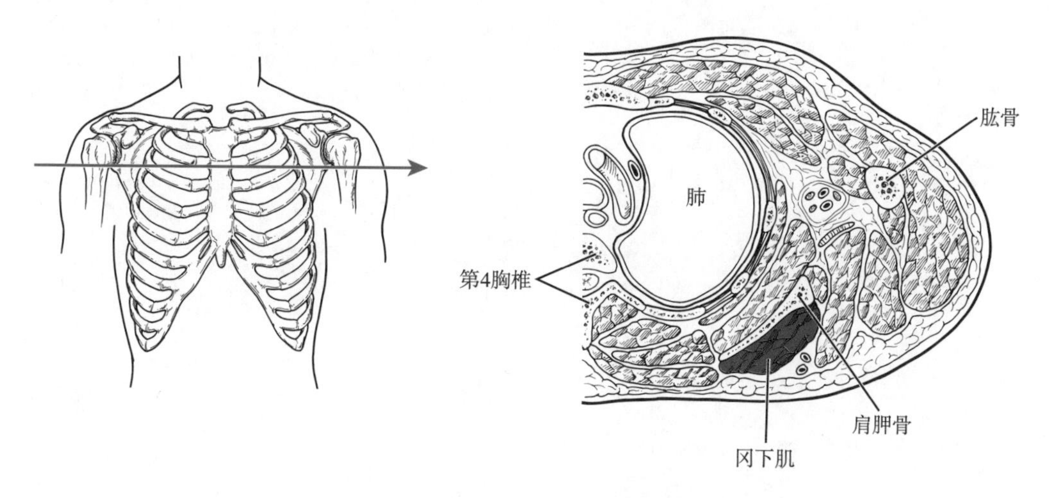

图 5.84　箭头指向所示横截面水平

活动范围
0° ~ 80°

表 5.12 **肩关节外旋**

编号	肌肉	起点	止点	功能
136	**冈下肌**	肩胛骨（冈下窝，内侧2/3） 冈下肌筋膜	肱骨（大结节，中间）	肩关节外旋 通过将肱骨头在关节盂内下降以稳定肩关节
137	小圆肌	肩胛骨（外侧缘，上2/3）	肱骨（大结节，最低面） 肱部（骨干，远端至最低面） 盂肱关节囊	肩关节外旋 将肱骨头维持在关节盂内 稳定肩关节
其他				
135	冈上肌	见表 5.9		
133	三角肌	见表 5.10		

5 级、4 级和 3 级

患者姿势：短坐位，肘关节屈曲 90°，前臂处于旋转中立位，与患者躯干垂直。

治疗师：站在患者前方。要求患者将手臂远离躯干。如果可以完成全范围的动作（3 级），则施加适当的阻力。一只手固定肘关节的内侧，另一手在前臂背侧面、腕关节近端施加阻力，并避免刺激腕伸肌（图 5.85）。阻力施加在前臂外侧，朝向躯干一侧。因为这不是一个抗重力体位，所以应施加最大的阻力。

测试：患者手臂外旋，让前臂远离躯干。

给患者的指示："前臂往外推，保持住，不要让我移动它。"

3 级给患者的指示："把你的前臂从腹部移开。"

分级

5 级：抵抗最大阻力维持在测试姿势。

4 级：抵抗强阻力维持在测试姿势。

3 级：无阻力时完成全范围关节活动（图 5.86）。

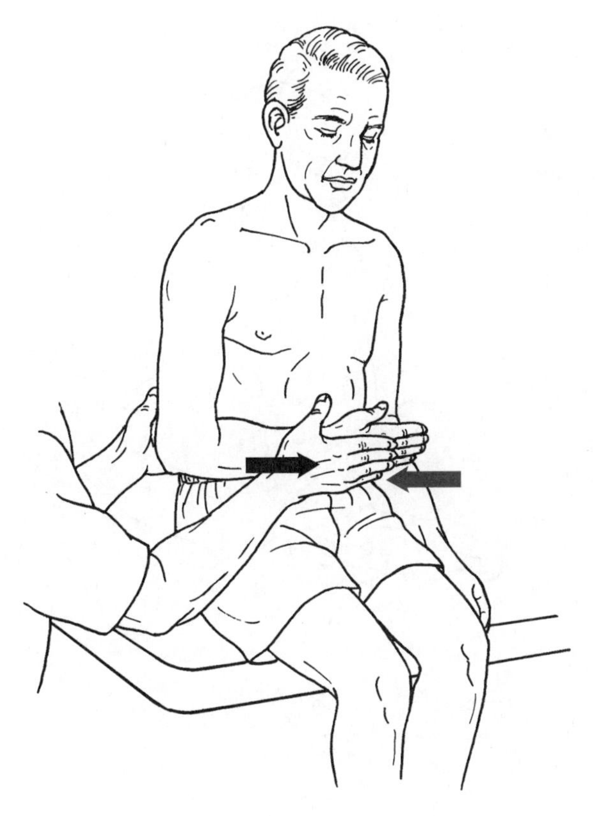

图 5.85

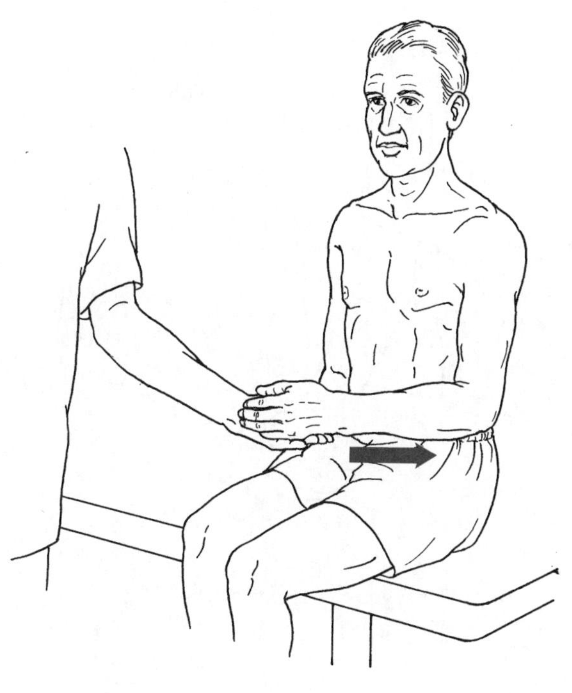

图 5.86

2 级、1 级和 0 级

患者姿势：坐位，屈曲肘部至 90°，前臂处于旋转中立位，手掌向内。通过治疗师的手（图 5.87 和图 5.88）或泡沫板及其他手段减少摩擦力。

治疗师：站立或坐在患者一侧的低凳上，与患者肩平齐。一手稳定患者屈曲的前臂，另一手则置于患者肩胛冈下方冈下窝里的冈下肌腱上，在腋窝的下缘和肩胛骨的外侧缘处触诊小圆肌（图 5.88）。在 2 级和 1 级测试时，患者可能出现前臂的旋前而不是肩关节的外旋。这个动作很容易误认为是肩关节外旋。

测试：患者尝试将前臂从腹部移开（图 5.88）。

给患者的指示：“试着将前臂从腹部向前移开。”

分级

2 级：在去除重力的情况下完成全范围的关节活动。

1 级：1 个或 2 个肌肉有收缩活动，但没有产生运动。

0 级：没有明显肌肉收缩活动。

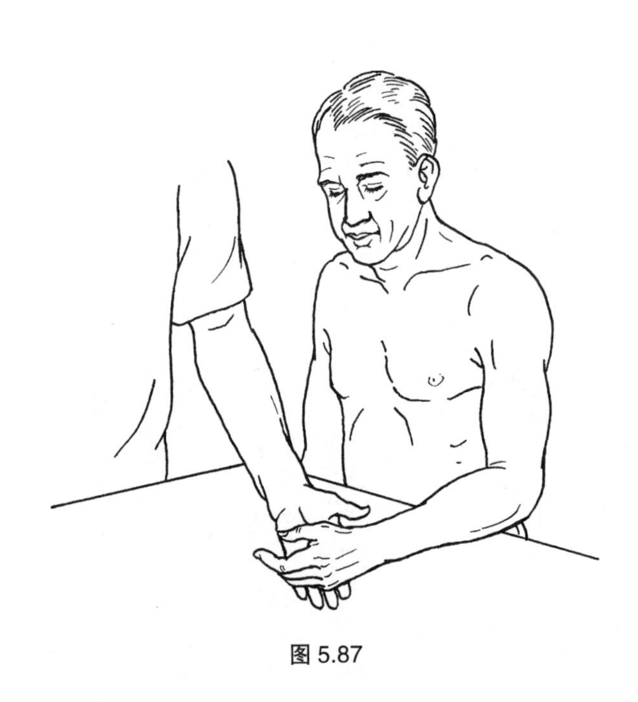

图 5.87

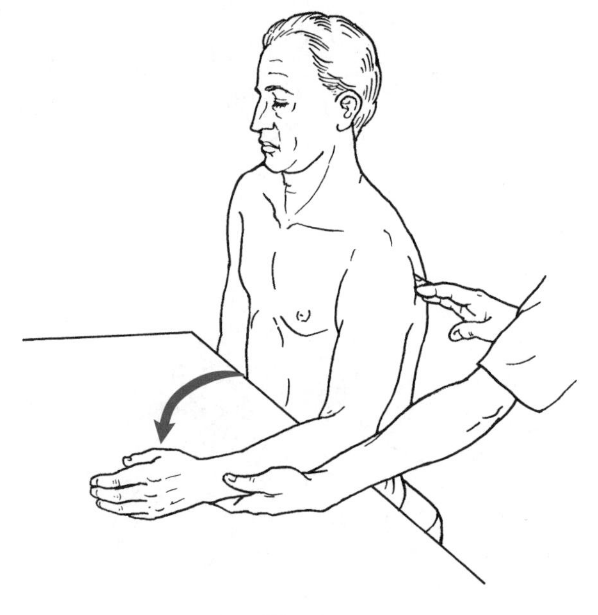

图 5.88

5 级、4 级和 3 级的替代姿势

患者姿势：俯卧位，头部转向测试侧。肩关节外展 90°，手臂完全放在治疗床面上。毛巾卷放在上臂下或由治疗师用手垫在上臂下方（图 5.89）。

治疗师：站在测试一侧，患者腰旁（图 5.89）。5 级和 4 级测试时，一手在前臂上方施加阻力，尽可能靠近腕关节。另一手托住肘关节，在活动终末端施加一定的阻力。注意：阻力要比在坐位测试时小，要注意这个姿势比较容易受伤。

测试：患者在外旋活动范围内将前臂向上抬。

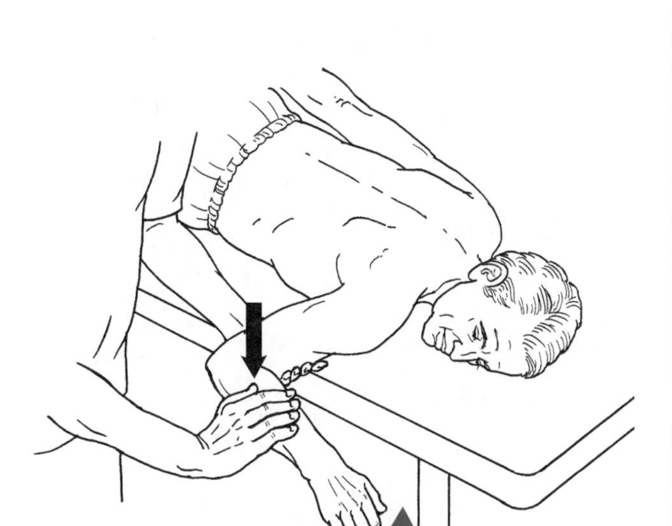

图 5.89

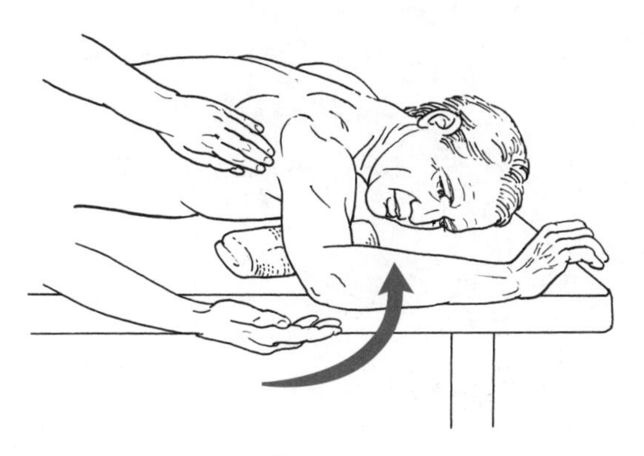

图 5.90

给患者的指示：“把你的手抬到治疗床面上来。维持住，不要让我把它压下去了。”治疗师可以演示这个动作。

分级

5 级：抵抗强阻力维持在测试姿势。

4 级：维持在测试姿势，但是在对抗强阻力时未产生不稳。

3 级：无阻力时完成全范围的活动（图 5.90）。

有益提示

- 外展 0° 位的外旋动作能够最好的单独测试冈下肌 [30]。小圆肌可以在整个手臂外展动作中产生相对持续的外旋力矩。
- 理想的冈下肌 MMT 姿势可以最低程度地激活冈上肌（图 5.85）[30, 35]。
- 60 岁以上老年人的外旋活动范围比年轻人小，男女的平均值为 71° ～ 72° [36]。
- 儿童和青少年的活动范围为 93° ～ 99° [36]。

冈下肌推荐训练

- 俯卧位肩关节水平外展至 100°，外旋、内旋。
- 侧卧位肩关节外展 0° 位的外旋 [7, 25]（最小化斜方肌上
  部的激活）。
- D1 和 D2 对角线模式的屈曲。
- 站立位上臂外展 90°，外旋（满罐）[7]。

小圆肌推荐训练

- 肩关节屈曲 120° 外旋（拇指向上）[7]。
- 站立位不同屈曲活动度下的肩胛骨划船（45°、90° 和 135°）[7]。
- 侧卧位肩关节外展 0° 位的外旋 [7]。
- 俯卧位肩关节水平外展 90° [7]。
- 肩关节外展外旋（拇指上下来回运动）[7]。

肩关节内旋

肩胛下肌

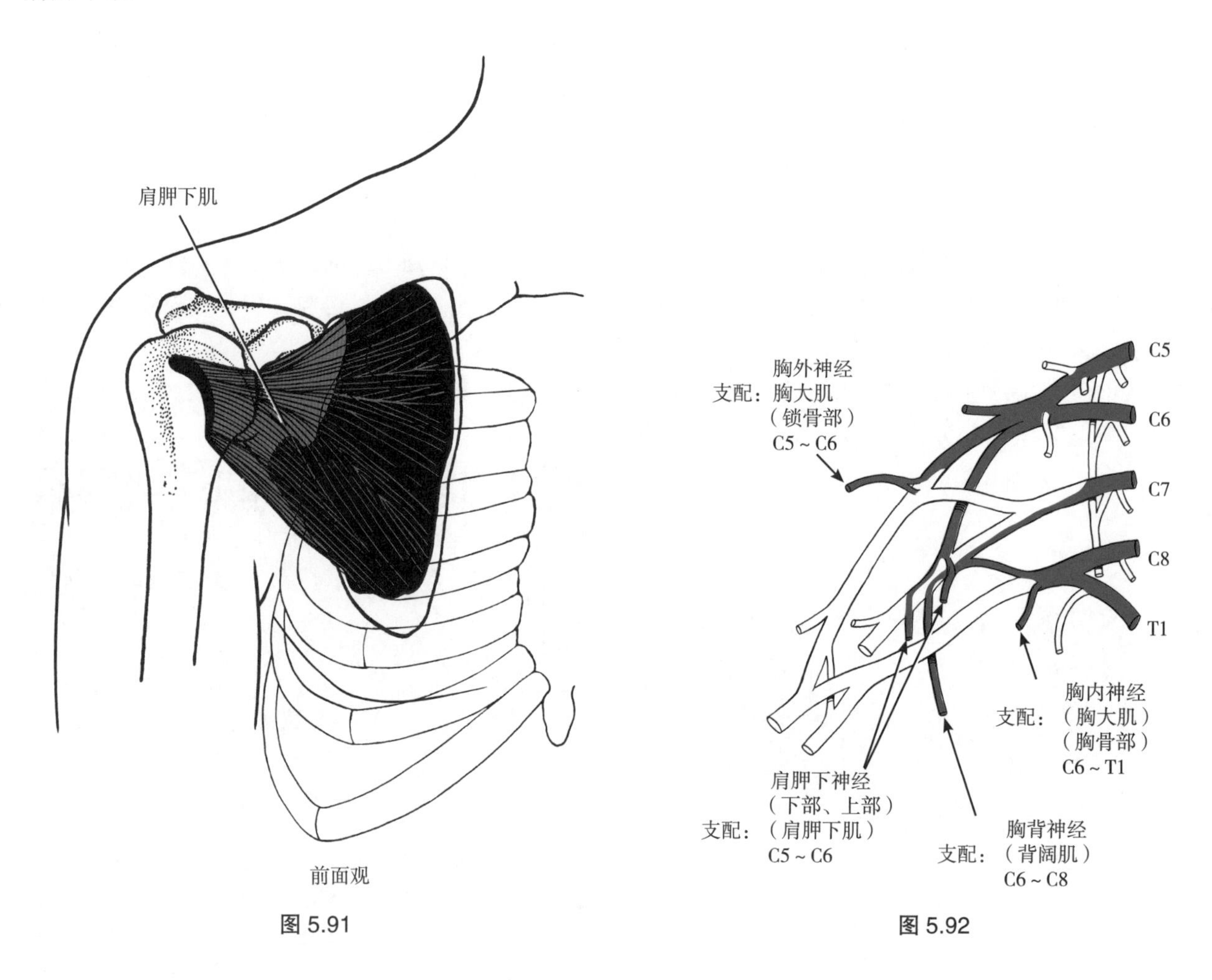

图 5.91

图 5.92

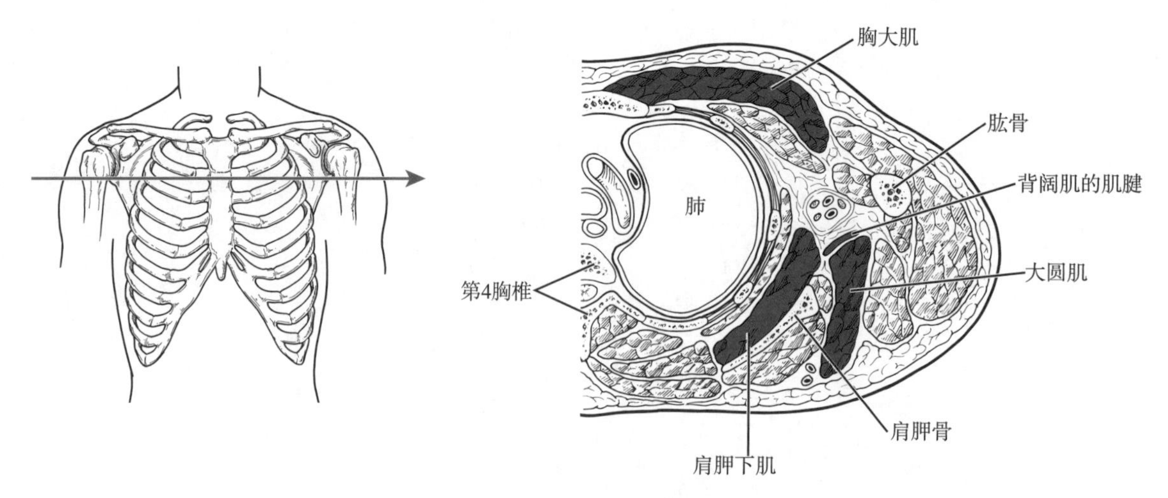

图 5.93　箭头指向所示横截面水平

活动范围
0° ~ 60°

表 5.13 **肩关节内旋**

编号	肌肉	起点	止点	功能
134	**肩胛下肌**	肩胛骨（充满肋面凹窝） 肌间隔 肩胛下肌的腱膜	肱骨（小结节） 盂肱关节囊（前面）	肩关节内旋 将肱骨头维持在关节盂内（和其他肩袖肌肉） 肩关节外展
138	大圆肌	肩胛骨（下角的后面）	肱骨（结节间沟，内侧唇）	肩关节内旋 肩关节内收和伸展 肩关节从屈曲位伸展
131	胸大肌 锁骨部	锁骨（胸骨侧 1/2），整个胸骨的前面 锁骨（胸骨前表面 1/2）	肱骨前结节间沟的外侧唇 肱骨（结节间沟，外侧唇）	*锁骨纤维:* 肩关节内旋 肩关节屈曲 肩关节水平内收
130	背阔肌	T6 ～ T12，L1 ～ L5 和骶椎（棘突） 棘上韧带 第 9 ～ 12 肋（与腹外斜肌交汇） 髂骨（嵴，后面） 胸腰筋膜	肱骨（结节间沟） 臂深层筋膜	肩关节内旋

5 级、4 级和 3 级

患者姿势： 短坐位，肘关节屈曲 90°，前臂处于旋转中立位，垂直于躯干。

治疗师： 站在患者前方，要求患者将前臂向躯干移动。如果可以完成全范围的活动（3 级），则施加阻力。治疗师固定肘部内侧，另一手在前臂掌侧面靠近手腕近端处给予阻力（图 5.94），避免引发腕屈肌动作。阻力施加在掌侧面，朝着远离身体的方向。外旋测试时，这个姿势是去重力位，必要时可以给予最大的阻力。

测试： 患者内旋上臂，将前臂向腹部移动。

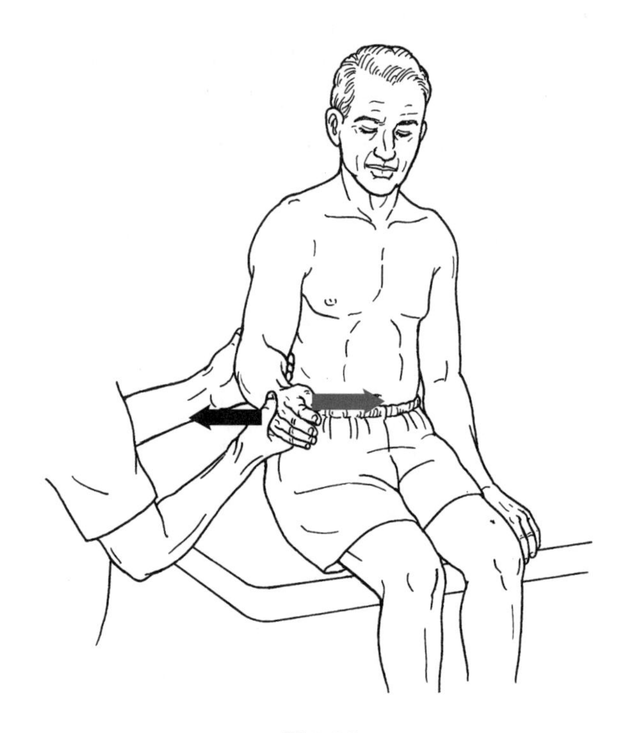

图 5.94

给患者的指示：“将前臂内旋移向腹部。维持住。不要让我把它移开了。”

分级

5 级： 抵抗强阻力维持在测试姿势。

4 级： 抵抗强阻力维持在测试姿势。可能有一些退让。

3 级： 在无阻力的情况下完成全范围活动。

2 级、1 级和 0 级

患者姿势：短坐位，屈曲肘关节，前臂处于内旋中立位。

治疗师：站于一侧或坐于矮凳上，一手稳定患者前臂，另一手在腋窝深处触诊肩胛下肌的肌腱（图 5.95）。注意，支撑患者测试侧的手以消除桌面摩擦力，在 2 级的测试中将前臂放在水平位置（图 5.96）。可以使用一块泡沫板。

测试：患者试着内旋上臂，将前臂移向腹部。

给患者的指示：“试着将你的前臂拉向腹部。”

分级

2 级：无法完成全范围的动作。

1 级：可触摸到肌肉收缩。

0 级：没有可触及的肌肉收缩活动。

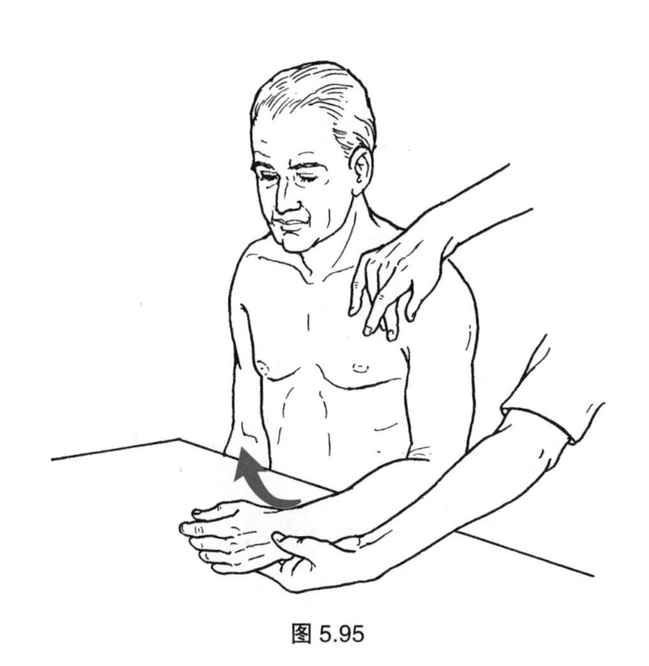

图 5.95

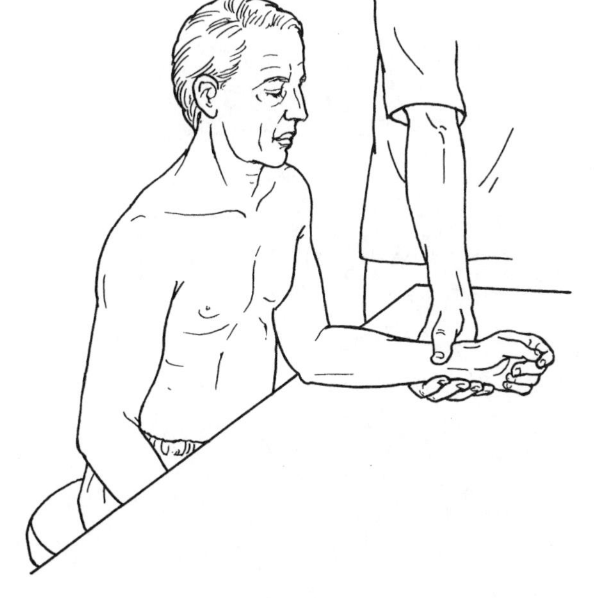

图 5.96

5 级、4 级和 3 级的替代方法

患者无法采用坐位时使用这种方法。

患者姿势：俯卧位，头转向测试侧，肩关节外展 90°，毛巾卷置于上臂远端下方，前臂垂直地悬于床边缘。

治疗师：站在测试侧，施加阻力的手放在前臂掌侧面、腕关节上方。另一手在肘部施加反向的力（图 5.97）。施加阻力的手给予向前下方的阻力，反方向的力为向后略向上。如果肌力减弱或者在仰卧位进行测试，则需要固定患者的肩胛骨。注意：阻力要比坐位测试时小很多。

测试：患者通过在可用活动范围内旋来移动手臂（向后并向上）。

给患者的指示：“向上并向后移动前臂，坚持住，别被我推动。”治疗师可以给患者示范标准动作。

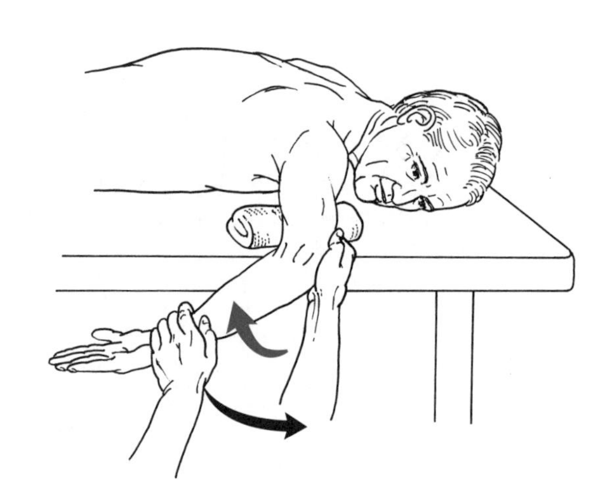

图 5.97

5 级、4 级和 3 级的替代方法

分级

5 级：抵抗强阻力稳固地维持在测试姿势。

4 级：维持测试姿势，但对抗强阻力时有一些退让。

3 级：无阻力时完成全范围的活动（图 5.98）。

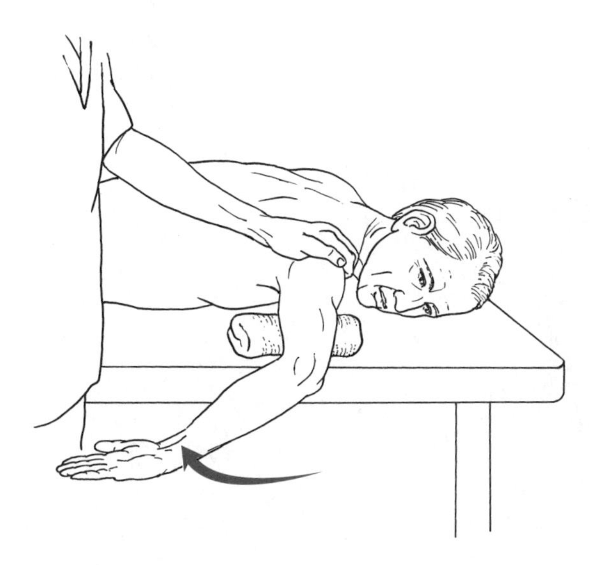

图 5.98

有益提示

- 内旋比外旋力量更强，主要是由于肌肉体积差异造成的。
- 单独测试肩胛下肌的动作是抗阻的背后推离试验。这也是一个检查肩胛下肌撕裂的临床测试方法[37]。这个动作也可以用于肩胛下肌的训练。
- 压腹试验（belly-press test）类似于背后推离试验，可以用于肩关节疼痛或活动受限而无法做出背后推离试验姿势时[38]。测试时可以采用站位或坐位，手掌放在腹部剑突下水平。指导患者通过内旋来将手掌推向腹部。患者肘关节下降（肩关节内收和伸展）是一种阳性表现，无法做出肩关节内旋动作说明肩胛下肌腱存在撕裂。
- 压腹试验比背后推离试验更能激活肩胛下肌上部。而后者更能激活肩胛下肌下部[38]。
- 肩胛下肌上部在较小的外展活动度时是一个更强的内旋肌。肩胛下肌下部不受外展活动度的影响。
- 在外展 0° 位进行内旋可以在肩胛下肌上、下部产生相同的肌肉活动[39]。

肩胛下肌推荐训练

- 俯卧撑[7，24]。
- 0° 手臂内旋[24，34]。
- 站立位，高位、中位和低位的肩胛骨划船。
- 大于 120° 时，肩关节外旋[7]。
- 俯卧撑进阶[34]。
- D2 对角线模式[34]。
- 动态拥抱[34]。

肘关节屈曲

肱二头肌、肱肌和肱桡肌

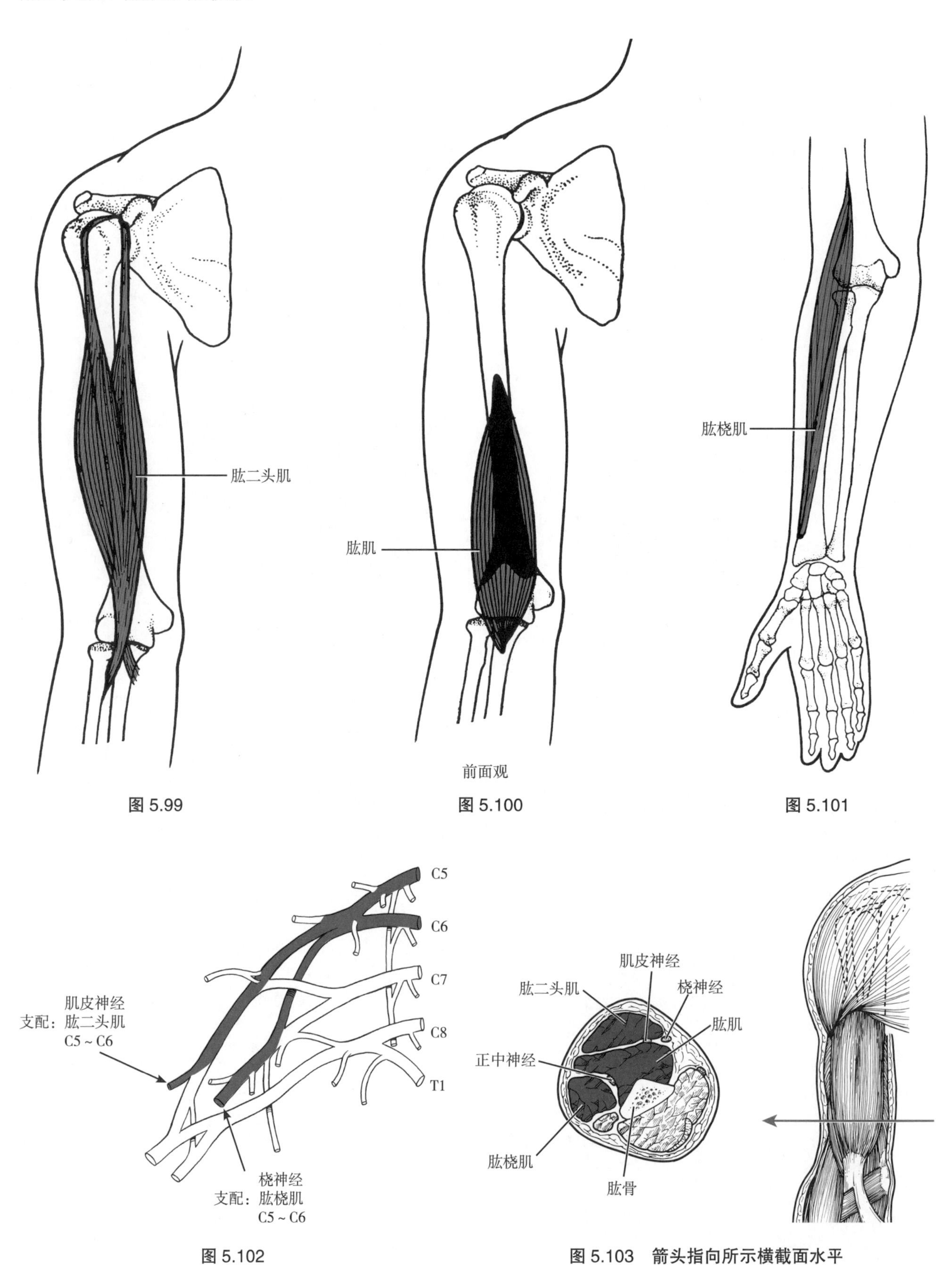

图 5.99

图 5.100

图 5.101

图 5.102

图 5.103 箭头指向所示横截面水平

活动范围
0° ～ 150°

表 5.14 **肘关节屈曲**

编号	肌肉	起点	止点	功能
141	**肱肌**	肱骨（骨干前面，远端 1/2） 肌间隔（内侧）	尺骨（粗隆和冠状突）	肘关节屈曲 前臂旋后或旋前
140	肱二头肌 短头 长头	肩胛骨（喙突） 肩胛骨（盂上结节） 盂肱关节囊和盂唇	桡骨（桡骨粗隆） 肱二头肌腱膜	两个头： 肘关节屈曲 前臂旋后（有力） 长头：在三角肌激活时稳定并使肱骨头在关节盂内下降
143	肱桡肌	肱骨（外侧髁上缘、近端 2/3）外侧肌间隔	桡骨（远端，茎突近端）	肘关节屈曲
其他				
146	旋前圆肌	见表 5.17		
148	桡侧腕长伸肌	见表 5.19		
151	桡侧腕屈肌	见表 5.18		
153	尺侧腕屈肌	见表 5.18		

肱二头肌的两个头共同完成肘关节屈曲。就像肱三头肌的三个头一样，肱二头肌的两个头屈曲肘关节的功能应该是相当的。

5 级、4 级和 3 级

患者姿势：坐位，双手置两侧。下面是各种姿势的选择。但是当强力使用这些肌群时，尚不能确定它们是否可以被单独分开测试，特别是肱肌。

肱二头肌：前臂旋后（图 5.104）。

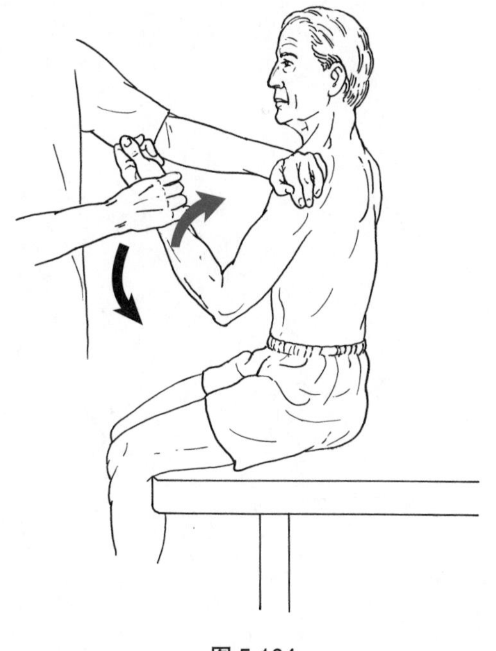

图 5.104

5 级、4 级和 3 级

肱肌：前臂旋前（图 5.105）。

肱桡肌：前臂介于旋前、旋后在中间位置（图 5.106）。

治疗师：站在患者身前面向测试侧，要求患者屈曲肘关节。如果患者可以完成全范围的动作（3 级），那么再施加适当的阻力。手环握在前臂掌侧（屈），在略近手腕处给予阻力（图 5.104）。另一手放在肩前侧给予反作用力。

3 级测试没有给予阻力，治疗师的手成杯状支撑住患者肘部（图 5.107），肱二头肌在活动范围末端可被观察到。

测试：（所有 3 个前臂姿势）患者全范围屈曲肘关节。

给患者的指示（3 个测试）

5 级和 4 级："将你的肘部弯曲，保持，不要让我拉下来。"

3 级："将你的肘部弯曲。"

分级

5 级：抵抗最大阻力维持在测试姿势。

4 级：抵抗中到强阻力维持在测试姿势。

3 级：在每个前臂姿势完成全范围活动。

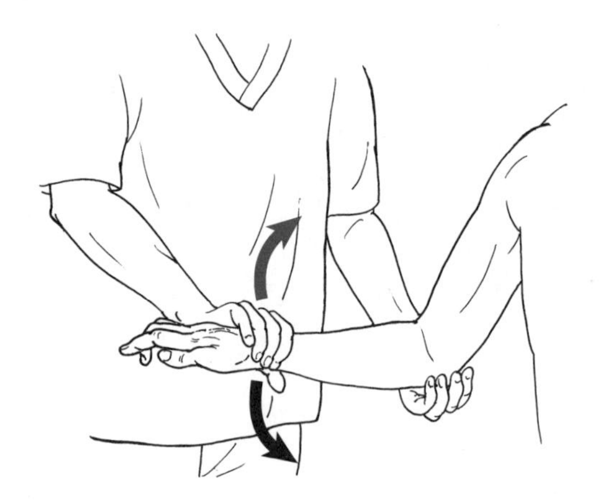

图 5.105

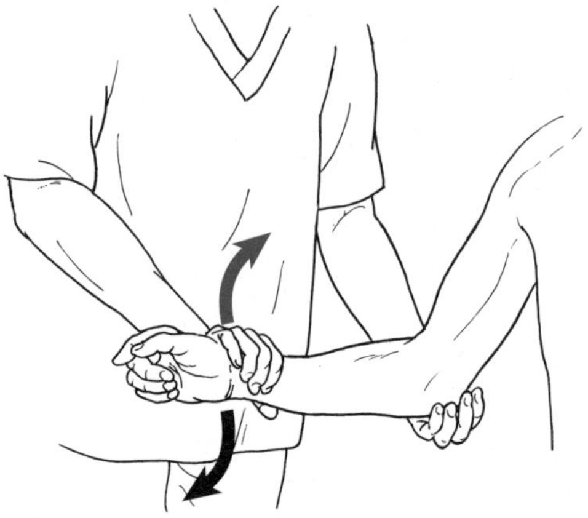

图 5.106

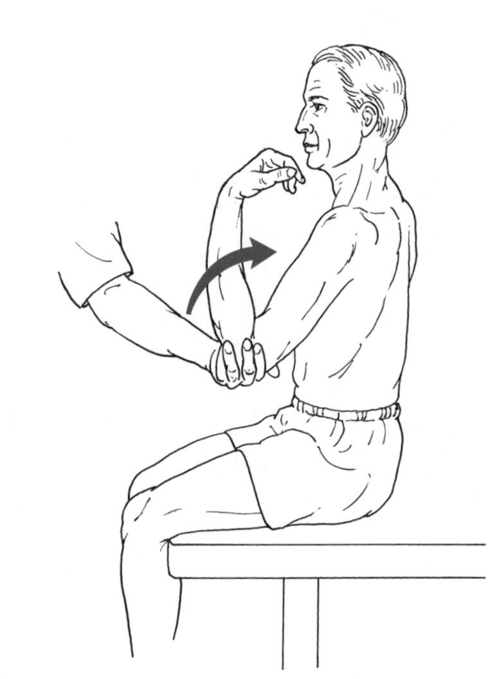

图 5.107

2 级

患者姿势

所有肘屈肌：短坐位，肩关节屈曲 90° 并内旋（最小化重力影响），治疗师提供支撑（图 5.108），前臂旋后（肱二头肌）、旋前（肱肌）和中立位（肱桡肌）。

患者不能坐立的替代姿势：侧卧位，治疗师支撑患者前臂，肘关节屈曲 90° 。前臂旋后（肱二头肌）、旋前（肱肌）、中立位（肱桡肌）将肘关节屈曲至 45° ，（图 5.109）。

治疗师

所有 3 个前臂屈曲测试：站在患者面前，如果必要则在肘部和手腕下支撑患者外展的手臂。在肘关节前侧上方触摸肱二头肌腱（图 5.108）。在上臂上中间 2/3 的前表面可以触摸到位于长头内侧的短头肌肉纤维。

在上臂远端肱二头肌腱内侧触摸肱肌。在前臂近端前侧触诊肱桡肌，它形成肘窝的外侧缘。

测试：患者尝试屈曲肘关节。

给患者的指示：“试着弯曲你的肘部。”

分级

2 级：完成关节活动范围（在每一块被测试的肌群）。

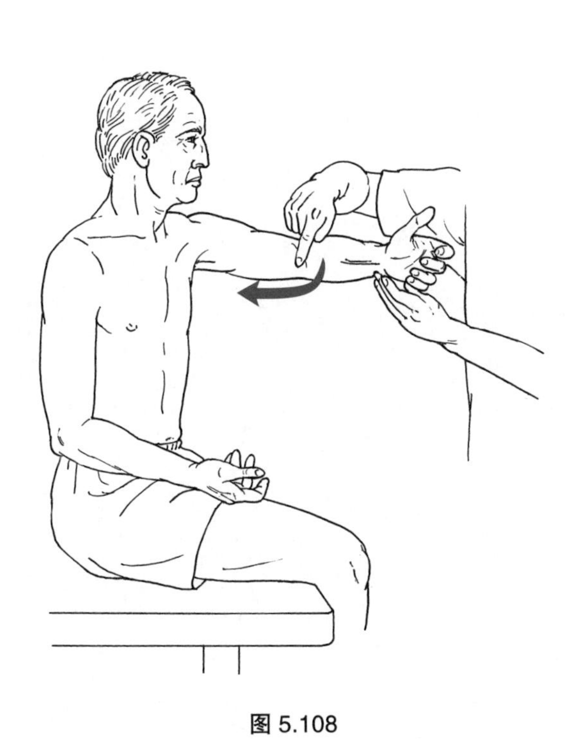

图 5.108

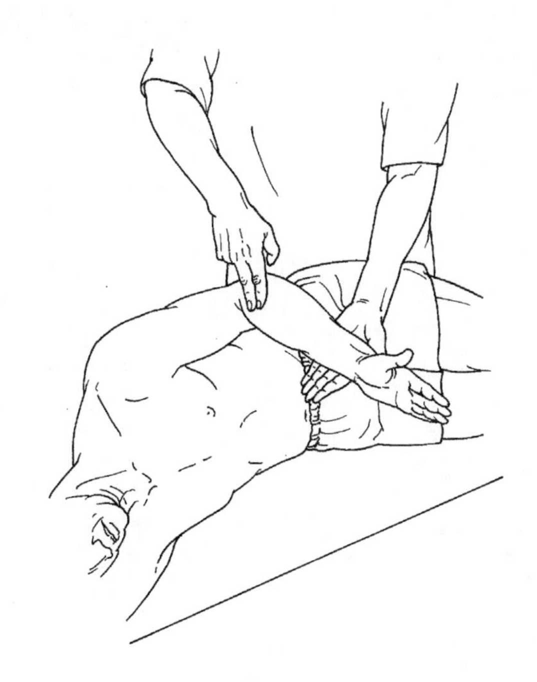

图 5.109

1 级和 0 级

患者和治疗师姿势：测试所有三个肌肉。患者侧卧位，治疗师站在测试侧，其他所有方面都与 2 级测试相同。

测试：患者尝试在前臂旋前、中立位和旋后位屈曲肘关节。

分级

1 级：测试者可以触摸到三个肌肉中一个的收缩活动。

0 级：无明显收缩活动。

有益提示

- 在整个测试中，患者的腕屈肌应保持放松，因为腕关节的收缩可以帮助肘关节屈曲。回想一下，腕屈肌起源于肱骨远端上的肘关节轴。
- 只有肱桡肌可以在肘关节屈曲时让前臂旋前 [40]。
- 在肘关节伸展时抗阻完成肩关节屈曲动作，肱二头肌的两个头都在用力 [2]。
- Basmajian[2] 注意到在提起重物时，三块肘屈肌并非某一块的作用大于另一块。通常情况下，前臂旋后时要比前臂旋前时能产生更大的肘关节屈曲力量。
- 肱肌被认为是主要的肘屈肌。因为它在等长屈曲和离心伸展时都是活动的。另两块肌肉在离心伸展时活动程度没有那么多 [2]。
- 肱二头肌包含 60% 的 II 型肌纤维 [41]。

肱二头肌、肱肌和肱桡肌推荐训练

- 哑铃肱二头肌和斜线哑铃弯举（肩关节伸展）可以在全活动范围内引发出同样的最大肌肉活动（> 40%MVC）[42]。

肘关节伸展

肱三头肌

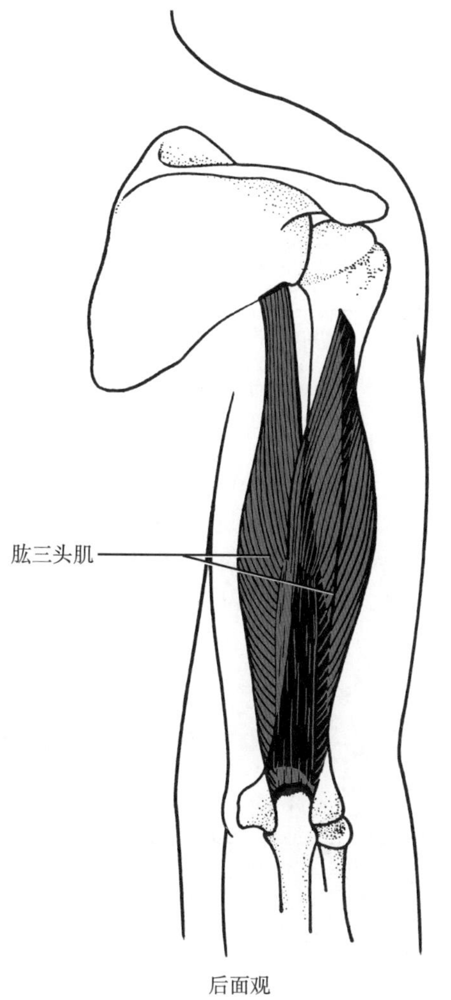

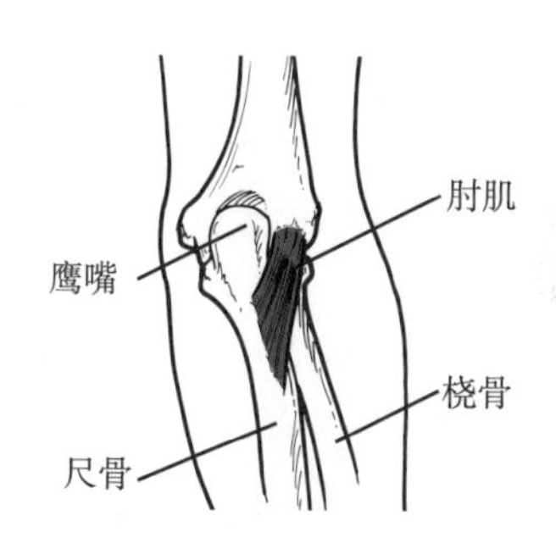

图 5.110

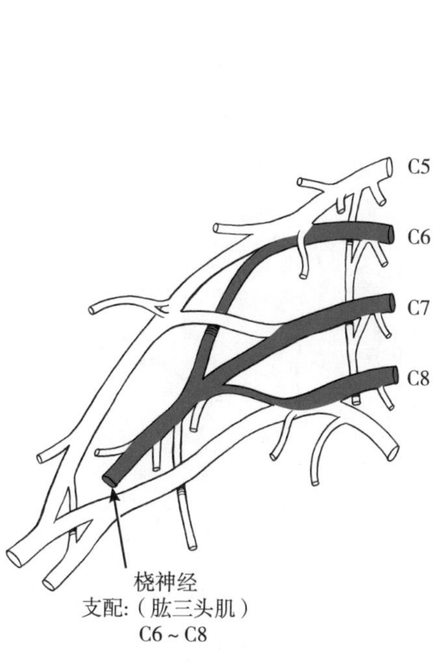

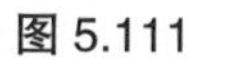

图 5.111

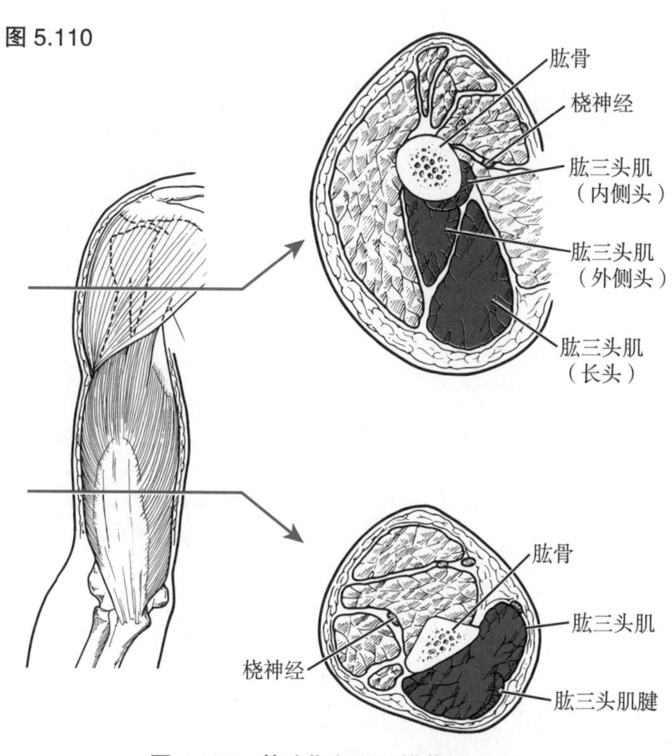

图 5.112　箭头指向所示横截面水平

活动范围

150° ~ –5°（很多人，尤其是女性都存在肘关节过伸）。

表 5.15 **肘关节伸展**

编号	肌肉	起点	止点	功能
142	**肱三头肌**		所有头部有一个共同腱	肘关节伸展 头：肩关节伸展和内收（辅助）
	长头	肩胛骨（盂上结节和盂肱关节囊）	尺骨（尺骨鹰嘴、上表面）	长头和外侧头：在抗阻伸展时活跃性增加，其他时间活跃性较低 [24] 长头：肩关节伸展和内收（辅助）
	外侧头	肱骨（骨干、肱骨嵴、后侧面） 外侧肌间隔	与前肱筋膜混合 肘关节囊	长头和外侧头：在抗阻伸展时较活跃
	内侧头	肱骨（骨干：后侧面全长） 内侧和外侧肌间隔		内侧头：在各种形式的伸展中较活跃

肱三头肌三个头协同工作以伸展肘关节。当前臂和手部需要进行精确动作（如写字）时，肱三头肌可以固定肘关节。肱三头肌有较多的Ⅱ型肌纤维。外侧头参与偶尔需要高强度力量的动作，内侧头完成精确的、力量需要较小的动作。

5 级、4 级和 3 级

患者姿势：俯卧位，开始时患者肩关节外展 90°，肘关节屈曲 90°，前臂旋转至中立位（垂直悬挂在床外）（图 5.113）。

治疗师：站在患者一侧。要求患者伸展肘关节。如果患者可以完成全范围的动作（3 级），则施加适当的阻力。在患者一侧上臂下方，肘关节近端提供支撑。另一手在前臂背侧、腕关节近端施加向下的阻力（图 5.114）。尽量让肘关节处于轻度的屈曲，即不出现关节锁定。这对有肘关节过伸的患者很重要。

测试：患者伸展肘关节。

给患者的指示：“维持住，不要让我弯曲它。”

分级

5 级：抵抗最大阻力并稳稳地维持在测试姿势。

4 级：抵抗强阻力维持在测试姿势，但在终末位给予阻力时会出现退让。

3 级：无阻力时完成全范围动作（图 5.115）。

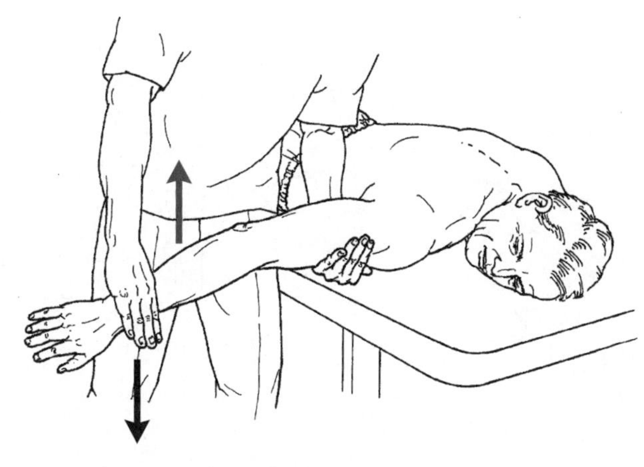

图 5.114

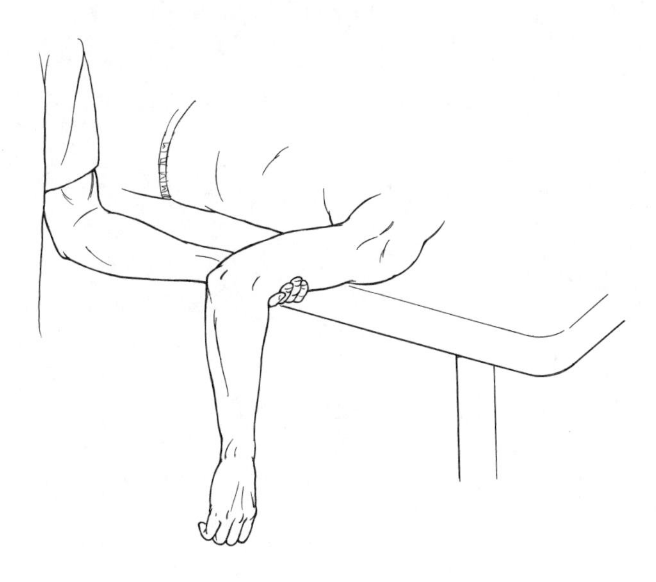

图 5.113

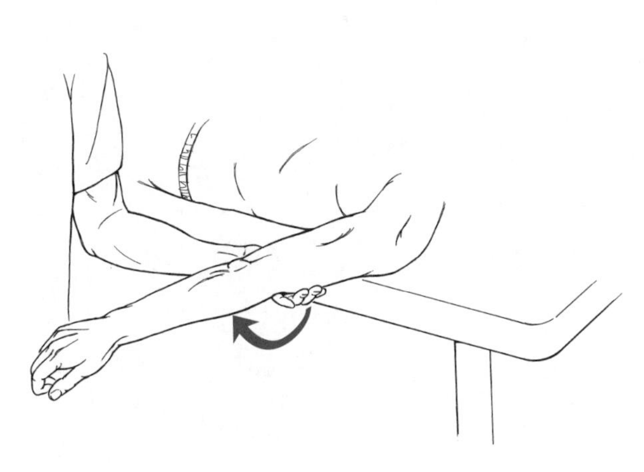

图 5.115

2 级、1 级和 0 级

患者姿势：短坐位，肩关节外展 90° 且保持在旋转中立位，肘关节屈曲约 45° 以最小化重力的影响。整个手臂与地面平行（图 5.116）。

治疗师：站在患者测试侧。对于 2 级测试，治疗师支撑住患者肘部，对于 1 级及 0 级测试，则支撑住前臂，并触诊患者上臂后侧邻近鹰嘴处的三头肌（图 5.117）。

测试：患者尝试伸展肘关节。

给患者的指示：“把肘部伸直。”

分级

2 级：在重力最小化下完成全范围活动。

1 级：测试者可以感觉邻近鹰嘴的肱三头肌腱的张力（图 5.117），或者在上臂后侧感觉到肌肉收缩活动。

0 级：没有任何明显肌肉收缩活动。

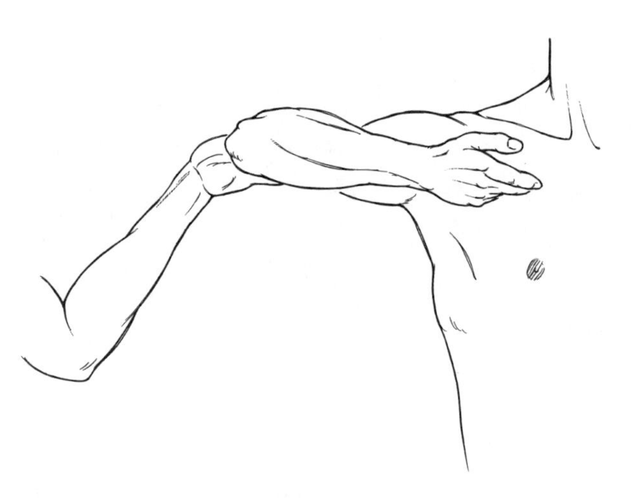

图 5.116

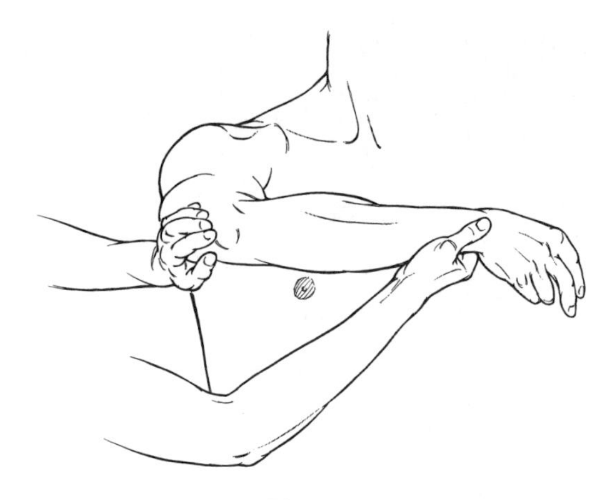

图 5.117

代偿动作

- 通过外旋代偿。当患者坐位肩关节外展时，0 级的肱三头肌也可以完成肘关节伸展测试（图 5.118）。这可能发生在当患者肩关节外旋时，上臂位于前臂下方，前臂下落导致肘关节伸展。可以用桌子或者泡沫板支撑住手臂来避免这种情况。
- 通过水平内收代偿。当患者有颈椎损伤导致肱三头肌肌力为 0 级时，这种代偿性动作可以目的性地完成肘关节伸展的动作。当远端部分固定（如同测试者固定患者手或腕部时），患者水平内收上臂使得肘关节到达伸展位（图 5.126）。因此，治疗师为了达到测试目的而避免受代偿动作影响，应该在患者肘关节处提供支撑而不是在腕部。

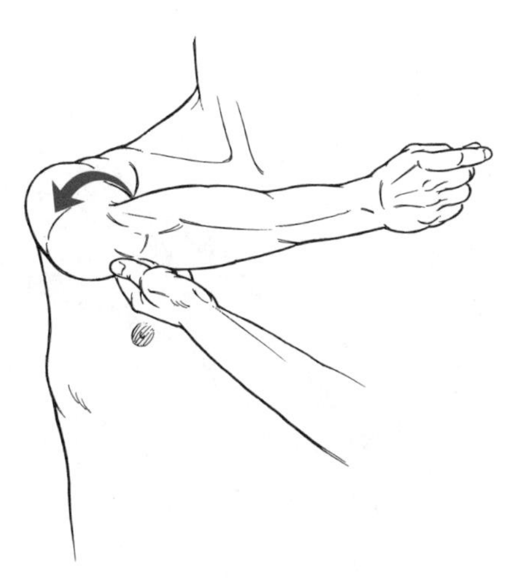

图 5.118

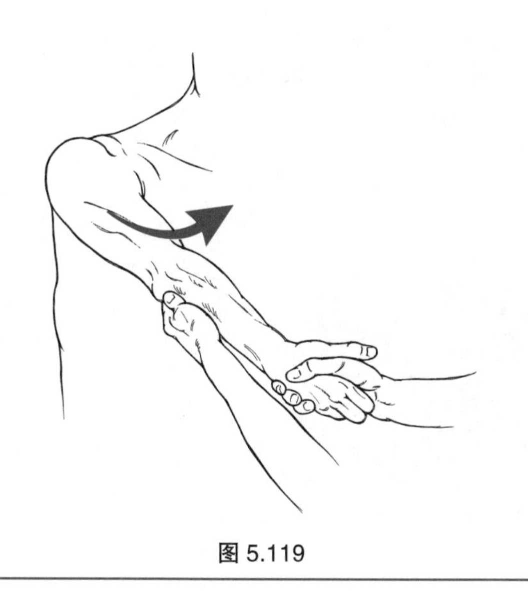

图 5.119

有益提示

- 在 5 级、4 级测试中，应该在肘关节稍微弯曲时给予阻力，以避免患者过度伸展肘关节于锁定位。
- 俯卧位测试肘关节伸展时，必须注意肱三头肌这块使肩关节水平外展的双关节肌肉可能发力较少，测试的等级可能会低于它应有的等级 [13]。
- 5 级、4 级和 3 级替代测试姿势是患者短坐位，测试者站在患者的后方，支撑上臂在外展 90°，肘关节屈曲（图 5.120）。患者伸展肘关节，抵抗施加在腕部的阻力。
- 肱三头肌力量常常是决定推举类动作能否完成的因素。

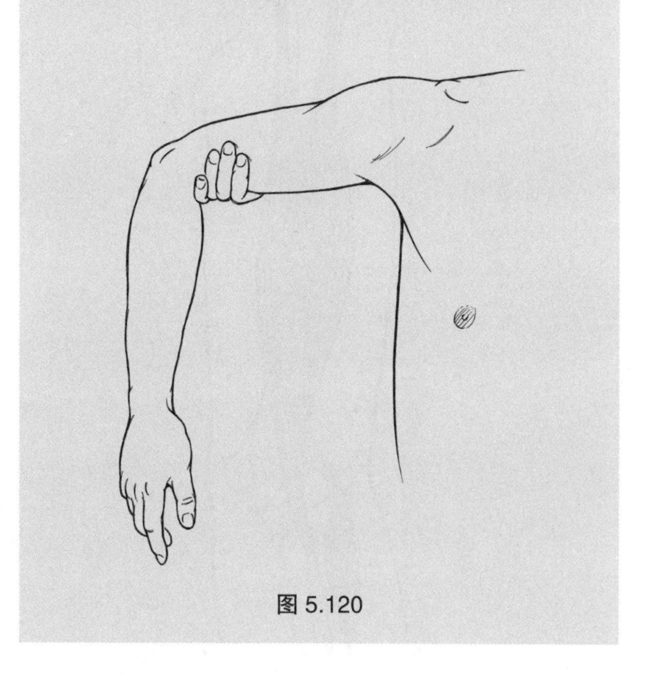

图 5.120

肱三头肌推荐训练

- 持重训练肱三头肌完成接近完全伸展肘关节的动作（锁定）最有效。
- 窄距卧推。
- 停顿式俯卧撑比传统俯卧撑更能激活肱三头肌 [43]。
- 标准俯卧撑，双手间距较小 [44]。
- 双杠臂屈伸（Dips）。
- 肱三头肌过顶伸展。
- 绳子辅助下肱三头肌向下推。

前臂旋后

旋后肌和肱二头肌

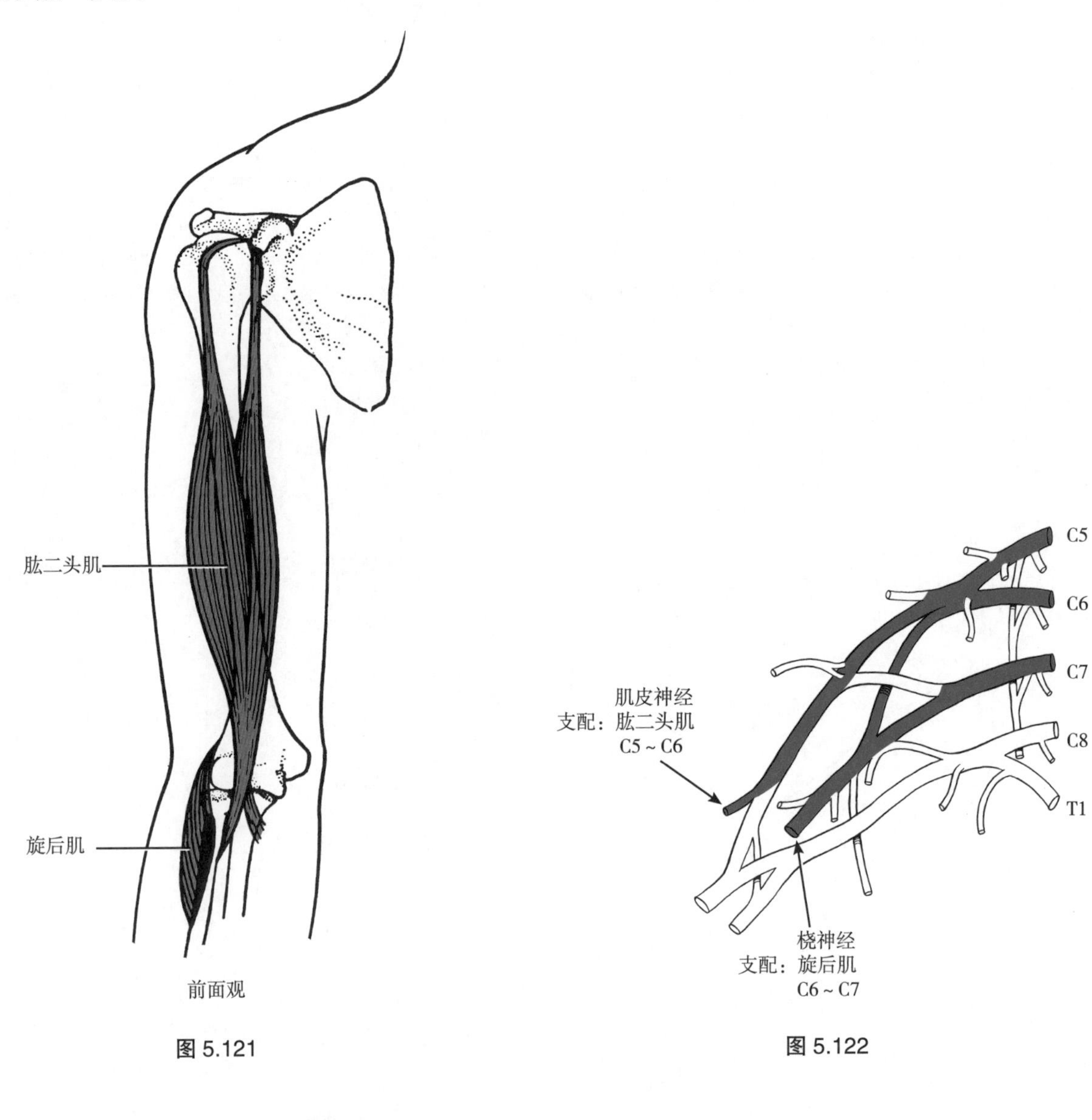

图 5.121

图 5.122

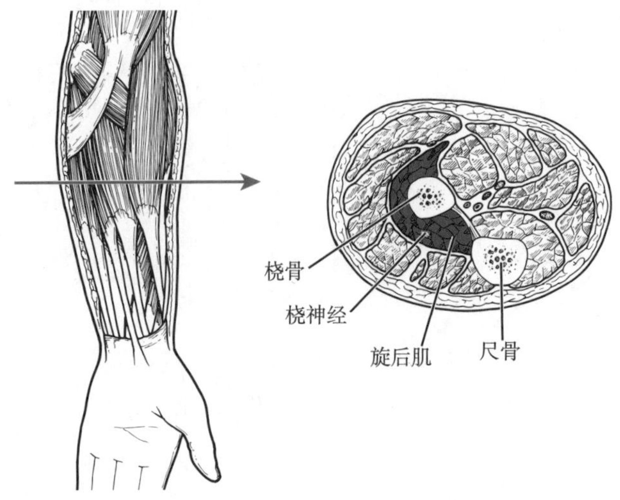

图 5.123　箭头指向所示横截面水平

活动范围
0° ~ 80°

表 5.16　**前臂旋后**

编号	肌肉	起点	止点	功能
140	**肱二头肌** **两个头**			屈曲肘关节 如果肘关节屈曲可以使前臂旋后（有力）
145	**旋后肌**	肱骨（外上髁） 尺骨（旋后肌嵴） 肘关节桡侧副韧带 桡尺关节环状韧带 旋后肌腱膜	桡骨（骨干，外侧面近端 1/3）	前臂旋后

5 级、4 级、3 级和 2 级

患者姿势：短坐位，双臂置于两侧，屈肘 90°，前臂完全旋前至中立位。替代方式，患者可坐在治疗床上，诊疗师支撑患者肘部。

治疗师：站于患者一侧或面前，要求患者掌心朝上，就像端一碗汤一样。如果关节活动范围良好，则施加阻力。治疗师一手支撑患者肘部，在腕部的伸肌处给予阻力，小心不要握住前臂的屈肌（图 5.124）。

测试：患者开始先旋前再旋后前臂，直到掌面朝向天花板。治疗师尝试阻挡患者前臂旋前方向的运动。

替代测试：如同握手动作一样握患者的手，用另一手环握住患者肘关节并通过握住的手施加阻力（图 5.125）。当患者腕关节不稳时，不能进行这个测试。

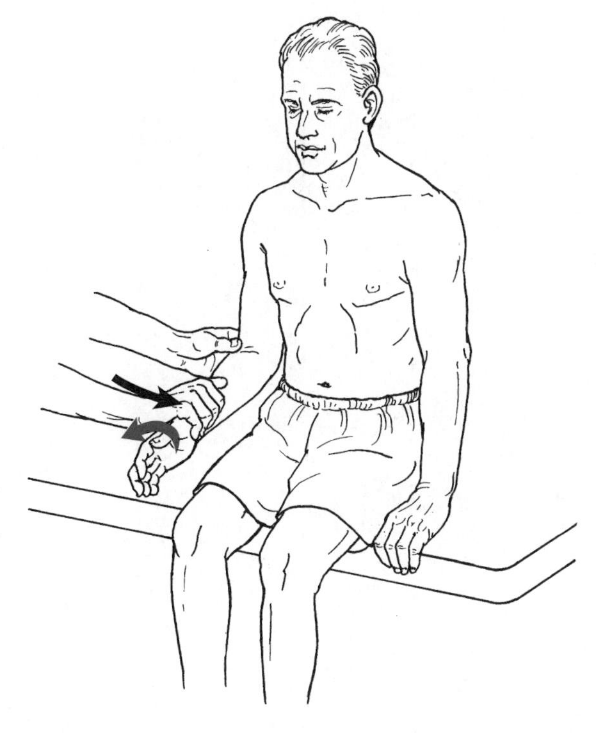

图 5.124

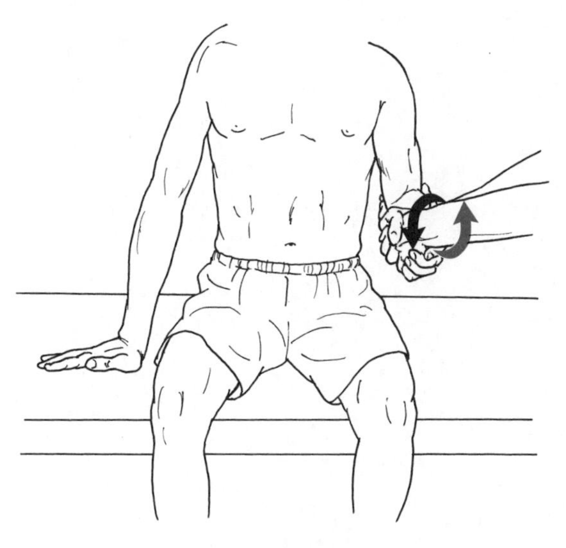

图 5.125

5级、4级、3级和2级（续）

给患者的指示：“将你的手掌朝上，维持住，不要让我把它向下转动，保持腕和手指放松。”

对于3级：“将你的手掌转向上。”

分级

5级：抵抗最大阻力维持在测试姿势。

4级：抵抗中到强阻力维持在测试姿势。

3级：无阻力时完成全活动范围动作（图5.126，展示终末位）。

2级：完成部分关节活动范围动作。

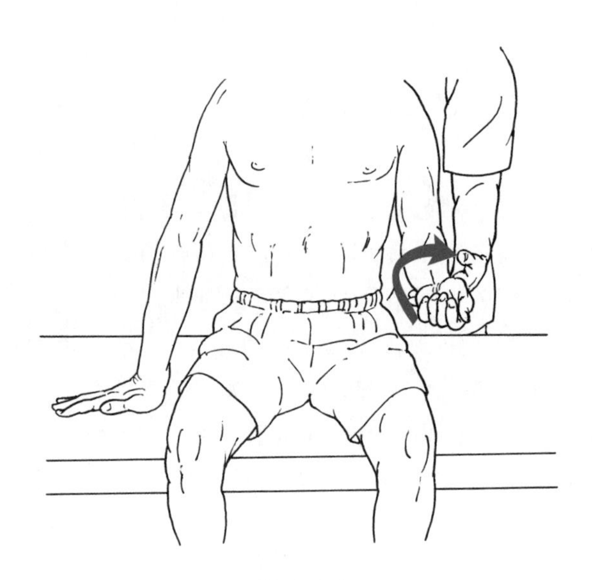

图5.126

1 级和 0 级

患者姿势：短坐位，手和肘置于屈曲位，同 3 级测试。

治疗师：在肘关节远端支撑住患者前臂。在桡骨头远端、前臂的背侧面触摸旋后肌（图 5.127）。

测试：患者尝试将前臂旋后。

给患者的指示："试着转动你的手掌，掌心朝上。"

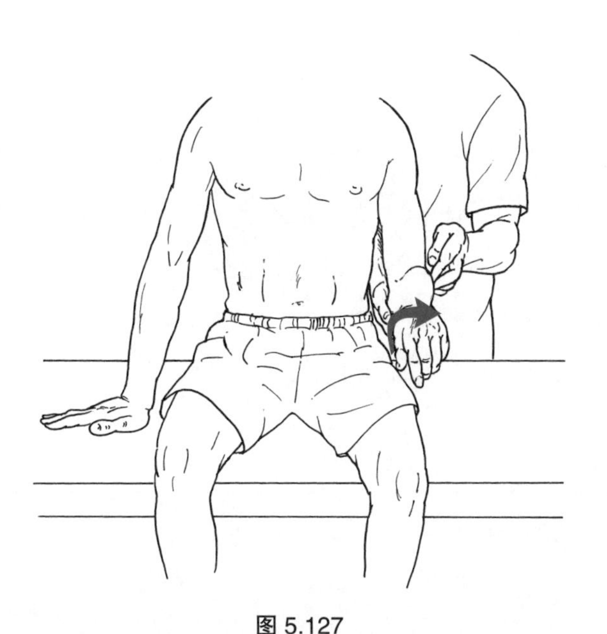

图 5.127

分级

1 级：轻微肌肉收缩活动，但没有肢体运动。

0 级：没有肌肉收缩活动。

代偿动作

当患者尝试做出前臂旋后动作时，患者可能外旋上臂，使上臂向身体中线靠近（图 5.128）。当发生这种情况时，前臂可以在旋后肌不产生活动的情况下将手臂移动到旋后位置。

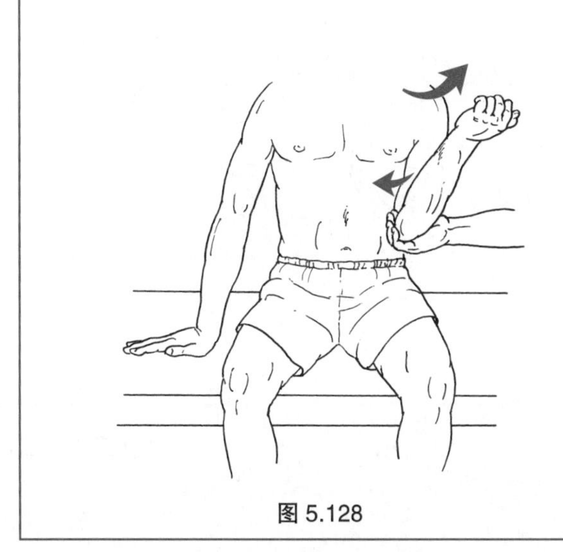

图 5.128

有益提示

- 对于旋后肌的力量是否比旋前肌的力量大尚有争议。一些研究指出两者 没有差别，而另一些指出前臂旋后的力矩大于旋前的力矩 [45]。
- 肱二头肌在旋后中段时活动最强，这时肌肉长度比较短 [45]。
- 一些研究人员认为旋后肌是旋后的主动肌，因为这些肌肉只完成这个动作，与前臂的位置无关。然而，肱二头肌具有很强的旋后作用，它的体积是旋后肌的 5 倍，但是只有在肘关节屈曲时它的旋后作用才最大 [2，45]。

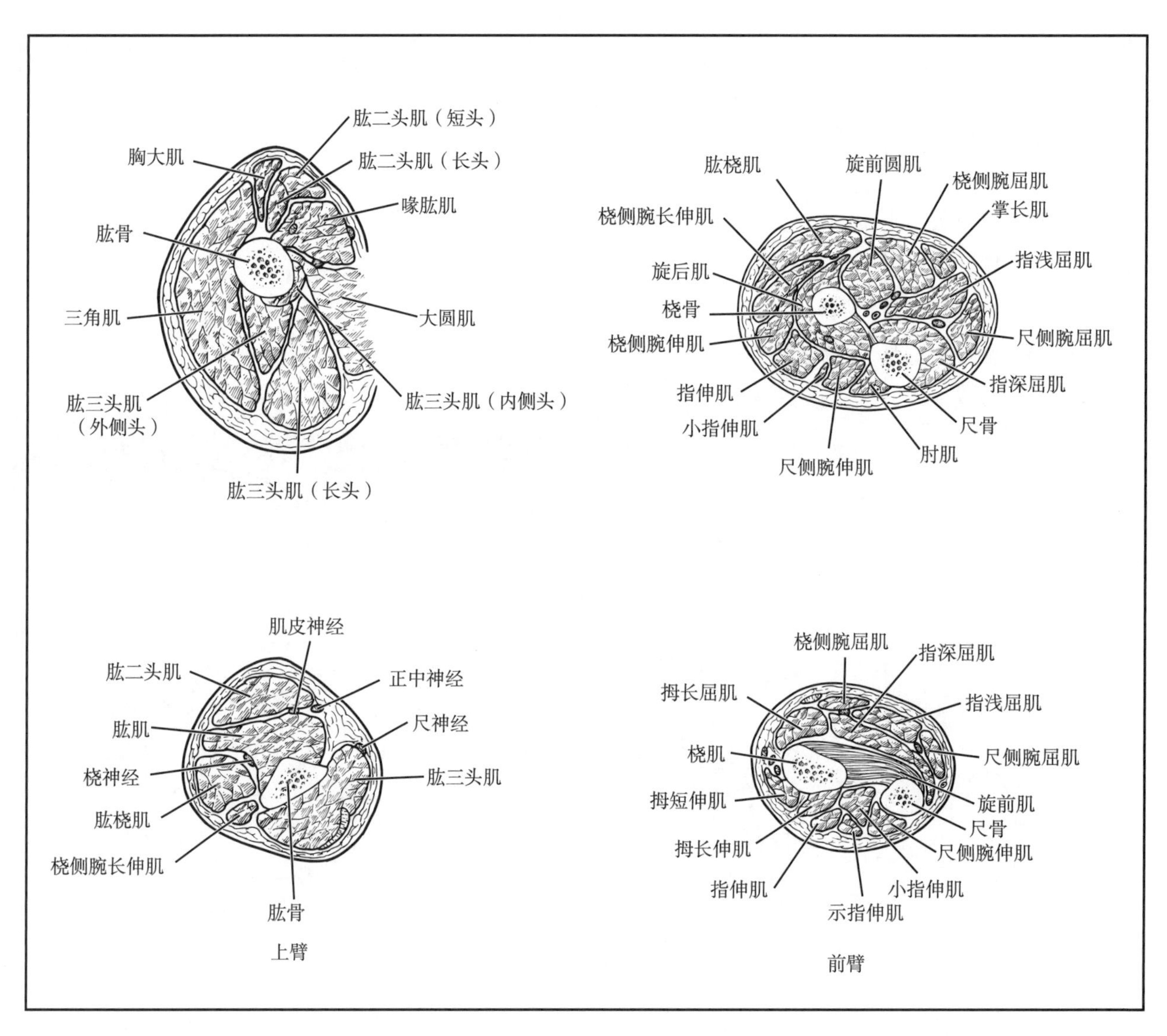

平面图 4　上臂和前臂的横截面

前臂旋前

旋前圆肌和旋前方肌

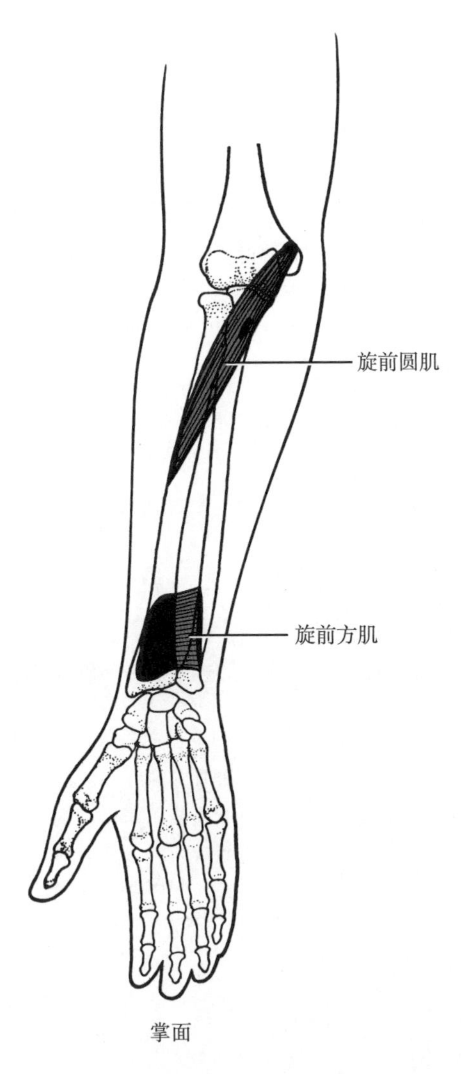

图 5.129

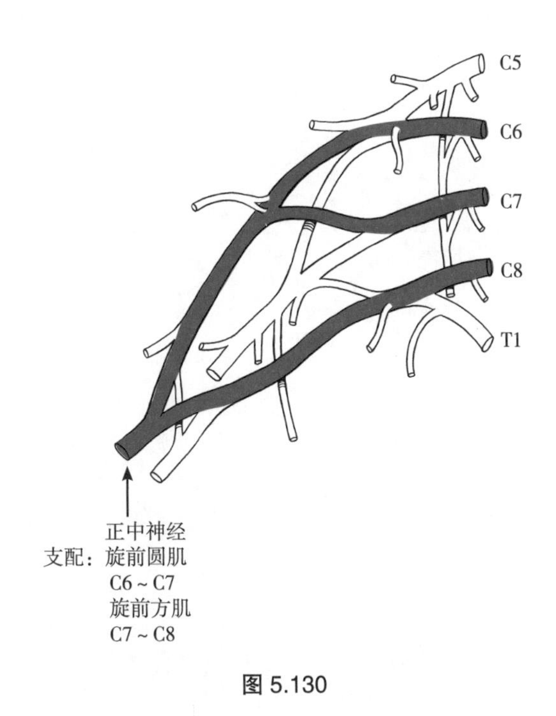

图 5.130

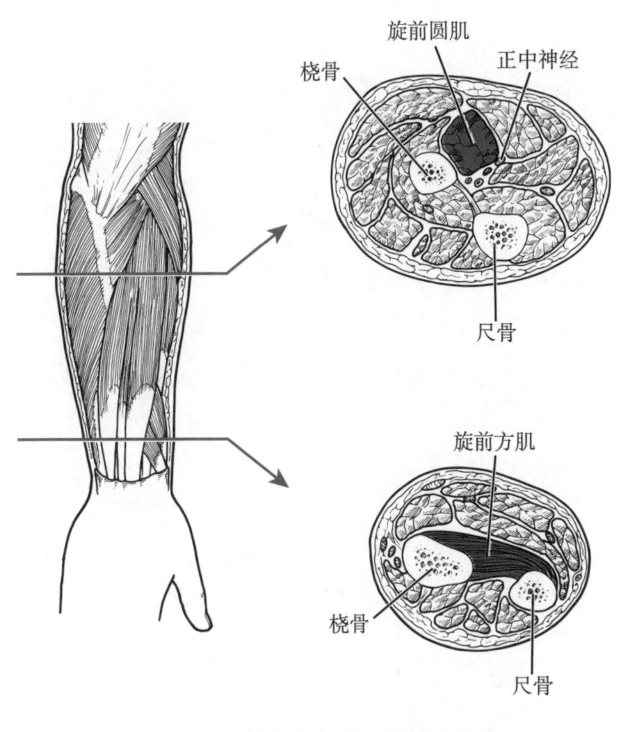

图 5.131　箭头指向所示横截面水平

活动范围
0° ～ 80°

表 5.17　**前臂旋转**

编号	肌肉	起点	止点	功能
146	**旋前圆肌**		桡骨（骨干中部、外侧面）	抗阻旋前或者快速旋前 肘关节屈曲（附属）[2，45]
	肱骨端	肱骨（骨干近端到内上髁） 屈肌群总肌腱起点 肌间隔 肱骨前筋膜		
	尺骨端	尺骨（冠状突，内侧） 与肱骨端汇合成总肌腱		
147	旋前方肌	尺骨（前表面远端 1/4 斜嵴） 肌肉腱膜	桡骨（骨干，远端前表面，尺骨切迹上）	前臂旋前 肘关节屈曲（附属）
其他				
151	桡侧腕屈肌	见表 5.18		前臂旋前（弱辅助） 腕关节屈曲、桡偏（外展） 手指伸展（腱活动） 肘关节屈曲（弱辅助）

5 级、4 级、3 级和 2 级

患者姿势： 短坐位，双臂置于身体两侧，肘关节屈曲 90°，前臂旋后。

治疗师： 站在患者旁边或面前。要求患者从前臂旋后位将手指向下翻转。如果可以完成全范围的活动，则施加阻力。治疗师支撑患者肘部，用手的鱼际抵住患者前臂掌侧近腕端表面（屈肌）（图 5.132）给予阻力。避免在桡骨头施加压力，抓握患者前臂时要保证患者感觉舒适。

测试： 患者前臂旋前直到掌面向下。4 级和 5 级，治疗师在手腕处向旋后方向施加阻力。

替代测试： 像握手一样抓住患者的手，另一手托架住患者肘部，经由手的抓握抵抗患者的旋前动作。如果患者有 5 级或 4 级的肌力，此替代测试可以被使用。如果腕关节不稳，则不能使用替代测试。

给患者的指示： "将你的手掌转向下，维持住，不要让我把它向上转动，保持手腕和手指放松。"

分级

5 级： 抵抗最大阻力维持在测试姿势。

4 级： 抵抗中到强阻力维持在测试姿势。

3 级： 无阻力时，完成活动全范围动作（图 5.133，显示终末位）。

2 级： 完成部分关节活动范围动作。

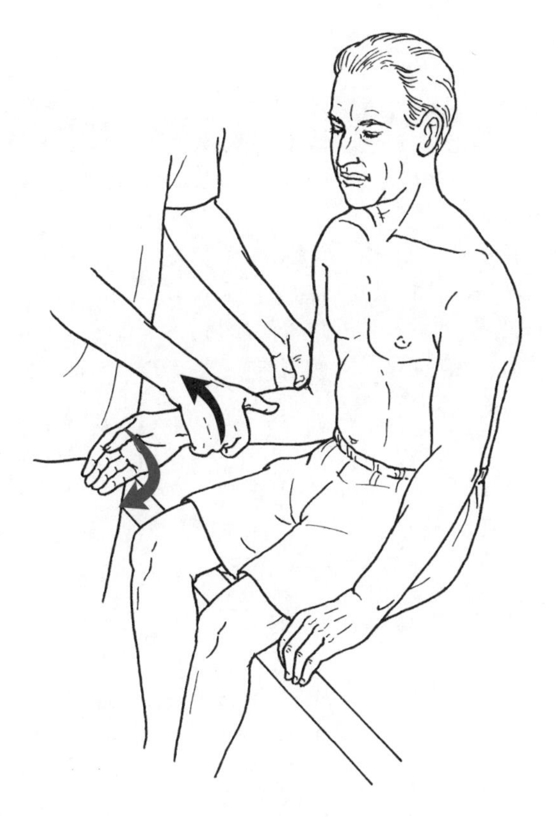

图 5.132

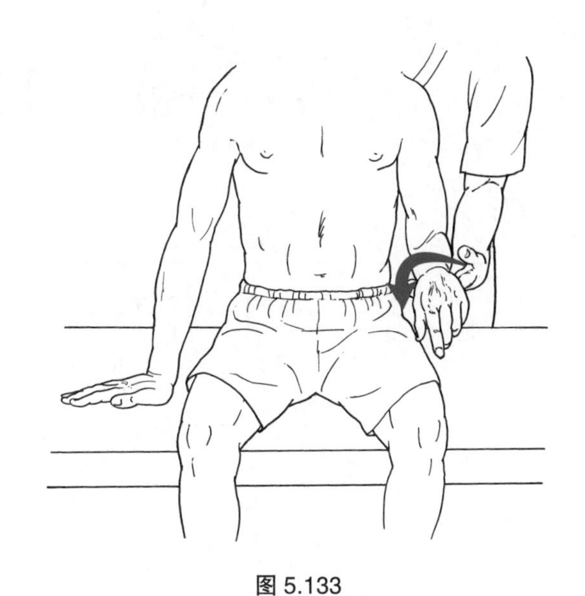

图 5.133

1 级和 0 级

治疗师：一手在患者肘关节远端支撑住前臂，另一手的手指位于前臂（屈肌）掌侧上 1/3 处从肱骨内上髁到桡骨外侧缘的斜线上触诊旋前圆肌（图 5.134）。

测试：患者尝试将前臂旋前。

给患者的指示：“尝试将你的手掌转向下。”

分级

1 级：可看到或触摸到的肌肉收缩活动，但没有动作产生。

0 级：无肌肉收缩活动。

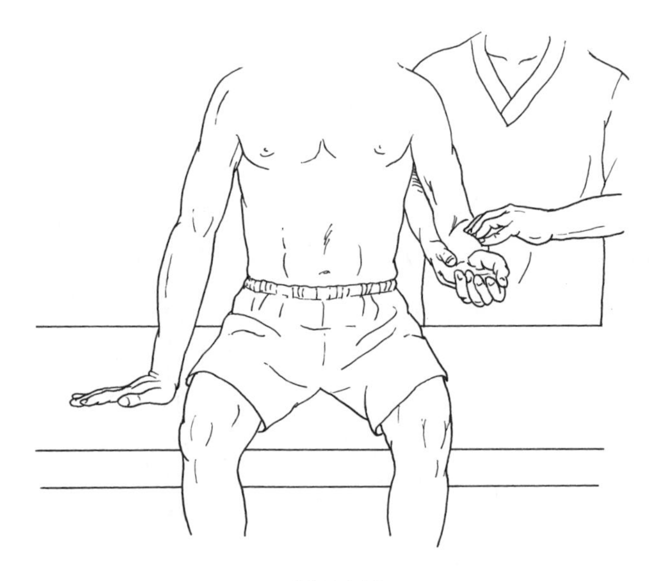

图 5.134

代偿动作

当患者尝试将前臂旋前时可能内旋或外展肩关节（图 5.135）。当这种情况发生，前臂做出类似旋前的动作，但这不是由旋前肌产生的。

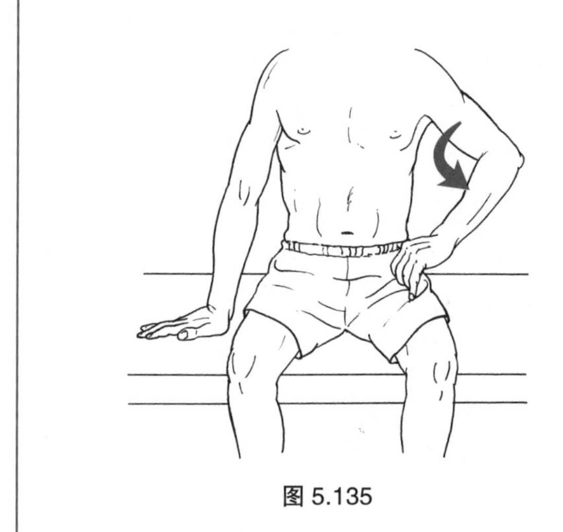

图 5.135

有益提示

- 在前臂旋转时，非利手侧的力量是利手侧的 81% ～ 95%[46]。
- 肘关节屈曲 45° 时前臂旋前的力量最大[47]。
- 男性较女性前臂旋前的力量大 63%，旋后的力量大 68%，差值为 12.6 ～ 14.8N · m[48]。
- 在动力学研究中，女性前臂的力量为 5.0～5.4N•m（N•m 称为牛顿米）[48]。

腕关节屈曲

桡侧腕屈肌和尺侧腕屈肌

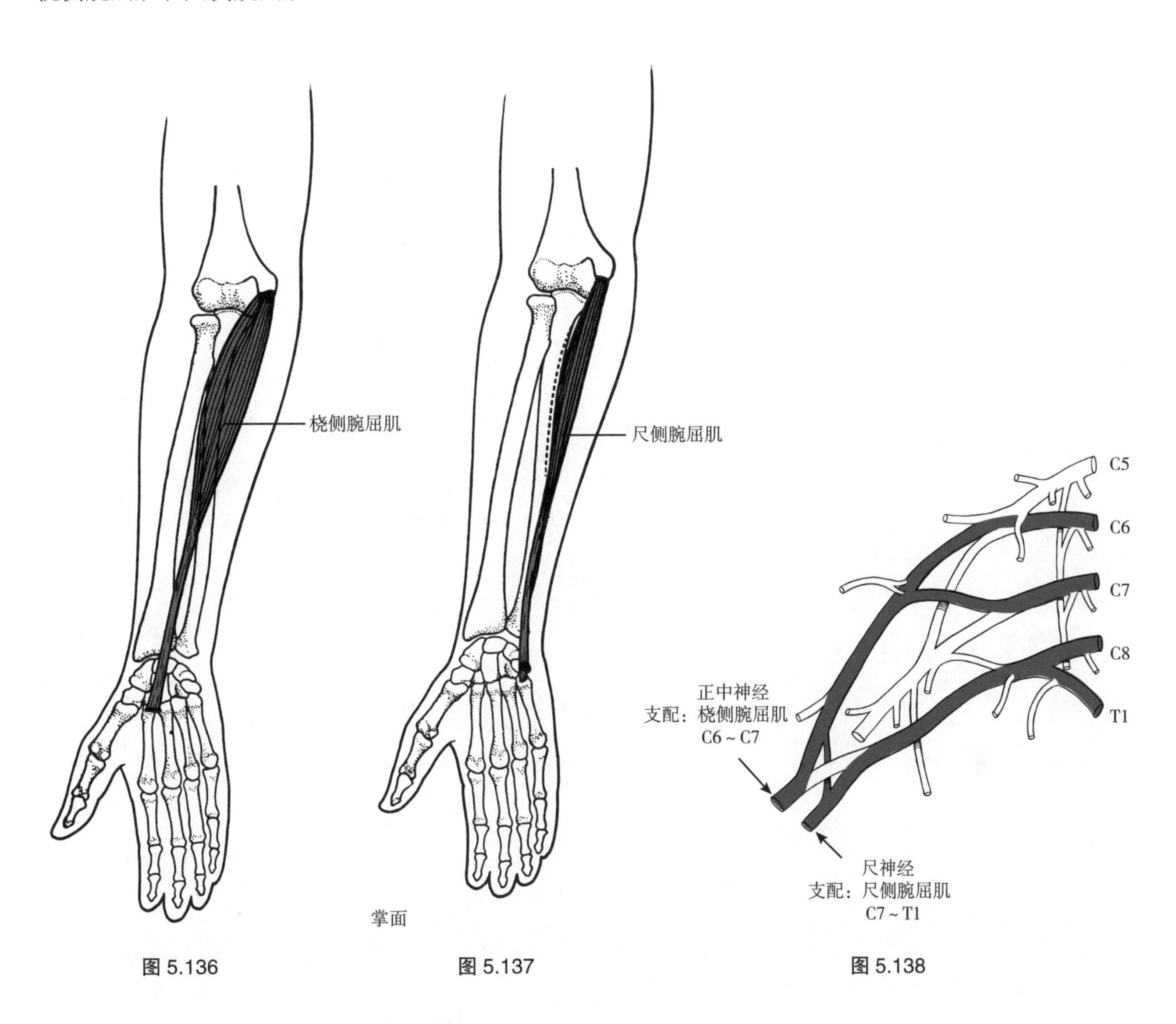

图 5.136　图 5.137　图 5.138

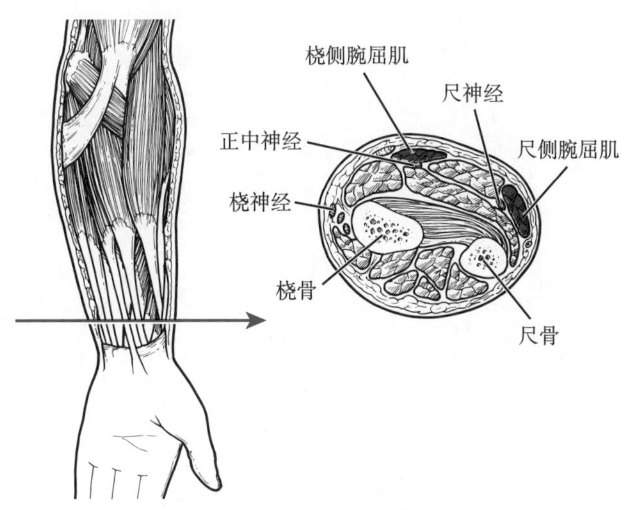

图 5.139　箭头指向所示横截面水平

活动范围
0° ～ 80°

表 5.18 **腕关节屈曲**

编号	肌肉	起点	止点	功能
151	**桡侧腕屈肌**	肱骨（经由屈肌总腱到达内上髁） 肱骨前筋膜 肌间隔	第 2 和第 3 掌骨（基底、掌面）	腕关节屈曲 腕关节桡偏（外展） 手指伸展（腱活动） 肘关节屈曲（弱辅助） 前臂旋前（弱辅助）
153	**尺侧腕屈肌** **两个头**	肱骨头（经由屈肌总腱到达内上髁） 尺骨头（鹰嘴突，内侧缘；骨干，经由一条腱膜到达近端 2/3 后侧） 肌间隔	豌豆骨 钩骨 第 5 掌骨，基底	腕关节屈曲 腕关节尺偏（内收） 肘关节屈曲（辅助）
其他				
156	指浅屈肌	见表 5.20		
157	指深屈肌	见表 5.20		
169	拇长屈肌	见表 5.24		

5 级和 4 级

患者姿势（所有测试）：短坐位，前臂旋后（图 5.140）。腕关节处于中立位或稍微伸展。

测试：患者屈曲手腕，保持拇指和其余四指放松。

治疗师：坐在或者站在患者前方，要求患者腕关节屈曲（3 级），如果患者可以全关节活动范围屈曲，则施加适当的阻力。一手在患者手腕下支撑患者的前臂（图 5.140），另一手在掌侧施加阻力（图 5.141）。

测试双侧腕屈肌：用四指或者大鱼际给患者掌侧施加阻力。阻力均匀分布在手掌面上，方向垂直向下，即腕关节伸展的方向。

测试桡侧腕屈肌：将患者的手腕偏向桡侧并略微伸展，利用示指和中指将阻力施加在第 1 和第 2 掌骨（手的桡侧），方向为使腕关节伸展和尺偏的方向（图 5.142）。

测试尺侧腕屈肌：将腕关节放置在尺偏并轻微伸展，阻力施加在第 5 掌骨（手的尺侧），顺着腕关节伸展和桡偏的方向（图 5.143）。

给患者的指示（所有测试）：“弯曲你的手腕，维持住不要让我把它拉动，保持你的手指放松。”

分级

5 级：可抵抗最大阻力维持测试姿势。

4 级：可抵抗中到强阻力维持测试姿势。

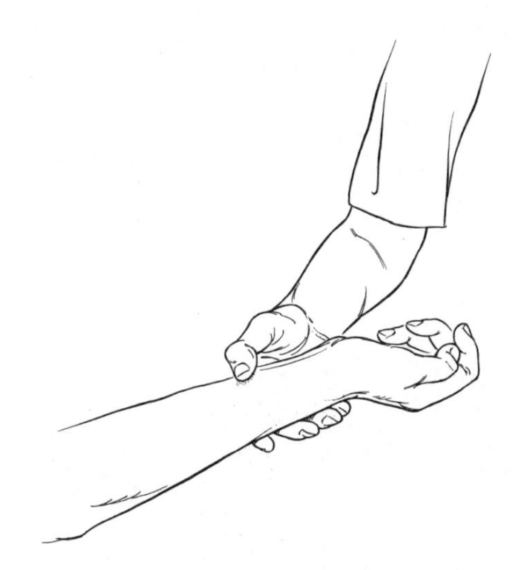

图 5.140

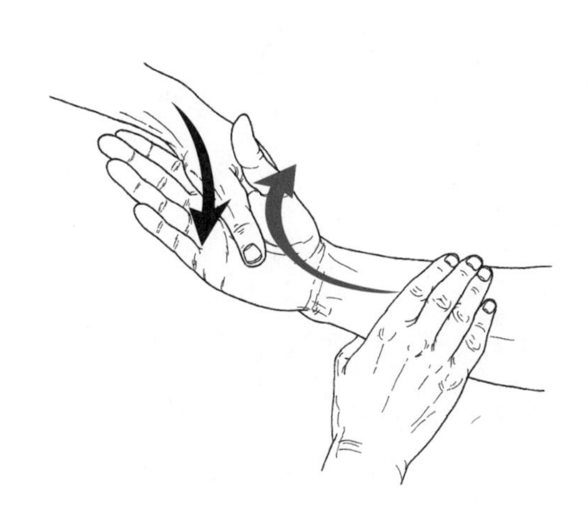

图 5.142

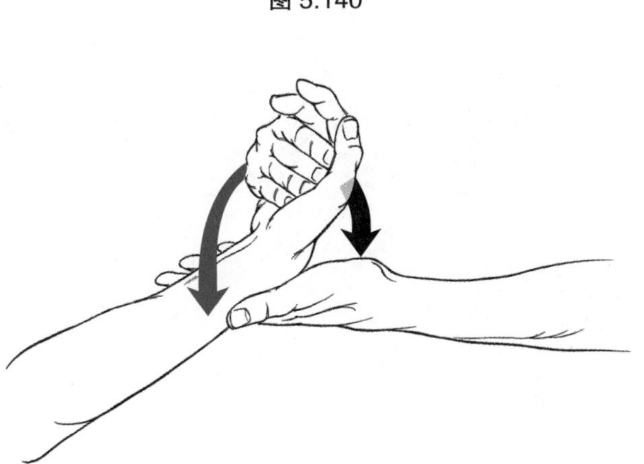

图 5.141

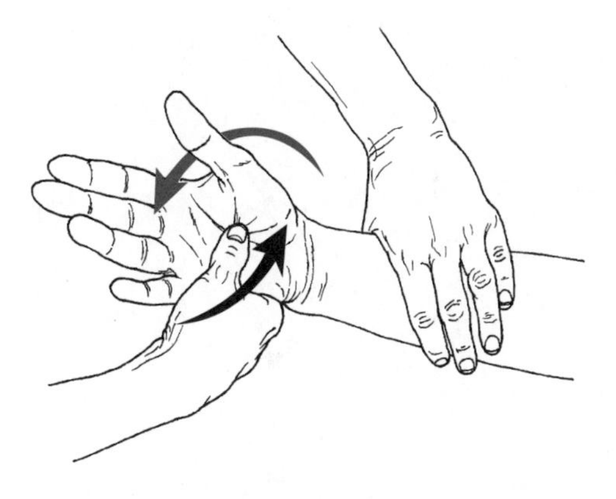

图 5.143

3 级

测试双侧腕屈肌：患者在无阻力的情况下屈曲腕关节，同时不出现过分桡偏或尺偏。

测试桡侧腕屈肌：患者在无阻力的情况下向桡侧方向弯曲腕关节。与尺偏相比这是一个幅度很小的动作（图 5.144）。

配图是从伸肌的一侧演示，以更好地展示这个小幅度的动作。

测试尺侧腕屈肌：患者在尺侧弯曲腕关节（图 5.145）。

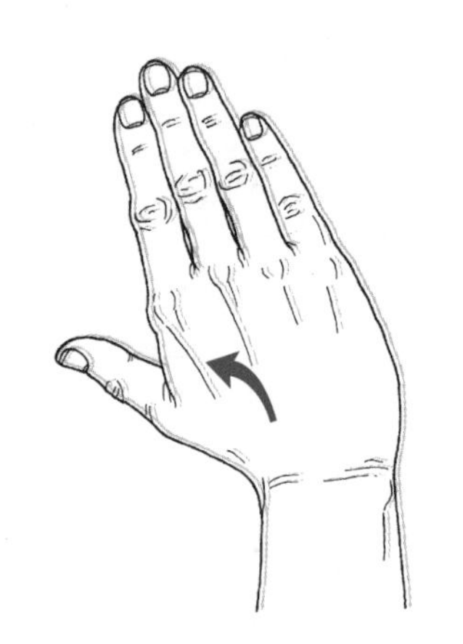

图 5.144

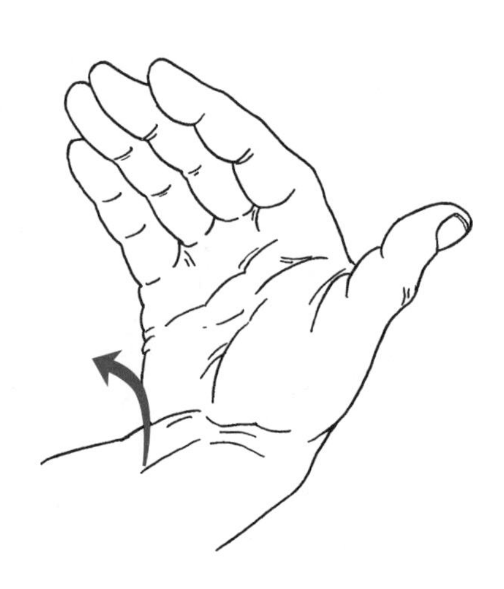

图 5.145

2 级

患者姿势：短坐位，手臂支撑在桌面上，前臂中立位，手的尺侧在下（图 5.153）。

治疗师：在腕关节近端支撑患者的前臂。

测试：患者屈曲腕关节，同时手的尺侧划过桌面（图 5.146）。分别测试两块肌肉时，握住前臂使手腕抬离桌面，要求患者分别在尺偏和桡偏时完成腕关节屈曲的动作。

给患者的指示：“弯曲你的手腕，保持手指放松。”

分级

2 级：在重力最小化的情况下下完成腕关节全活动范围的动作。

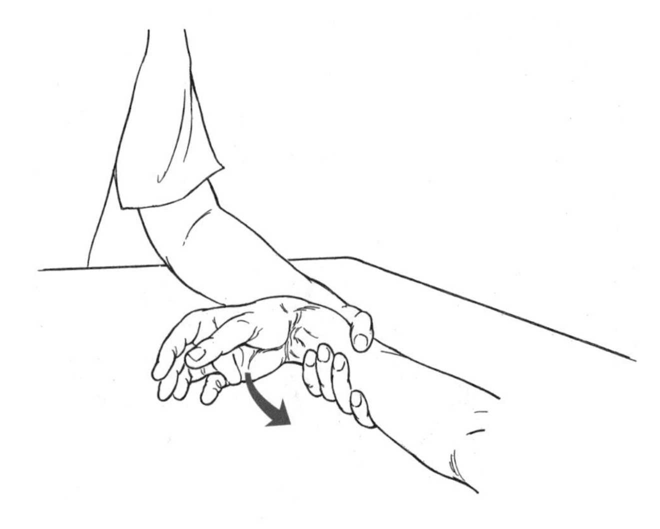

图 5.146

1 级和 0 级

患者姿势：前臂旋后放在桌面上。

治疗师：将患者手腕固定在屈曲位；另一手的示指用来触摸相对应的肌腱。

分别触摸桡侧腕屈肌腱（图 5.147）和尺侧腕屈肌腱（图 5.148）。

桡侧腕屈肌位于手腕掌侧面桡侧，掌长肌外侧（图 5.141）。

尺侧腕屈肌腱（图 5.147）位于腕关节掌侧面尺侧（第 5 指骨基底部）。

测试：患者尝试屈曲腕关节。

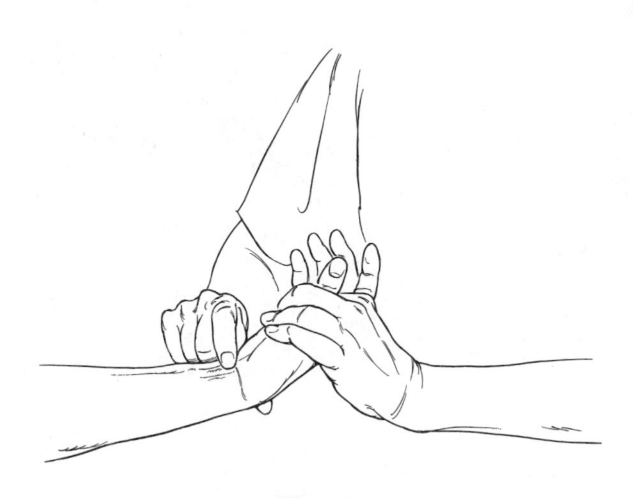

图 5.147

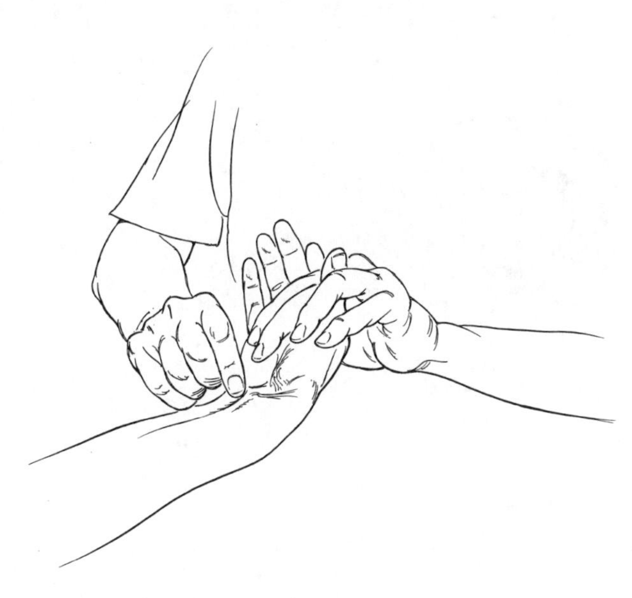

图 5.148

给患者的指示："尝试弯曲你的手腕，放松它，再一次弯曲。"要求患者重复这个测试，让检查者可以在放松及收缩之间触及肌腱。

分级

1 级：可以明显看到或触摸到 1 或 2 条肌腱的收缩活动，但肢体没有移动。

0 级：没有收缩活动。

有益提示

相较前臂旋前和中立位，尺侧腕屈肌在前臂旋后位时，可以产生最大的腕关节屈曲作用（尺偏）[49]。

推荐训练

- 腕关节抗阻屈曲。

腕关节伸展

桡侧腕长伸肌、桡侧腕短伸肌和尺侧腕伸肌

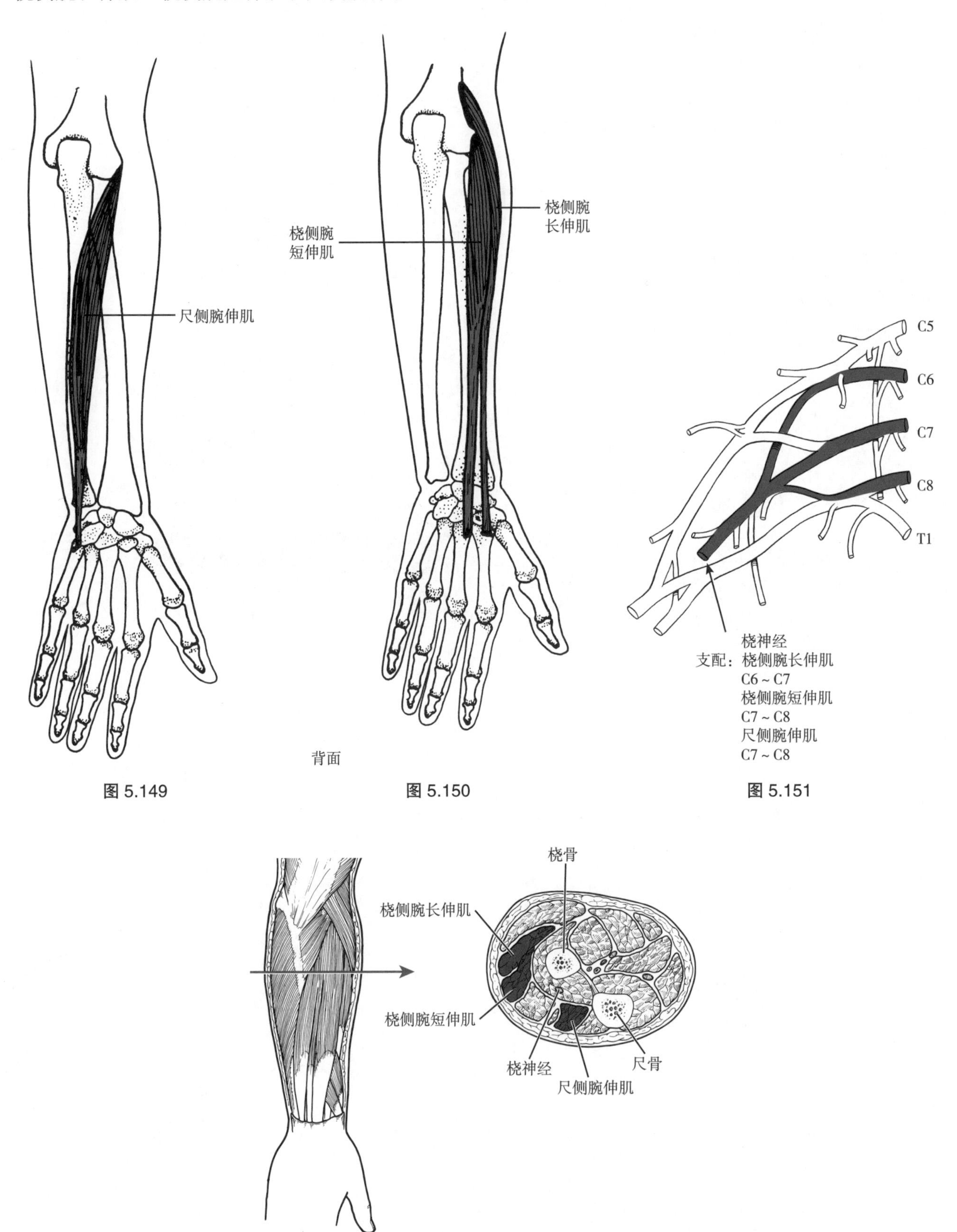

图 5.149

图 5.150

图 5.151

图 5.152　箭头指向所示横截面水平

活动范围
0° ~ 70°

表 5.19 **腕关节屈曲**

编号	肌肉	起点	止点	功能
148	**桡侧腕长伸肌**	肱骨（外上髁嵴、远端 1/3） 前臂伸肌总腱 外侧肌间隔	第 2 掌骨（在基底桡侧背面）	腕关节伸展和桡偏 通过稳定腕关节协同稳定手指 肘关节屈曲（附属）
149	桡侧腕短伸肌	肱骨（经由前臂伸肌总腱到达外上髁） 肘关节桡侧副韧带 肌肉腱膜	第 3 掌骨（在基底桡侧背面） 第 2 掌骨	腕关节伸展 腕关节桡偏（弱） 手指屈曲协同肌（通过稳定腕关节）
150	尺侧腕伸肌	肱骨（经由前臂伸肌总腱到达外上髁） 尺骨（由腱膜后侧缘）	第 5 掌骨（位于内侧基底上结节）	腕关节伸展和尺偏
其他				
154	指伸肌	见表 5.20		
158	小指伸肌	见表 5.20		
155	示指伸肌	见表 5.20		

腕关节伸展的能力对大部分的手部动作来说至关重要。发挥理想的握力需要有至少 25° 的腕关节伸展活动度 [50]。

桡侧腕伸肌要比尺侧腕伸肌强。桡侧腕短伸肌的体积是桡侧腕长伸肌的 5 倍 [51]。利手的腕关节伸肌力量比非利手大 10%[52]。握力与腕关节伸肌的力量有很大的联系。肱骨外上髁炎（网球肘）常常影响桡侧腕短伸肌在外上髁的起点，导致腕关节伸展时出现疼痛。

5 级、4 级和 3 级

患者姿势：短坐姿，肘关节屈曲，前臂完全旋前，两手同时放在桌面上。

治疗师：坐或站在患者斜前方的位置，要求患者抬起手部（3 级）。如果患者可以完成全关节活动范围的动作，则施加适当的阻力。将患者的腕关节摆放在完全伸展位（图 5.153）。施加阻力的手放在掌骨的背面。

测试这三条肌肉时，患者伸展腕关节，但不要出现腕关节偏移。测试 4 级或 5 级肌力时，用除拇指外的其余 4 根手指或者大鱼际在第 2 和第 5 掌骨的位置施加向前并向下的阻力（图 5.154）。

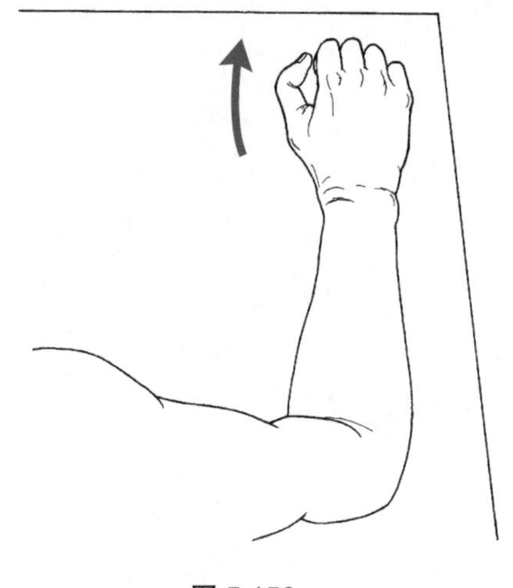

图 5.153

5级、4级和3级

测试桡侧腕长伸肌和桡侧腕短伸肌（为伸展和桡侧偏移）的肌力时，用两根手指在第2和第3掌骨背侧面（手的桡侧）施加屈曲和尺偏方向上的阻力（图5.155）。

测试尺侧腕伸肌（为伸展和尺偏）的肌力时，用两根手指在第5掌骨背侧面（手的尺侧）施加屈曲和桡偏方向上的阻力（图5.156）。

测试：为联合测试三条腕伸肌的肌力，患者在全关节活动范围内向上伸展腕关节。不允许手指伸展。

为测试桡侧的两条腕伸肌的肌力，患者用拇指侧引导发力，伸展腕关节。腕关节可以预先摆放在一个稍微伸展和桡偏的位置，以指导患者完成这个动作。

为了测试腕伸肌，患者伸展腕关节，朝向手的尺侧方向。治疗师可以先摆位在此姿势来指导患者尺侧方向动作。

给患者的指示："维持住，不要让我把它推下去。"

3级："把你的手向上转。"（测试尺偏和桡偏时可以说明方向。）

分级

5级：抵抗最大阻力维持在测试姿势。当测试桡侧和尺侧偏移时，不需要完全伸展。

4级：抵抗强到中等阻力维持在测试姿势。当测试单独肌肉，将无法做出全范围的腕关节伸展。

3级：在三条肌肉的测试中，完成全范围腕关节伸展但无法抵抗阻力。在单独测试桡侧和尺侧腕伸肌时，不需要完成全范围的关节活动。

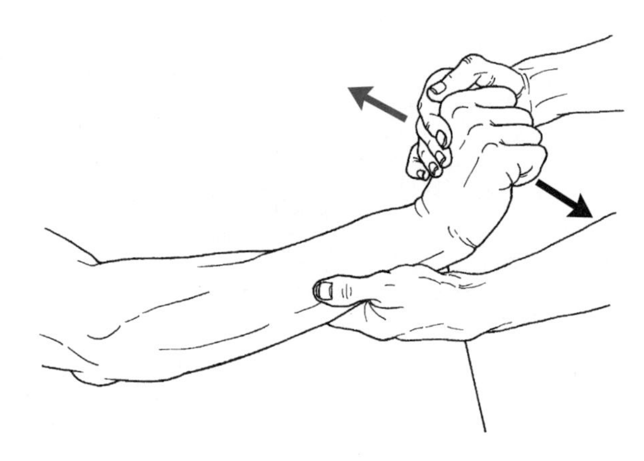

图5.155

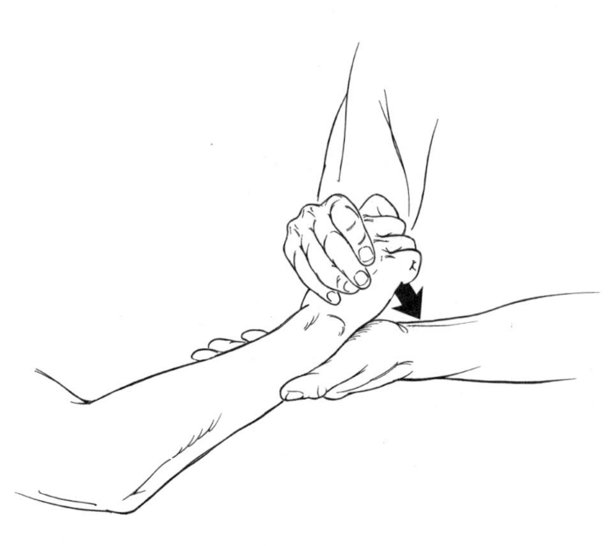

图5.154

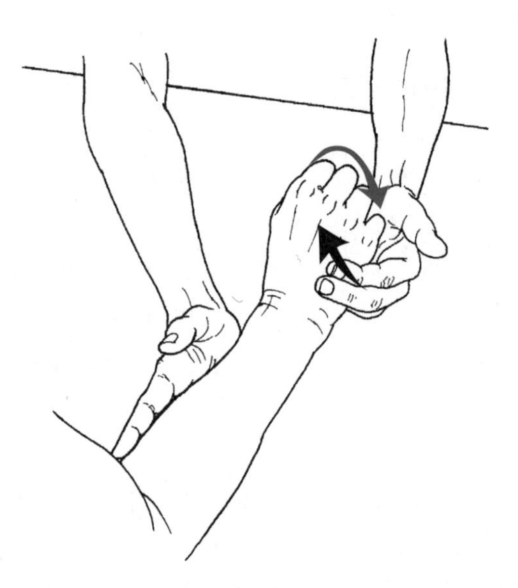

图5.156

2 级

患者姿势：前臂放在桌面，处于中立位。

治疗师：支撑患者的手腕，将手从桌面抬起以清除摩擦力影响（图 5.157）。

测试：患者伸展腕关节。

给患者的指示：“将你的手腕向后弯曲。”

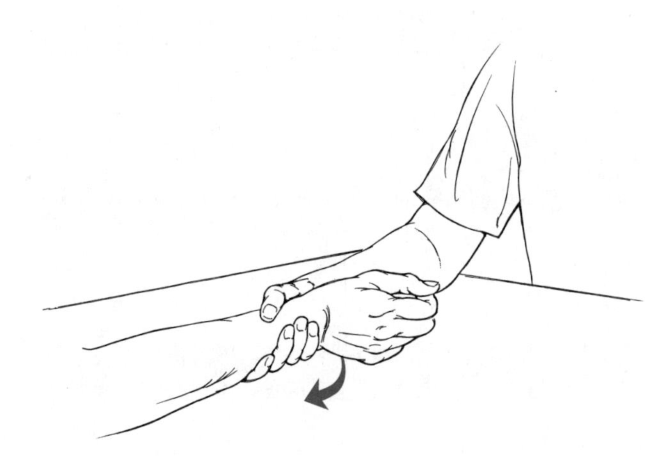

图 5.157

分级

2 级：去重力时，完成全范围活动。

1 级和 0 级

患者姿势：手和前臂放在桌面上，同时手完全旋前。

治疗师：把患者腕关节固定在伸展姿势，另一手触诊。用一根手指在测试中触摸每块肌肉。

桡侧腕长伸肌：在腕关节背面沿第 2 掌骨部位触摸这条肌腱（图 5.158）。

桡侧腕短伸肌：在腕关节背面沿第 3 掌骨部位触摸这条肌腱（图 5.159）。

尺侧腕伸肌：在腕关节背面，第 5 掌骨近端，尺骨茎突的远端触摸这条肌腱（图 5.160）。

测试：患者尝试伸展腕关节。

给患者的指示："试着将你的手抬起来。"

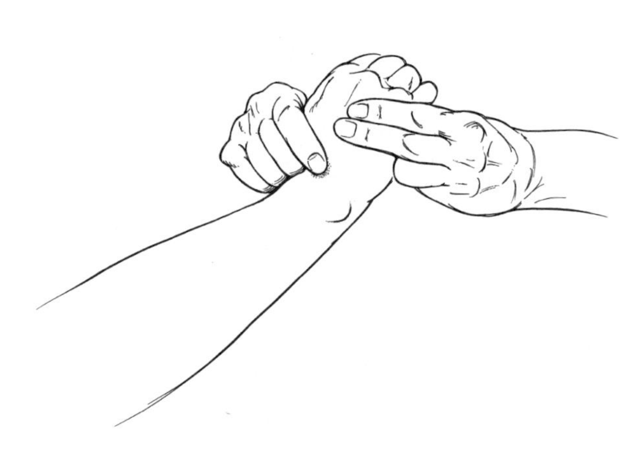

图 5.158

分级

1 级：可以明显看到或触摸到任何特定的肌肉收缩活动，但没有产生腕关节动作。

0 级：没有收缩活动。

代偿动作

最常发生的代偿动作是指伸肌参与运动。当确认手指放松及没有伸展时，可很大程度地避免这种代偿现象的出现。

有益提示

- 测试握力的姿势最好是在腕关节伸展 35° 和尺偏 7° 。在这个姿势下，握力最大。发挥良好握力需要腕关节伸展活动度至少为 25° [50]。
- C5 ～ C6 损伤导致的完全性四肢瘫的患者将只残存有桡侧腕伸肌功能。因此主要的伸肌动作为腕关节伸展伴桡偏。

推荐训练

- 旋前位的腕关节屈曲。
- 抓握小球或者橡皮泥。
- 腕关节桡偏或尺偏。

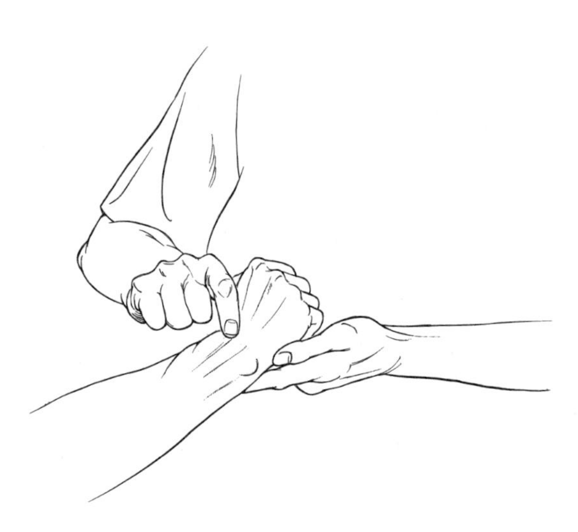

图 5.159

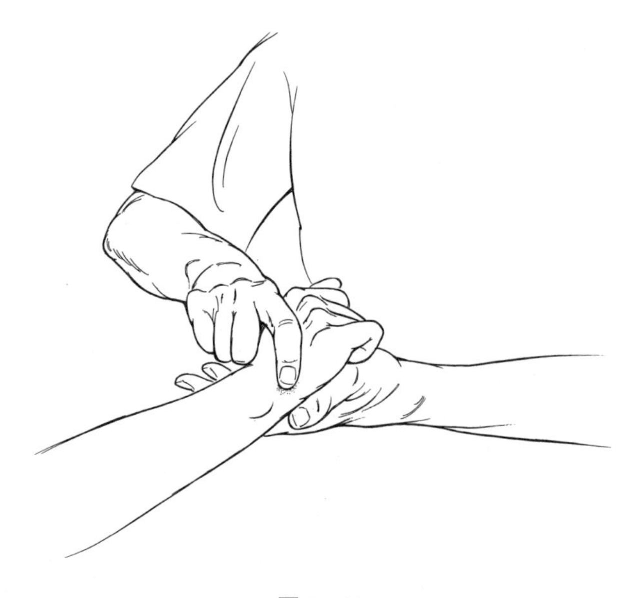

图 5.160

手部肌肉测试概述

神经损伤后需要测试手部的肌肉和运动。根据手的神经支配模式，更适合对运动进行分级而不是对特定的肌肉去分级。由于手部肌肉具有多种功能，可以在复合运动中活动，因此治疗师应结合功能、解剖学和肌动学的知识来掌握手部的力量测试方法。例如，手部唯一可以完全单独测试的肌肉是第一骨间背侧肌（示指桡侧外展）和拇长屈肌（拇指指骨间关节屈曲）。另外，握力也被认为是粗略衡量手部力量的一个功能指标。让患者握紧拳头，伸直手指，可以粗略地提供手指活动范围的大致信息，有助于获悉肌肉检查的重点。

在评估手部肌肉时，必须仔细分级和使用适当的阻力，尤其是在手术后。由于手部肌肉的体积很小，治疗师应该用 1 ～ 2 根手指来抵抗患者手部运动。

需要通过临床判断以安全的方式施加适当的阻力，特别是针对术后的手部检查。对于术后的手部检查，治疗师可能只想确定肌肉收缩的存在。因为某些动作可能是外科医师禁止的。同样，应与外科医师一起监测允许或鼓励的运动量。用力过大或过猛都可能对手术修复或重建部位造成危害。在测试手术后的手部肌肉之前，治疗师应对手术的类型和运动禁忌有一个全面的了解。在测试正常手和比较受伤手与正常对侧手的大量实践中，应该提供一些必要的判断，以便接近手术修复目标。

在手部的许多小肌肉中，很难区分 5 级和 4 级肌力，而且 5 级和 4 级之间的差异可能与临床无关。因此，5 级和 4 级的分级被结合起来。它需要经验和技巧来辨别手部肌肉的弱点。本文仍然忠实于 5 级、4 级和 3 级重力测试的原则。然而，我们也承认，重力对手指的影响是无关紧要的，所以在手部肌肉测试中没有考虑重力和去重力位置。

手部肌肉的两种常见分类方式是内在肌（主要由正中神经和尺神经支配）和外在肌（主要由桡神经和正中神经支配）。外在肌起于前臂，内在肌起于腕关节远端。一般来说，每根手指有 6 块控制其运动的肌肉，3 块外在肌（2 块长屈肌和 1 块长伸肌）和 3 块内在肌（骨间背侧肌和骨间掌侧肌及蚓状肌）。小指和示指各有一块额外的外在伸肌。

本章介绍外在肌、内在肌和拇指（外在肌和内在肌结合）的测试。

外在肌

手部外在肌起于前臂，腕关节上方，由屈肌和伸肌共同组成。外在肌的肌腱通过腕部韧带和屈肌支持带维持各自的位置。外在肌受桡神经、尺神经和正中神经的支配。

近端和远端指骨间关节屈曲

指浅屈肌和指深屈肌

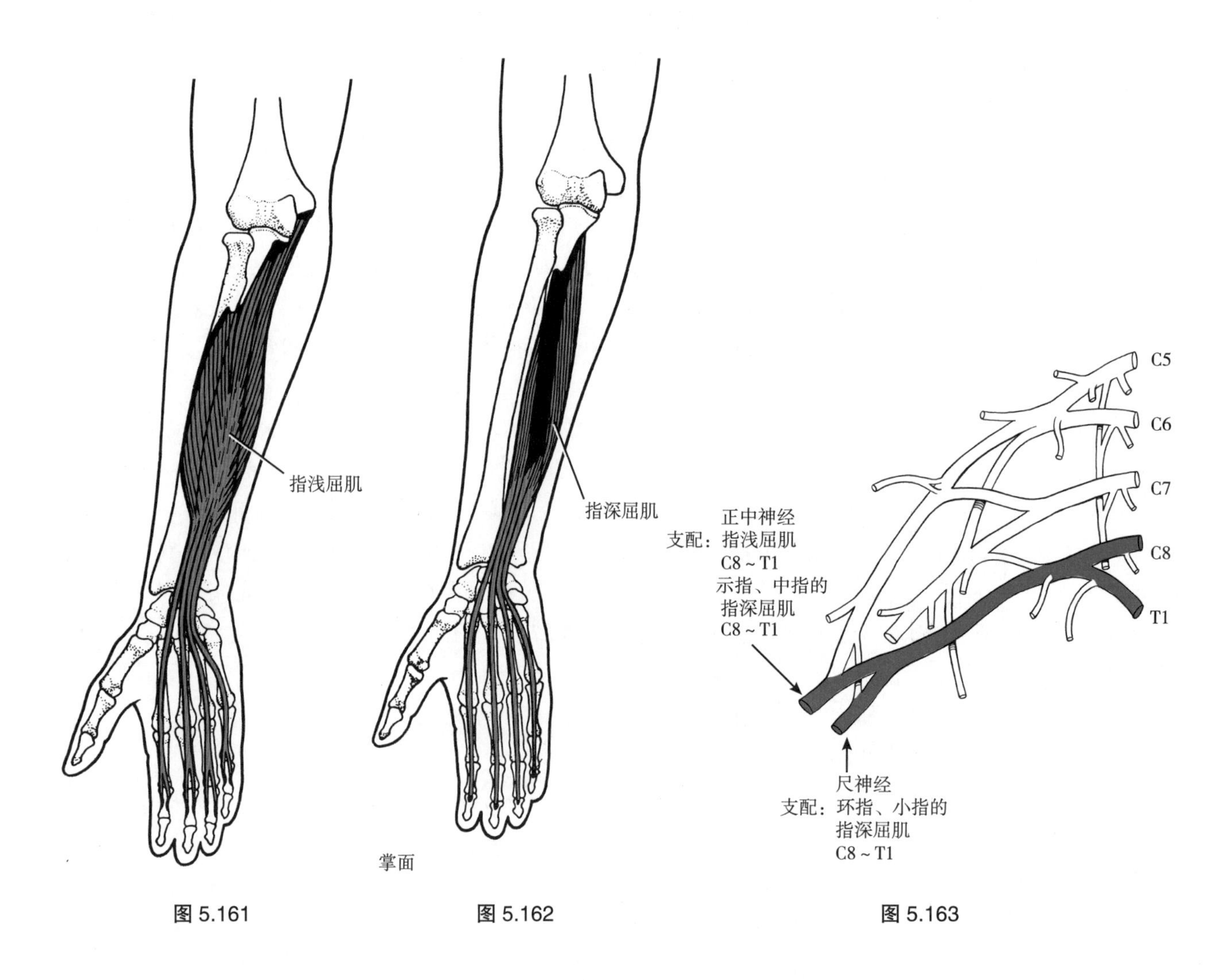

图 5.161　图 5.162　图 5.163

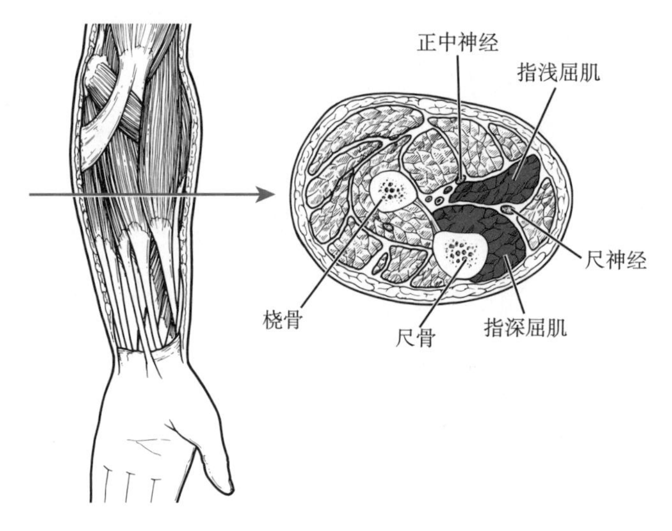

图 5.164　箭头指向所示横截面水平

活动范围
近端指骨间关节 0° ～ 100° **远端指骨间关节 0° ～ 90°**

表 5.20 **近端和远端指骨间关节屈曲**

编号	肌肉	起点	止点	功能
156	**指浅屈肌（两个头）**	肱桡侧：肱骨（通过屈肌总腱止于肱骨内上髁） 桡骨（肘关节内侧副韧带）；鹰嘴（内侧面） 肌间隔：桡骨（桡骨干前侧的斜线）	4 条肌腱分成 2 对 表浅的一对：中指和环指（中节指骨两侧） 较深的一对：止于示指和小指（中节指骨两侧）	屈曲第 2 ～ 5 指的 PIP 关节 屈曲第 2 ～ 5 指的 MCP 关节（辅助） 腕关节屈曲（附属，特别是在用力抓握时）
157	**指深屈肌**	尺骨（骨干前侧和内侧的近端 3/4，鹰嘴内侧） 前臂骨间膜（尺侧）	4 条肌腱止于第 2 ～ 5 指（远节指骨，掌侧面的基底部）	屈曲第 2 ～ 5 指的远端指骨间关节 屈曲第 2 ～ 5 指的掌指关节和近端指骨间关节（辅助） 腕关节屈曲（附属）

注：MCP（Metacarpophalangeal），掌指关节；PIP（proximal phalanges），近端指骨间关节。

指浅屈肌由正中神经支配，而指深屈肌由正中神经和尺神经支配。指深屈肌有两个头，分别屈曲中指、无名指和示指、小指。如果想要测试肌腱损伤或者神经损伤，应该分别对每一根手指进行测试。或者，可以同时测试所有手指以评估指屈肌的完整性和力量。

近端和远端指骨间关节联合测试

3 级、4 级和 5 级

患者姿势：前臂旋后，腕关节处于中立位。手指屈曲。

治疗师：坐在患者面前，患者前臂和手放在桌面上，腕关节旋后。要求患者在掌指关节伸展的情况下（手平放在桌面上），让指腹去靠近手掌远端（图 5.165）。

如果患者可以完成全范围的动作，逐渐地增加阻力。患者手部固定。治疗师用手指在患者掌侧给予患者手指向下的阻力，试着去挑起或者伸直患者的手指（图 5.166）。

分级

4 级和 5 级：抵抗强阻力。

3 级：在无阻力的情况下完成全范围的动作。

0 级、1 级和 2 级：参照独立的近端指骨间关节和远端指骨间关节测试。

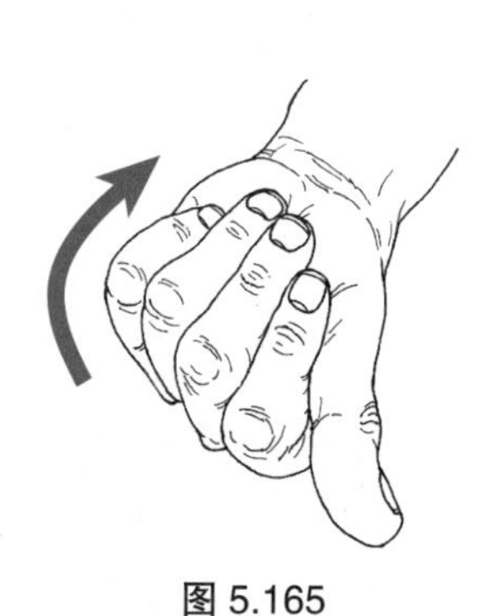

图 5.165

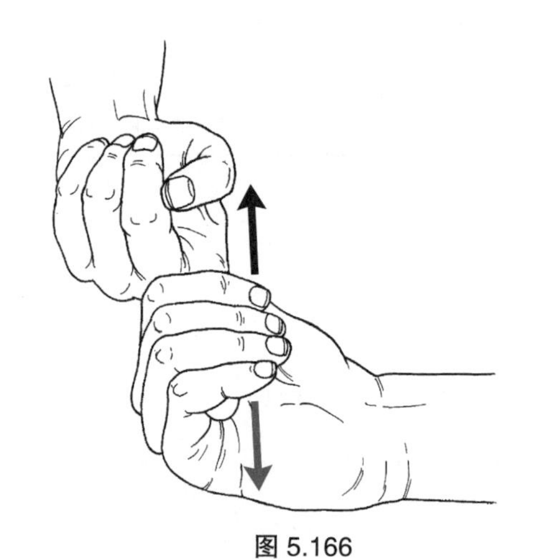

图 5.166

近端指骨间关节测试

指浅屈肌

5 级、4 级和 3 级

患者姿势：前臂旋后，腕关节中立位，被测试手指的掌指关节轻微屈曲（图 5.167）

治疗师：除了被测试的手指外，将患者的其余手指的所有关节固定在伸直位（图 5.167）。可能无法完全独立对示指进行测试。要求患者将中间的关节朝着手掌近端移动。如果可以完成全范围的动作（3 级），那么再施加合适的阻力。另一手在被测试手指的中节指骨的远端施加一个伸展方向的阻力（图 5.168）。

测试：患者在保持远端指骨间关节伸展的情况下，屈曲近端指骨间关节。测试过程中，不允许其他手指出现任何关节的活动。其余的手指使用相同的方法。或者可以同时测试其他所有手指（图 5.166）。

用拇指轻弹患者被测手指的远节指骨末端，确保指深屈肌没有进行代偿，也就是说，远端指骨间关节伸展位，远节指骨处于放松状态。

给患者的指示："屈曲你的示指（接着屈曲中指、无名指和小指），保持。和我对抗，不要让我把你手指掰直。保持其他手指放松。"

分级

5 级和 4 级：能对抗强阻力。

3 级：在无阻力情况下完成全范围屈曲动作。

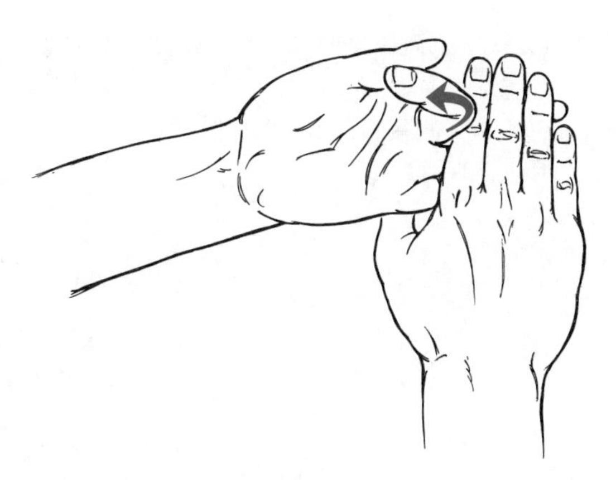

图 5.167

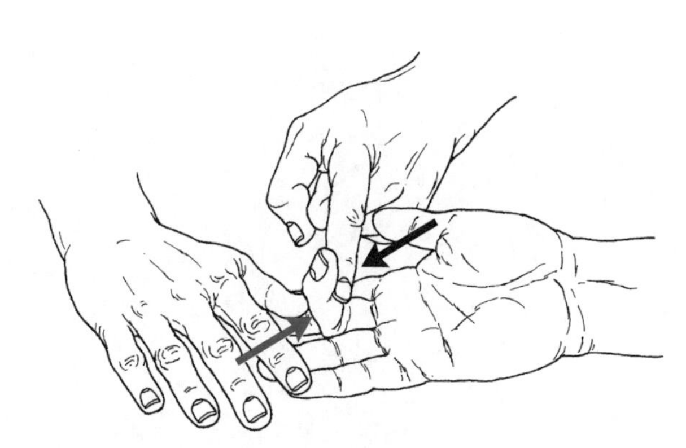

图 5.168

2 级、1 级和 0 级

患者姿势：前臂处于中立位，以便消除重力对手指屈曲的影响。

治疗师：和前文肌力测试一样。治疗师将手指放在患者腕关节掌侧面，触诊掌长肌和尺侧腕屈肌中间的指浅屈肌（图 5.169）。

测试：屈曲近端指骨间关节。

给患者的指示：“屈曲你的中指（每根手指单独进行）。”

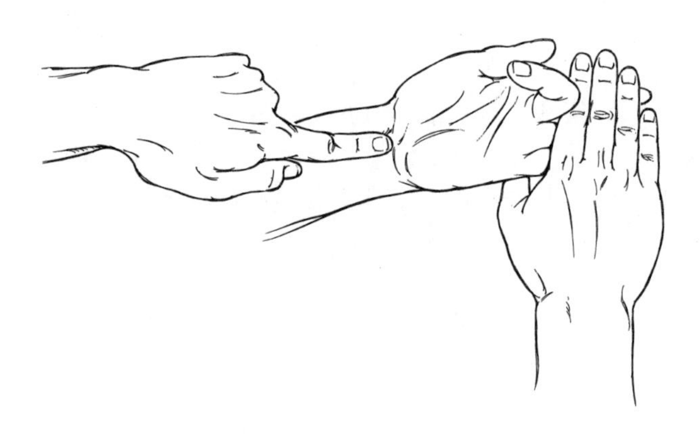

图 5.169

分级

2 级：完成全范围关节活动。

1 级：可触及或看到主动收缩，可能伴有一瞬间的关节活动。

0 级：无收缩。

代偿动作

- 这个动作最主要的代偿方式是通过指深屈肌收缩，当允许远端指骨间关节屈曲时会发生这样的代偿。
- 如果腕关节处于伸展位的话，指长屈肌的张力增加，这样可能导致指骨间关节的被动屈曲。这就像肌腱固定后产生的作用。
- 指骨间关节伸展放松后，会产生被动的指骨间关节屈曲。

有益提示

很多人的小指无法独立运动。此种情况下，可将小指和环指同时进行测试。

远端指骨间关节测试
指深屈肌

5 级、4 级和 3 级

患者姿势：前臂旋后，腕关节中立位，近端指骨间关节伸展。

治疗师：一手抓住被测手指中节指骨两侧，使中节指骨保持伸直（图 5.170）。要求患者屈曲指端。如果可以完成全范围的动作（3 级），则施加适当的阻力。另一手在被测手指远节指骨远端施加阻挡伸展的力。

测试：对每根手指分别测试，患者分别屈曲每根手指的远节指骨。也可以让患者屈曲所有的远节指骨来检查所有的手指。

给患者的指示：“保持指端屈曲，和我对抗，不要让我把你的手指掰直。”

分级

5 级和 4 级：能对抗强阻力维持在屈曲姿势。

3 级：无阻力的情况下完成全范围屈曲运动（图 5.170）。

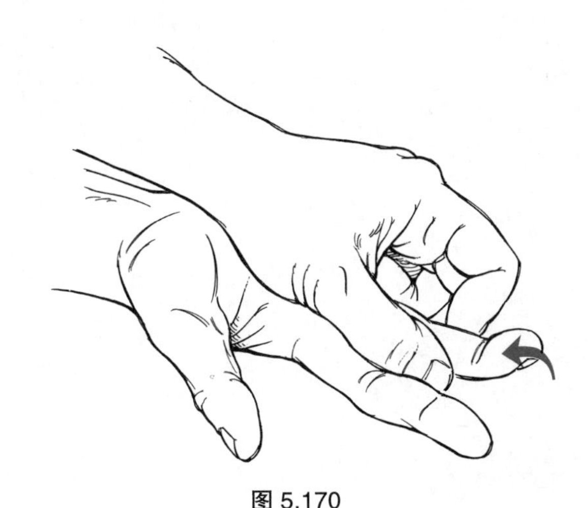

图 5.170

2 级、1 级和 0 级

所用的测试方法和前面的测试方法一样，只不过前臂处于中立位来消除重力的影响。级别的评定和近端指骨间关节测试一样。指深屈肌触诊位置在每根手指中节指骨的掌侧。

代偿动作

- 腕关节必须保持在中立位，不允许腕关节伸展，以此避免腕伸肌的肌腱作用。
- 要警惕，患者伸展远端指骨间关节接着放松，会造成主动屈曲指骨间关节的假象。
- 在一个用力的握力测试中，更大的力量会施加在较长手指的远节指骨上，这会导致指深屈肌成为一个更重要的用力肌肉[55]。

掌指关节伸展（第 2 ~ 5 指）

指伸肌、示指伸肌和小指伸肌

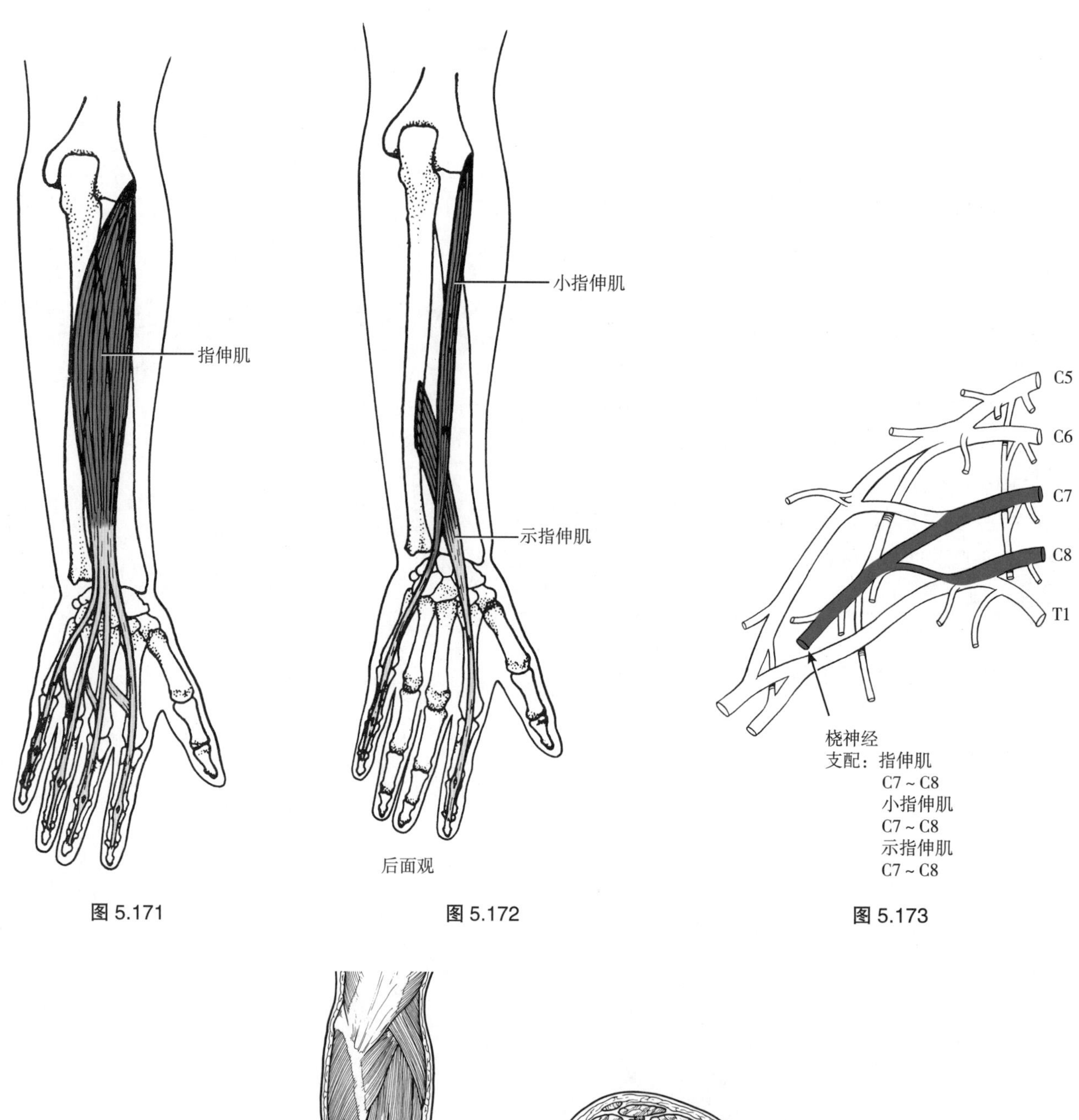

图 5.171　　图 5.172　　图 5.173

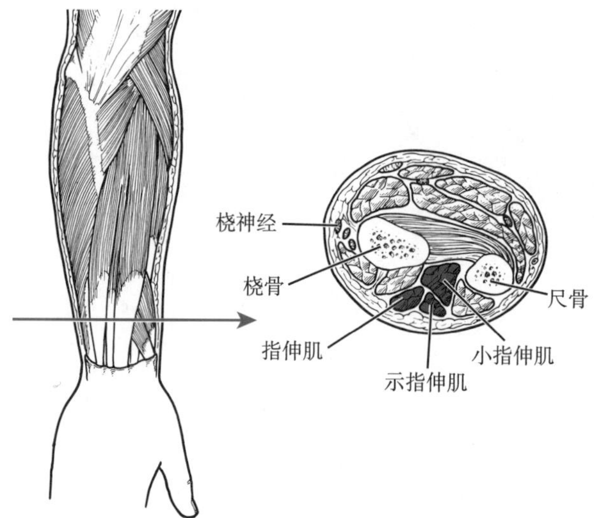

图 5.174　箭头指向所示横截面水平

活动范围
0° ～ 45°

表 5.21 **掌指关节伸展（第 2 ～ 5 指）**

编号	肌肉	起点	止点	功能
154	**指伸肌**	肱骨（通过伸肌总腱起于肱骨外上髁） 肱骨前筋膜	通过 4 根肌腱止于第 2 ～ 5 指（通过伸肌扩张部延伸到中节和远节指骨的背侧面；每根手指有一根肌腱）	伸展第 2 ～ 5 指的掌指关节、近端指骨间关节和远端指骨间关节 指伸肌可以伸展它所经过的所有关节 指伸肌的独立功能： 通过将背侧扩张部移向近端使掌指关节过伸 当内在肌使掌指关节轻度屈曲时可以伸展指骨间关节 腕关节伸展（附属） 环指、示指和小指伸展时内收，但在中指没有这样的作用
155	示指伸肌	尺骨（骨干的后面） 骨间膜	第 2 指（通过指伸肌腱到达伸肌腱帽）	示指掌指关节伸展 指骨间关节伸展 示指内收（附属） 腕关节伸展（附属）
158	小指伸肌	肱骨（通过伸肌总腱起于肱骨外上髁） 肌间隔	肌间隔、第 5 指（伸肌腱帽）	小指掌指关节、指骨间关节伸展 腕关节伸展（附属） 小指外展（附属）

5 级、4 级和 3 级

患者姿势：前臂旋前，腕关节中立位。掌指关节和指骨间关节轻度屈曲。

治疗师：站在患者一侧。一手将腕关节稳定在中立位。用另一手的示指放在所有手指近节指骨背侧远端。要求患者尽可能将指节伸直。可以给患者演示测试动作让他们模仿。如果患者可以完成全范围的活动（3 级），则施加适当的阻力。向屈曲的方向施加阻力。

测试

指伸肌：患者所有的掌指关节同时伸展，允许指骨间关节轻微的屈曲（图 5.175）。

示指伸肌：患者伸展示指的掌指关节。

小指伸肌：患者伸展小指的掌指关节。

给患者的指示：“尽量伸直你的指关节。”

分级

5 级和 4 级：能对抗阻力维持在相应位置（伸肌不如屈肌那么有力）。

3 级：无阻力的情况下完成全范围运动。

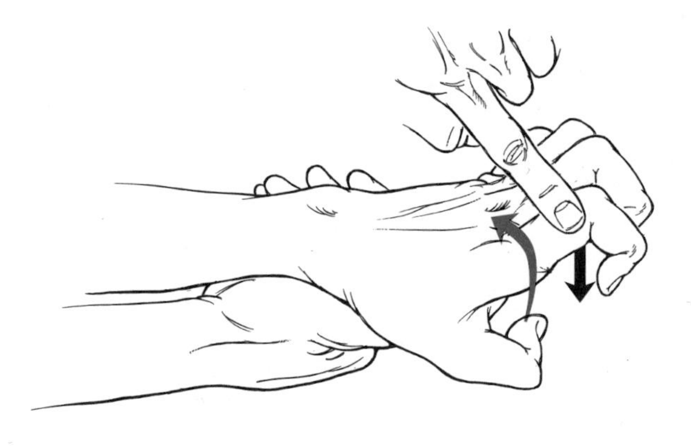

图 5.175

2 级、1 级和 0 级

测试过程：测试方法和前面一样，只不过前臂要处于中立位。当伸肌工作时，4 条指伸肌腱、1 条示指伸肌腱和 1 条小指伸肌腱在手背侧，顺着手指的方向可明显看到。

分级

2 级：可以完成全范围运动。

1 级：可看到肌腱的主动收缩，但是没有关节活动。

0 级：无收缩。

代偿动作

腕关节的屈曲会因为肌腱固定的原因，导致指骨间关节伸展。

有益提示

- 掌指关节的伸展并不是剧烈的活动，测试过程中仅需要轻微的阻力即可。
- 一般来说，主动活动范围较被动活动范围小。因此，在这个测试过程中，并不需要像被动活动范围那样大，只达到主动活动范围即可。
- 另一个测试有无伸肌功能性收缩的方法，是可以向下轻弹每根手指的近节指骨。如果这个手指能回弹，说明该肌腱有功能。

内在肌

内在肌一般分为 5 组：大鱼际、小鱼际、骨间掌侧肌、骨间背侧肌和蚓状肌（表 5.22）。骨间肌的主要功能是在掌指关节屈曲和指骨间关节伸展时的稳定作用。蚓状肌辅助完成这个动作。同时蚓状肌的收缩不会在掌指关节上产生屈曲的力矩[54]。虽然它很有效，但是蚓状肌是横截面积最小的内在肌。没有骨间肌的话，手指将变得不稳定，在承受负荷时会变成爪形手，即掌指关节过伸，指骨间关节屈曲[54]。Mannerfelt 征是骨间肌力量薄弱的主要标志，这时示指近端指骨间关节过屈，通常会大于 90°。另一个无力的表现是 Thomas 征，即通过腕关节屈曲来增加指伸肌的张力，以此来打开手掌[54]。

骨间肌无力时会出现手指无法内收和外展。这对于乐器演奏家和使用键盘的人来说至关重要，但对于一般人来说好像不会产生严重的影响[54]。

表 5.22　**手部内在肌的分组**

组别	功能	肌肉
大鱼际	使拇指向内跨过中线完成与环指的对掌动作	拇短展肌 拇短屈肌 拇对掌肌
小鱼际	使小指完成与拇指的对掌动作	小指对掌肌 拇收肌
骨间掌侧肌（3）	使示指、环指、小指向着中指聚拢 第 1 骨间掌侧肌：指尖拿捏	
骨间背侧肌	第 1 骨间背侧肌：钥匙拿捏 屈曲掌指关节、伸展指骨间关节；使示指、环指、小指向中指聚拢	4 条骨间肌 小指展肌
蚓状肌	无论 MCP 关节在何位置都可以伸展 IP 关节	2 条桡侧蚓状肌 2 条尺侧蚓状肌

掌指关节屈曲（第 2 ~ 5 指）

骨间肌和蚓状肌

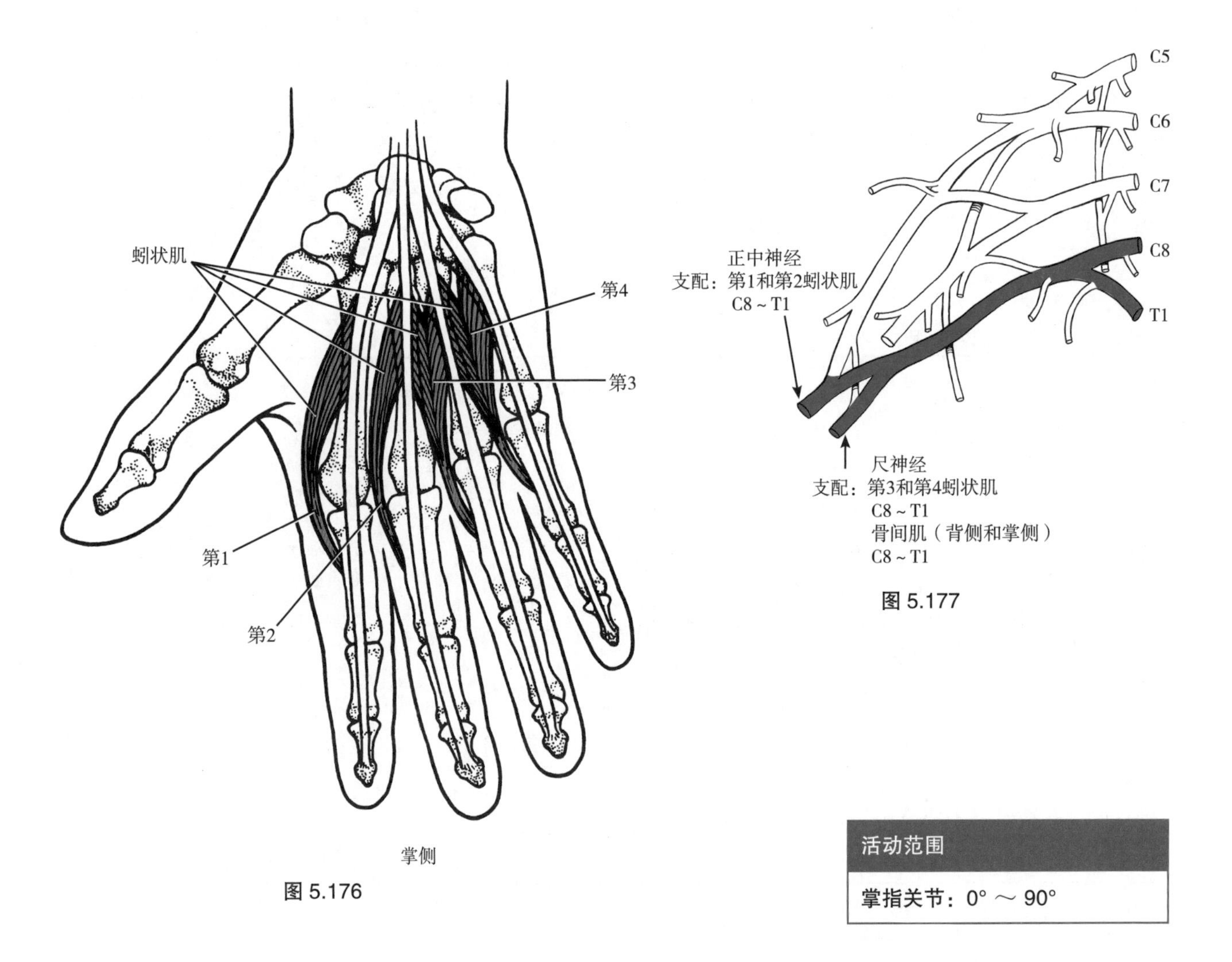

图 5.176

图 5.177

活动范围
掌指关节：0° ～ 90°

表 5.23 **掌指关节屈曲、外展和内收（第 2 ～ 5 指）**

编号	肌肉	起点	止点	功能
164	骨间背侧肌 （4 条双羽状肌群） 第 1 骨间背侧肌（通常被命名为示指展肌）	掌骨：（每条肌肉以两头的形式从相邻的所在掌骨之间起始）	所有：背侧扩张部 近节指骨（基底）	手指远离中指中轴向外展 掌指关节屈曲（辅助） 指骨间关节伸展（辅助） 拇指内收（辅助）
		第 1 骨间背侧肌：拇指和示指间	第 1 骨间背侧肌：示指（桡侧）	参与了 73% 的 MCP 关节屈曲动作 [56]
		第 2 骨间背侧肌：示指和中指间	第 2 骨间背侧肌：中指（桡侧）	
		第 3 骨间背侧肌：中指和环指间	第 3 骨间背侧肌：中指（尺侧）	
		第 4 骨间背侧肌：环指和小指间	第 4 骨间背侧肌：环指（尺侧）	
165	骨间掌侧肌 （3 条肌肉；第 4 条肌肉常不存在）	第 2、第 4 和第 5 掌骨（肌肉位于掌骨掌侧面而不是位于它们之间） 在中指没有骨间掌侧肌 所有肌肉位于掌骨面向中指	所有：背侧扩张部 近节指骨	手指（示指、中指和小指）向中指长轴内收 MCP 关节屈曲（辅助） IP 关节伸展（辅助） 小指对掌（第 3 骨间）
		第 1 骨间掌侧肌：第 2 掌骨（尺侧）	第 1 骨间掌侧肌：示指（尺侧）	
		第 2 骨间掌侧肌：第 4 掌骨（桡侧）	第 2 骨间掌侧肌：环指（桡侧）	
		第 3 骨间掌侧肌：第 5 掌骨（桡侧）	第 3 骨间掌侧肌：小指（桡侧）	
159	小指展肌	豌豆骨 尺侧腕屈肌腱 豆钩韧带	小指（近节指骨基底部，尺侧） 小指伸肌背侧扩张部	小指远离环指外展 小指掌指关节屈曲（辅助） 小指对掌（辅助）
163	蚓状肌 （共 4 条）	指深屈肌腱	伸肌扩张部每条肌肉到相对应的指骨远端桡侧 骨侧：附着到手指背侧扩张部	屈曲第 2 ～ 5 指 MCP 关节（近节指骨）并同时伸展 PIP 和 DIP 关节
	第 1 蚓状肌	示指（桡侧、掌侧面）	第 1 蚓状肌到示指	
	第 2 蚓状肌	中指（桡侧、掌侧面）	第 2 蚓状肌到中指	
	第 3 蚓状肌	中指和环指（双头从邻近两侧的肌腱）	第 3 蚓状肌到环指	

续表

编号	肌肉	起点	止点	功能
	第 4 蚓状肌	无名指和小指（邻近侧的肌腱）	第 4 蚓状肌到小指	小指对掌（第 4 蚓状肌） 屈曲第 2 ～ 5 指 MCP 关节，同时伸展 PIP 和 DIP 关节
其他				
156	指浅屈肌	见表 5.20		
157	指深屈肌	见表 5.20		
160	小指短屈肌			
161	小指对掌肌			
154	指伸肌	见表 5.21		
158	小指伸肌	见表 5.21		

蚓状肌是所有手部内在肌中最小的肌肉，因此要弱于骨间肌。由于它们通过伸肌腱帽机制具有协同作用，因此不可能将骨间肌与蚓状肌分开[54]。蚓状肌由丰富的肌梭组成，这使得它们对感觉输入和快速交替运动（例如打字和演奏乐器）很重要[54]。

骨间肌和蚓状肌的测试通常被称为蚓状肌的测试，但是在稳定掌指关节屈曲动作时评估的是骨间肌的力量，因此更准确地应该称为内在肌加强测试[53]（图 5.178）。这种姿势要求骨间肌（在一定程度上也包括蚓状肌）向相反的方向移动相邻的关节，在 MCP 和 IP 关节的运动之间形成相反动作。

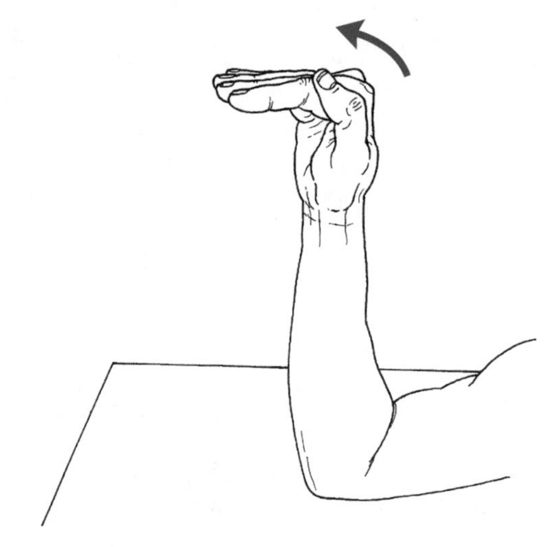

图 5.178

5 级、4 级和 3 级

患者姿势：短坐位，肘关节屈曲放在治疗床上，手掌向上。前臂处于中立位，手部放松。

治疗师：坐在患者前方或一侧。给患者演示内在肌加强测试动作（图 5.178），要求患者能够准确完成这个动作。固定掌骨使掌指关节保持屈曲姿势，要求患者手指抬起以使指骨间关节伸直。如果可以做出这个动作（3 级），那么就在每根手指上方施加阻力，一次测试一根手指，阻力施加在近端指骨间关节远侧（图 5.179）。

测试蚓状肌掌指关节屈曲功能时，患者应该在前臂完全旋前位保持内在肌加强测试姿势。固定住掌骨。在近端指骨间关节的掌侧施加阻力，方向朝向伸展方向（图 5.180）。

测试：患者同时屈曲掌指关节和伸展指骨间关节（内在肌加强测试姿势），可以分开测试各个手指（图 5.179）。避免手指屈曲，必须维持伸展。

给患者的指示

掌指关节："抬起你的手指，维持住，不要让我移动你的手指。"

指骨间关节："手指伸直，不要让我掰弯它。"

分级（两个动作一起分级）

5 级和 4 级：患者抵抗强阻力保持姿势。因为不同蚓状肌有不同力量，分别在各个手指给予阻力，蚓状肌也有不同的神经支配。

3 级：患者在无阻力情况下能正确并同时完成两个动作。

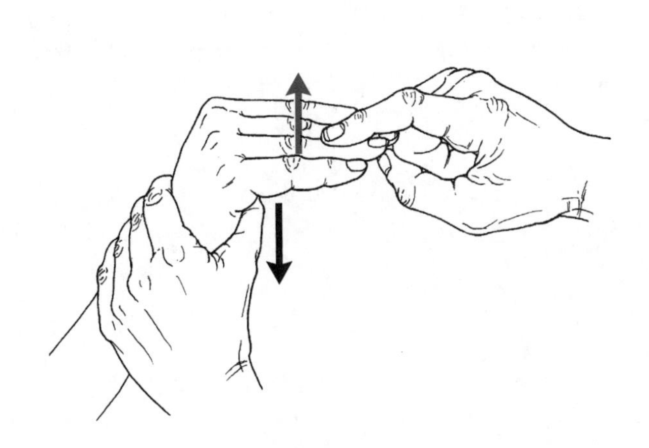

图 5.179

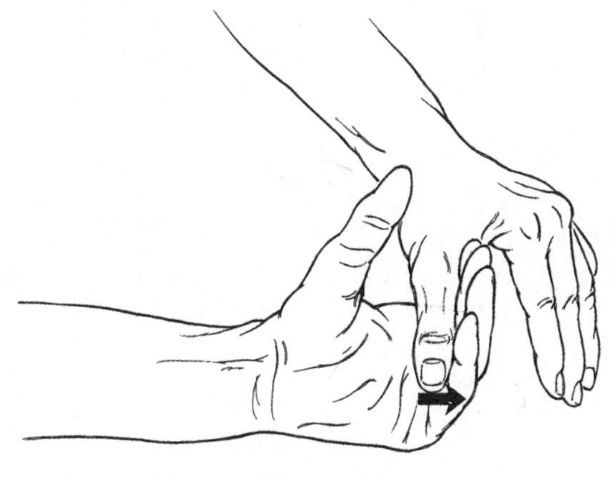

图 5.180

2 级、1 级和 0 级

患者姿势： 为了消除重力的影响，前臂和手腕保持在中立位，掌指关节应完全伸展；所有指骨间关节屈曲。

治疗师： 固定掌骨。

测试： 当指骨间关节伸展时患者尝试掌指关节全范围屈曲（图 5.181）。

给患者指示： “当你屈曲掌指关节时，尝试伸展你的手指。” 示范动作给患者并允许其练习。

分级

2 级： 在去重力位完成全范围关节活动。

1 级： 除了手有明显的萎缩外，蚓状肌不可能被触摸到。有微小动作则评定为 1 级。

0 级： 没有任何动作评定为 0 级。

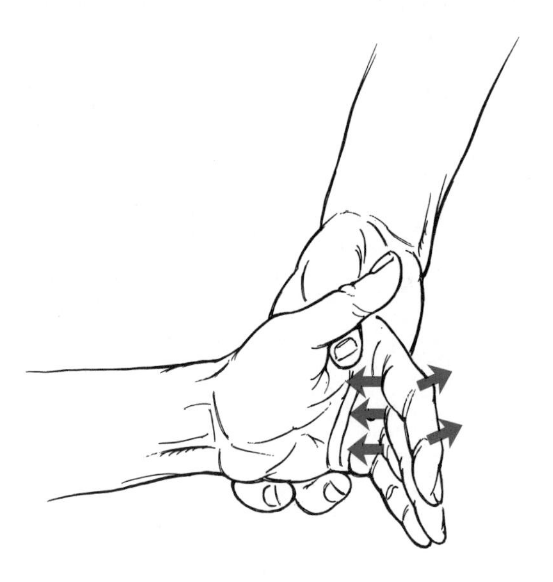

图 5.181

代偿动作

为了避免指长屈肌代偿蚓状肌，测试过程中要保证指骨间关节完全伸展。

有益提示

手部正常情况下，掌指关节和指骨间关节是同时发生屈曲或者伸展运动的。当试着屈曲掌指关节并伸展指骨间关节时，很难在掌指关节屈曲到终末位时还维持指骨间关节的完全伸展。反之亦然：如果指骨间关节全范围伸展时，很难维持全范围的掌指关节屈曲。

- 对于大部分的早期神经瘫痪的病例来说，在进行内在肌力量测试时，示指和中指会表现出明显的无力 [53]。

手指外展（第 2 ～ 5 指）

骨间背侧肌

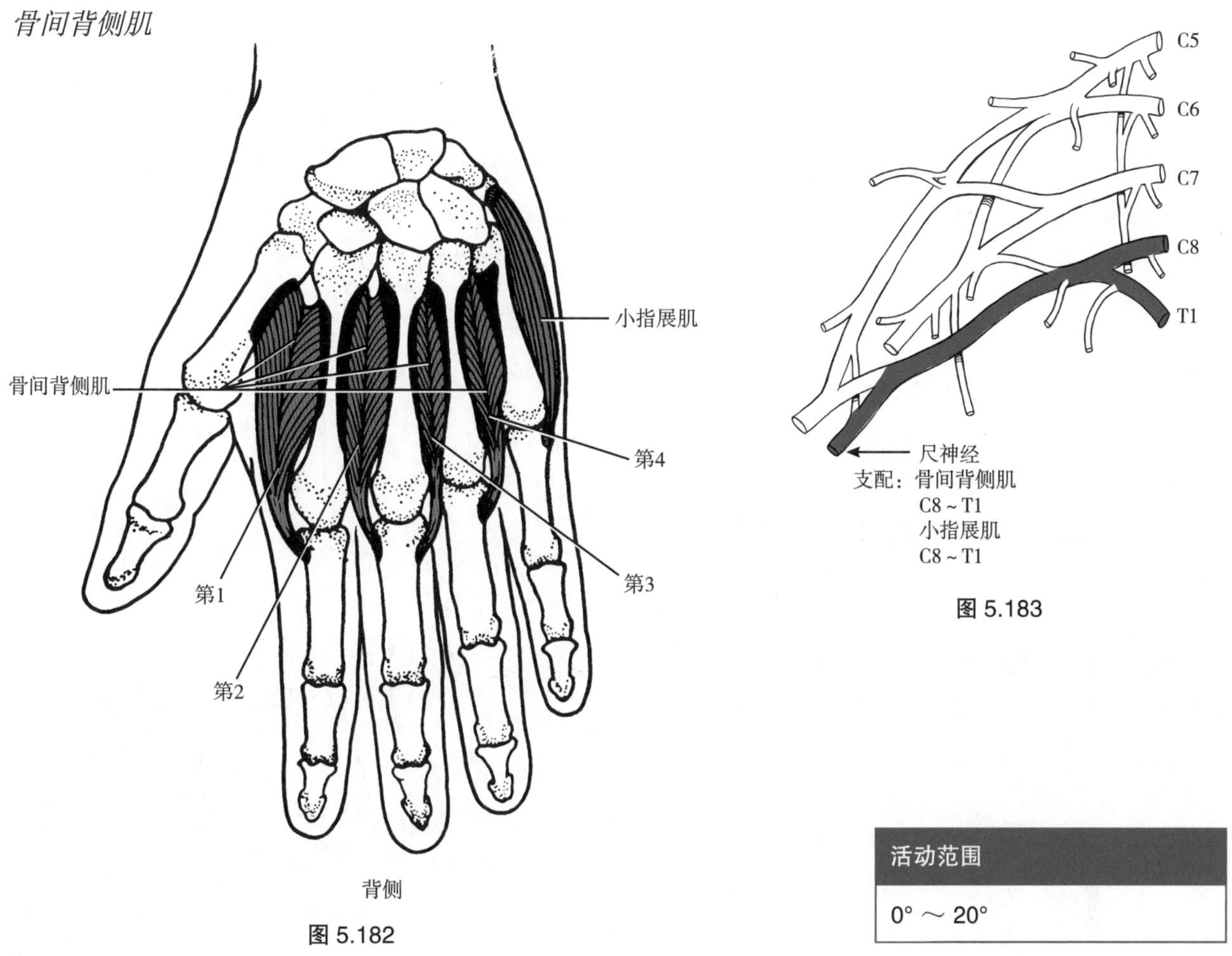

图 5.182

图 5.183

活动范围
0° ～ 20°

5 级和 4 级

患者姿势：前臂旋前，腕关节中立位。起始时手指伸展并内收，掌指关节中立位且避免过伸。

治疗师：坐在患者身旁。一手维持患者腕关节处于中立位，要求患者手指张开。如果可以完成全范围的动作（3 级），则施加适当的阻力。另一手的手指在远节指骨末端施加阻力。一根手指在一根被测手指的桡侧，另一根手指在邻近手指的尺侧（就像两手指一起向中间挤）。施加力使任何被测的一对手指靠近（图 5.184）。

测试：手指外展（单独分开测试）。

骨间背侧肌：环指朝向小指外展；中指朝向环指外展；中指朝向示指外展；示指朝向拇指外展。

当分别测试示指和环指时，中指的移动方向是相反的（图 5.188），展示了手指每侧的骨间背侧

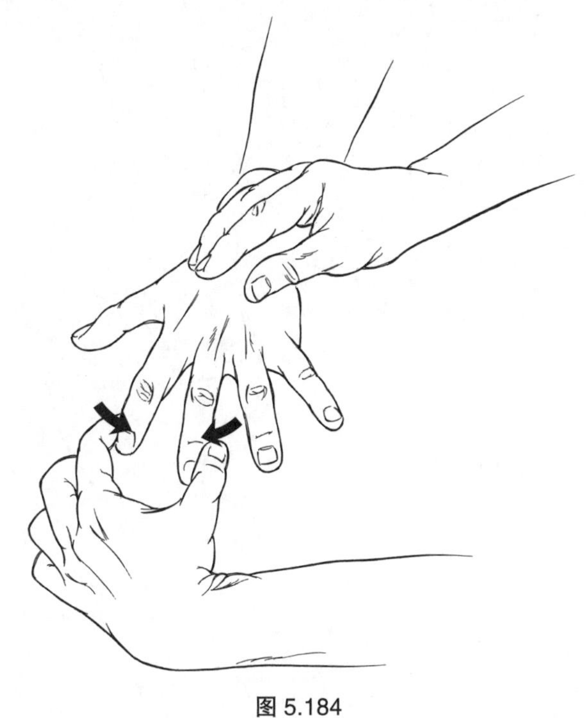

图 5.184

5级和4级（续）

肌。当利用环指测试小指时，测试的是小指展肌和第4骨间背侧肌。

小指展肌：患者使小指外展，远离环指。

给患者的指示：“张开你的手指，并保持。不要让我把它们推挤在一起。”

分级

小指展肌和骨间背侧肌都无法承受太大的阻力。

5级和4级：患者抵抗强阻力维持在测试姿势。图5.185展示了第2和第4骨间肌的评定方法。或者，在测试5级肌力时，通过弹拨的方式施加屈曲的阻力；如果手指可以回弹，那就评定为5级。

3级：患者可以外展任意一手指。因为中指两侧都有外展肌，因此测试中指外展，可将中指在中线上分别向两侧移动（图5.186）。

2级、1级和0级

测试过程和分级：测试方式如前。如果患者任意一手指能完成部分的外展运动，那么肌力为2级。只有在示指近节指骨的基底部才能触及骨间肌的收缩（图5.187）。

在手掌尺侧的边缘可触及小指展肌。

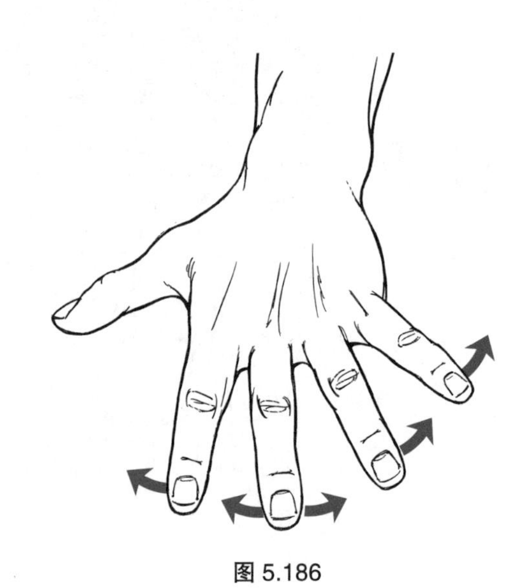

图5.186

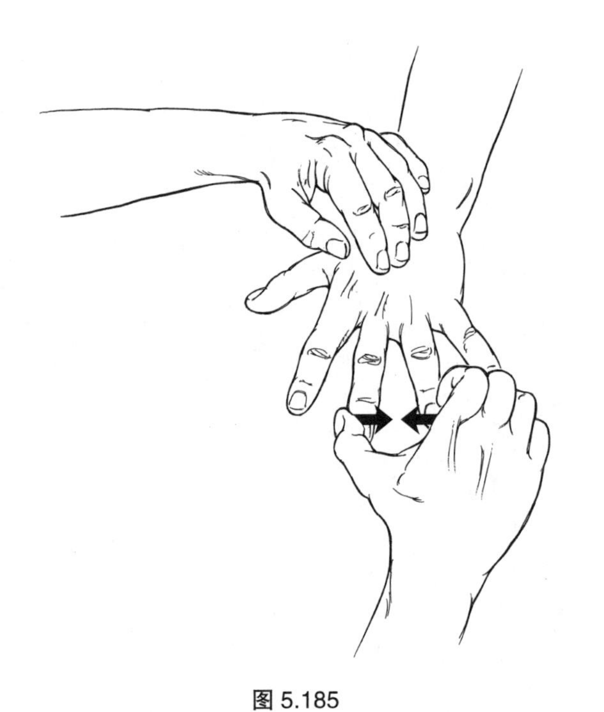

图5.185

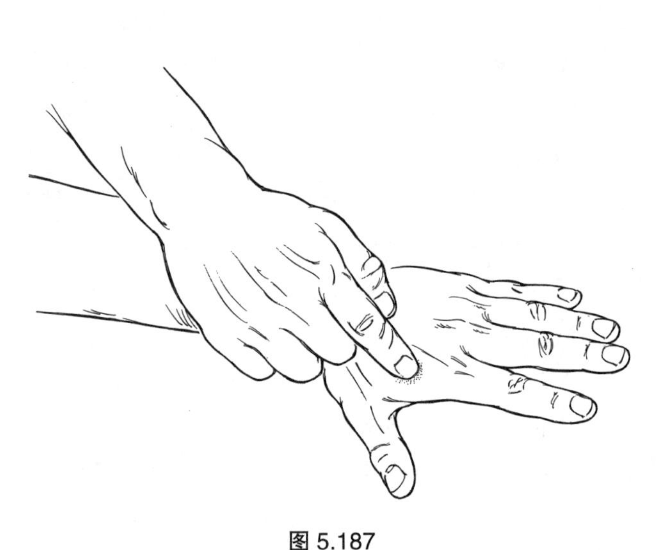

图5.187

手指内收（第 2 ～ 5 指）

骨间掌侧肌

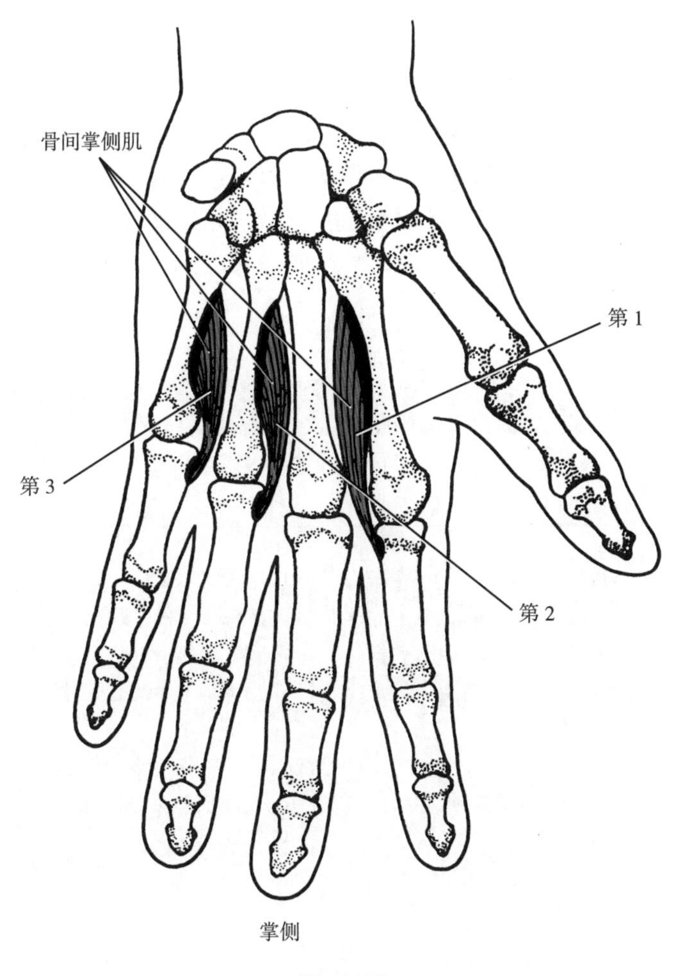

图 5.188

C5
C6
C7
C8
T1
尺神经
支配：骨间掌侧肌
C8 ~ T1

图 5.189

活动范围
20° ～ 0°

5 级和 4 级

患者姿势：前臂旋前（手掌向下），腕关节中立位，5 指伸展并拢。掌指关节中立位，避免屈曲。

治疗师：坐在患者身旁。要求患者将手指并拢。如果患者可以完成这个动作（3 级），则施加适当的阻力。检查者抓住两根邻近手指的中节指骨（图 5.190）。朝着手指外展的方向施加阻力。检查者试图把被测试的两根手指分开。每根手指都需要独立测试。

测试：手指内收（独立测试）。

小指朝向环指内收，环指朝向中指内收，示指朝向中指内收，拇指朝向示指内收。

有时会提到第 4 骨间掌侧肌（图 5.188 并未描述），有些人认为它是源自拇展肌的独立肌肉。

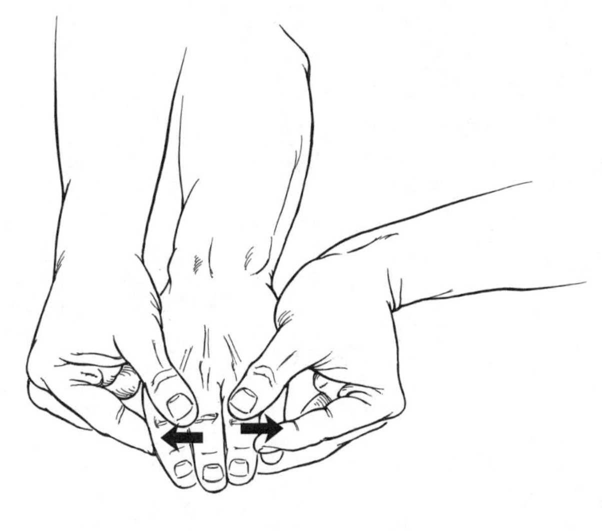

图 5.190

5 级和 4 级（续）

很多情况下，这两块肌肉在临床上很难区分。

因为中指（也被称为最长指、数字 3、手指 2）没有骨间掌侧肌附着，所以不用进行内收测试。

给患者的指示：“手指并拢，不要让我把它分开。”

分级

5 级和 4 级： 抵抗强阻力维持在测试姿势。区分 5 级、4 级没太大意义，级别的评定依赖于检查者的经验。

3 级： 患者手指可以朝向中指的方向内收（图 5.191）。

2 级、1 级和 0 级

测试过程： 测试如前。

患者内收手指产生部分运动，肌力为 2 级。2 级测试的起始位置为手指外展位。

很难触及骨间掌侧肌的收缩。通过检查者的手指对抗患者手指进行内收测试，如果检查者可能察觉轻微的向外的运动，则肌力不到 2 级。

代偿动作

测试过程中确保手指不能屈曲，因为中指屈肌可以产生内收。

有益提示

- 抓住被测手指远节指骨，向外展方向轻弹一下即可做出大致的判断。如果手指能够回弹或复原，表明骨间掌侧肌具有功能。
- 检查尺神经完整性的快速测试方法是，将一张纸放在两指之间，要求患者夹住这张纸不能被抽出来（图 5.192）。

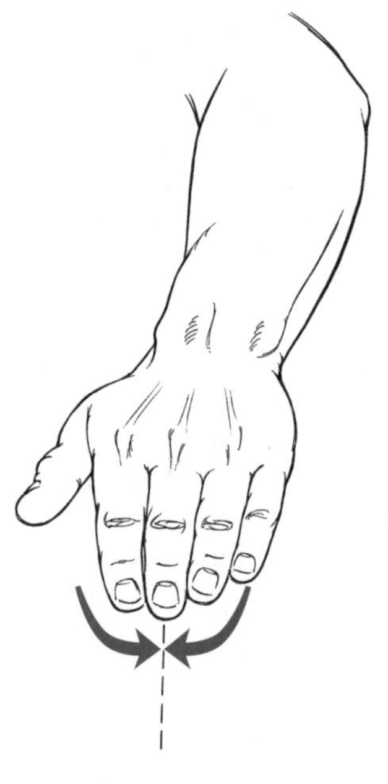

图 5.191

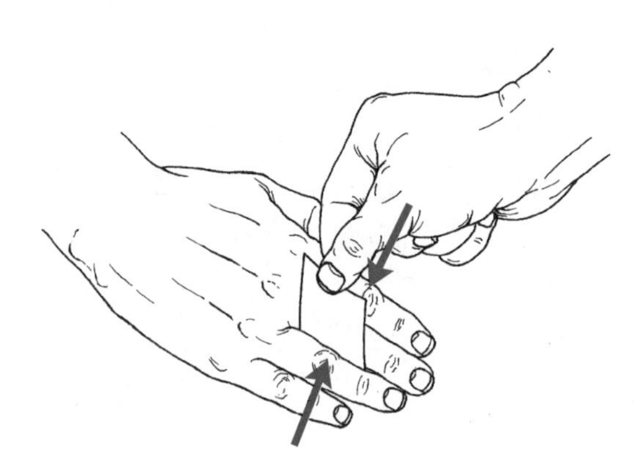

图 5.192

拇指肌肉

拇指肌肉由 3 层外在肌和 4 层内在肌组成。其中，拇短展肌（abductor pollicis brevis，APB）、拇对掌肌（opponens pollicis，OP）和拇短屈肌（flexor pollicis brevis，FPB）构成拇指桡侧缘。拇指有 8 种运动，这可能是由其腕掌（carpometacarpal，CMC）关节的内旋和外旋产生[57]。要完全理解拇指的肌肉，就必须理解拇指的复杂运动。拇指肌肉系统可以精确地做出捏和用力抓握的动作。拇指的稳定性是由肌肉而不是关节来维持的。

大鱼际内在肌可以产生拇指内旋和对掌的动作（APB、OP 和 FPB），可以通过让患者将拇指指尖依次触碰其他手指的指腹来快速评估这些肌肉。这时拇指指甲与其余指尖平行。触诊鱼际肌很重要，要注意是否有主动的收缩。

手部的许多小肌肉中很难区分评定为 5 级和 4 级，而且这也可能与临床无关。因此，5 级和 4 级被结合起来一起评估。治疗师需要足够的经验和技巧来辨别手部肌肉的弱点。

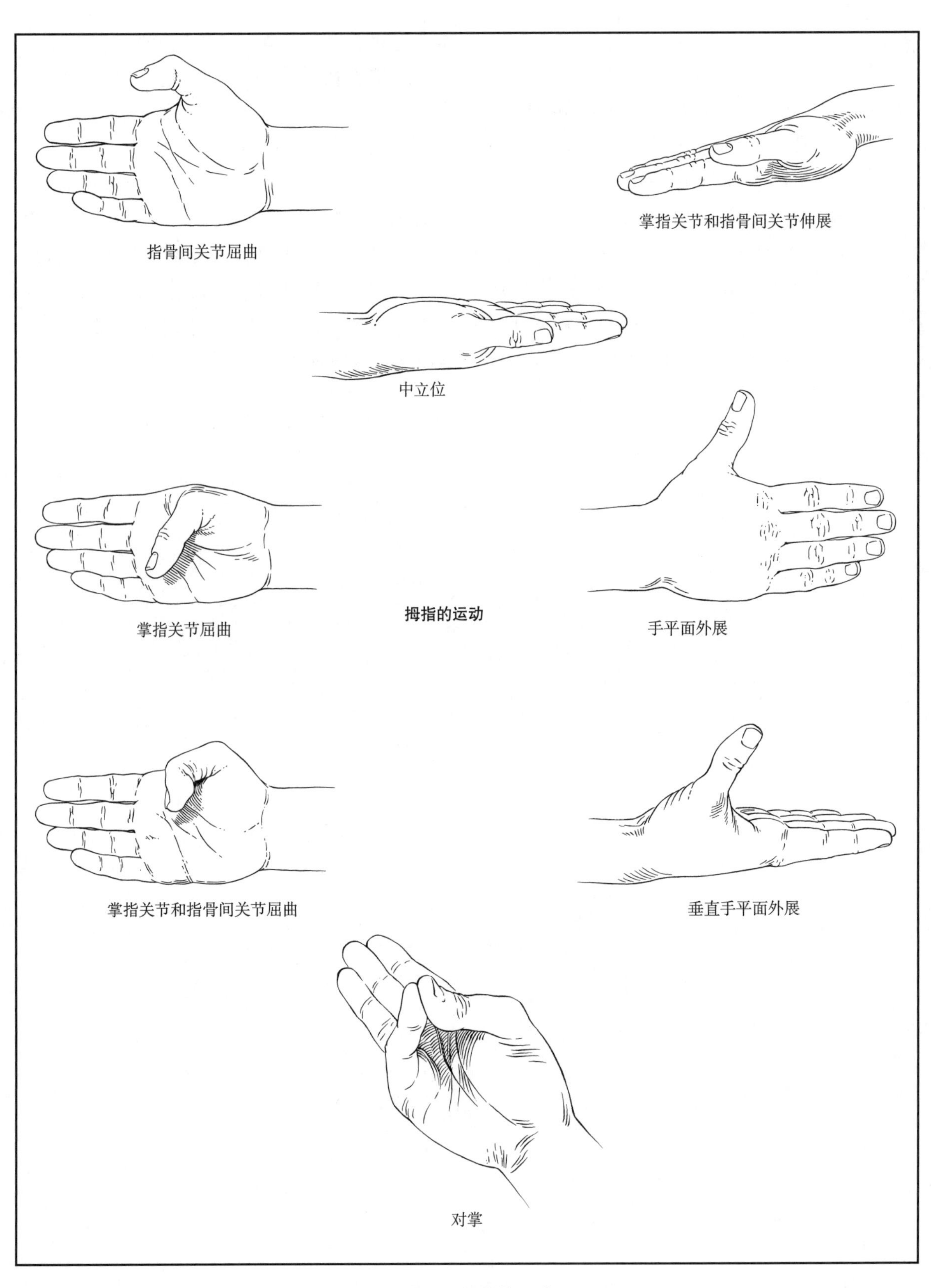
指骨间关节屈曲
掌指关节和指骨间关节伸展
中立位
掌指关节屈曲
拇指的运动
手平面外展
掌指关节和指骨间关节屈曲
垂直手平面外展
对掌

平面图 5　拇指的运动

拇指掌指关节和指骨间关节屈曲

拇短屈肌和拇长屈肌

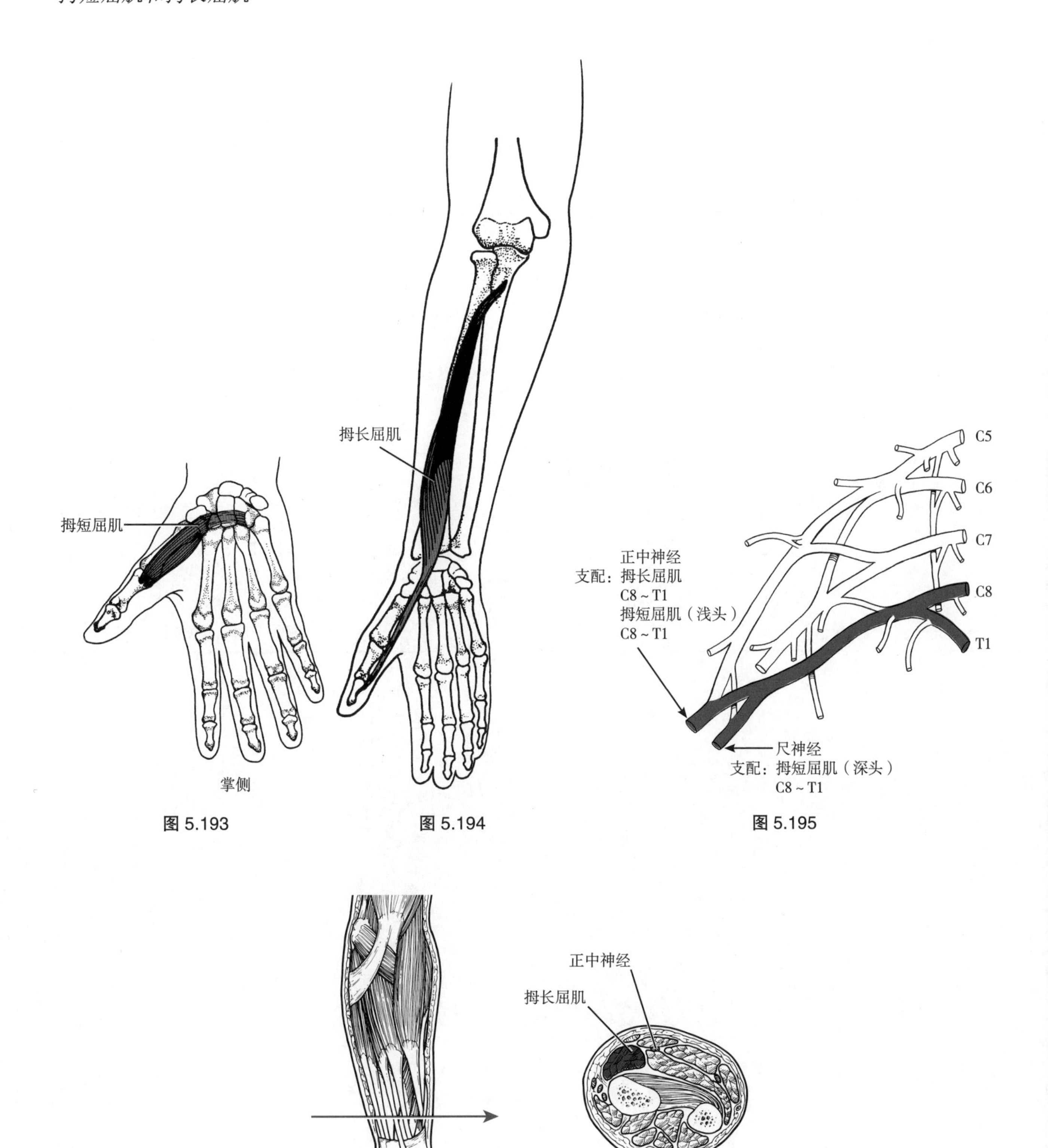

图 5.193　图 5.194　图 5.195

图 5.196　箭头指向所示横截面水平

活动范围
掌指关节屈曲：0° ～ 50°
指骨间关节屈曲：0° ～ 80°

表 5.24 **拇指掌指关节和指骨间关节屈曲**

编号	肌肉	起点	止点	功能
MCP 关节屈曲				
170	拇短屈肌浅头（常与拇对掌肌融合）	屈肌支持带（远端） 小多角骨	拇指远节指骨底掌侧	拇指 MCP 关节和 CMC 关节屈曲 拇指对掌（辅助）
	深头	大多角骨 头状骨 腕骨远端掌侧韧带		
IP 关节屈曲				
169	拇长屈肌	桡骨上端前面及邻近的骨间膜。尺骨（鹰嘴，外缘）、肱骨（内上髁）	拇指（远节指骨基底部，掌侧表面）	拇指 IP 关节屈曲 拇指 MCP 关节和 CMC 关节屈曲（附属） 腕关节屈曲（附属）

拇短屈肌

拇短屈肌是拇指的一块内在肌。它的两个头的神经支配情况多变，可以由正中神经、尺神经或者两者共同支配[58]。拇短屈肌和拇长屈肌有很多联系。

5 级至 0 级

患者姿势：前臂旋后，腕关节中立位。腕掌关节 0°，指骨间关节 0°。拇指内收，拇指放松放在邻近的第 2 掌骨上。

治疗师：坐在患者身旁。演示拇指屈曲，让患者练习这个动作。一手稳定患者第 1 掌骨，避免腕关节或拇指腕掌关节活动。让患者拇指弯向手掌，保持指骨间关节伸直。如果可以完成这个动作（3 级），则施加适当阻力。用一手指在近节指骨施加朝向拇指伸展方向的阻力（图 5.197）。

测试：患者屈曲第 1 掌指关节，保持指骨间关节伸直（图 5.197）。

给患者的指示：“骨间关节伸直位。保持，不要让我把它推动。”

分级

5 级和 4 级：对抗强阻力维持在测试姿势。很难区分 5 级和 4 级，同时临床意义不大。根据治疗师的经验对患者进行分级。

3 级：完成全范围活动。

2 级：无法完成全范围活动。

1 级：在大鱼际肌处，定位拇长屈肌腱（图 5.198）。接着在长肌腱尺侧，可以触摸到拇短屈肌的肌腹收缩。

0 级：看不到或触摸不到主动收缩。

拇长屈肌代偿动作

- 当指骨间关节屈曲时，拇长屈肌能产生代偿。为了避免代偿，禁止指骨间关节屈曲。
- 治疗师常见的拇指疼痛和拇指稳定性与力量的下降有关[59]。这种不稳可能导致拇指在施行松动术时无法伸展，这种情况很常见[60]。

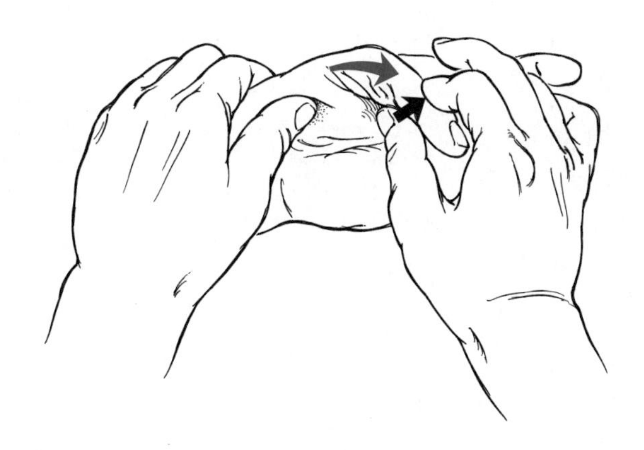

图 5.197

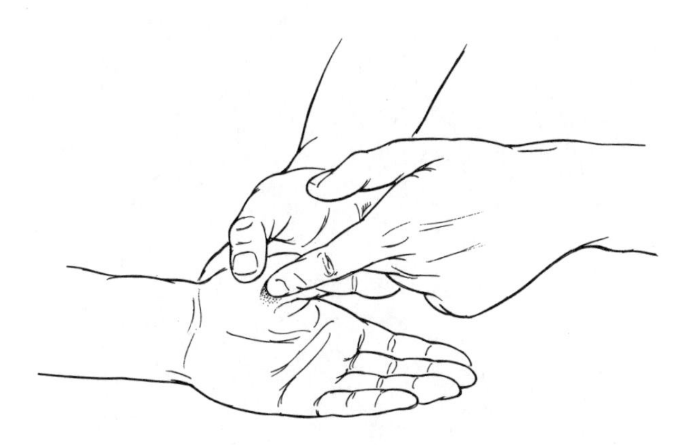

图 5.198

拇长屈肌

5 级至 0 级

患者姿势：前臂旋后，腕关节中立位，拇指的掌指关节伸直。

治疗师：站在患者身旁。一手抓住患者的拇指，使掌指关节稳定在伸直位。让患者拇指中间弯曲。如果可以完成全范围活动（3 级），则施加阻力。另一只手在拇指远节指骨的指腹处，朝着伸展的方向施加阻力（图 5.199）。

测试：患者屈曲拇指的指骨间关节。

给患者的指示：“屈曲拇指的末节，保持，不要让我把它掰直。”

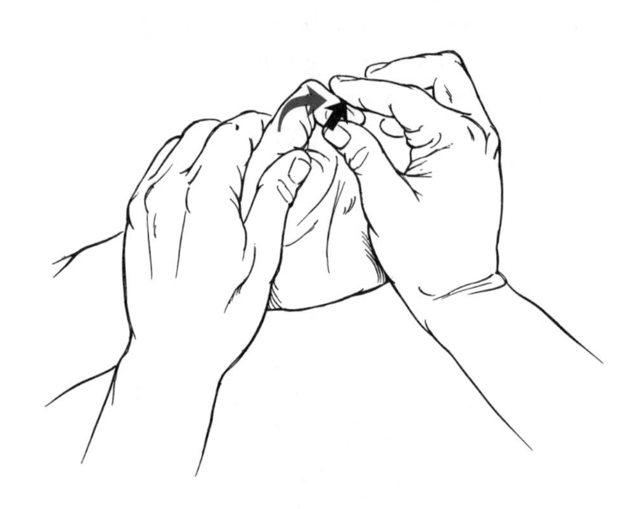

图 5.199

分级

5 级和 4 级：患者能承受最大阻力则评定为 5 级。这块肌肉力量比较强壮。4 级时也可以承受较强的阻力。

3 级：在去除重力影响后可以完成全范围活动。

2 级：维持在测试姿势。

1 级和 0 级：在拇指近节指骨的掌侧，触摸拇长屈肌腱。触摸到主动收缩为 1 级，无主动收缩为 0 级。

代偿动作

开始测试时，不要让拇指远节指骨伸直。如果远节指骨伸直，放松后的自然屈曲，会被误认为主动收缩。

拇指掌指关节和指骨间关节伸展

拇短伸肌和拇长伸肌

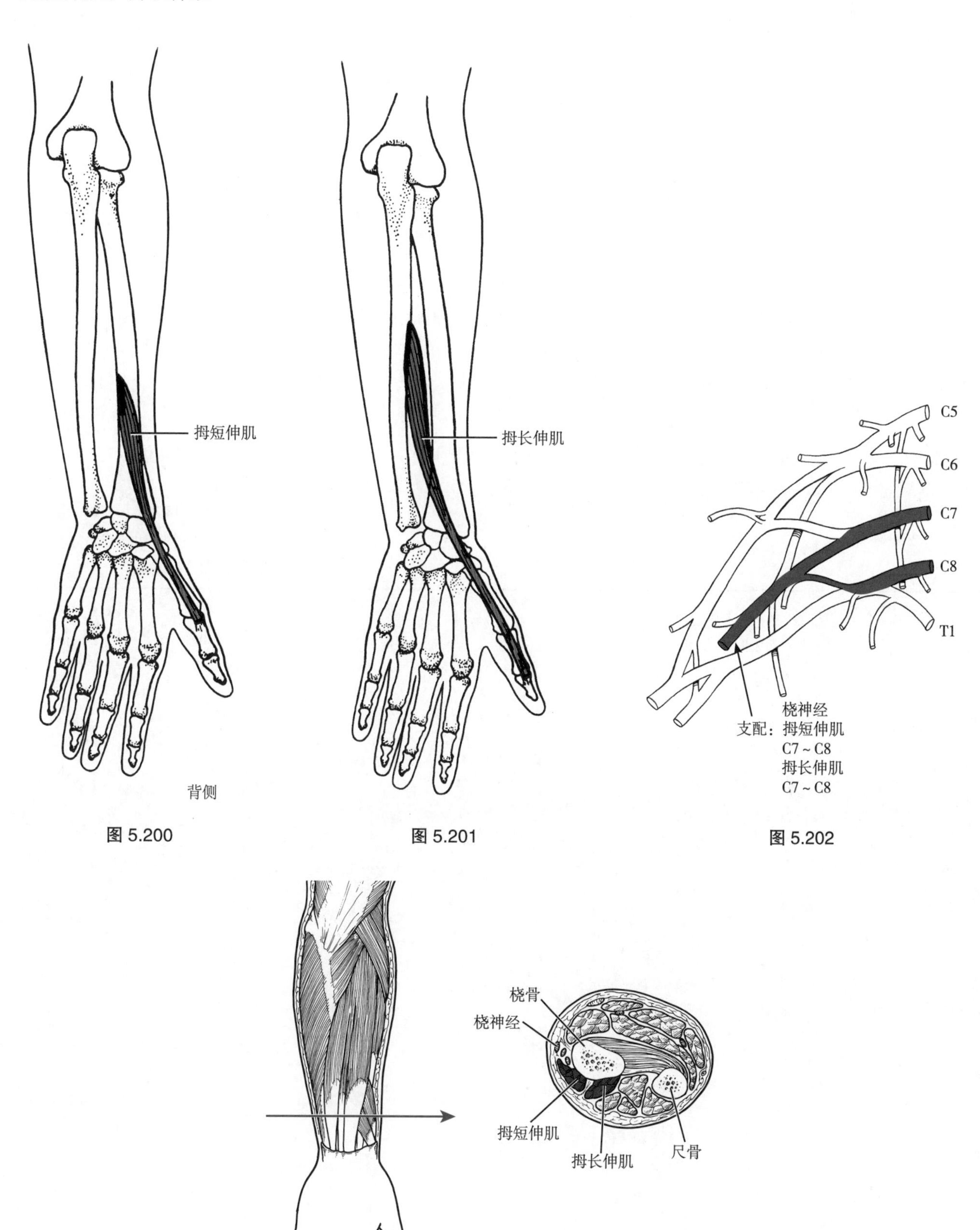

图 5.200

图 5.201

图 5.202

图 5.203　箭头指向所示横截面水平

活动范围
掌指关节伸展：0° ～ 50°
指骨间关节：0° ～ 80°

表 5.25 **拇指掌指关节和指骨间关节伸展**

编号	肌肉	起点	止点	功能
MCM 关节伸展				
168	拇短伸肌（解剖鼻烟窝桡侧壁）	桡骨（后侧） 邻近的骨间膜	拇指（近节指骨基底部背侧）	拇指 MCP 关节伸展 拇指 CMC 关节伸展和外展 腕关节桡偏（附属）
IP 伸展				
167	拇长伸肌（解剖鼻烟窝尺侧壁）	尺骨背侧中 1/3 邻近的骨间膜	拇指（远节指骨基底部）	拇指所有关节伸展 远节指骨 MCP 关节和 CMC 关节（及拇短伸肌、拇长展肌） 腕关节桡偏（附属）

拇短伸肌

拇短伸肌是一个常和拇长伸肌混合在一起的肌肉；因此临床检查无法将这两块肌肉区分开。检查主要针对拇长伸肌。拇长伸肌、拇短伸肌及拇长展肌组成了解剖鼻烟窝的外侧缘。拇指伸展时能清楚的看到鼻烟窝。

5 级、4 级和 3 级

患者姿势：前臂和腕关节保持中立位，手放在治疗床面上。拇指放松呈屈曲位。

治疗师：站在患者身边，一手稳住患者手部。要求患者拇指上抬竖起。如果可以完成全范围活动（3 级），则另一手在近节指骨的背面，朝向屈曲的方向施加力量（图 5.204）。

测试：患者伸展拇指的掌指关节，拇指上抬。

给患者的指示：“保持拇指向上，不要让我把它推倒。”

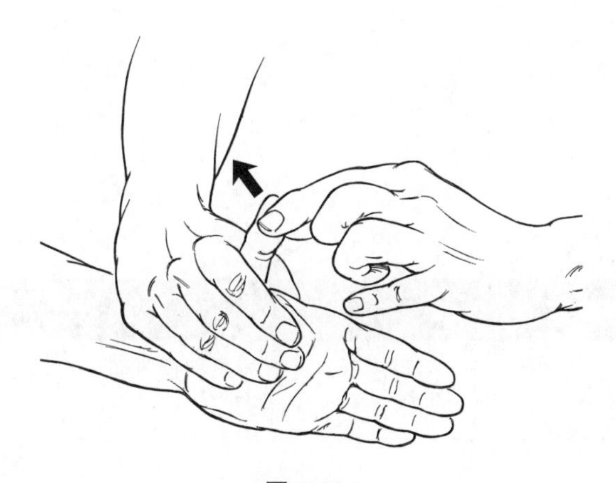

图 5.204

分级

5 级和 4 级：这不是一块强有力的肌肉，所以必须精确地施加阻力。5 级和 4 级的差别更加需要通过与正常手的对比来评估。

3 级：在无阻力情况下患者能完成全范围活动。

2 级、1 级和 0 级

患者姿势：前臂旋前，腕关节中立位，拇指放松成屈曲位。

治疗师：一手在腕关节远端固定住患者手臂。另一手放在掌指关节远端来固定住手指（图 5.205）。

测试：患者伸展拇指的指骨间关节（图 5.205）。

给患者的指示：“伸直你的拇指。”

分级

2 级：患者完成部分关节活动。

1 级：在解剖鼻烟窝的尺侧或在近节指骨的背侧可以触及拇长伸肌腱（图 5.206）。

0 级：无主动收缩。

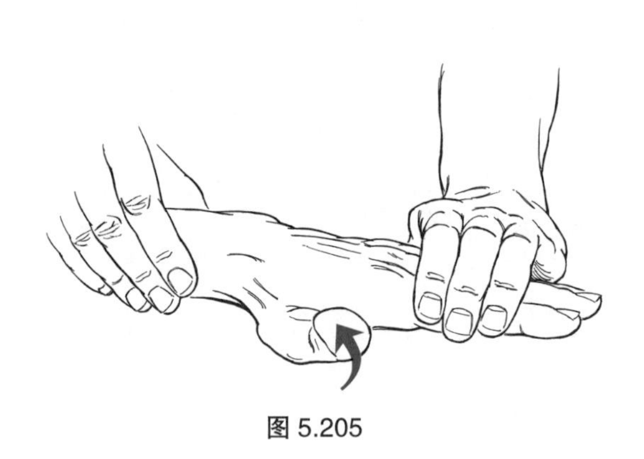

图 5.205

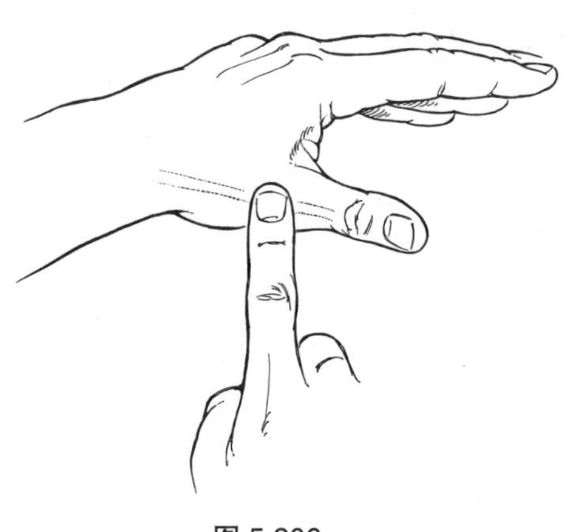

图 5.206

代偿动作

大鱼际的肌肉（拇短展肌、拇短屈肌和拇收肌）可以通过屈曲腕掌关节来伸展指骨间关节。

有益提示

- 快速评估拇长伸肌功能的方法是将远节指骨弹向屈曲姿势；如果手指回弹，它就是具有正常功能。
- 大多角骨掌骨（trapeziometacarpal，TMC）关节是手部最经常出现关节炎的部位，男性为 7%，女性为 15%[30，61]。80 岁以上则为 90%[62]。
- TMC 关节炎导致该关节和 MCP 关节内收、外展功能缺失，还会引起旋前、旋后动作幅度减小[63]。
- TMC 关节疼痛会影响拧开罐子盖和拧钥匙的能力。
- 拇指抗阻伸展对于大多角骨腕骨关节炎的敏感性为 0.94，特异性为 0.95，内收或者伸展动作的阳性结果对于 TMC 关节炎的敏感性为 1.00，特异性为 0.91[62]。
- 背侧桡韧带是 TMC 关节平移的主要对抗结构，常出现结构性增厚，神经支配也较好[64]。

拇指外展

拇长展肌和拇短展肌

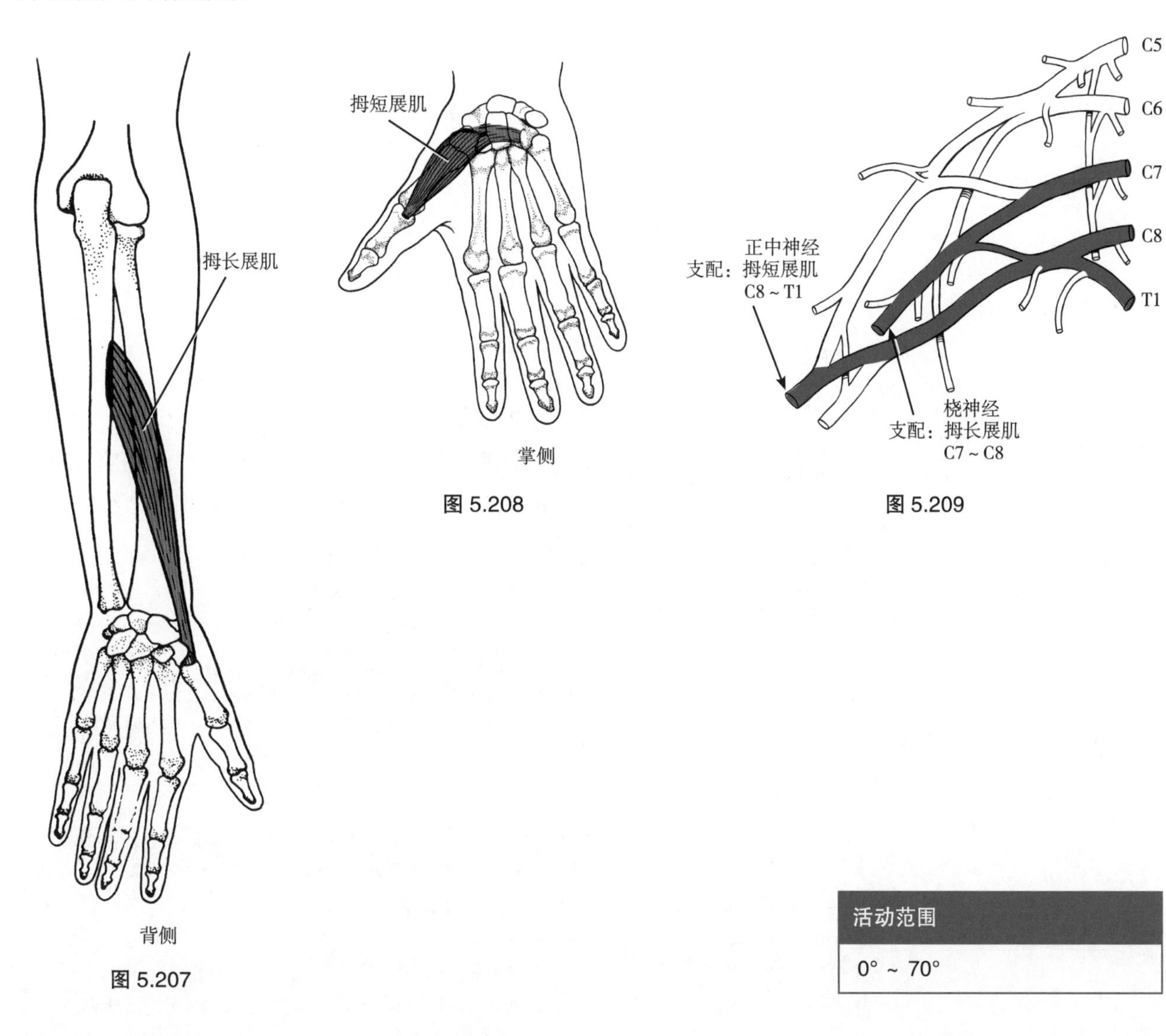

图 5.207

图 5.208

图 5.209

活动范围
0° ~ 70°

表 5.26 **拇指外展**

编号	肌肉	起点	止点	功能
166	拇长展肌（解剖鼻烟窝的桡侧壁）	尺骨（后侧面的外侧） 桡骨（骨干，后侧面的中 1/3） 骨间膜	第 1 掌骨（基底桡侧） 大多角骨	拇指腕掌关节外展 拇指指骨间关节伸展（和拇伸肌配合） 腕关节桡偏（辅助）
171	拇短展肌	屈肌支持带 手舟骨（结节） 大多角骨（结节） 拇长展肌腱	内侧纤维：拇指近节指骨基底外侧缘 外侧纤维：拇指伸肌扩张部	拇指掌指关节和腕掌关节外展（与手掌面垂直） 拇指对掌（辅助） 指骨间关节伸展（辅助）
其他				
152	掌长肌（如果存在）			
168	拇短伸肌	见表 5.25		

如果患者有掌长肌的话，它也可以外展拇指[65]。

拇长展肌

5 级至 0 级

患者姿势：前臂旋后，腕关节中立位，拇指放松内收。

治疗师：坐在或站在患者身边。向患者演示对掌动作。一手稳定腕关节及其余四指的掌骨。要求患者将拇指抬起到与掌面垂直的位置。如果可以完成全范围活动（3 级），则在患者第 1 掌骨的远端，朝着内收方向施加阻力。

测试：患者使拇指在与掌骨平行的平面内向外远离手掌打开。

给患者的指示：“伸直你的拇指。”

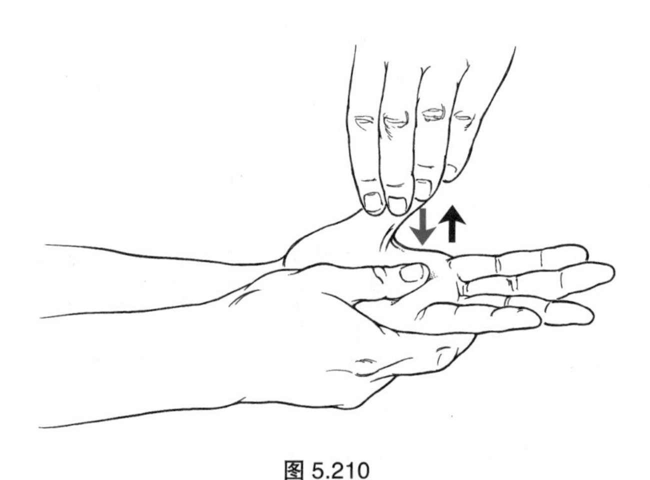

图 5.210

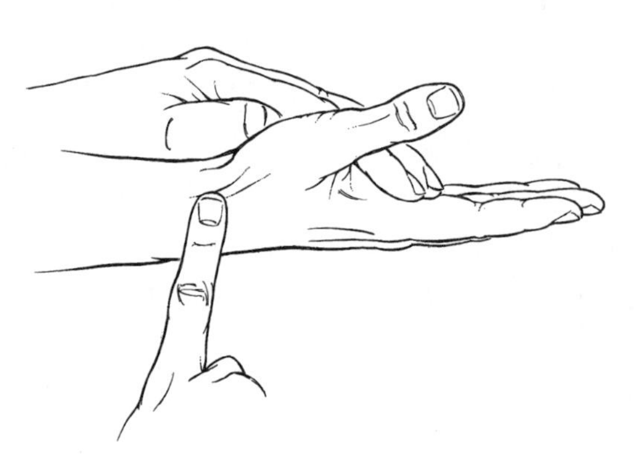

图 5.211

分级

5 级和 4 级：可以抵抗强阻力。5 级和 4 级的区别比较困难。

3 级：在没有阻力的情况下，完成全范围的关节活动。

2 级：完成部分关节活动。

1 级：在第 1 掌骨基底，拇短伸肌桡侧可触及拇长展肌腱（图 5.211）。这是手腕处最边缘的一条肌腱。

0 级：没有主动收缩。

代偿动作

拇短伸肌可代替拇长展肌。当前臂的拉力线朝向前臂背侧时，拇短伸肌发生代偿。

有益提示

- 如果拇长展肌比拇短展肌力量较大的话，拇指将会偏向手掌的桡侧。
- 如果拇短展肌力量较大的话，拇指将偏向尺侧。
- De Quervain 腱鞘炎会影响拇长展肌腱和拇短展肌腱。可以通过 Finkelstein 试验进行检查。这个测试中，让患者屈曲手指，握拳包住拇指。然后让手腕尺偏。如果手腕桡侧出现疼痛，说明测试阳性。它的发生可能与过用有关，如每天发送超过 50 条手机消息[66, 67]。也可以称其为“拳击者手”。

拇短展肌

5 级、4 级和 3 级

患者姿势：手背放在桌面上，前臂旋后，腕关节中立位，拇指放松内收。

治疗师：站在或者坐在患者身边。演示测试动作。要求患者拇指抬起指向天花板。如果可以完成全范围活动（3 级），则在患者拇指的近节指骨的侧面，朝向内收的方向施加力量（图 5.212）。

测试：患者在和手掌垂直的平面上，外展拇指。可以观察到大鱼际处皮肤皱纹和掌长肌腱鼓起。

给患者的指示：“垂直抬起你的拇指朝向天花板。”给患者演示这个动作。

分级

5 级：最大阻力下做出动作。

4 级：承受中度阻力。

3 级：在没有阻力的情况下，完成全关节活动。

2 级、1 级和 0 级

患者姿势：前臂、腕关节保持中立位，拇指放松内收位。

治疗师：稳定腕关节在中立位。

测试：患者在和手掌垂直的平面上，外展拇指。

给患者的指示：“试着抬起你的拇指，并指向天花板。”

分级

2 级：完成部分的关节活动。

1 级：在大鱼际的中央，拇对掌肌的浅层，可触及拇短展肌的肌腹（图 5.213）。

0 级：无主动收缩。

> **代偿动作**
>
> 如果移动平面不是垂直于手掌，而是偏向手掌桡侧，则表示拇长展肌产生代偿。

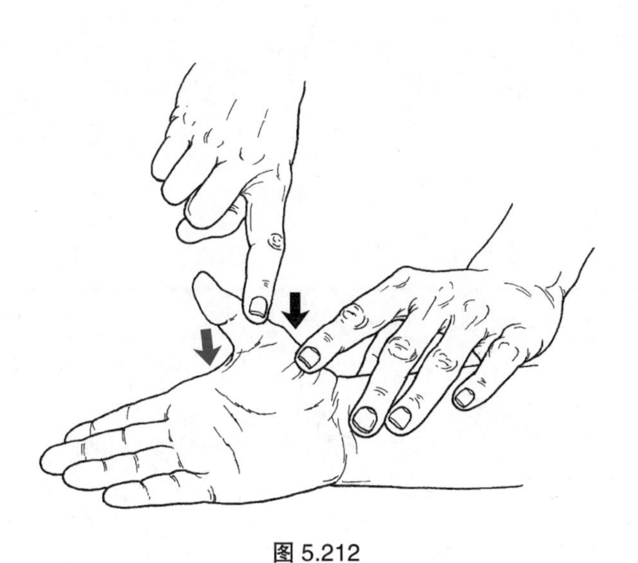

图 5.212

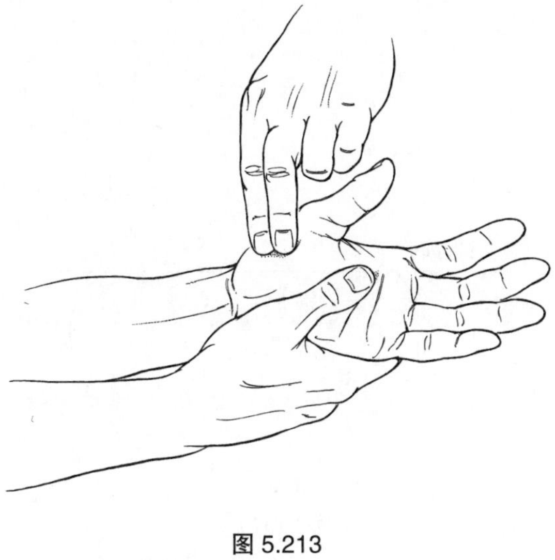

图 5.213

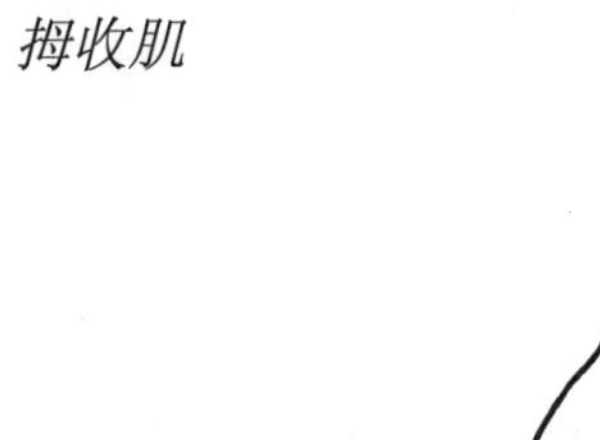

拇指内收

拇收肌

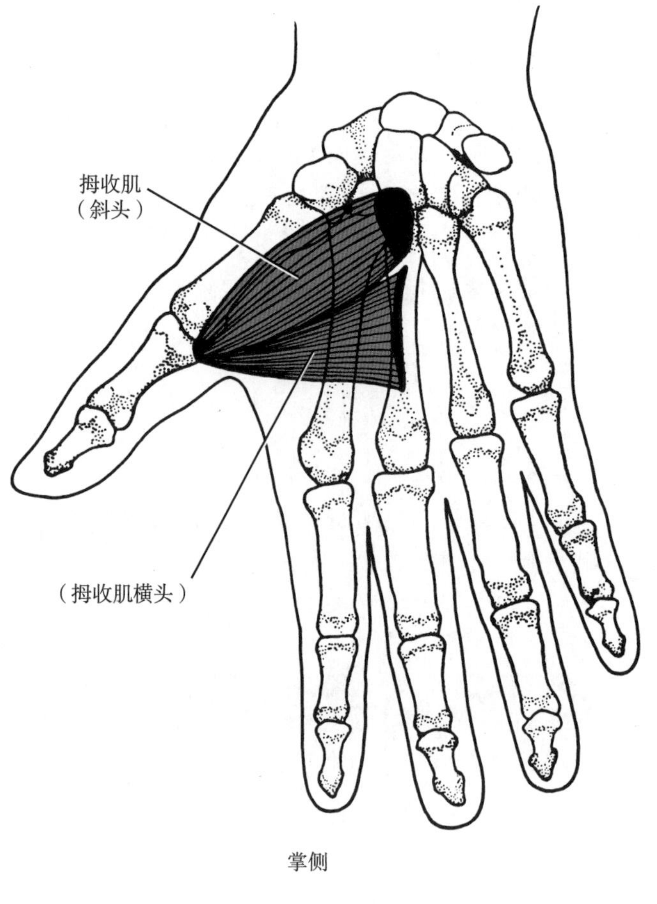

图 5.214

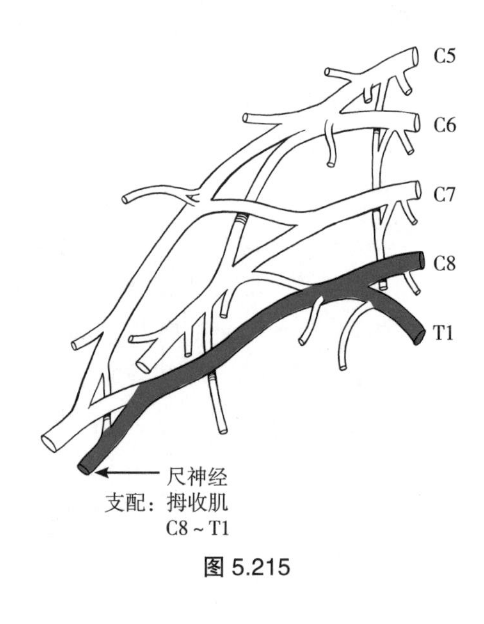

图 5.215

活动范围
70° ~ 0°

表 5.27 **拇指内收**

编号	肌肉	起点	止点	功能
173	拇收肌		拇指（近节指骨，基底尺侧）	拇指腕掌关节内收（拇指贴近掌面） 掌指关节内收和屈曲（辅助）
	斜头	头状骨 第 2 和第 3 掌骨（基底） 屈肌支持带（腕横韧带） 桡侧腕屈肌的腱鞘		
	横头	第 3 掌骨（远端 2/3 掌面）		

5 级、4 级和 3 级

患者姿势：前臂旋前，腕关节中立位，拇指外展下垂。

治疗师：坐在或站在患者身边。演示动作。一手抓住患者手掌尺侧来稳定掌骨。如果拇指可以完成全范围活动（3 级），则在拇指近节指骨中间，朝向外展的方向施加力量（图 2.16）。避免出现尺偏。或者，在拇指和示指中间夹一张纸，要求患者夹住，不能让治疗师把纸抽出来。这个动作很有力，正常情况下患者应该可以轻松地把纸夹住。

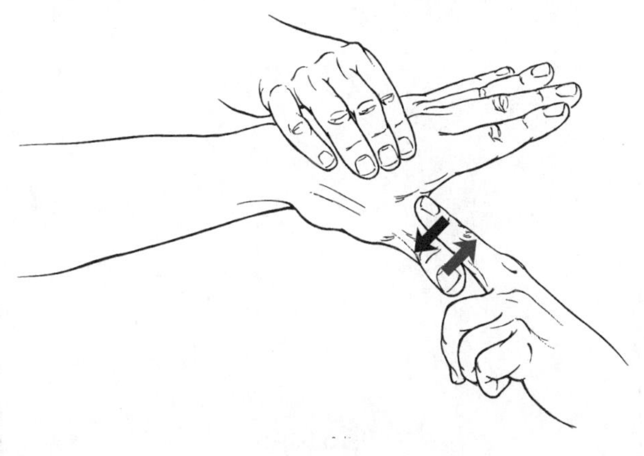

图 5.216

测试：患者内收拇指，使第 1 掌骨移向第 2 掌骨。

给患者的指示：“把你的拇指移向示指。或者把纸夹住，别让我抽出来。”

分级

5 级和 4 级：抵抗强阻力维持在测试姿势。患者可以强有力地抵抗阻力（5 级）或者存在轻微肌力减弱（4 级）。

3 级：在无阻力的情况下完成全范围活动。

2 级和 1 级

患者姿势：前臂和腕关节中立位，放置在桌子上，拇指外展。

治疗师：抓住患者的手，稳定腕关节和掌骨（图 5.217）。

测试：患者移动拇指，水平内收（图 5.217）。

给患者的指示："收回你的拇指，让它靠近示指。"向患者演示此动作。

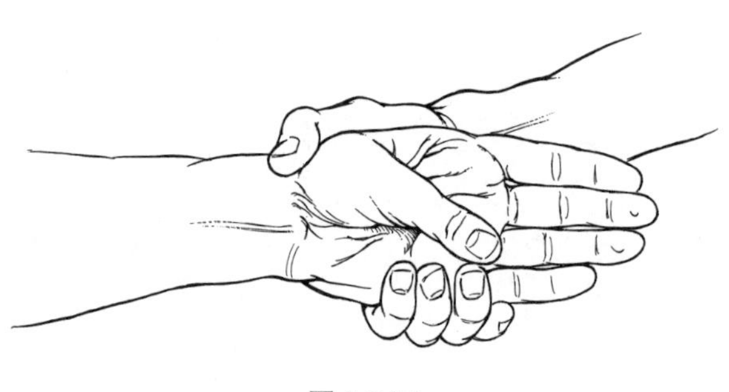

图 5.217

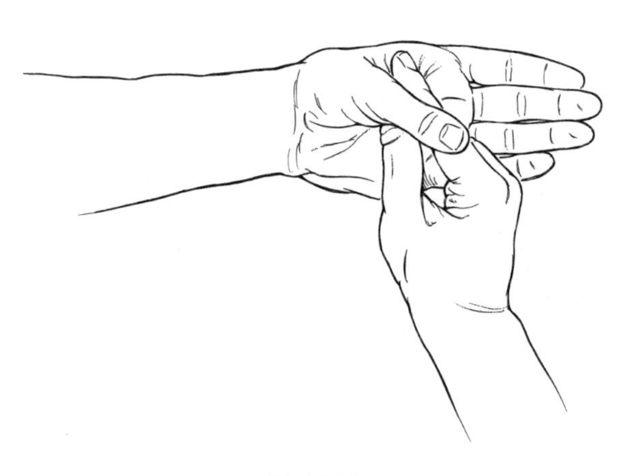

图 5.218

分级

2 级：完成全范围活动。

1 级：通过抓住在拇指和示指之间的指蹼触摸拇收肌（图 5.218）。内收肌在第 1 骨间背侧肌和第 1 掌骨间。这块肌肉很难触摸，治疗师需要让患者做出拿捏的动作来帮助定位。

代偿动作

- Fromen 征（夹纸试验）阳性说明拇收肌力量不足，这是由尺神经运动支受损伤导致的。患者会使用拇长屈肌产生捏的力量，这同时会导致明显的拇指指骨间关节屈曲（图 5.219）。
- 拇长伸肌可能代偿拇收肌的功能。这时腕掌关节会发生伸展。

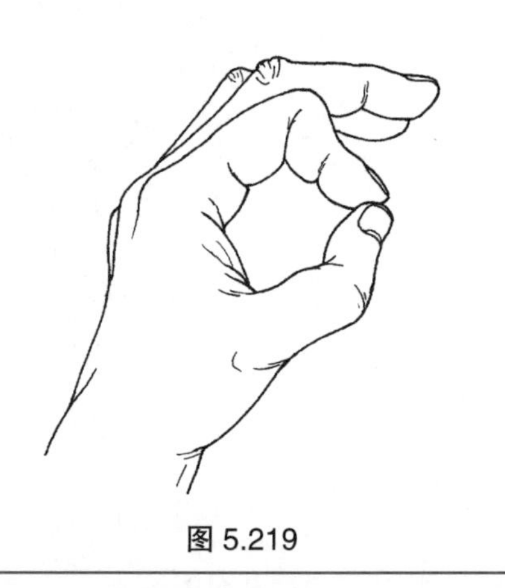

图 5.219

有益提示

- 拇指抗阻内收测试如果会产生疼痛，多与掌骨大多角骨关节炎有关，敏感性为 0.94，特异性为 0.93。拇指内收或者拇指伸展测试阳性与掌骨大多角骨关节炎有关，敏感性为 1，特异性为 0.91[62]。
- 指尖捏力（示指和拇指）下降是第一掌指关节炎患者受损最严重的功能[68]。

对掌（拇指和小指）

拇对掌肌和小指对掌肌

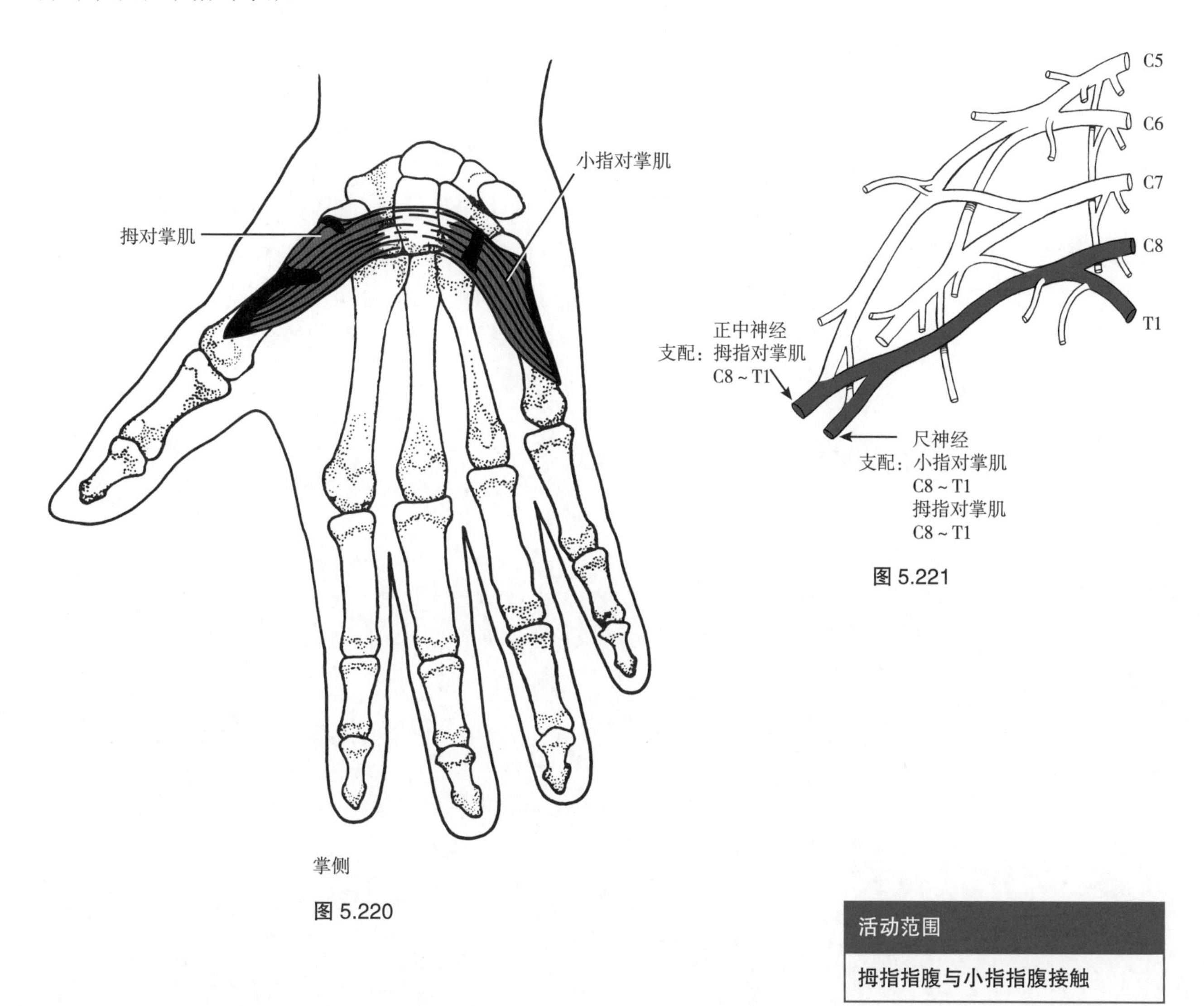

图 5.220

图 5.221

活动范围
拇指指腹与小指指腹接触

表 5.28 **对掌（拇指与小指）**

编号	肌肉	起点	止点	功能
172	拇对掌肌	大多角骨结节和屈肌支持带（腕横韧带）	第 1 掌骨外侧全长	腕掌关节跨过掌面屈曲
161	小指对掌肌	钩骨和屈肌支持带	第 5 掌骨内侧全长	腕掌关节内旋
其他				
171	拇短展肌	见表 5.26		
170	拇短屈肌	见表 5.24		

注：这个动作结合了拇指外展、屈曲和内旋（图 5.224）。拇对掌肌和小指对掌肌不能同时测试，需要分别评级。

5 级至 0 级

患者姿势：前臂旋后，腕关节中立位，拇指内收且掌指关节和指骨间关节屈曲。

治疗师：坐在或者站在患者身边。要求患者拇指和小指贴近（3 级）（图 5.222），应该分别观察拇指和小指。如果每个动作全范围完成（3 级），则同时在拇指和小指的腕掌关节施加阻力（图 5.223）。

拇指对掌肌：在第 1 掌骨头的位置给拇指对掌肌施加阻力，阻力方向为外旋、伸展和内收（图 5.224）。

小指对掌肌：在第 5 掌骨的掌侧，朝着外旋的方向，对小指对掌肌施加阻力（使手掌平坦）（图 5.225）。

测试：患者抬起拇指并旋转，使远节指骨面靠向小指的远节指骨（图 5.222）。这个姿势要求指腹对指腹，而不是指尖对指尖。或者让患者用拇指和小指拿稳一个物品，然后检查者试图把物品拿开。

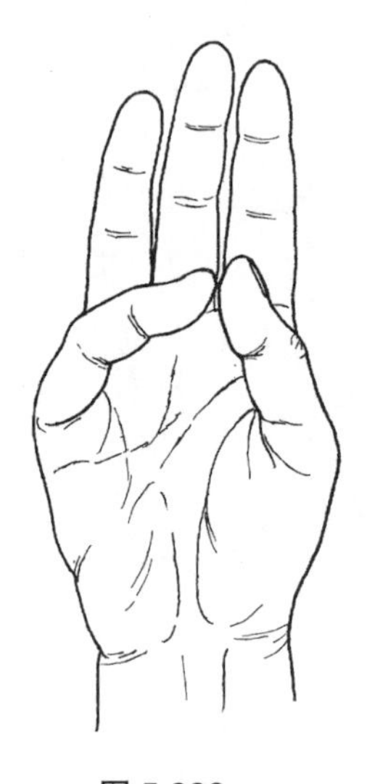

图 5.222

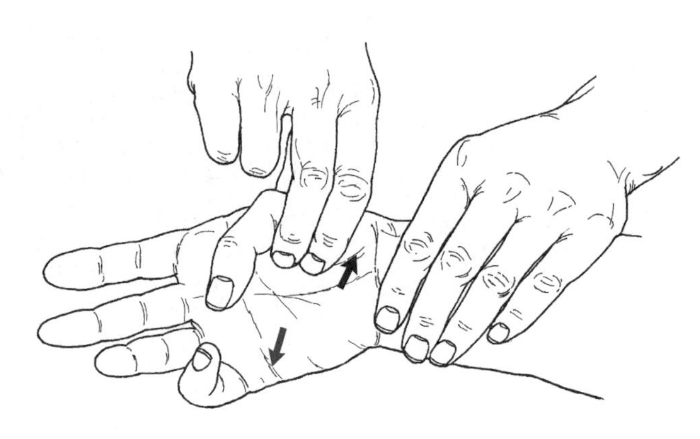

图 5.224

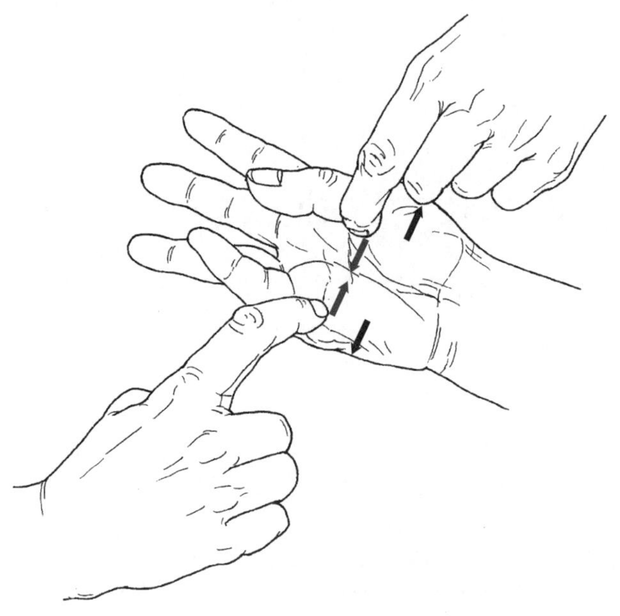

图 5.223

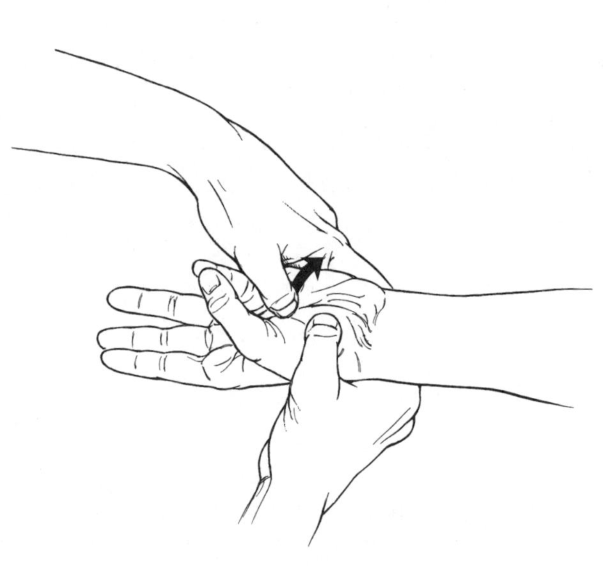

图 5.225

5 级至 0 级（续）

给患者的指示：“让你的拇指和小指的指腹相接，形成字母‘O’。”向患者演示这个动作，并要求患者练习。

分级

5 级：抵抗最大的拇指阻力。

4 级：抵抗中度阻力。

3 级：在没有阻力的情况下移动拇指和小指，完成对掌动作。

2 级：产生部分对掌活动（两块肌肉需单独评估）。

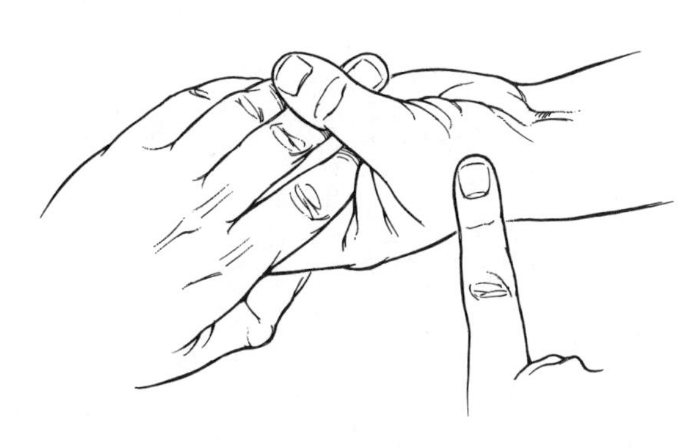

图 5.226

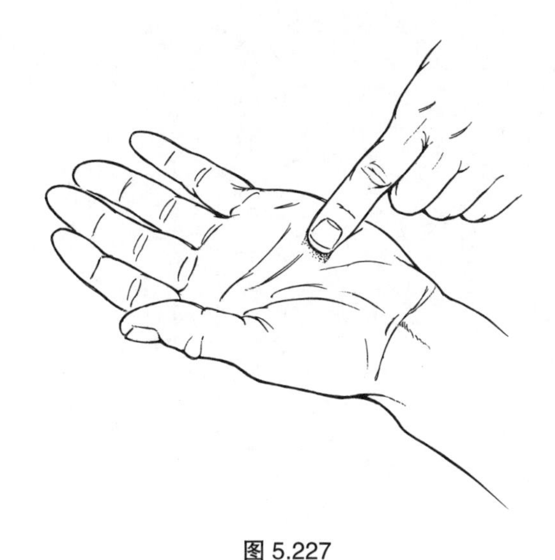

图 5.227

1 级：沿着第 1 掌骨的桡侧轴触摸拇指对掌肌（图 5.226）。该肌肉在拇短展肌的一侧。当发生 5 级和 4 级的肌肉收缩时，因为邻近肌肉的原因，检查者很难触摸到拇对掌肌。当该肌肌力 3 级或以下时，收缩无力，易于触及。在第 5 掌骨桡侧小鱼际处，可触及小指对掌肌（图 5.227）。一定要仔细，不要用手指覆盖在整个肌肉上，要用触诊的方法，以免错过微弱的肌肉收缩。

0 级：无主动收缩。

代偿动作

- 拇长屈肌和拇短屈肌可使拇指屈曲，跨过手掌，朝向小指。如果这个动作发生在掌平面则不是对掌，连接发生在指尖，而不是指腹。
- 拇短展肌可能发生代偿，但是这个肌肉不会产生旋转动作。

有益提示

拧开一个直径 6.6cm 的果酱瓶盖子，参与的肌肉包括拇长屈肌、拇短屈肌、拇短展肌、拇收肌和拇对掌肌[69]。捏的力量，尤其是拿钥匙时捏的动作，在患有腕掌关节炎的老年人中更小[70]。

握力

握力是一种有效的测量手和腕关节联合力量的方式，但握力也与一般健康情况和年龄有关。例如，握力峰值出现在 20 ～ 40 岁，随着年龄增加而下降[71，72]。在老年人中，握力已被证明是一个可靠的预测死亡的指标[73]。在许多临床实践中，握力作为衡量全身力量的通用指标[74，75]。

患者姿势：坐直，肩关节自然下垂，旋转中立位。肘关节屈曲 90°，前臂中立位，腕关节处于伸展 0° ～ 30° 之间（图 5.228A）[71]。

治疗师：测量两侧手，一次测量一只手。记录哪只手是利手，力量更大。站在患者身前，目视读数。测力计放在患者手中，读数背对患者（图 5.228B）。调整仪器的位置，以使患者的手指可以舒适地握紧。重复 3 次。每测一次换一侧手。

给患者的指示：“当我说开始时，尽全力握紧。当你握住时不要猛地用力。当你感觉疼痛或者不适时马上停止”（图 5.228）。

评分

每只手记录 3 次数值，计算平均值。与同年龄段和性别的人群对比这个数值（表 5.29 和表 5.30）[74]。

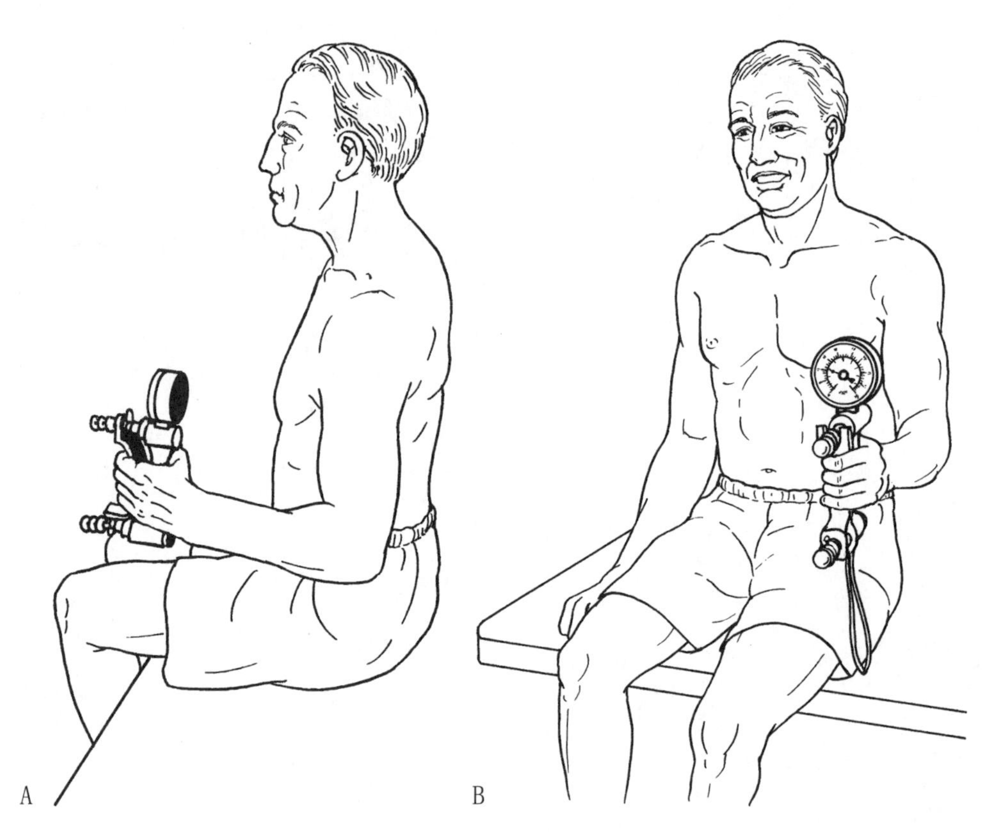

图 5.228

有益提示

- 握力为 9kg（20 磅）通常被认为是功能性的，是执行大多数日常生活活动的必要条件[72]。研究发现，最大握力为 5kg（11 磅）的老年女性在急性疾病后入住老年病房时死亡风险较高[73, 74]。
- 能够证明握力不足和死亡率之间相互关系的一个事实是握力似乎是营养状况的指标[75]。蛋白质缺乏可导致全身肌肉肌力下降和细胞免疫功能下降。因此，握力严重不足可能表明老年患者有因蛋白质营养不良而死亡的危险[75]。
- 握力与老年人及患有某些疾病的人群的上肢功能显著相关，但与年轻健康的患者不相关[76, 77]。
- 握力会受到某些疾病的影响，如腕管综合征、肱骨外上髁炎、认知障碍、关节炎和脑卒中。
- 骨间肌可以通过手握式测力计进行测试。使用位置最小的距离，因为在这个位置，内在肌是最活跃的[78]。
- 尺神经阻滞后平均握力下降 38%[79]。

表 5.29 **平均正常握力（kg）**[80]

年龄	男性			女性		
	右侧	左侧	BMI	右侧	左侧	BMI
20～29	47（9.5）	45（8.8）	26.4（5.1）	30（7）	28（6.1）	25.1（5.8）
30～39	47（9.7）	47（9.8）	28.3（5.2）	31（6.4）	29（6）	27.3（6.8）
40～49	47（9.5）	45（9.3）	28.4（4.6）	29（5.7）	28（5.7）	27.7（7.7）
50～59	45（8.4）	43（8.3）	28.7（4.3）	28（6.3）	26（5.7）	29.1（6.4）
60～69	40（8.3）	38（8）	28.6（4.4）	24（5.3）	23（5）	28.1（5.1）
70＋	33（7.8）	32（7.5）	27.2（3.9）	20（5.8）	19（5.5）	27（4.7）

注：数据用于图 5.224 A 和 B 中姿势。
BMI（body mass index），体重指数。

表 5.30 **4～14 岁握力值**[81]

年龄	男孩			女孩		
	利手	非利手	BMI	利手	非利手	BMI
4	5.7（2）	5.3（2）	15.42	5.1（2）	4.7（2）	15.42
6	10.2（3）	9.4（3）	16	9.0（3）	8.3（3）	16
8	15.9（4）	14.6（3）	16.5	14.4（3）	13.1（3）	17.75
10	19.6（2）	18.1（3）	17.6	19.1（4）	17.2（4）	18.5
12	24.7（5）	22.9（5）	19	24.2（5）	22.3（4）	18.75
14	36.0（7）	33.5（7）	19.6	29.1（5）	26.6（5）	19.3

记忆要点

- 肩胛骨外展和上回旋
- 肩胛骨上提
- 肩胛骨内收
- 肩胛骨下降和内收
- 肩胛骨内收和下回旋
- 肩胛骨下降
- 肩关节肌肉测试
- 肩关节屈曲
- 肩关节伸展
- 肩关节外展
- 肩关节水平外展
- 肩关节水平内收
- 肩关节外旋
- 肩关节内旋
- 肘关节屈曲
- 肘关节伸展
- 前臂旋后
- 前臂旋前
- 腕关节屈曲
- 腕关节伸展
- 手指掌指关节屈曲
- 近端和远端指骨间关节屈曲
- 近端指骨间关节测试
- 远端指骨间关节测试
- 手指掌指关节伸展
- 手指外展
- 手指内收
- 拇指掌指关节和指骨间关节屈曲
- 拇指掌指关节和指骨间关节屈曲测试
- 拇指指骨间关节屈曲测试
- 拇指掌指关节和指骨间关节伸展
- 拇指掌指关节伸展测试
- 拇指外展
- 拇长展肌测试
- 拇短伸肌测试
- 拇指内收
- 对掌（拇指和小指）

参考文献

1. Standring S, ed. *Gray's Anatomy the Anatomical Basis for Clinical Practice*. 41st ed. New York: Elsevier; 2016.
2. Basmajian JV, Travill J. Electromyography of the pronator muscles in the forearm. *Anat Rec*. 1961;139:45–49.
3. Inman VT, Saunders JB, Abbott LC. Observations on the function of the shoulder joint. *J Bone Joint Surg*. 1944;26:1–30.
4. Scibek JS, Carcia CR. Assessment of scapulohumeral rhythm for scapular plane shoulder elevation using a modified digital inclinometer. *World J Orthop*. 2012;3(6):87–94.
5. Sagano M, Magee D, Katayose M. The effect of glenohumeral rotation on scapular upward rotation in different positions of scapular-plane elevation. *J Sport Rehab*. 2006;15: 144–155.
6. Ekstrom RA, Donatelli RA, Soderberg GL. Surface electromyographic analysis of exercises for the trapezius and serratus anterior muscles. *J Orthop Sports Phys Ther*. 2003;33:247–258.
7. Escamilla RF, Yamashiro K, Paulos L, et al. Shoulder muscle activity and function in common shoulder rehabilitation exercises. *Sports Med*. 2009;39(8):663–685.
8. Cricchio M, Frazer C. Scapulothoracic and scapulohumeral exercises: a narrative review of electromyographic studies. *J Hand Ther*. 2011;24(4):322–333.
9. Schory A, Bidinger E, Wolf J, et al. A systematic review of the exercises that produce optimal muscle rations of the scapular stabilizers in normal shoulders. *Int J Sports Phys Ther*. 2016;11(3):321–336.
10. Smith J, Padgett DJ, Kaufman KR, et al. Rhomboid muscle electromyography activity during 3 different manual muscle tests. *Arch Phys Med Rehabil*. 2004;85:987–992.
11. Perry J. Muscle control of the shoulder. In: Rowe CR, ed. *The Shoulder*. New York: Churchill-Livingstone; 1988: 17–34.
12. Arlotta M, LoVasco G, McLean L. Selective recruitment of the lower fibers of the trapezius muscle. *J Electromyogr Kinesiol*. 2011;21(3):403–410.
13. Kendall FP, McCreary EK, Provance PG, et al. *Muscles: Testing and Function with Posture and Pain*. 5th ed. Baltimore, MD: Lippincott, Williams & Wilkins; 2005: 297–305.
14. De Freias V, Vitti M, Furlani J. Electromyographic study of levator scapulae and rhomboideus major muscles in movements of the shoulder and arm. *Electromyogr Clin Neurophysiol*. 1980;20:205–216.
15. Signorile JF, Zink AJ, Szwed SP. A comparative electromyographical investigation of muscle utilization patterns using various hand positions during the lat pull-down. *J Strength Cond Res*. 2002;16(4):539–546.
16. Lehman GJ, Buchan DD, Lundy A, et al. Variations in muscle activation levels during traditional latissimus dorsi weight training exercises: an experimental study. *Dyn Med*. 2004;3(1):4.
17. Park SY, Yoo WG. Comparison of exercises inducing maximum voluntary isometric contraction for the latissimus dorsi using surface electromyography. *J Electromyogr Kinesiol*. 2013;23(5):1106–1110.
18. Travell JG, Simons DG. *Myofascial Pain and Dysfunction. The Trigger Point Manual*. Baltimore MD: Williams & Wilkins; 1983:433.
19. Ackland DC, Pak P, Richardson M, et al. Moment arms of the muscles crossing the anatomical shoulder. *J Anat*. 2008;213(4):383–390.
20. Wickham J, Pizzari T, Stansfeld K, et al. Quantifying 'normal' shoulder muscle activity during abduction. *J Electromyogr Kinesiol*. 2010;20:212–222.
21. Freeman S, Karpowicz A, Gray J, et al. Quantifying muscle patterns and spine load during various forms of the push-up. *Med Sci Sports Exerc*. 2006;38(3):570–577.
22. Lauver JD, Cayot TE, Scheuermann BW. Influence of bench angle on upper extremity muscular activation during bench press exercise. *Eur J Sport Sci*. 2016;16(3):309–316.
23. Trebs AA, Brandenburg JP, Pitney WA. An electromyography analysis of 3 muscles surrounding the shoulder joint during the performance of a chest press exercise at several angles. *J Strength Cond Res*. 2010;24(7):1925–1930.
24. Boettcher CE, Ginn KA, Cathers I. Standard maximum isometric voluntary contraction tests for normalizing shoulder muscle. *J Orthop Res*. 2008;26(12):1591–1597.
25. Reinold MM, Wilk KE, Fleisig GS, et al. Electromyographic analysis of the rotator cuff and deltoid musculature during common shoulder external rotation exercises. *J Orthop Sports Phys Ther*. 2004;34:385–394.
26. Ferreira MI, Büll ML, Vitti M. Electromyographic validation of basic exercises for physical conditioning programmes. I. Analysis of the deltoid muscle (anterior portion) and pectoralis major muscle (clavicular portion) in rowing exercises with middle grip. *Electromyogr Clin Neurophysiol*. 1995;35(4):239–245.
27. Hereter Gregori J, Bureau NJ, Billuart F, et al. Coaptation/elevation role of the middle deltoid muscle fibers: a static biomechanical pilot study using shoulder MRI. *Surg Radiol Anat*. 2014;36(10):1001–1007.
28. Hegedus EJ, Goode A, Campbell S, et al. Physical examination tests of the shoulder: a systematic review with meta-analysis of individual tests. *Br J Sports Med*. 2008;42:80–92.
29. Holtby R, Razmjou H. Validity of the supraspinatus test as a single clinical test in diagnosing patients with rotator cuff pathology. *J Orthop Sports Phys Ther*. 2004;34:194–200.
30. Kelly BT, Kadrmas WR, Speer KP. The manual muscle examination for rotator cuff strength. An electromyographic investigation. *Am J Sports Med*. 1996;24(5):581.
31. Wilk KE, Arrigo CA, Andrews JR. Current concepts: the stabilizing structures of the glenohumeral joint. *J Orthop Sports Phys Ther*. 1997;25:364–379.
32. Hughes RE, An KN. Force analysis of rotator cuff muscles. *Clin Orthop Relat Res*. 1996;330:75–83.
33. Marcolin G, Petrone N, Moro T, et al. Selective activation of shoulder, trunk, and arm muscles: a comparative analysis of different push-up variants. *J Athl Train*. 2015;50(11): 1126–1132.
34. Decker MJ, Tokish JM, Ellis HB, et al. Subscapularis muscle activity during selected rehabilitation exercises. *Am J Sports Med*. 2003;31(1):126–134.
35. Hughes PC, Green RA, Taylor NF. Isolation of infraspinatus in clinical test positions. *J Sci Med Sport*. 2014;17(3):256–260.
36. McKay MJ, Baldwin JN, Ferreira P, et al; 1000 Norms Project Consortium. Normative reference values for strength and flexibility of 1,000 children and adults. *Neurology*. 2017;88(1):36–43.
37. Gerber C, Krushell RJ. Isolated rupture of the tendon of the subscapularis muscle. Clinical features in 16 cases. *J Bone Joint Surg Br*. 1991;73:389–394.
38. Tokish JM, Decker MJ, Ellis HB, et al. The belly-press test for the physical examination of the subscapularis muscle: electromyographic validation in comparison to the lift-off test. *J Shoulder Elbow Surg*. 2003;12:427–430.
39. Kadaba MP, Cole A, Wootten ME, et al. Intramuscular wire electromyography of the subscapularis. *J Orthop Res*. 1992;10(3):394–397.
40. Kleiber T, Kunz L, Disselhorst-Klug C. Muscular coordination of biceps brachii and brachioradialis in elbow flexion

with respect to hand position. *Front Physiol.* 2015;6: 215.
41. Klein CS, Marsh GD, Petrella RJ, et al. Muscle fiber number in the biceps brachii muscle of young and old men. *Muscle Nerve.* 2003;28(1):62–68.
42. Oliveira LF, Matta TT, Alves DS, et al. Effect of the shoulder position on the biceps brachii. in different dumbbell curls. *J Sports Sci Med.* 2009;8(1):24–29.
43. Snarr RL, Esco MR. Electromyographic comparison of traditional and suspension push-ups. *J Hum Kinet.* 2013;39:75–83.
44. Youdas JW, Budach BD, Ellerbusch JV, et al. Comparison of muscle-activation patterns during the conventional push-up and perfect· pushup™ exercises. *J Strength Cond Res.* 2010;24(12):3352–3362.
45. Gordon KD, Pardo RD, Johnson JA, et al. Electromyographic activity and strength during maximum isometric pronation and supination efforts in healthy adults. *J Orthop Res.* 2004;22(1):208–213.
46. Matsuoka J, Berger R, Berglund LJ, et al. An analysis of symmetry of torque strength of the forearm under resisted forearm rotation in normal subjects. *J Hand Surg.* 2006;31:801–805.
47. O'Sullivan LW, Gallwey TJ. Upper-limb surface electromyography at maximum supination and pronation torques: the effect of elbow and forearm angle. *J Electromyogr Kinesiol.* 2002;12:275–285.
48. Wong CK, Moskovitz N. New assessment of forearm strength: reliability and validity. *Am J Occup Ther.* 2010;64:809–813.
49. Narita A, Sagae M, Suzuki K, et al. Strict actions of the human wrist flexors: A study with an electrical neuromuscular stimulation method. *J Electromyogr Kinesiol.* 2015;25(4): 689–696.
50. O'Driscoll SW, Horii E, Ness R, et al. The relationship between wrist position, grasp size, and grip strength. *J Hand Surg Am.* 1992;17(1):169–177.
51. Kerver AL, Carati L, Eilers PH, et al. Ananatomical study of the ECRL and ECRB: feasibility of developing a preoperative test for evaluating the strength of the individual wrist extensors. *J Plast Reconstr Aesthet Surg.* 2013;66(4): 543–550.
52. Richards RR, Gordon R, Beaton D. Measurement of wrist, metacarpophalangeal joint, and thumb extension strength in a normal population. *J Hand Surg Am.* 1993;18(2): 253–261.
53. Brandsma JW, Schreuders TA. Sensible manual muscle strength testing to evaluate and monitor strength of the intrinsic muscles of the hand: a commentary. *J Hand Ther.* 2001;14(4):273–278.
54. Schreuders TA, Brandsma JW, Stam HJ. The intrinsic muscles of the hand. Function, assessment and principles for therapeutic intervention. *Phys Med Rehab Kuror.* 2007;17:20–27. Accessed at: http://www.handexpertise.com/artikelen/intrinsicPhysMed06.pdf. May 31, 2017.
55. Goislard de Monsabert B, Rossi J, Berton E, et al. Quantification of hand and forearm muscle forces during a maximal power grip task. *Med Sci Sports Exerc.* 2012;44(10):1906–1916.
56. Ketchum LD, Thompson D, Pocock G, et al. A clinical study of forces generated by the intrinsic muscles of the index finger and the extrinsic flexor and extensor muscles of the hand. *J Hand Surg Am.* 1978;3(6):571–578.
57. Basmajian JV. *Muscles Alive.* 4th ed. Baltimore: Williams & Wilkins Company; 1978.
58. Gupta S, Michelsen-Jost H. Anatomy and function of the thenar muscles. *Hand Clin.* 2012;28:1–7.
59. Snodgrass SJ, Rivett DA, Chiarelli P, et al. Factors related to thumb pain in physiotherapists. *Aust J Physiother.* 2003;49(4):243–250.
60. Wajon A, Ada L, Refshauge K. Work-related thumb pain in physiotherapists is associated with thumb alignment during performance of PA pressures. *Man Ther.* 2007;12(1): 12–16.
61. Haara MM, Heliövaara M, Kröger H, et al. Osteoarthritis in the carpometacarpal joint of the thumb. Prevalence and associations with disability and mortality. *J Bone Joint Surg Am.* 2004;86-A(7):1452–1457.
62. Gelberman RH, Boone S, Osei DA, et al. Trapeziometacarpal arthritis: a prospective clinical evaluation of the thumb adduction and extension provocative tests. *J Hand Surg Am.* 2015;40(7):1285–1291.
63. Hamann N, Heidemann J, Heinrich K, et al. Effect of carpometacarpal joint osteoarthritis, sex, and handedness on thumb in vivo kinematics. *J Hand Surg Am.* 2014;39(11):2161–2167.
64. Lin JD, Karl JW, Strauch RJ. Trapeziometacarpal joint stability: the evolving importance of the dorsal ligaments. *Clin Orthop Relat Res.* 2014;472(4):1138–1145.
65. Gangata H, Ndou R, Louw G. The contribution of the palmaris longus muscle to the strength of thumb abduction. *Clin Anat.* 2010;23(4):431–436.
66. Ashurst JV, Turco DA, Lieb BE. Tenosynovitis caused by texting: an emerging disease. *J Am Osteopath Assoc.* 2010;110(5):294–296.
67. Ali M, Asim M, Danish SH, et al. Frequency of De Quervain's tenosynovitis and its association with SMS texting. *Muscles Ligaments Tendons J.* 2014;4(1):74–78.
68. Cantero-Téllez R, Martín-Valero R, Cuesta-Vargas A. Effect of muscle strength and pain on hand function in patients with trapeziometacarpal osteoarthritis. A cross-sectional study. *Reumatol Clin.* 2015;11(6):340–344.
69. Kuo LC, Chang JH, Lin CF, et al. Jar-opening challenges. Part 2: estimating the force-generating capacity of thumb muscles in healthy young adults during jar-opening tasks. *Proc Inst Mech Eng H.* 2009;223(5):577–588.
70. McQuillan TJ, Kenney D, Crisco JJ, et al. Weaker functional pinch strength is associated with early thumb carpometacarpal osteoarthritis. *Clin Orthop Relat Res.* 2016;474(2):557–561.
71. Fess EE. *Grip Strength.* 2nd ed. Chicago: American Society of Hand Therapists; 1992.
72. Bohannon RW, Bear-Lehman J, Desrosiers J, et al. Average grip strength: a meta-analysis of data obtained with a Jamar dynamometer from individuals 75 years or more of age. *J Geriatr Phys Ther.* 2007;30:28–30.
73. Shechtman O, Mann WC, Justiss MD, et al. Grip strength in the frail elderly. *Am J Phys Med Rehabil.* 2004;83: 819–826.
74. Desrosiers J, Bravo G, Hebert R, et al. Normative data for grip strength of elderly men and women. *Am J Occup Ther.* 1995;49:637–644.
75. Phillips P. Grip strength, mental performance and nutritional status as indicators of mortality risk among female geriatric patients. *Age Ageing.* 1986;15:53–56.
76. Kallman DA, Plato CC, Tobin JD. The role of muscle loss in the age-related decline of grip strength: cross-sectional and longitudinal perspectives. *J Gerontol.* 1990;45:M82–M88.
77. Hinson M, Gench BE. The curvilinear relationship of grip strength to age. *Occup Ther J Res.* 1989;9:53–60.
78. Janda DH, Geiringer SR, Hankin FM, et al. Objective evaluation of grip strength. *J Occup Med.* 1987;29(7): 569–571.

79. Kozin SH, Porter S, Clark P, et al. The contribution of the intrinsic muscles to grip and pinch strength. *J Hand Surg Am*. 1999;24(1):64–72.
80. Massy-Westropp NM, Gill TK, Taylor AW, et al. Hand grip strength: age and gender stratified normative data in a population-based study. *BMC Res Notes*. 2011;4:127.
81. Ploegmakers JJ, Hepping AM, Geetzen JH, et al. Grip strength is strongly associated with height, weight and gender in childhood a cross sectional of 2241 children and adolescents providing reference values. *J Physiotherapy*. 2013;59(4):255–261.

第 6 章

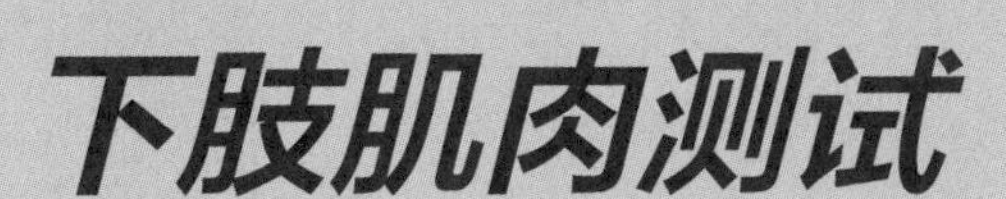

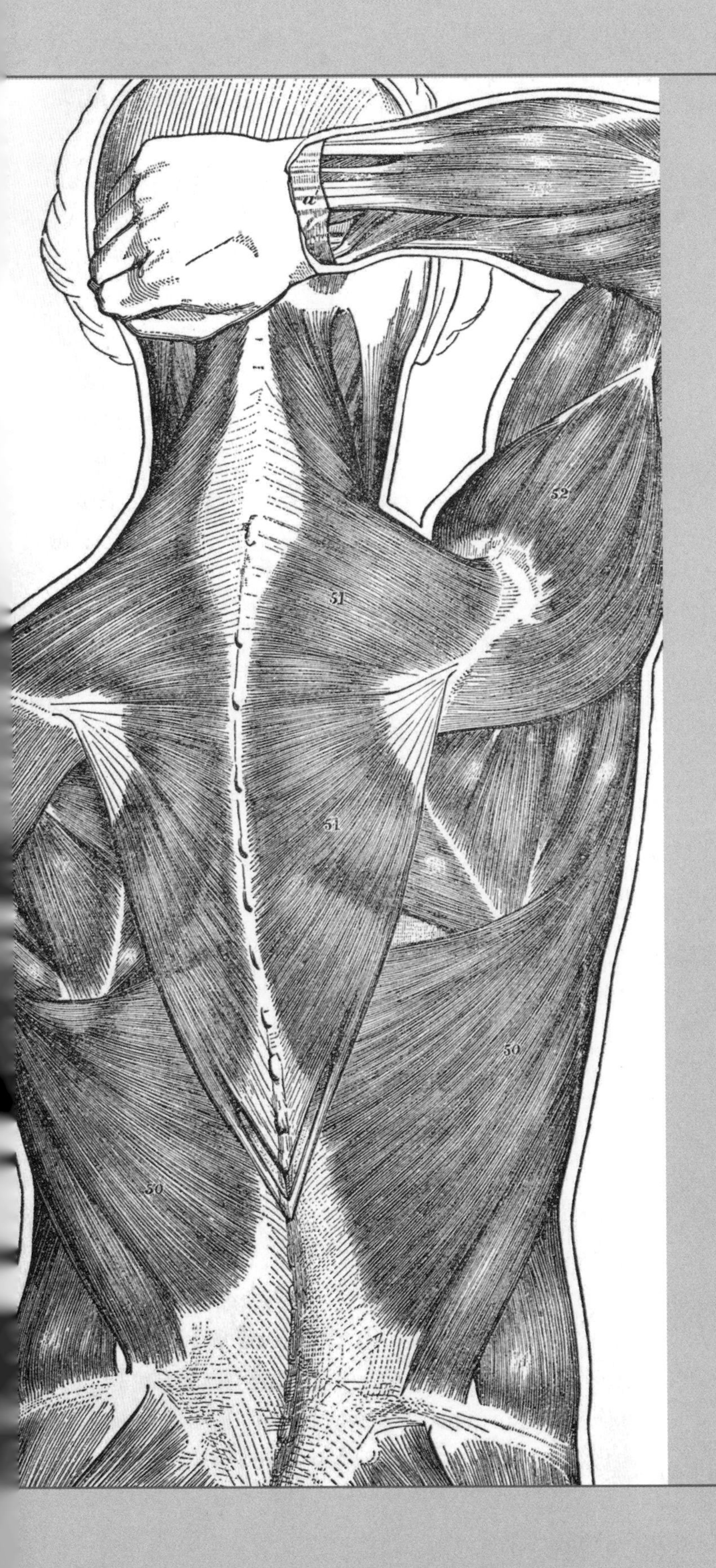

髋关节屈曲

腰大肌和髂肌

腰大肌
髂肌
前面观

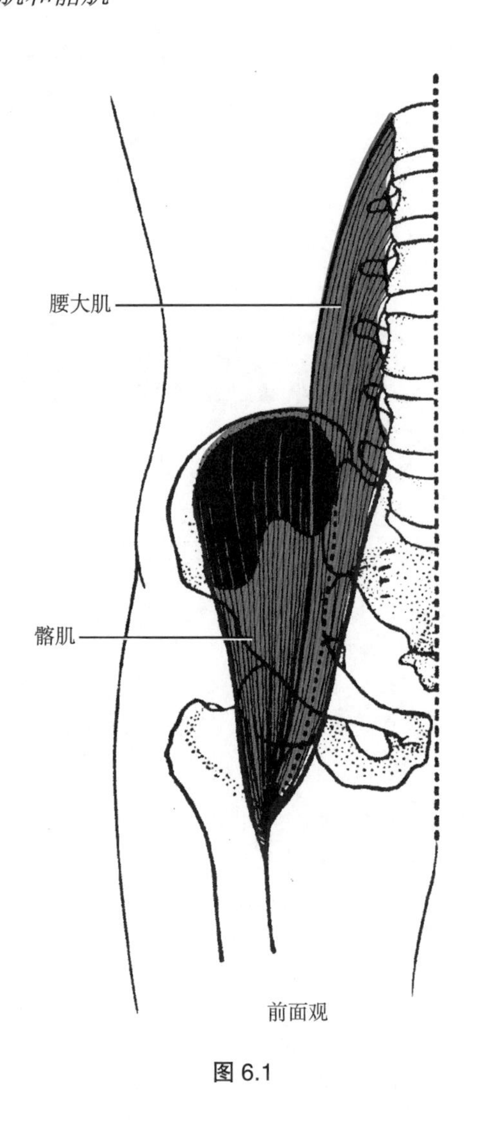

图 6.1

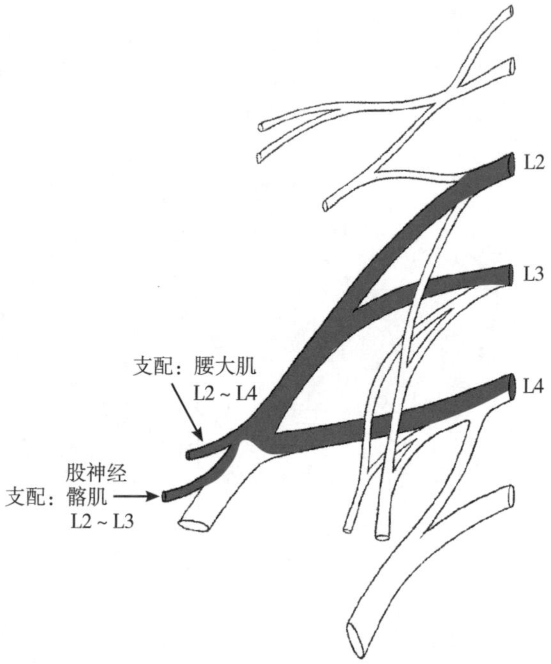

L2
L3
L4
支配：腰大肌
L2 ~ L4
股神经
支配：髂肌
L2 ~ L3

图 6.2

髂腰肌
股骨

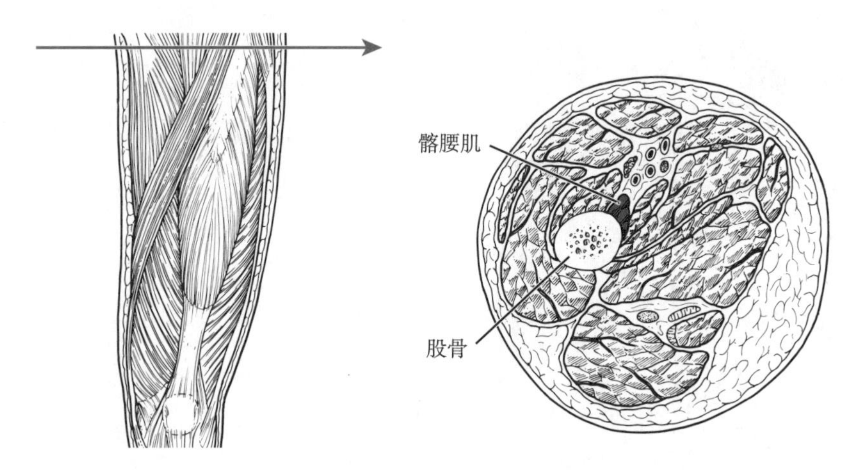

图 6.3　箭头指向所示横截面水平

活动范围
0° ~ 120°

表 6.1 **髋关节屈曲**

编号	肌肉	起点	止点	功能
176	**髂肌**	髂窝（上 2/3） 髂嵴（内侧唇） 骶髂韧带和髂腰韧带 骶骨（上外侧）	股骨（小转子；与腰大肌的肌腱相结合） 小转子下方的股骨干	髋关节屈曲至 110° [1] 内旋 [1] 外旋时外展股骨 [1] 让骨盆在股骨上屈曲
174	**腰大肌**	L1 ～ L5（横突） T12 ～ L4 椎体（侧面）和它们之间的椎间盘	股骨（小转子）	起点固定时屈曲髋关节 止点固定时躯干屈曲（仰卧起坐）（与髂肌联合产生这两个功能） 髋关节外旋 腰椎屈曲（两侧） 腰椎向同侧屈（单侧）
其他				
196	股直肌			髋关节屈曲
195	缝匠肌			髋关节屈曲（伴外旋和外展）
185	阔筋膜张肌			髋关节屈曲和外展
177	耻骨肌			辅助髋关节屈曲
184	臀中肌（前部）			辅助（股骨从伸展至屈曲）

髂腰肌是由髂肌和腰大肌组成的复合肌，它们的肌腱汇合在一起止于股骨小转子上。髂腰肌在行走和跑步时作用于髋部产生压力，但对步行周期的影响相对较小。虽然髂腰肌和股直肌是启动腿部摆动所必需的，但它们仅占行走净代谢成本的 10% 左右 [2]。髋部屈曲强度并不能显著预测最大步行速度 [3]。髂腰肌的功能可能在转移活动、爬楼梯及上坡跑步中更为重要 [4]。

5 级、4 级和 3 级

患者姿势：短坐位，大腿完全放在治疗床上，小腿垂在床外。患者可以双手抓住两侧床缘给躯干提供稳定性（图 6.4）。

治疗师：站在被测试肢体旁。要求患者将大腿抬离床面。如果可以完成足够范围的动作（大腿抬离床面），则在大腿远端膝关节的上方施加最大的阻力（5 级）。注意不要抓住大腿（图 6.4）。

测试：患者将髋关节屈曲至终末端，大腿离开床面，保持旋转中立位，抵抗治疗师朝下的阻力维持这个姿势。

给患者的指示："坐直，把你的腿从床上抬起来，不要让我把它压下去了。"

分级

5 级：患者可以抵抗最大阻力，维持在测试姿势。

4 级：髋关节可以抵抗中到强阻力，维持在测试姿势。在终末端可能有一些退让。

3 级：患者可以在没有阻力的情况下完成全范围活动并维持相应姿势（图 6.5）。

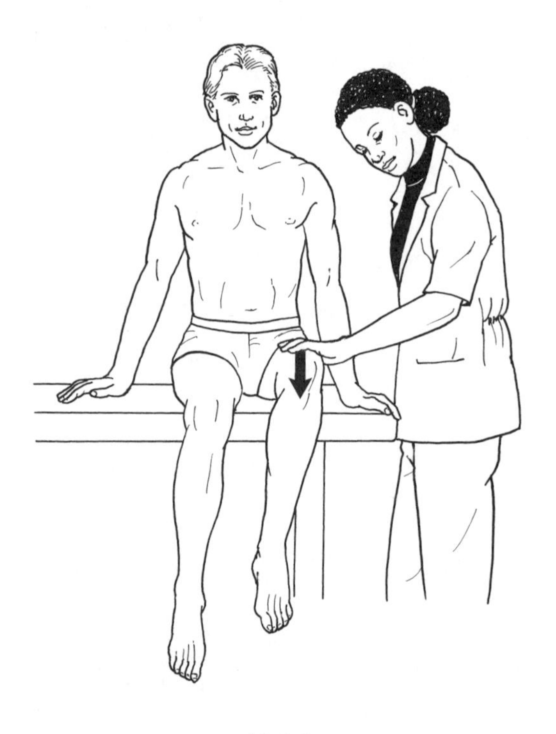

图 6.4

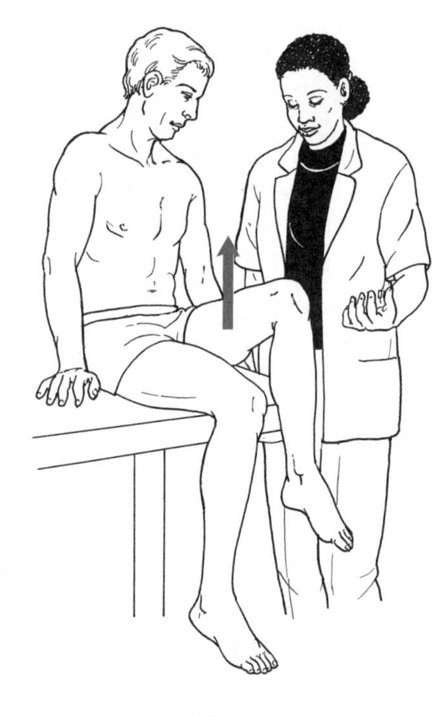

图 6.5

有益提示

骨盆的位置会影响髋屈肌的功能。前倾或后倾的骨盆会影响髋屈肌的长度－张力关系，因此让它们表现更加有力或无力。为了减少骨盆的影响，骨盆和脊柱应该维持在如图 6.4 所示的中立位。

2 级

患者姿势： 侧卧位，被测试的肢体在上方，并由治疗师用手臂支撑（图 6.6）。躯干呈中立位。下方的肢体可以屈曲以增加稳定性。可以使用泡沫板来减少摩擦。

治疗师： 站在患者后面，一手抱住被测试的肢体，手放在膝关节下方支撑住。另一手在髋部保持躯干的良好对位（图 6.6）。

测试： 患者屈曲被支撑的髋关节。允许膝关节屈曲以防腘绳肌紧张。

给患者的指示： "把你的膝盖向上贴近胸部。"

分级

2 级： 患者可以在侧卧位完成全范围活动。

1 级和 0 级

患者姿势： 仰卧位。

治疗师： 站于被测试肢体的一侧，手放在膝关节下方托住被测试下肢的小腿。另一手触诊腹股沟韧带远端缝匠肌内侧的肌肉（图 6.7）。

测试： 患者尝试屈曲髋关节。

给患者的指示： "试着用你的膝盖碰鼻子。"

分级

1 级： 明显的肌肉收缩，但未见肢体的移动。

0 级： 没有明显的肌肉收缩。

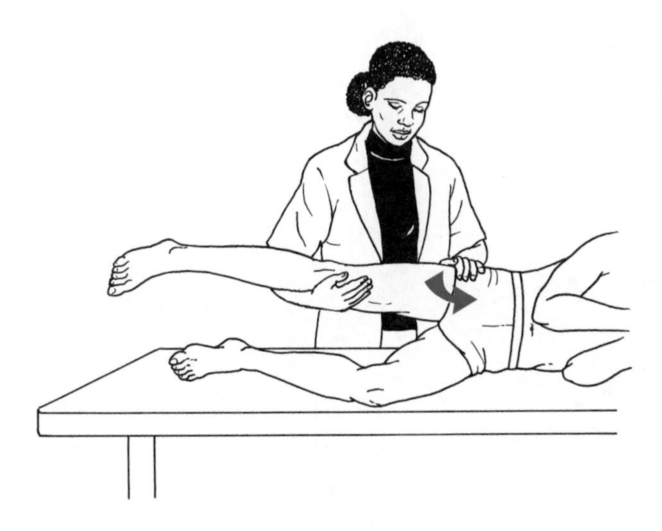

图 6.6

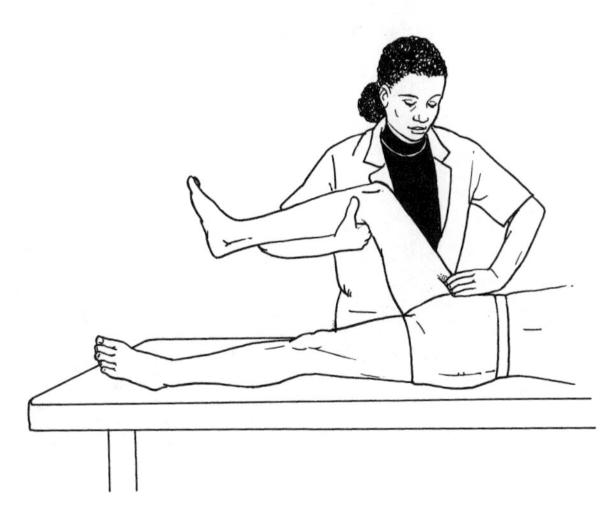

图 6.7

代偿动作

- 缝匠肌代偿将导致髋关节外旋和外展。因为缝匠肌位置比较表浅，所以可以在它的整个长度范围内被触摸和观察到（图 6.8）。
- 如果阔筋膜张肌代偿了髋屈肌，就会导致髋关节的内旋和外展。阔筋膜张肌可以在它的起点髂前上棘上被触摸和观察到。
- 患者可能存在用力屈髋时屈曲躯干或通过躯干后仰来增加髋屈肌的张力的情况。

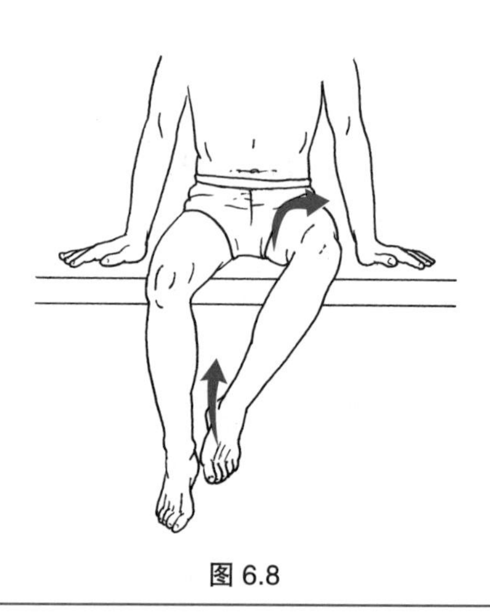

图 6.8

有益提示

髋屈肌是相当小的肌肉（图 6.3），因此并不会提供太多的力量，尤其是与股四头肌或臀大肌相比。因此，如果采用直臂技术，就很难实现突破试验结果阴性。这就是为什么图 6.4 中治疗师在提供阻力时，患者的下肢是弯曲的。必须有足够的经验去了解什么构成了正常的阻力。

髂腰肌训练

- 直腿抬高。
- 行军步（高膝位）。
- 站立直腿抬高。
- V 字仰卧起坐。

膝关节屈曲时髋关节屈曲、外展和外旋

缝匠肌

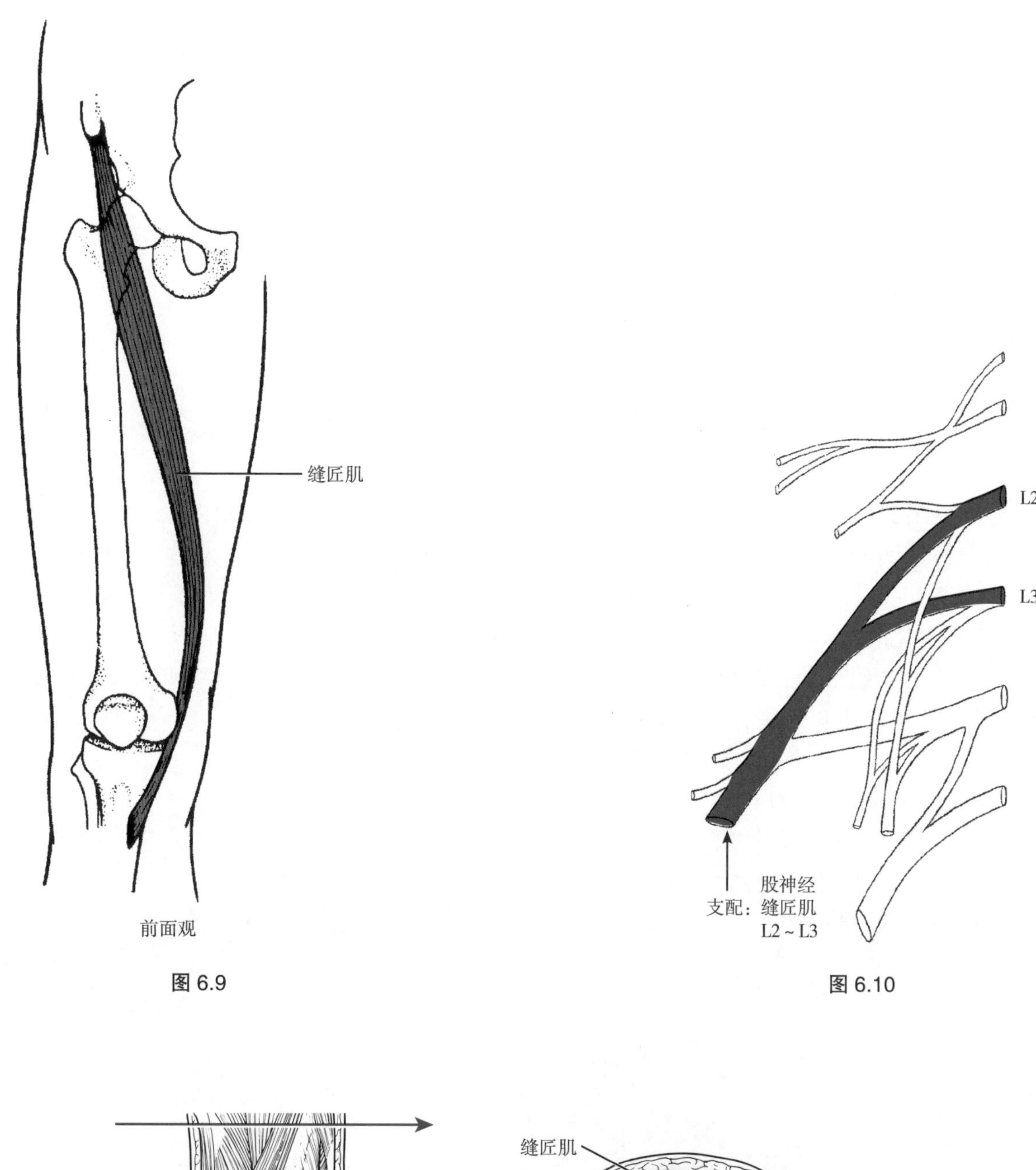

图 6.9

图 6.10

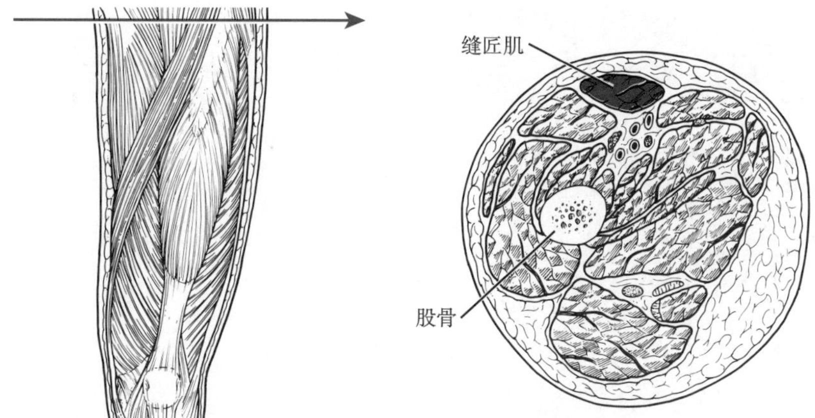

图 6.11 箭头指向所示横截面水平

表 6.2 **髋关节屈曲、外展和外旋**

编号	肌肉	起点	止点	功能
195	**缝匠肌**	髂骨（髂前上棘） 髂前下棘下方的切迹	胫骨（骨干，内侧面的近端） 膝关节囊（通过） 腱膜	髋关节外旋、外展和屈曲 膝关节屈曲 膝关节内旋 辅助盘腿坐
其他				
	髋和膝屈肌群			
	髋外旋肌群			

缝匠肌是身体上最长的肌肉，跨过了膝关节和髋关节。sartorius 这个单词来自拉丁语 sartor，意思是裁缝，缝匠肌可以让一侧腿向内跨过另一侧腿，完成盘腿坐的姿势。

5 级、4 级和 3 级

患者姿势：短坐位，大腿放在床面上，小腿垂在床外。可以用手来支撑。

治疗师：站在被测试腿外侧。要求患者在膝关节屈曲时完成髋关节屈曲、外展和外旋动作。如果患者可以完成全范围的动作，则将一手放在膝外侧，另一手握着小腿远端的前内侧（图 6.12）。双手施加适当的阻力，抵抗髋关节屈曲和外展（朝向下和向内的方向施加阻力）和髋关节外旋及膝关节屈曲（朝向上和向外的方向施加阻力）。

测试：患者髋关节屈曲、外展和外旋，同时维持膝关节屈曲（ 图 6.12）。

给患者的指示：治疗师可以向患者演示需要完成的动作，然后再要求患者重复这个动作，或者治疗师将患者的肢体放在合适的终末位上。

“坚持住！不要让我推动你的腿或者把你的膝关节掰直。”

其他指示：“让你的脚跟顺着你另一侧腿的小腿从下向上滑动。”

分级

5 级：抵抗最大阻力，维持在测试姿势。肢体不发生移动。

4 级：抵抗中到强阻力，维持在测试姿势。

3 级：可以完成全范围的活动并维持在终末位，但不能抵抗阻力（图 6.13）。

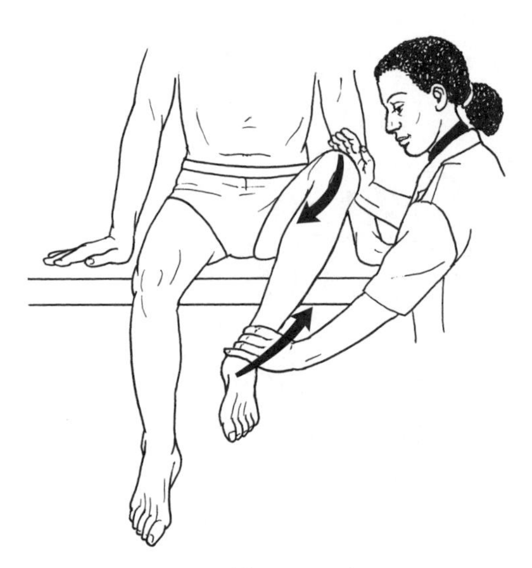

图 6.12

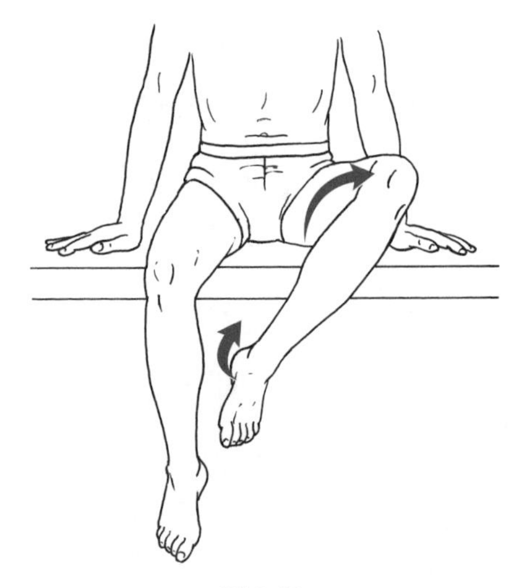

图 6.13

2 级

患者姿势：仰卧位，被测试侧的足跟放在对侧的胫骨上（图 6.14）。

治疗师：站在被测试肢体的外侧。需要的话可以支撑住患者的肢体以保持良好对位。

测试：患者将被测试侧的足跟顺着对侧小腿向上滑动至膝关节。

给患者的指示：“把你的脚跟滑到膝盖上。”

分级

2 级：可以完成要求的动作。

1 级和 0 级

患者姿势：仰卧位。

治疗师：站在患者被测试下肢的外侧。抱住被测试下肢，一手放在膝下方托住下肢。另一手放在大腿内侧，缝匠肌跨过股骨的位置进行触诊（图 6.15）。治疗师可能更倾向于在髂前下棘下方靠近肌肉起点的位置进行触诊。

测试：患者尝试将足跟滑到膝关节上。

给患者的指示：“试着把你的脚跟滑到膝盖上。”

分级

1 级：治疗师可以发现肌肉轻微收缩，无可见运动。

0 级：无明显的收缩。

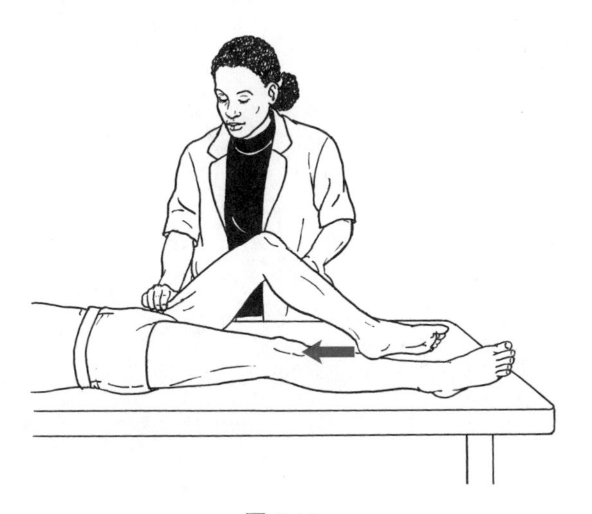

图 6.14

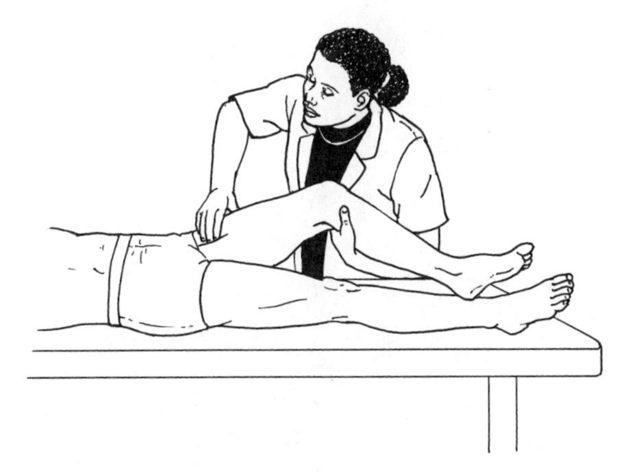

图 6.15

有益提示

- 治疗师需要意识到，如果患者不能在 3 级测试中完成全范围的活动，并不说明他自动要被归为 2 级。患者应该在仰卧位进行测试后再确定正确的等级是否为 2 级或者更低。
- 腹肌需要产生足够的力量来使骨盆后倾，以对抗髋屈肌产生的骨盆前倾的力 [5]。
- 肌力减弱时，患者可能会使用膝关节屈肌、外旋肌和阔筋膜张肌进行代偿，但是代偿动作和目标动作不在同一个平面内。

代偿动作

由髂腰肌或股直肌代偿时，只有单纯的髋关节屈曲动作而没有外展和外旋动作。

缝匠肌推荐训练

- 多方向的弓箭步（前向、侧向）。
- 高位跳箱。
- 闭链站立下蹲。
- 髋外旋时腿抬高。

髋关节伸展

臀大肌和腘绳肌

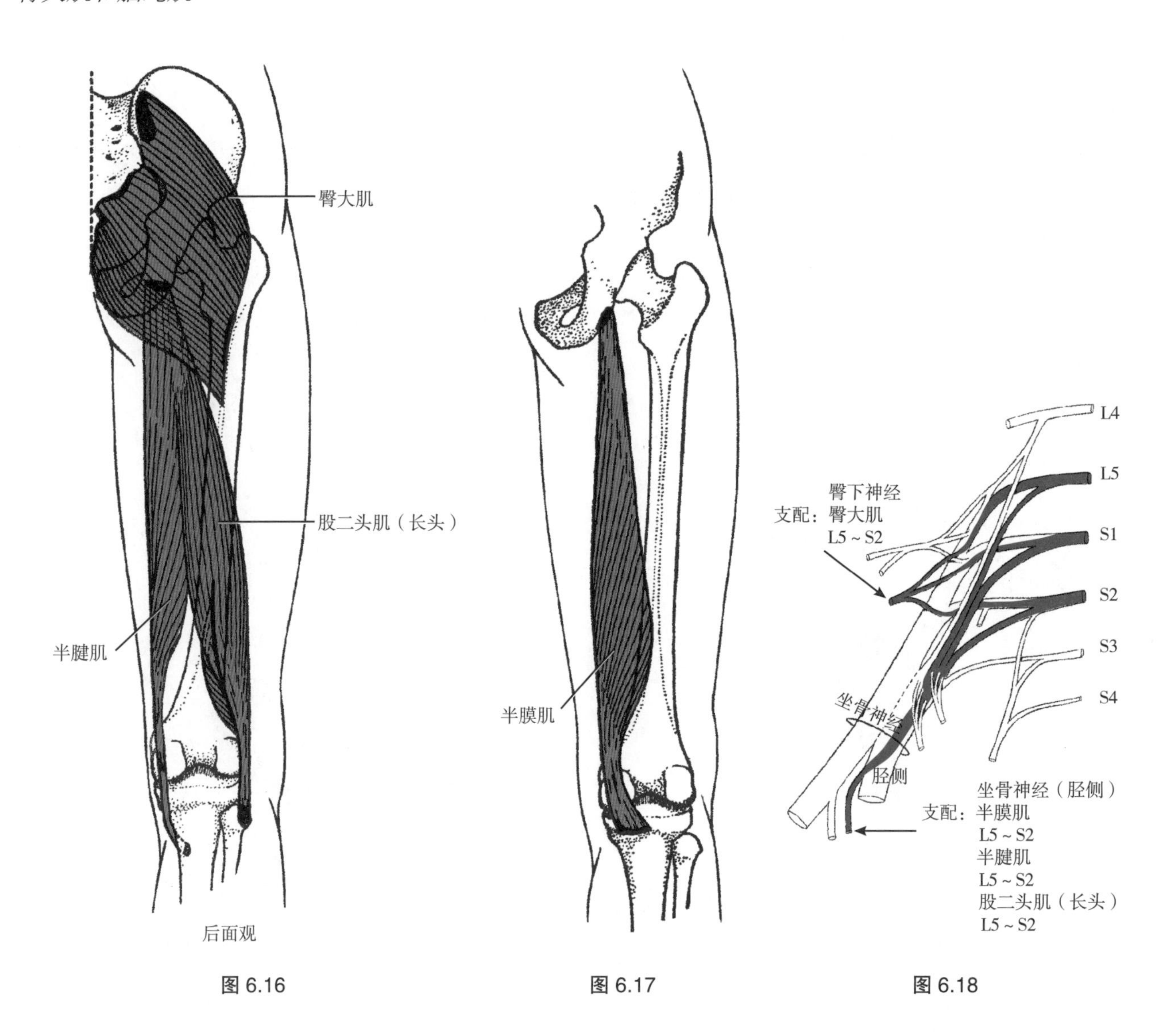

图 6.16

图 6.17

图 6.18

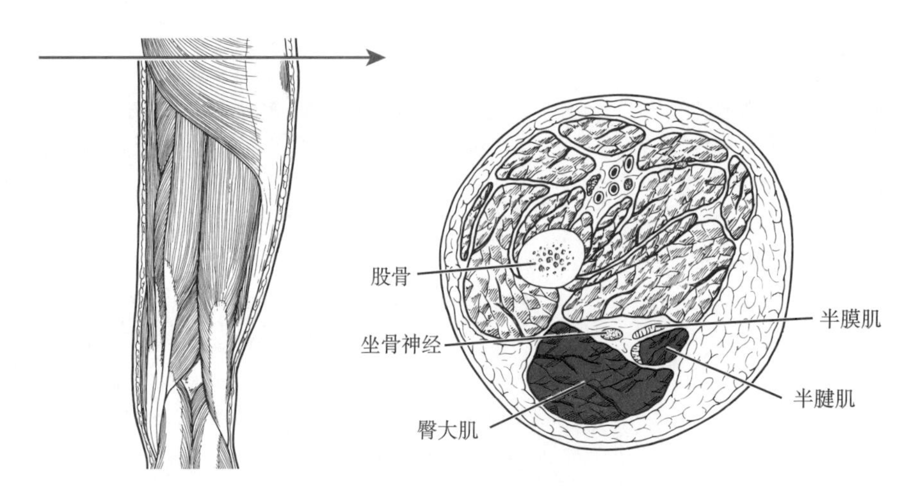

图 6.19　箭头指向所示横截面水平

活动范围
0° ~ 20°
有的学者认为只有 0° ~ 5°

表 6.3 **髋关节伸展**

编号	肌肉	起点	止点	功能
182	**臀大肌**	髂骨（臀后线） 髂嵴（后内侧） 骶骨（下部的后侧面） 尾骨（侧边） 骶髂韧带 跨过臀中肌的腱膜	股骨（臀肌粗隆） 阔筋膜的髂胫束	髋关节伸展 髋关节外旋 髋关节外展（上部纤维） 髋关节内收（下部纤维） 通过止于髂胫束稳定膝关节
193	半腱肌	坐骨结节（上部，与股二头肌共享一条下内侧的肌腱） 腱膜（两块肌肉间）	胫骨（骨干内侧的近端） 鹅足腱	膝关节屈曲 髋关节伸展 髋关节内旋（附属）
194	半膜肌	坐骨结节（上外侧）	胫骨（内侧髁，后侧） 膝关节腘斜韧带 跨过远端肌肉的腱膜	膝关节屈曲 髋关节伸展 髋关节内旋（附属）
192	股二头肌	坐骨结节（与半腱肌共享一条下内侧的肌腱） 骶结节韧带	腓骨（头） 胫骨（外侧髁） 腱膜	髋关节伸展和外旋（微弱）
其他				
181	大收肌(下部)			当髋关节屈曲时，这块肌肉是一块强大的伸肌。早期的解剖书中这块肌肉被认为是第 4 块腘绳肌
183	臀中肌(后部)			

臀大肌是人体最大的肌肉，占下肢总横截面积的 16%[6]。臀大肌的 80% 止于髂胫束。它可以分为至少 6 个区域，对不同的运动做出反应。臀大肌在几乎完全伸展时最有效。它的羽状结构和肌肉长度表明，它可以在低速小范围运动时产生高水平的力量，在高速大范围运动时产生低水平的力量。它由慢肌和快肌混合组成。它通常用于将身体从髋关节屈曲 40°～60° 的位置向上向前加速运动（如短跑、蹲和攀登陡峭的小山）[7]。

5 级、4 级和 3 级（所有髋关节伸肌的总和）

患者姿势：俯卧位。手臂可以放在头上或外展在治疗床两侧（注意：如果有一侧髋关节屈曲挛缩，立即进行髋关节屈曲紧张时的改良髋关节伸展测试）。

治疗师：站在测试侧骨盆位置。（注意：图 6.20 显示治疗师站在对侧以避免遮挡演示活动。）要求患者尽可能高地将大腿抬离床面，同时保持膝关节伸直。如果患者可以完成全范围活动，提供阻力的手放在腿后方足踝上方。另一手可以放在髂后上棘用来稳定骨盆（图 6.20）。这是最难的测试，因为力臂最长。

替代姿势：提供阻力的手放在大腿后侧，膝关节上方（图 6.21）。这是一个不太难的测试。因为较短的力臂不能施加足够的阻力，因此不推荐这个测试（除非是关节不稳、膝关节疼痛、膝关节截肢的患者）。

测试：患者可以在全范围内伸展髋关节。阻力方向垂直向下指向地面（3 级测试无阻力）。

给患者的指示：“在不弯曲膝关节的前提下，尽可能高的把你的膝盖抬离桌子。”（图 6.20）

分级

5 级：患者抵抗最大阻力，保持在测试姿势。

4 级：患者抵抗强到中等的阻力，保持在测试姿势。

3 级：在不抵抗阻力的情况下完成全范围的活动，并维持在测试姿势（图 6.22）。

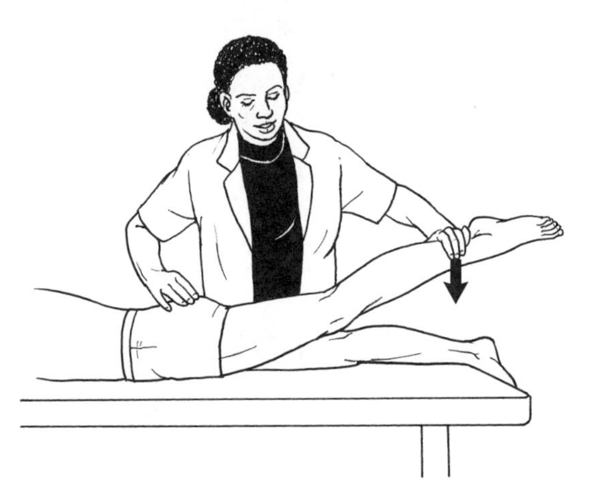

图 6.20

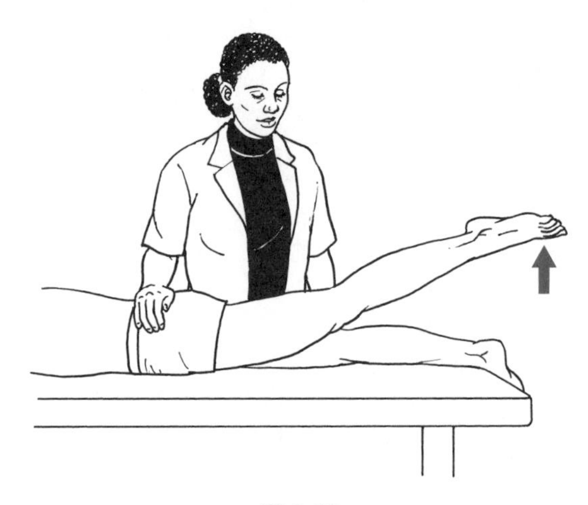

图 6.22

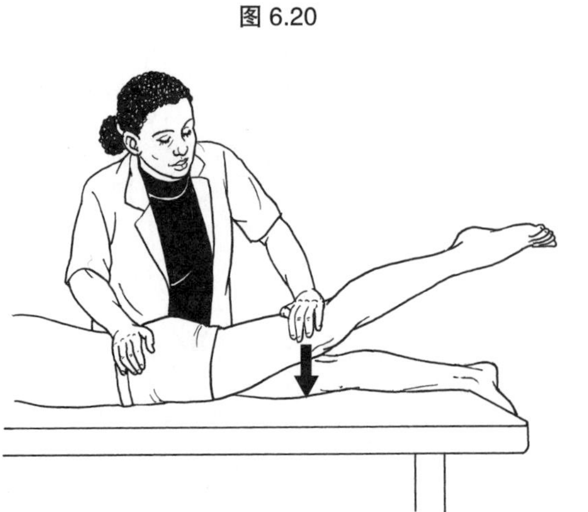

图 6.21

有益提示

在对髋关节的力量进行徒手测试之前，了解髋关节的运动范围是很有必要的。如果治疗师对髋关节的活动范围没有清楚的概念，特别是在髋关节屈肌紧张时，测试结果将不准确。例如，在髋关节屈曲挛缩的情况下，患者必须站在桌子的边缘测试髋关节的伸展力量。这个姿势将减少屈曲挛缩的影响，并让患者在活动范围内抵抗重力的作用。也可以使用仰卧髋关节伸肌试验（参见 242 页）。

2 级

患者姿势：侧卧位，被测试肢体在上方。膝关节伸直由治疗师支撑住。下方的肢体屈曲以稳定身体。

治疗师：站在患者身后，在大腿位置。治疗师支撑住被测试下肢膝以下的部位（图 6.23）。另一手放在髂嵴上方以保持骨盆和髋关节对齐。

测试：患者在全范围内伸展髋关节。

给患者的指示：“把你的腿向后移，保持膝关节伸直。”

分级

2 级：在侧卧位完成全范围活动。

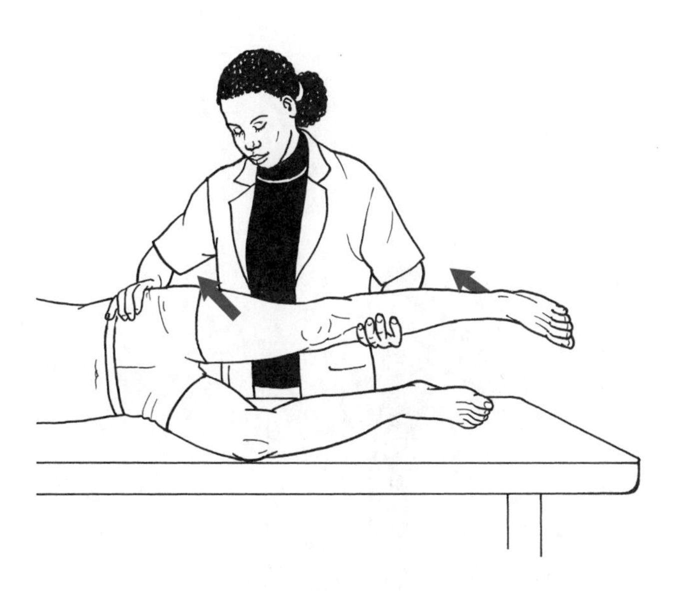

图 6.23

有益提示

- 由于臀大肌的力量较大，治疗师有必要为自己建立一个最理想的施力姿势。例如，使用直臂技术来施加肌肉所能承受的最大力量。参照 242 页的方法来孤立臀大肌的作用进行髋关节伸肌的测试。
- 治疗师应该意识到髋伸肌是身体中最有力量的肌肉之一，并且大多数治疗师无法“分解”5 级的髋关伸展力量。应该注意不要高估 4 级的肌力。

1 级和 0 级

患者姿势：俯卧位。

治疗师：站在被测试一侧髋关节的位置。在坐骨结节处触诊腘绳肌（手指深入到组织中）（图 6.24）（注意：图中治疗师站在对侧以避免遮挡演示活动）。在臀部用手指按压触诊臀大肌中部及上、下部肌纤维。

测试：患者尝试在俯卧位伸展髋关节或尝试收缩臀部。

给患者的指示：“试着把你的腿抬离桌面。”或“收缩你的臀部。”

分级

1 级：明显的腘绳肌收缩或臀大肌收缩，但没有明显的关节活动。臀大肌收缩将导致臀横纹变窄。

0 级：没有明显的收缩。

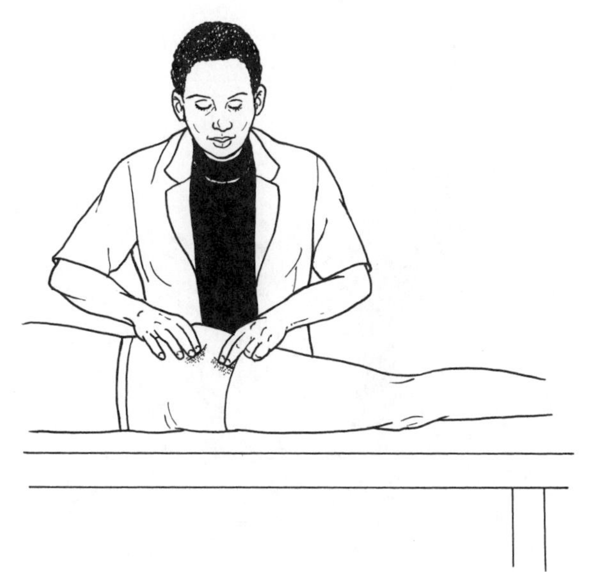

图 6.24

代偿动作

骨盆的旋转。将患者的头转向另一侧将有助于抑制躯干的旋转。
膝关节屈曲使腘绳肌代偿臀大肌的作用。注意，独立测试臀大肌和腘绳肌或许可以更好地显示每块肌肉的力量。

臀大肌髋关节伸展测试

5 级、4 级和 3 级

患者姿势：俯卧位，屈膝 90°，髋关节外展外旋。髋关节外展外旋的姿势很难在图 6.25 和图 6.26 中看出来（注意：在髋关节屈曲挛缩的情况下，不要使用此测试方法，而是参考髋关节屈曲紧张时的改良髋关节伸展测试）。

治疗师：站在被测试侧骨盆旁边（注意：插图中治疗师在错误的一侧，以避免遮挡演示测试动作）。要求患者尽可能高地将大腿抬离床面，同时保持膝关节屈曲。如果患者可以完成全范围的动作，则施加阻力的手放在大腿后面膝关节上方，另一手可以稳定或维持骨盆对齐（图 6.25）。

对于 3 级测试，膝关节或许需要被固定在屈曲位（抱住踝关节）。

测试：患者在保持膝关节屈曲的情况下，在全范围内伸展髋关节。阻力向下（指向地面）。

给患者的指示：“把你的腿抬向天花板。”或“抬起你的腿，保持膝关节屈曲。”

分级

5 级：对抗最大阻力，维持在测试姿势。

4 级：抵抗强到中度的阻力，将肢体维持在测试姿势。

3 级：在无阻力的情况下完成全范围活动并维持在测试姿势（图 6.26）。

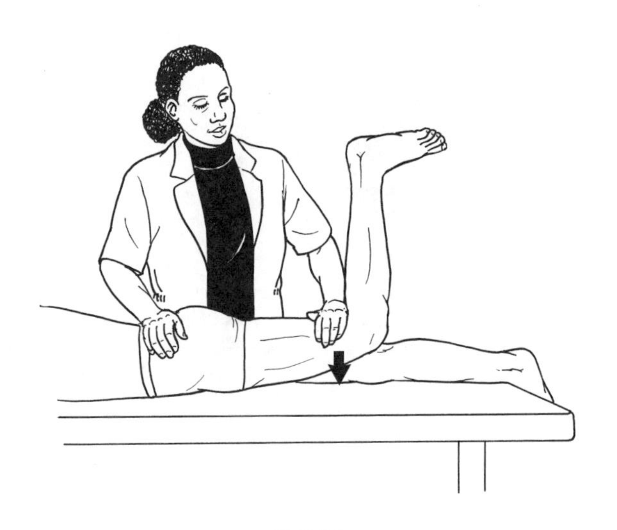

图 6.25

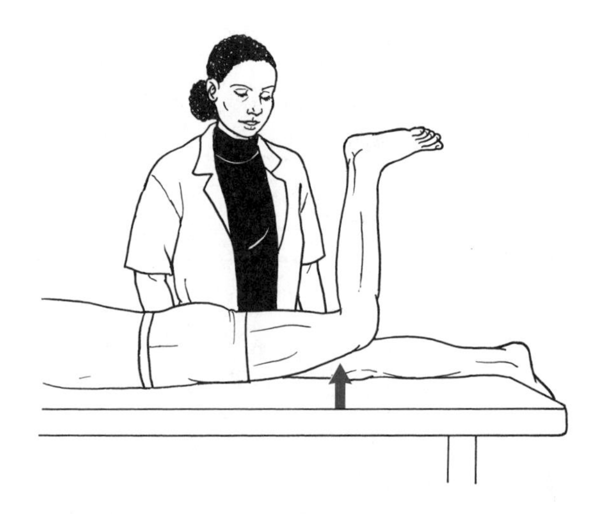

图 6.26

2 级

患者姿势：侧卧位，测试肢体在上方。膝关节屈曲并由治疗师支撑，屈曲下方的髋关节和膝关节以维持稳定（图 6.27）。治疗师将骨盆上侧和髋关节与患者同侧肩关节对齐以提供稳定性和良好的对位。

治疗师：站在患者骨盆后面，治疗师用一侧前臂和手托住患者膝关节下方，抱住大腿最上方。另一手放在骨盆处维持骨盆姿势。

测试：患者在膝关节被固定在屈曲的情况下伸展髋关节。

给患者的指示："把你的腿移向我。"

分级

2 级：在侧卧位可完成全范围的活动。

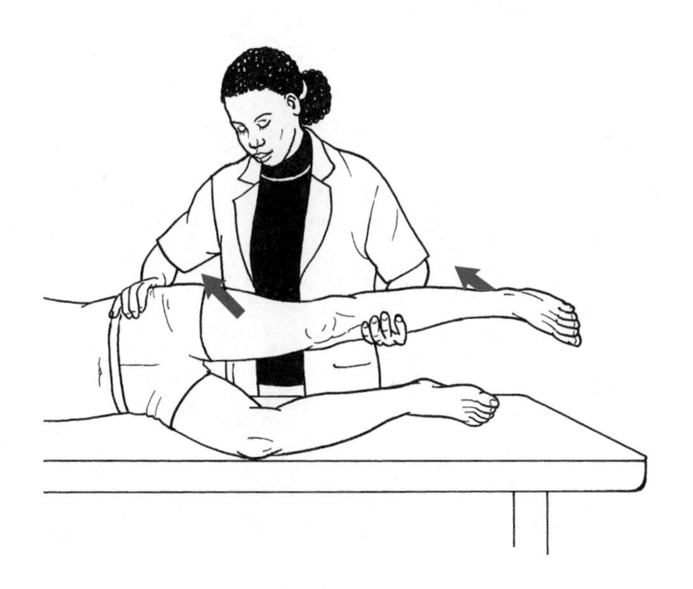

图 6.27

1 级和 0 级

这个测试与髋关节整体伸展测试的 1 级和 0 级方法相同（图 6.24）。患者俯卧位，尝试伸展髋关节或者绷紧臀部，同时治疗师对臀大肌进行触诊。

有益提示

- 由于膝关节屈曲时股直肌的张力增大，这时髋关节的伸展范围变小。因此，在臀大肌独立测试时会观察到髋关节伸展范围减小。
- 通常情况下，当患者在这个测试中收缩腘绳肌时，会发生痉挛（抽筋）。研究人员发现，在测试过程中，将膝关节屈曲到 70° 或在肌腹中间施加阻力，会降低抽筋的可能性。
- 髋关节屈曲时，髋关节伸展的力矩会变大（髋关节屈曲 15° 时增加 41%，髋关节屈曲 45° 时增加 112%）[8]。

髋关节屈曲紧张时的改良髋关节伸展测试

5 级、4 级和 3 级

患者姿势：患者髋关节屈曲，躯干趴在治疗床上（图 6.28）。髂前上棘卡在治疗床沿。双臂抱住治疗床以稳定身体。非测试侧的膝关节屈曲，以便在开始测试时允许测试侧肢体放在地面。

治疗师：治疗师站在患者测试侧（注意：图中治疗师在错误的一侧展示，避免遮挡演示测试动作）。要求患者将腿抬向天花板。如果患者可以完成全范围的活动，则提供阻力的手放在大腿后面膝关节上方，另一手在骨盆外侧以维持髋部和骨盆的位置（图 6.28）。治疗师可能需要稳定髋关节以防发生骨盆上提。

测试：患者在全范围内伸展髋关节。但当膝关节屈曲时，髋关节的伸展范围将变小。伸膝时将测试所有的髋伸肌；在膝关节屈曲的情况下，将会对臀大肌进行独立的评估。朝向下（朝向地面）的方向施加阻力。

给患者的指示：“把你的脚尽可能地抬离地面。”

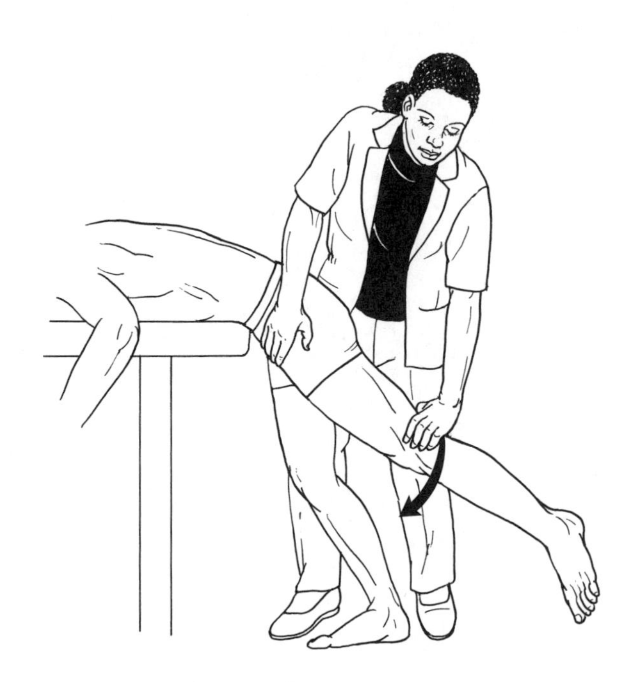

图 6.28

分级

5 级：抵抗最大阻力，维持在测试姿势。

4 级：对抗强到中度的阻力，维持在测试姿势。

3 级：在无阻力的情况下完成全范围的活动，能维持在测试姿势。

2 级、1 级和 0 级

不要在站立位对髋关节屈曲挛缩和伸肌无力的患者进行测试（不大于 3 级）。患者应采用侧卧位躺在治疗床上。测试方法同伸肌整体检查或臀大肌独立测试的方法。

有益提示

对于那些不能或不愿俯卧的人来说，改良的髋伸肌测试是首选的测试。这个测试可能比另一种髋伸肌测试需要治疗师更大的力气。

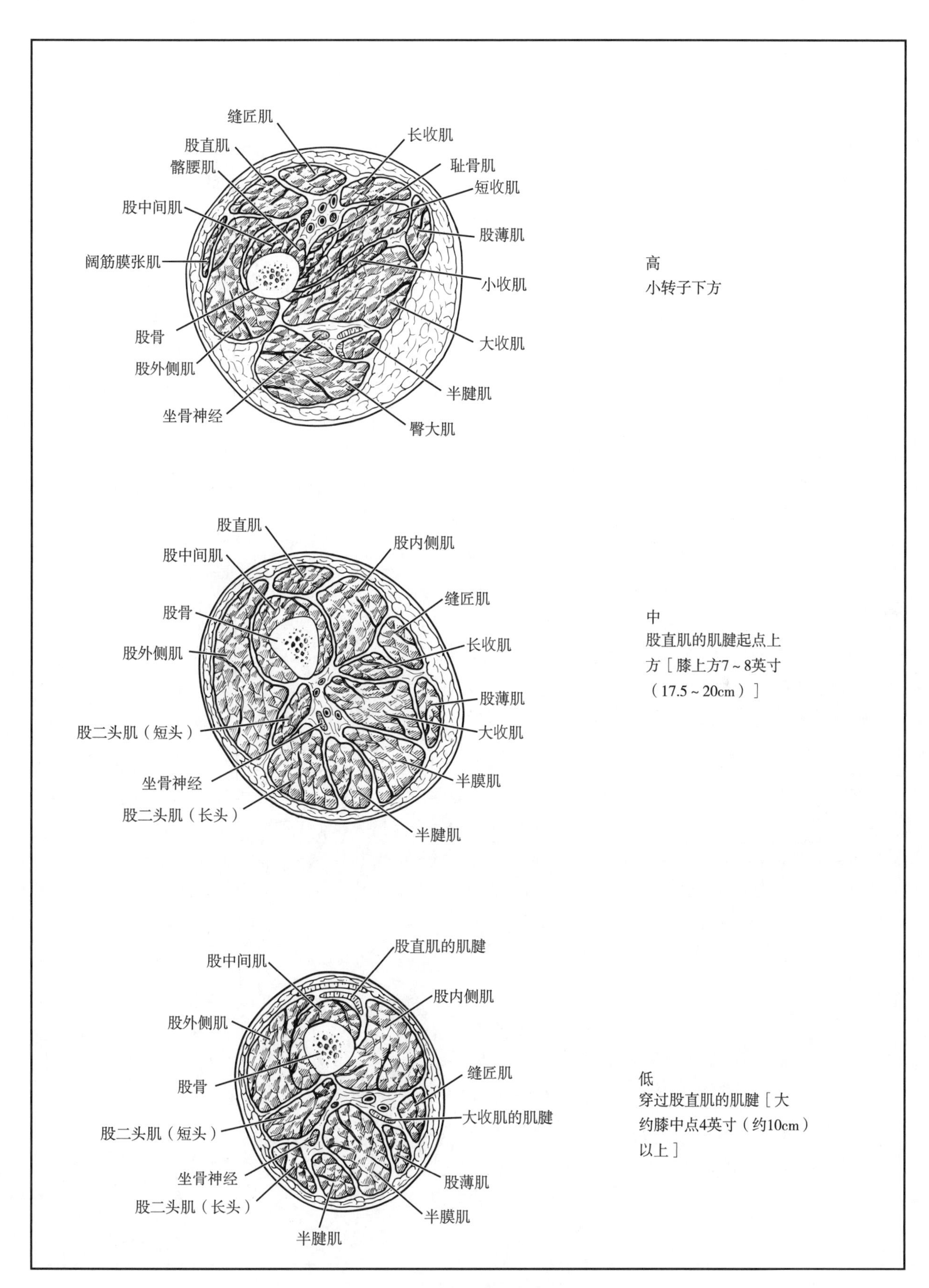
缝匠肌
股直肌
髂腰肌
股中间肌
阔筋膜张肌
股骨
股外侧肌
坐骨神经
长收肌
耻骨肌
短收肌
股薄肌
小收肌
大收肌
半腱肌
臀大肌
高
小转子下方
股直肌
股中间肌
股骨
股外侧肌
股二头肌（短头）
坐骨神经
股二头肌（长头）
股内侧肌
缝匠肌
长收肌
股薄肌
大收肌
半膜肌
半腱肌
中
股直肌的肌腱起点上方［膝上方7～8英寸（17.5～20cm）］
股中间肌
股外侧肌
股骨
股二头肌（短头）
坐骨神经
股二头肌（长头）
半腱肌
股直肌的肌腱
股内侧肌
缝匠肌
大收肌的肌腱
股薄肌
半膜肌
低
穿过股直肌的肌腱［大约膝中点4英寸（约10cm）以上］

平面图 6　大腿横截面

仰卧位髋关节伸展测试

另一种髋伸肌测试是仰卧髋关节伸展测试。这种测试不需要患者频繁地改变体位。现已证明2～5级的肌力都可以采用张力动态测试仪来对髋关节伸展力矩进行测量[9]。

5级、4级、3级和2级

患者姿势：仰卧位，足跟抬离床面。双臂交叉在胸前或腹部（不允许患者用上肢推治疗床）。

治疗师：站在床尾，将患者下肢抬起，大约屈曲65°。通过测量足跟到床面的距离判断患者髋关节的活动范围（图6.29）。完成这个测试足跟和床面需要相距35英寸（约90cm）（大约屈曲65°），同时这也是测试时大腿应该抬起的高度。治疗师采取深蹲姿势（髋膝屈曲，肘关节伸直），两只手环握住患者足跟（图6.30），要求患者向下压治疗师的手，同时保持膝关节伸直，髋关节锁定（图6.31）。尝试将腿抬到起始高度。治疗师摆出合适的姿势来抵抗这块通常非常强壮的肌肉。（理想情况下，治疗床的高度应该低于图中所示的高度，以更好地发挥治疗师的优势和使治疗师身体用力。）

测试：患者的足跟压住治疗师的手，在治疗师试图将下肢抬起35英寸（约90cm）时，保持下肢的完全伸展。除了放松，没有给另一侧下肢其他的指示。

给患者的指示：“别让我把你的腿从床上抬起。收紧你的臀部。”

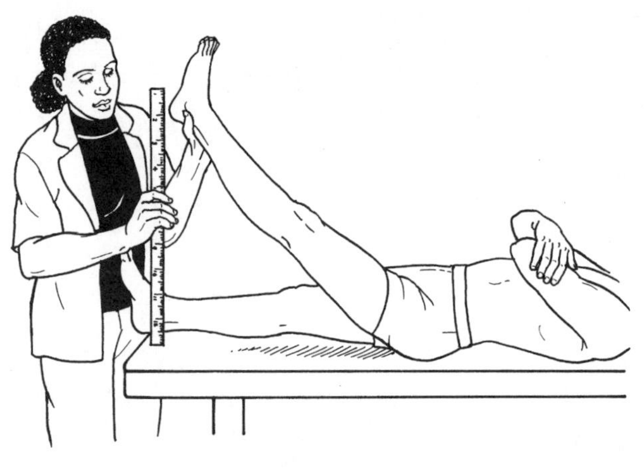

图6.29

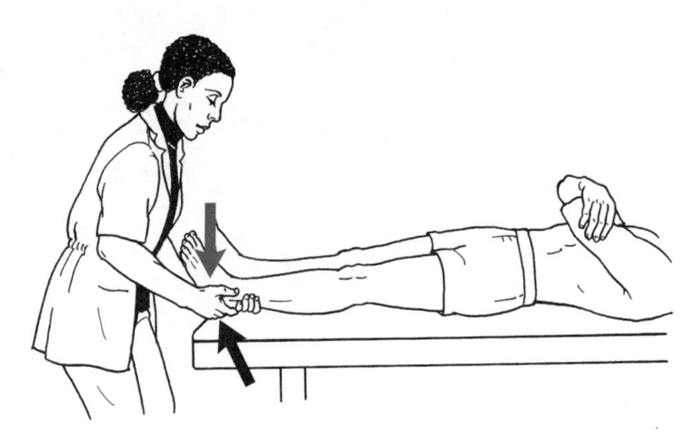

图6.30

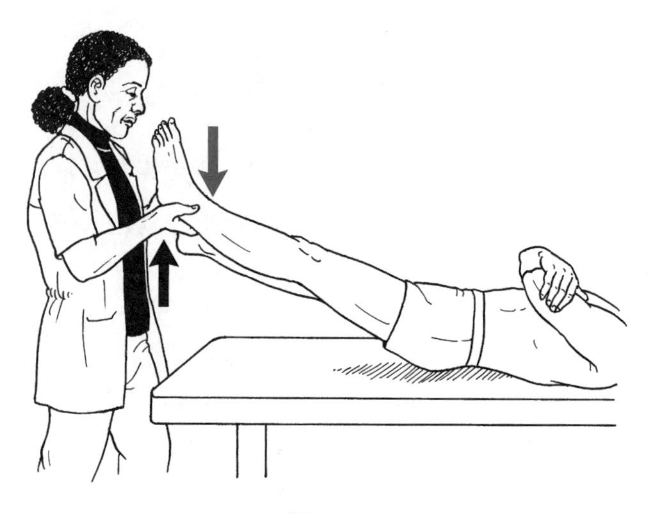

图6.31

5 级、4 级、3 级和 2 级（续）

分级

5 级：在整个测试过程中，髋关节锁定在中立位（完全伸展）。治疗师抬起下肢时，以一个锁定的单位整个抬起骨盆和背部（图 6.31）。此时，另一侧的肢体会不由自主地抬起，这说明骨盆已经完全锁定。

4 级：治疗师抬起下肢时，髋关节在骨盆和背部上抬并锁定之前产生屈曲。在锁定之前，髋关节屈曲不应该超过 30°（图 6.32）。另一腿会不由自主地抬高，但会出现轻微髋关节屈曲，因为骨盆没有完全锁定。

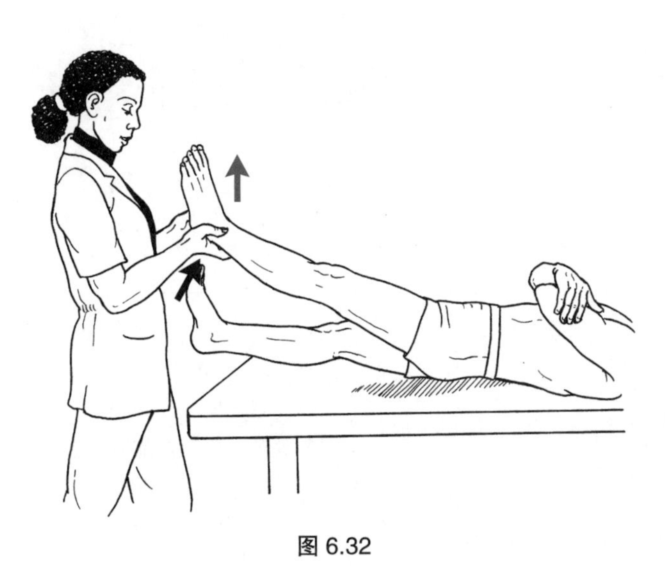

图 6.32

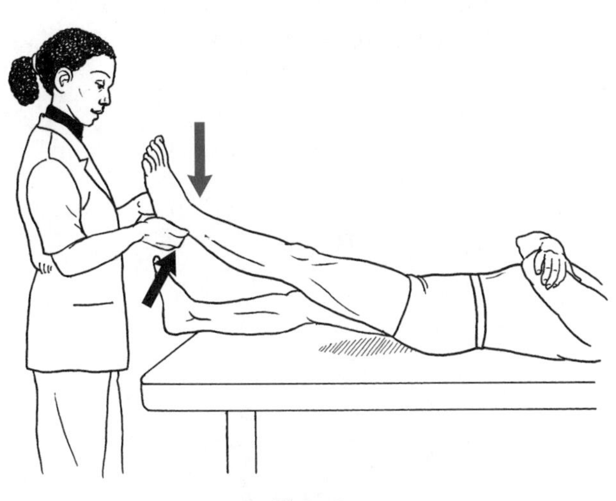

图 6.33

3 级：腿抬高到直腿抬高范围的末端（髋关节屈曲 60°），没有或只有轻微的骨盆抬高，也就是另一腿还在治疗床上。治疗师在整个测试过程中都感到强烈的阻力（图 6.33）。

2 级：髋关节完全屈曲，只有极小的阻力感（治疗师应该检查以确保抵抗的感觉超过了四肢的重量；见图 6.33）。

没有 1 级。

0 级：髋关节完全屈曲，治疗师在上抬过程中感觉不到阻力。治疗师只能感觉到腿部的重量。

有益提示

- 为了最优化治疗师的身体用力机制，产生足够的力量来对抗这块强壮的肌肉，治疗师应该从下蹲位开始，以使肘关节能够伸直，所以应该将患者放在一张较矮的治疗床上。
- 仰卧位髋伸肌测试比单侧臀桥测试更能激活腘绳肌[10]。
- 当躯干相对稳定时，髋关节伸肌和腹肌的收缩就会相互作用使骨盆后倾[5]。

臀大肌推荐训练

训练可以增加 40% 的 MVIC 力量[7]。将臀大肌摆放在一个短缩位（拉、臀桥、臀推、水平后伸）的训练可以产生最大的臀大肌 EMG 反应。

- 侧向弓箭步
- 侧向踏步
- 水平弓箭步
- 四点支撑同侧手臂 / 下肢上抬
- 单侧微蹲
- 后退踏步
- 靠墙静蹲
- 单腿下蹲
- 单腿硬拉
- 向前踏步

注：EMG（Electromyography），肌电图；MVIC（maximum voluntary isometric contraction），最大自主等长收缩。

髋关节外展

臀中肌和臀小肌

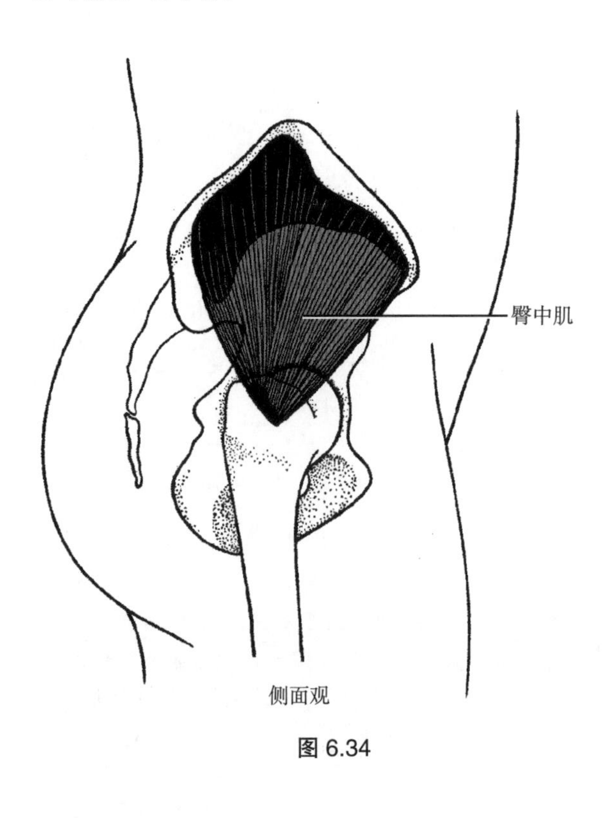

图 6.34

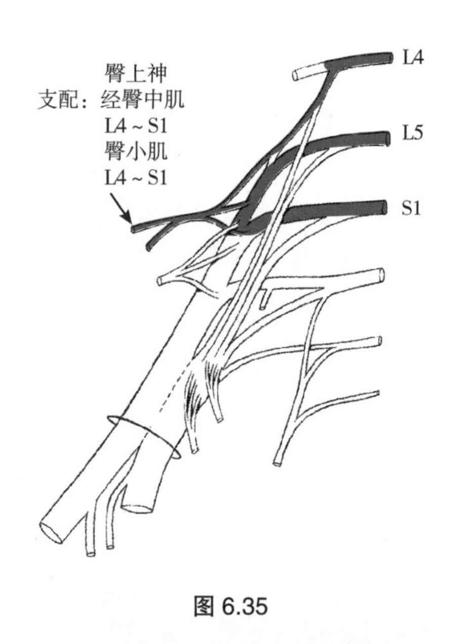

图 6.35

活动范围
0° ～ 45°

表 6.4 **髋关节结构**

编号	肌肉	起点	止点	功能
183	**臀中肌**	髂骨（位于髂嵴和前后臀线之间的外表面） 筋膜（上方部分）	股骨（大转子，外侧部分）	骨盆稳定肌 髋关节外展 髋关节内旋（前部） 髋关节外旋（后部） 髋关节屈曲（前部） 髋关节伸展（后部）
184	臀小肌	髂骨（前后臀线之间的外表面） 坐骨大切迹	股骨（大转子，前外侧嵴） 髋关节（囊前侧和上侧）	臀小肌 髋关节外展 髋关节内旋
其他				
182	臀大肌（上部纤维）			
185	阔筋膜张肌			
187	闭孔内肌（髋关节屈曲）			
189	上孖肌（髋关节屈曲）			
190	下孖肌（髋关节屈曲）			
195	缝匠肌			

臀中肌的主要作用是稳定骨盆在冠状面的稳定，并控制下肢动态动作时的股骨活动。当受试者单腿站立并外展对侧下肢时，可以记录臀中肌的最大自主收缩。这也证明了臀中肌是一块髋关节稳定肌[11, 12]。臀中肌根据其功能可以分成三部分：①前部；②中部；③后部。每一部分由臀上神经的不同分支支配，可以在不同的髋关节屈曲角度控制髋关节的外展。下面的测试包含了髋关节外展过程中的所有部分。臀中肌体积虽小，但可以产生很大的力量[7]。

5 级、4 级和 3 级

患者姿势：侧卧位，测试侧肢体在上方。开始测试时，腿稍微伸展超过中线，骨盆稍微向前旋转（图 6.36），下方腿屈曲以稳定身体。

治疗师：站在患者后面。要求患者尽可能抬高下肢，给患者一些指示防止其产生骨盆旋转和髋关节屈曲。如果患者可以完成全范围的动作，则把施加阻力的手放在踝关节。这会产生一个更长的力臂，这也要求患者要用更大的力（图 6.37）。如果患者不能抵抗足踝处的阻力保持脚的位置，则将阻力放在膝关节外侧（图 6.38）。治疗师要注意在同样的测试顺序和对比测试中使用相同的力臂。

测试：患者在没有髋关节屈曲或旋转的情况下，在全范围内进行髋关节的外展。阻力方向垂直向下。

给患者的指示：“把你的腿向上向后抬。坚持住，别让我把它推下去。”

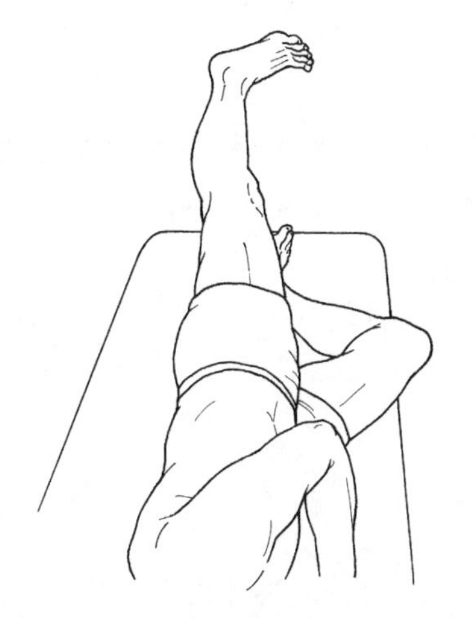

图 6.36

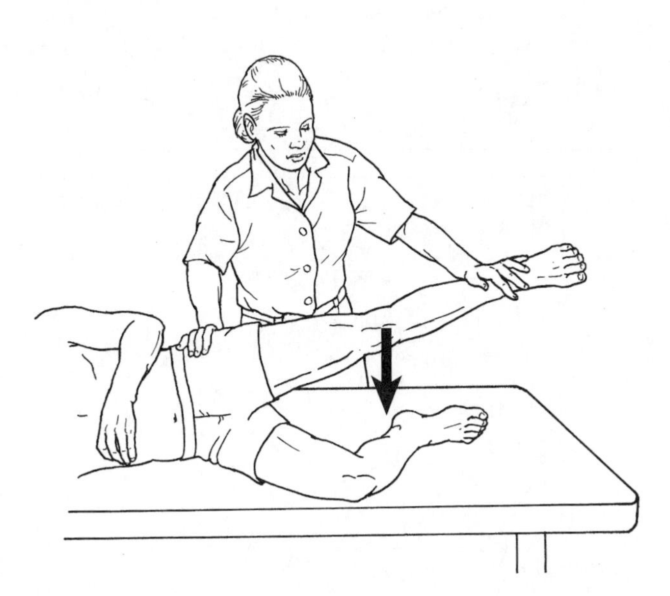

图 6.37

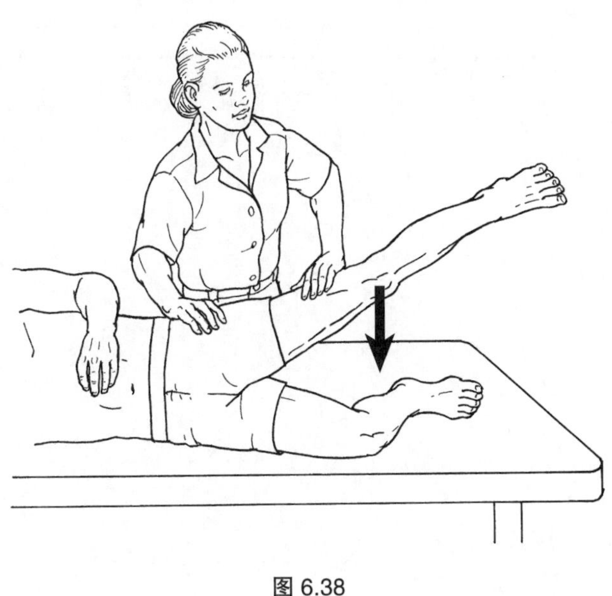

图 6.38

5 级、4 级和 3 级（续）

分级

5 级：可以抵抗最大的阻力，维持在测试姿势。

4 级：可以抵抗踝关节处强到中度阻力，或者抵抗施加在膝关节上的最大阻力。

3 级：在无阻力的情况下在全范围内活动并维持在终末位（图 6.39）。髋关节不应该屈曲到冠状面或产生旋转。

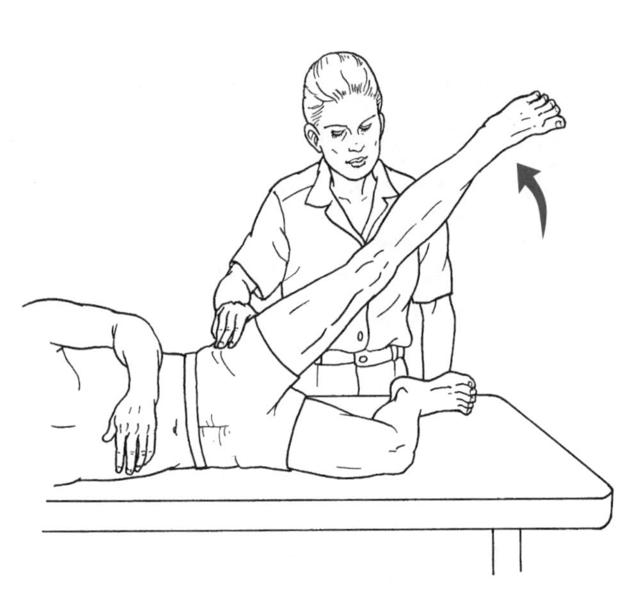

图 6.39

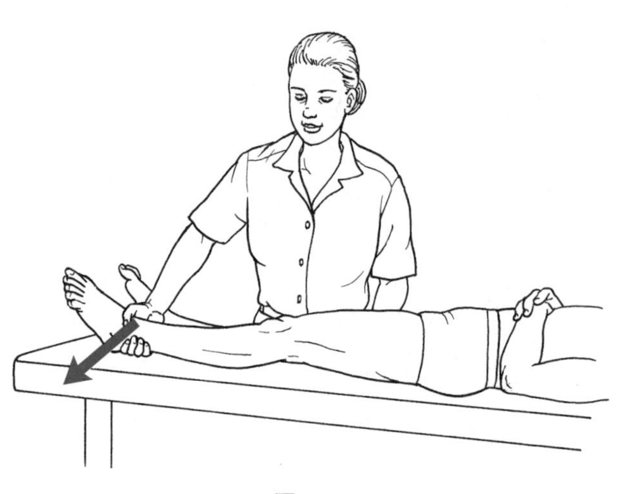

图 6.40

2 级

患者姿势：仰卧位。

治疗师：站在被测试肢体的一侧。一只手放在踝关节下方，稍稍把腿抬起以减少摩擦力。这只手不提供任何阻力，也不应该为运动提供辅助。在一些干滑的表面上，可以不需要这样的支撑（图 6.40）。（注意：图 6.40 和图 6.41 展示治疗师在患者相反的位置，以免遮挡演示测试动作。）

另一手在股骨大转子近端触摸臀中肌（图 6.41）。

测试：患者在全范围内外展髋关节。

给患者的指示：“把你的腿向外移，让你的膝盖指向天花板。”

分级

2 级：在无阻力和没有或极小摩擦力的作用下，患者在仰卧位完成全范围的活动。

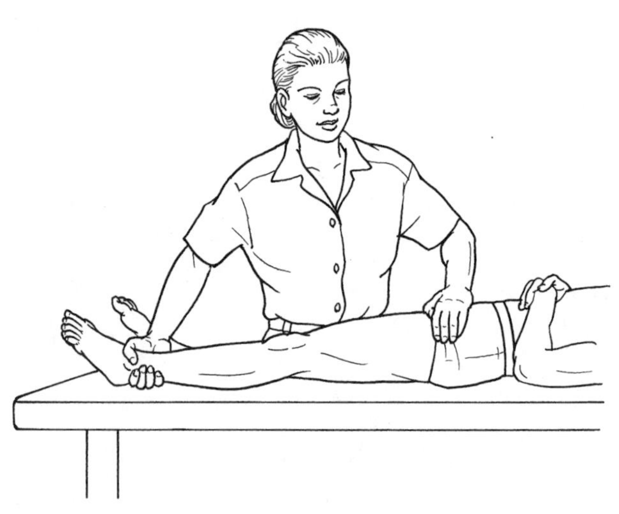

图 6.41

1 级和 0 级

患者姿势：仰卧位。

治疗师：站在被测试一侧，大腿水平处。一手在踝上方支撑患者肢体。这只手既不提供阻力也不提供辅助力（图 6.40）。在大转子上方的外侧，触摸臀中肌。对侧的肢体可以固定骨盆。因此，不需要使用另一手去固定对侧的肢体。

测试：患者尝试外展髋关节。

给患者的指示：“试着把你的腿移到另一边。”

分级

1 级：臀中肌明显收缩但无移动。

0 级：无明显的收缩。

代偿动作

- 髋关节抬高替代：患者可以使用躯干外侧的肌肉来让骨盆靠近胸廓以产生“臀部抬高”，从而让肢体在部分外展活动范围内进行移动（图 6.42）。可以通过观察躯干外侧和髋关节，以及在大转子上方触诊臀中肌来发现是否有这样的代偿。
- 外旋和屈曲代偿：患者可能在外展时尝试髋关节外旋（图 6.43）。这会让髋屈肌的斜向运动代偿臀中肌的作用。
- 阔筋膜张肌的代偿：如果测试开始时允许髋屈肌活动或髋关节处于屈曲的关节位置，就可能让阔筋膜张肌代偿产生髋关节外展的动作。

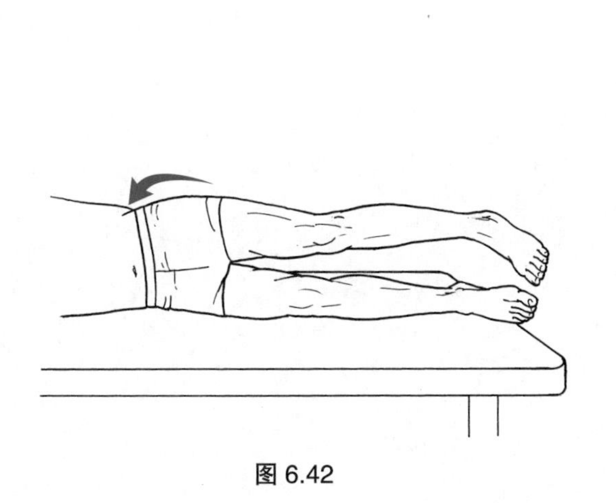

图 6.42

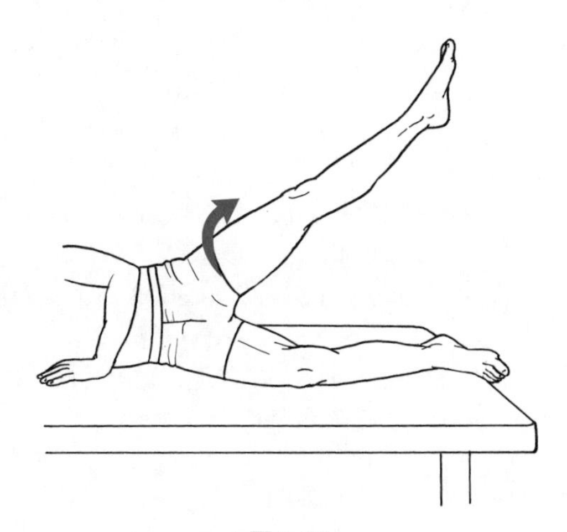

图 6.43

有益提示

- 治疗师无法“突破”5级肌力（在踝关节处施加阻力），并且大多数治疗师都无法“突破”4级肌力。由于这些肌肉的内在力量强大，4级肌力通常会掩盖其明显的力量减弱。在足踝处而不是膝关节处给予阻力可以有效地解决这个问题[5]。然而，要重视长力臂，并且谨慎地使用阻力，要评估患者是否能够充分抵抗长力臂而产生运动。
- 由于这些肌肉具有巨大的内在力量，所以4级通常也就意味着明显的肌力减弱。在足踝处而不是膝关节处施加阻力有助于克服这个问题。然而，要使用长杠杆臂并小心地施加阻力，评估患者是否能充分抵抗长杠杆臂的运动。
- 当患者肌肉力量为4级或5级时，患者应该能够单腿站立，保持骨盆水平。如果不能做到这一点，就会出现臀中肌无力，即骨盆向相反方向下降。在步态中，骨盆下降会发生在每一步。如果双侧无力，你会看到“摇摆”步态，每走一步骨盆都会向一侧下降。这是臀中肌明显虚弱的表现。
- 当髋关节挛缩屈曲30°或以上时，臀中肌作为外展肌的能力受到损害，因为其前部纤维现在位于屈曲平面而不是外展平面。
- 髋关节外展肌群和外旋肌群肌力减弱可导致膝关节外翻、髋关节内收和髋关节内旋，这一位置可对下肢关节造成不适当的压力。
- 臀中肌力量与上下楼梯和5次座椅站起坐下测试表现有关。在臀中肌肌力减弱的情况下，患者上楼梯时会表现出来。臀中肌肌力减弱在缺乏活动的老年人和髋关节骨关节炎或髋关节置换患者中尤其常见。
- 膝关节骨关节炎时，加强髋关节外展肌群力量可减轻症状[13]。
- 疼痛可能源自臀中肌和臀小肌撕裂或退行性改变，但原因通常是转子滑囊炎[5]。
- 在摔倒相关的臀部/骨盆骨折中（OR=2.15），臀中肌和臀小肌会发生萎缩[14]。
- 侧卧位外展下肢时，肢体重量产生的外部力矩要比其他姿势大[15]。

髋关节外展推荐训练

按照MVIC从小到大的顺序列出了训练内容。

- 侧向踏步
- 四点支撑，对侧手臂和下肢抬起
- 向前踏步
- 单侧臀桥
- 水平弓箭步
- 靠墙静蹲
- 侧桥回到中立位
- 站立位骨盆下落
- 单腿硬拉
- 单腿深蹲
- 侧桥髋外展
- 侧卧髋外展

注：MVIC，最大自主等长收缩。

髋关节屈曲位外展

阔筋膜张肌

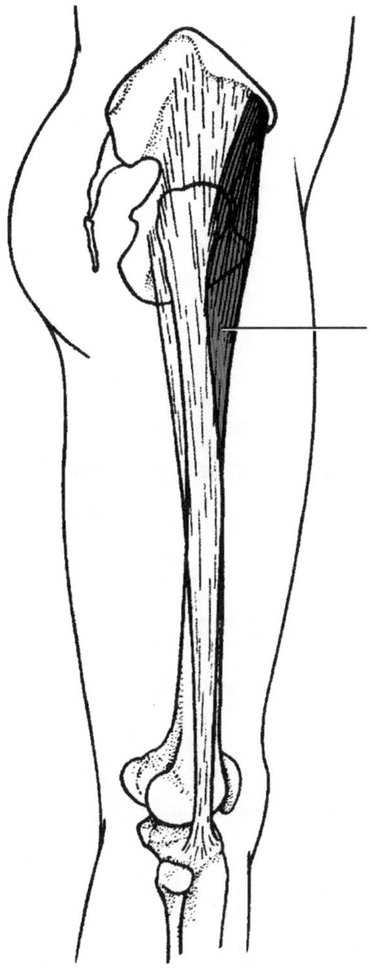

图 6.44

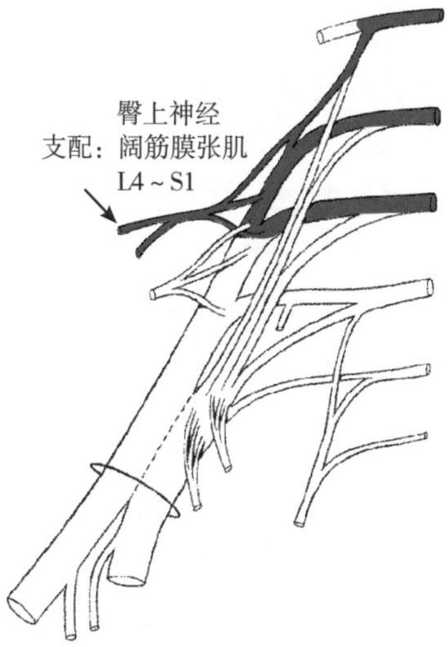

图 6.45

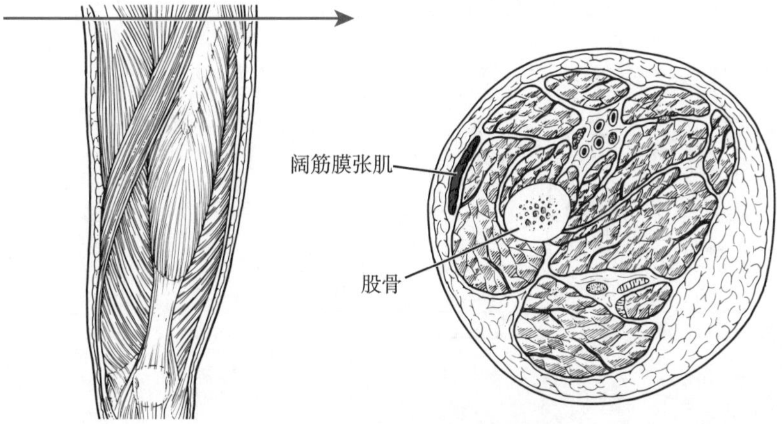

图 6.46 箭头指向所示横截面水平

活动范围
双关节肌肉。没有特定活动范围

表 6.5 **髋关节从屈曲位外展**

编号	肌肉	起点	止点	功能
185	**阔筋膜张肌**	髂嵴（外侧唇） 筋膜（深层） 髂前上棘（外侧表面）	髂胫束（在 2 层之间，止于下 1/3 处）	髋关节屈曲 髋关节内旋
其他				
183	臀中肌			
184	臀小肌			

阔筋膜张肌通过给髂胫束施加张力来稳定髋关节和膝关节，并帮助维持一侧下肢处于另一侧下肢前方。这是一块很小的肌肉，比髂胫束小。

5 级、4 级和 3 级

患者姿势：侧卧位。上方的肢体（测试侧）屈曲 45°，下方的肢体与上方的肢体相交叉，脚放在治疗床上（图 6.47）。

治疗师：站在患者骨盆后面。要求患者外展髋关节，将腿抬至 30°。如果可以完成这个动作，则将施加阻力的手放在大腿外侧膝关节上方。另一手放在髂嵴提供稳定（图 6.48）。

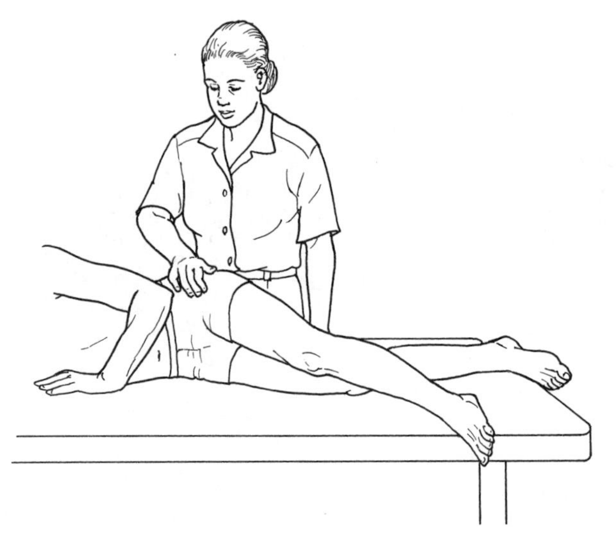

图 6.47

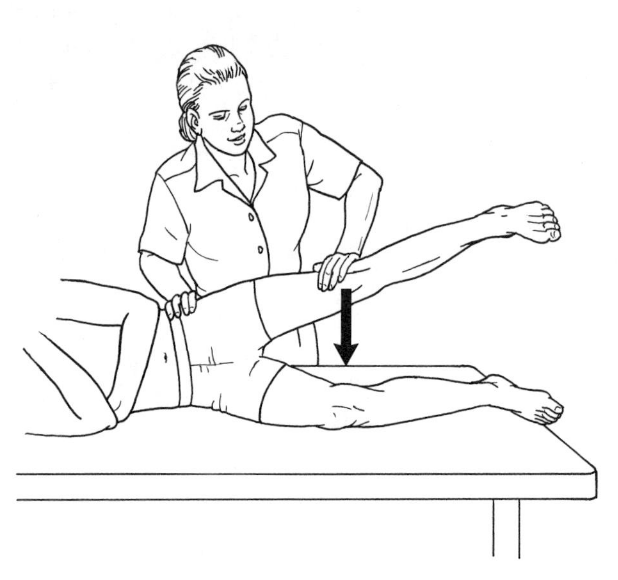

图 6.48

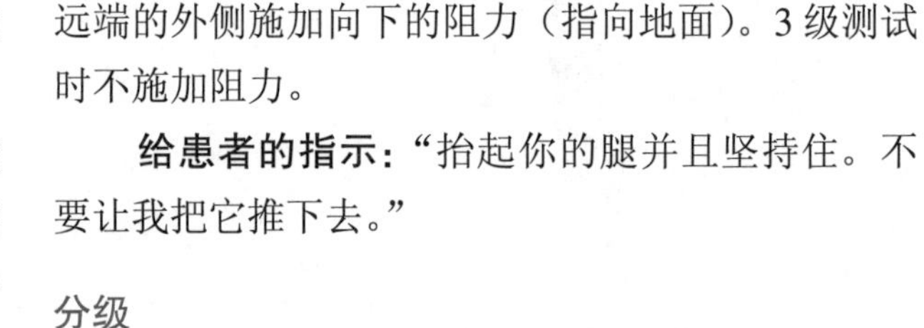

测试：患者将髋关节外展大约 30°。从股骨远端的外侧施加向下的阻力（指向地面）。3 级测试时不施加阻力。

给患者的指示：“抬起你的腿并且坚持住。不要让我把它推下去。”

分级

5 级：抵抗最大的阻力，维持在测试姿势。

4 级：抵抗中到强阻力，维持在测试姿势。

3 级：完成全范围的活动；无阻力的情况下维持在测试姿势（图 6.49）。

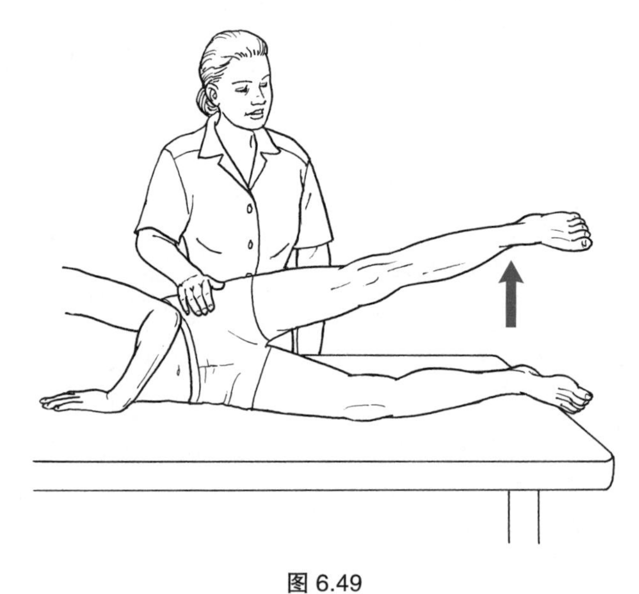

图 6.49

2 级

患者姿势：患者长坐位，手放在身体后面，撑在治疗床面上支撑躯干。躯干向后倾斜 45°（图 6.50）。

治疗师：站在被测试的肢体侧（注意：图 6.50 治疗师在错误的一侧，以免遮挡演示测试动作）。一手放在踝关节处支撑肢体；当患者移动时，这只手将被用来减少与床面的摩擦，但不应该产生阻力或协助运动的力。另一手放在大腿前外侧近端的阔筋膜张肌处，即阔筋膜张肌止于髂胫束的部位。

测试：患者髋关节外展 30°。

给患者的指示：“把你的腿向外侧移动。”

分级

2 级：髋关节外展 30°。

1 级和 0 级

患者姿势：长坐位。

治疗师：一手触诊阔筋膜张肌在膝关节外侧的止点部分。另一手触诊阔筋膜张肌在大腿前外侧的部分（图 6.51）。

测试：患者尝试外展髋关节。

给患者的指示：“试着把你的腿向外侧移动。”

分级

1 级：肌肉产生明显的收缩但无肢体移动。

0 级：无明显收缩活动。

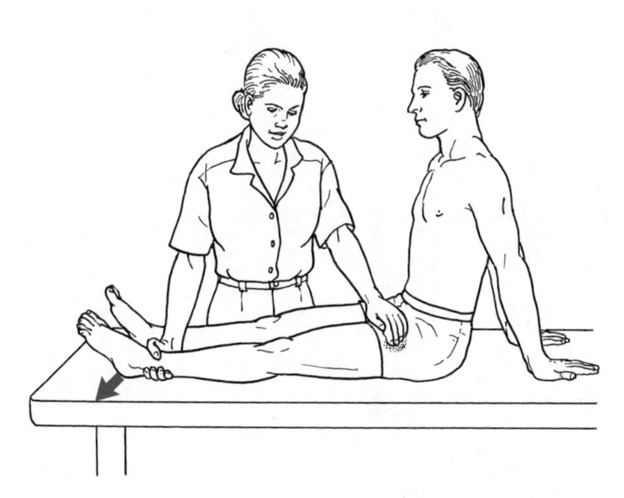

图 6.50

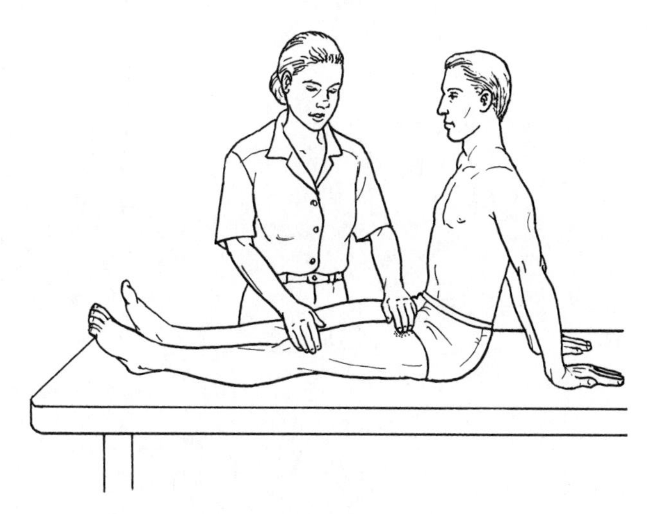

图 6.51

髋关节内收

大收肌、短收肌和长收肌；耻骨肌和股薄肌

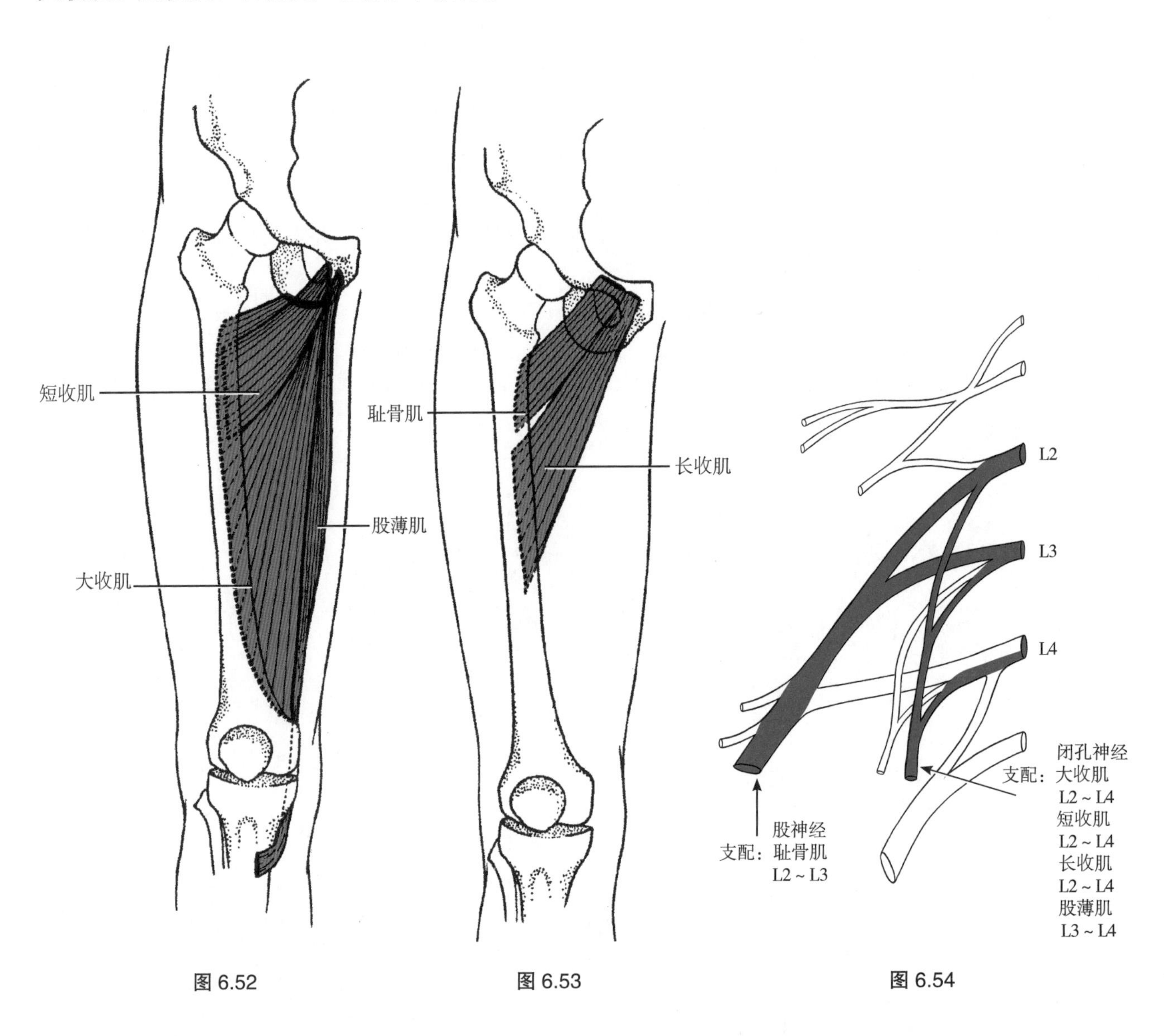

图 6.52　　图 6.53　　图 6.54

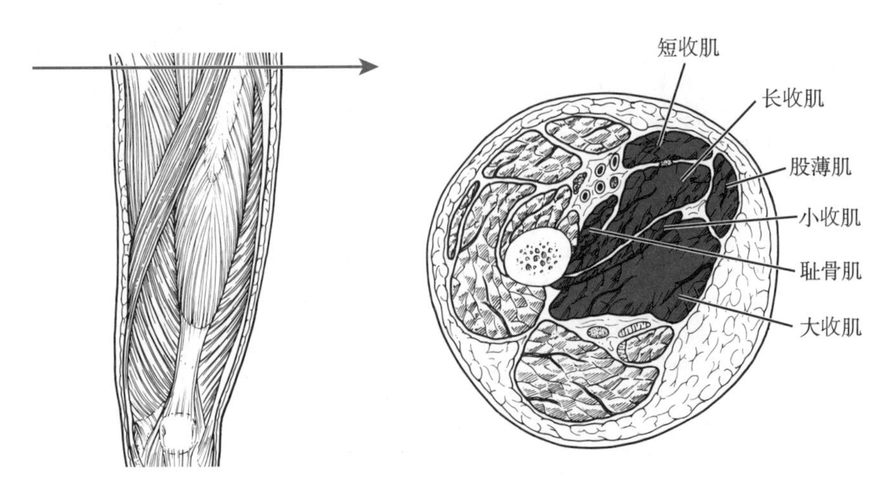

图 6.55　箭头指向所示横截面水平

活动范围
0° ~ 15° ~ 20°

表 6.6　**髋关节内收**

编号	肌肉	起点	止点	功能
181	**大收肌**	坐骨结节（下外侧） 坐骨（下支） 耻骨（下支） 从耻骨支到股骨的纤维（臀肌粗隆）通常被称为小收肌	股骨（通过腱膜止于股骨粗线、内上髁线和内侧髁的内收肌结节）	髋关节内收 髋关节从屈曲位伸展（下部纤维） 髋关节屈曲（上部纤维）[5] 大收肌使髋关节旋转的功能与大腿的位置有关 [1]
180	短收肌	耻骨（体和下支）	股骨（通过腱膜到股骨粗线）	髋关节内收 髋关节屈曲
179	长收肌	耻骨（耻骨嵴和耻骨联合之间的前面）	股骨（通过腱膜到股骨粗线）	髋关节内收 髋关节屈曲（附属） 髋关节旋转（根据大腿的位置）
177	耻骨肌 耻骨梳	耻骨肌筋膜	股骨（一条连于小转子和股骨粗线的线）	髋关节内收 髋关节屈曲（附属）
178	股薄肌	耻骨（体和下支）坐骨支	胫骨（骨干内侧到胫骨内侧髁） 鹅足 腿部深筋膜	髋关节内收 膝关节屈曲 膝关节内旋（附属）
其他				
188	闭孔外肌			
182	臀大肌（下部）			

内收肌群体积的 63% 是大收肌 [17]。髋关节内收肌需要在闭链（站立、吸收重力的轴向压力）和开链运动（踢球）时发挥作用。开链运动时，长收肌比大收肌激活程度高。大收肌在承重时激活程度最大，例如从坐到站和上楼梯及步行周期承重期和首次触地期 [18]。

5 级、4 级和 3 级

患者姿势：侧卧位，测试肢体（下方）放于治疗床上。

治疗师：站在患者后面，膝关节处。患者上方的肢体（非测试肢体）外展 25° 并由治疗师支撑住。治疗师用前臂抱住腿，手放在膝关节内侧支撑膝关节（图 6.56）。或者，上方的肢体可以放置在一个高 22 ～ 30cm 的带软垫的凳子上。要求患者下方的腿向上抬起。如果可以完成，将手放在测试下肢股骨远端的内侧表面，在膝关节的近端施加阻力。阻力方向垂直向下指向治疗床（图 6.57）。

测试：患者内收髋关节，直到下方的肢体触碰到上方的肢体。

给患者的指示：“抬高你下方的腿去碰你上方的腿。坚持住，不要让我把它推下去。”

3 级：“抬高你下方的腿去碰你上方的腿，不要让它落下。”

分级

5 级：抵抗最大的阻力，维持在测试姿势。

4 级：抵抗中到强阻力，维持在测试姿势。

3 级：完成全范围的活动；不抵抗阻力的情况下维持在测试姿势（图 6.58）。

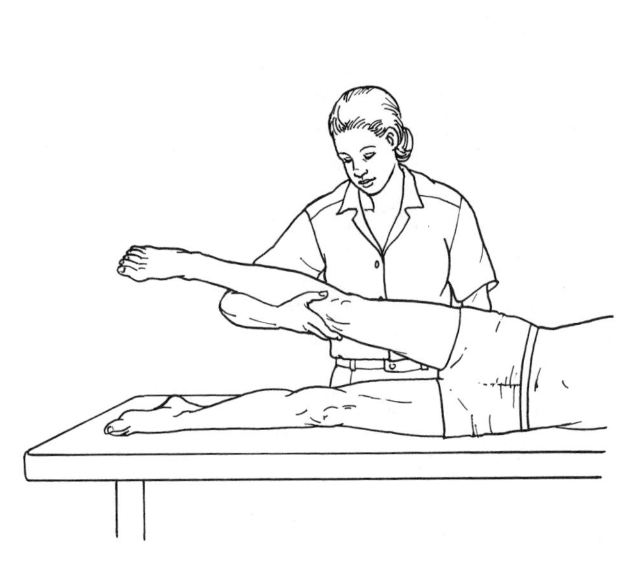

图 6.56

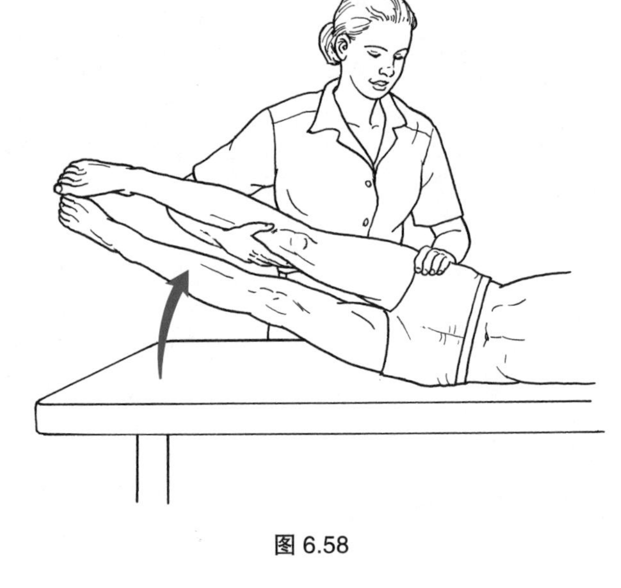

图 6.58

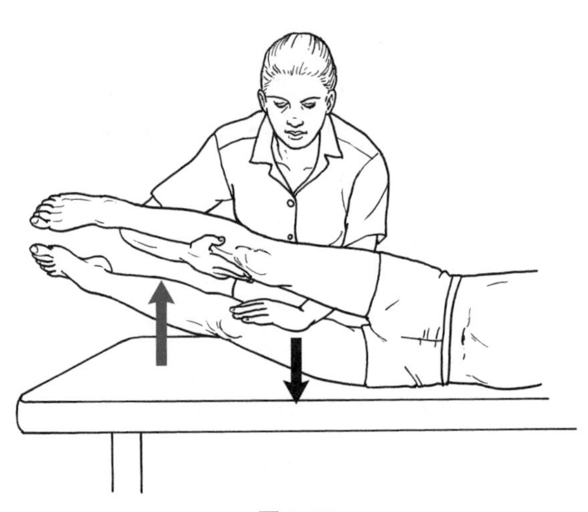

图 6.57

2 级

患者姿势：仰卧位。非测试侧的肢体轻微外展，以避免干扰测试肢体的运动。

治疗师：站在测试肢体的膝关节水平处，一手托住足踝将其从床面上轻微抬起，以减少肢体在床面上移动时的摩擦力（图 6.59）。治疗师的手既不辅助也不抵抗运动。另一手在患者大腿近端触诊内侧的内收肌。仰卧位测试 0 ～ 2 级肌力时，对侧肢体的重量可以稳定骨盆，所以不需要徒手稳定非测试侧骨盆。

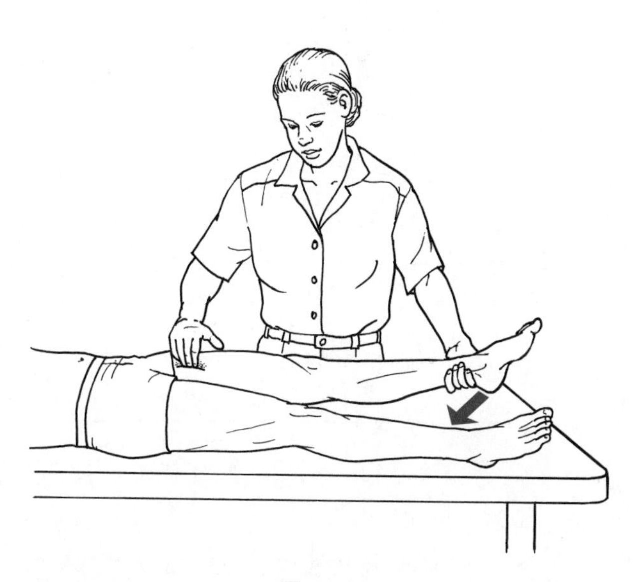

图 6.59

测试：患者不产生髋关节旋转的情况下外展髋关节。脚趾指向天花板。

给患者的指示：“把你的腿向另一侧靠近。”

分级

2 级：患者在全范围外展髋关节。

1 级和 0 级

患者姿势：仰卧位。

治疗师：站在测试肢体的一侧，一手在踝关节处托住下肢，另一手在大腿近端内侧触摸内收肌（图 6.60）。

测试：患者尝试外展髋关节。

给患者的指示：“试着把你的腿向内收。”

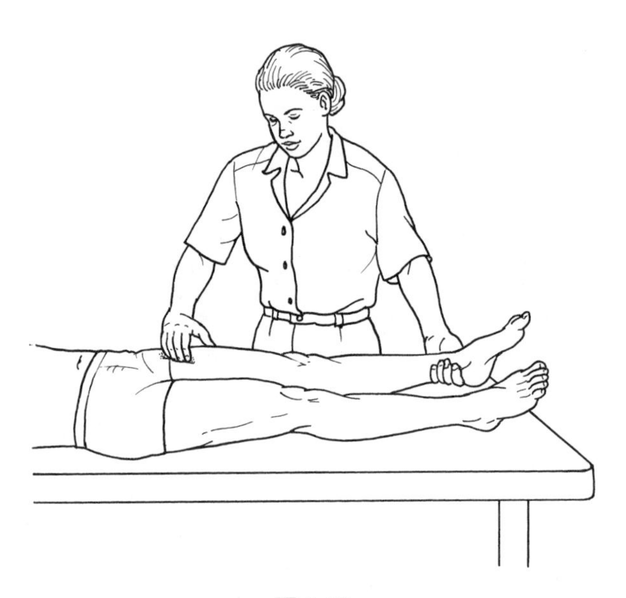

图 6.60

分级

1 级：有明显的肌肉收缩，无肢体动作。

0 级：无明显收缩。

代偿动作

髋屈肌群代偿：患者可尝试内旋髋关节，用髋屈肌群来代偿内收肌（图 6.61）。患者看起来像是试图从侧卧位转向仰卧位。为了测试的准确，必须保证正确的侧卧位。

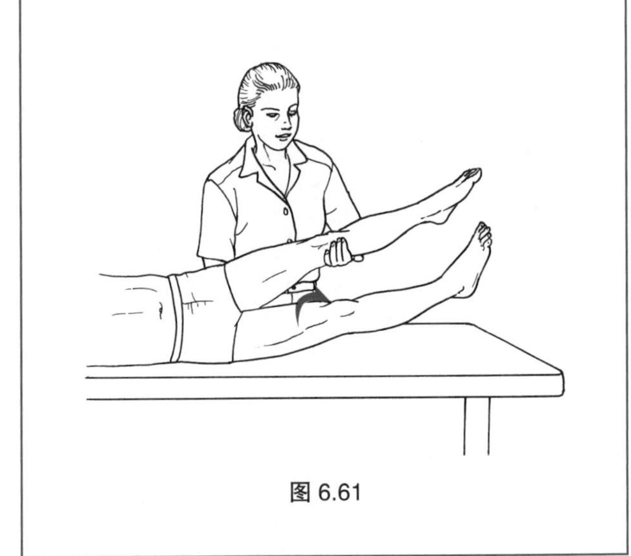

图 6.61

有益提示

- 大收肌在长期卧床时发生明显萎缩，其具有髋关节稳定肌的功能[8]。
- 髋关节明显屈曲时，内收肌产生伸肌力矩，协助伸髋的主动肌。当髋关节屈曲时，内收肌增强其他伸肌的作用[5]。举 个例子，在 20 世纪 30 年代的奥运会上，当运动员被允许使用起跑器（或者挖个槽让自己蹲下）时，完成 100m 比赛的时间明显减少了，因为内收肌提供了爆发力，使髋关节从屈曲向伸展运动。

髋内收肌推荐训练

- 髋关节中立位夹球[19]
- 哥本哈根训练[20]
- 侧卧位髋关节内收

耻骨肌推荐训练

- 仰卧位髋关节屈曲[21]

髋关节外旋

闭孔内肌和闭孔外肌、上孖肌和下孖肌、梨状肌、股方肌、臀大肌（后部）

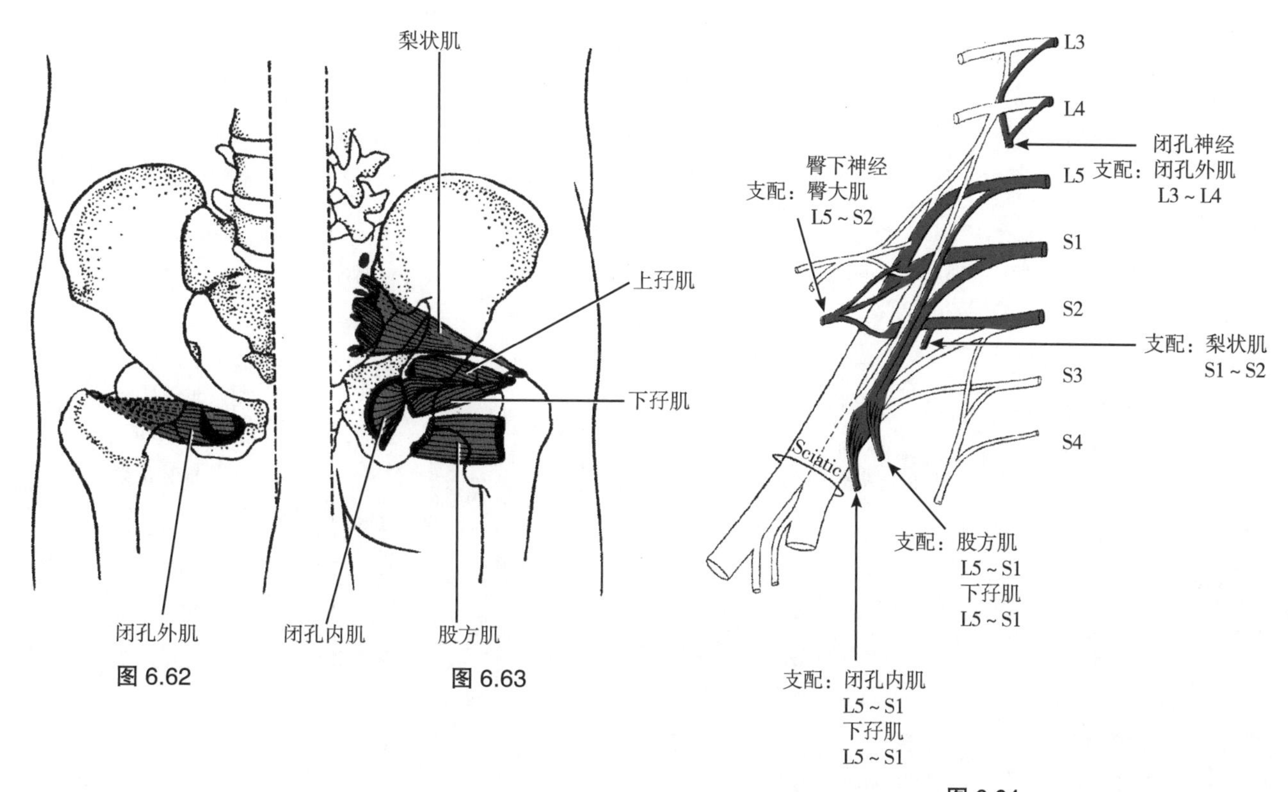

图 6.62

图 6.63

图 6.64

活动范围
0° ~ 45°

表 6.7　**髋关节外旋**

编号	肌肉	起点	止点	功能
188	**闭孔外肌**	闭孔膜（外表面） 坐骨（支）、耻骨（下支） 骨盆（小骨盆，内表面）	股骨（转子窝）	髋关节外旋 髋关节内收（辅助）
187	**闭孔内肌**	耻骨（下支）、坐骨（支）、闭孔（边缘）膜 坐骨大孔上边缘孔筋膜	股骨（大转子，内侧） 和孖肌融合的腱膜	髋关节外旋 髋屈曲位外展（辅助）
191	股方肌（可能被忽略）	坐骨结节（外侧）	股骨（转子间棘上的方肌结节）	髋关节外旋
186	梨状肌	骶骨（前表面） 髂骨（髂后下棘附近臀表面） 骶结节韧带 骶髂关节囊	股骨（大转子，内侧）	髋关节外旋 髋屈曲位外展（辅助）（肌肉可因太小而不能完成此动作）
189	上孖肌（可能被忽略）	坐骨（嵴，背面）	股骨（大转子，内表面） 与闭孔内肌的肌腱混合	髋关节外旋 髋关节外展伴屈曲（附属）
190	下孖肌	坐骨结节（上部）	股骨（大转子，内侧表面） 与跟腱的闭孔内肌混合	
182	臀大肌	髂骨（后臀线和髂嵴） 骶骨（背和下侧） 尾骨（侧面） 骶结节韧带 臀中肌上的腱膜	股骨（臀肌粗隆） 阔筋膜髂胫束	髋关节外旋 髋关节屈曲伴外展（微弱辅助）
其他				
195	缝匠肌			
192	股二头肌（长头）			
183	臀中肌（后部）			
174	腰大肌			
181	大收肌（根据位置决定）			
179	长收肌			
202	腘肌（胫骨固定）			

根据拉力线的位置，臀大肌可能是最有力的髋关节外旋肌[23]。

5 级、4 级、3 级和 2 级

患者姿势：短坐位。大腿完全放在治疗床上（手平放或握拳放在椅子或治疗床上以支撑躯干）（图 6.65）。

治疗师：坐在矮凳上或跪在患者测试侧。要求患者小腿转向内侧。如果可以完成全范围的动作，则将小腿摆放在内外旋中立位。施加阻力的手放在足踝的内踝上方（图 6.66）。另一手提供反作用力，放在膝关节上方，大腿远端外侧面。在膝关节施加一个向内的力量以对抗踝关节处的阻力，这两种力方向相反，以产生旋转运动（见图 6.66）。

测试：患者髋关节外旋。

给患者的指示：“别让我把你的腿推出去。”

分级

5 级：抵抗最大的阻力，维持在测试位。

4 级：抵抗中到强阻力，维持在测试位。

3 级：可以在轻度到无阻力情况下完成全范围的活动（因为这是一个去重力的姿势，所以如果患者可以抵抗轻度阻力则评为 3 级）（图 6.67）。

2 级：可以在无阻力情况下完成全范围的活动（因为这是一个去重力的姿势）。需要注意不要让重力成了主动力量。

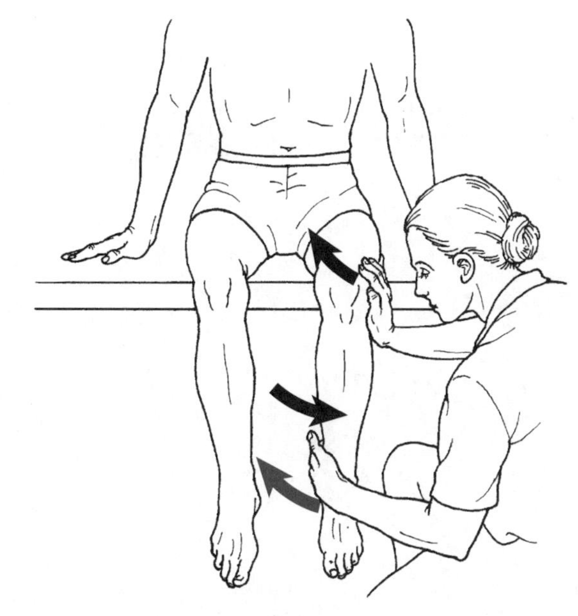

图 6.66

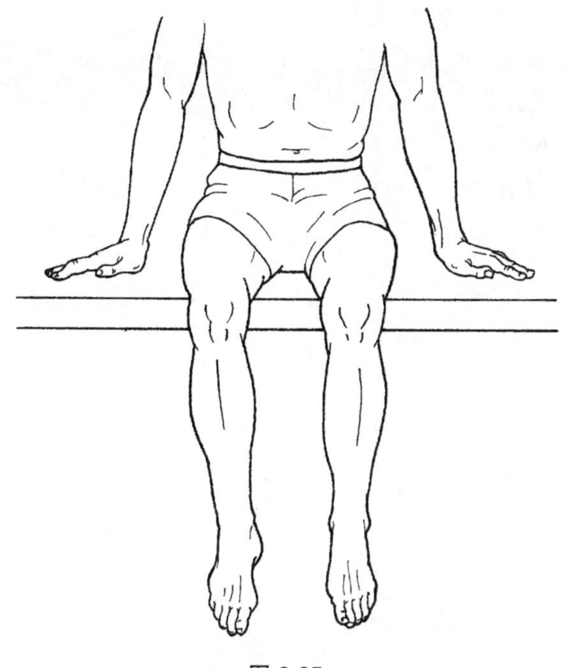

图 6.65

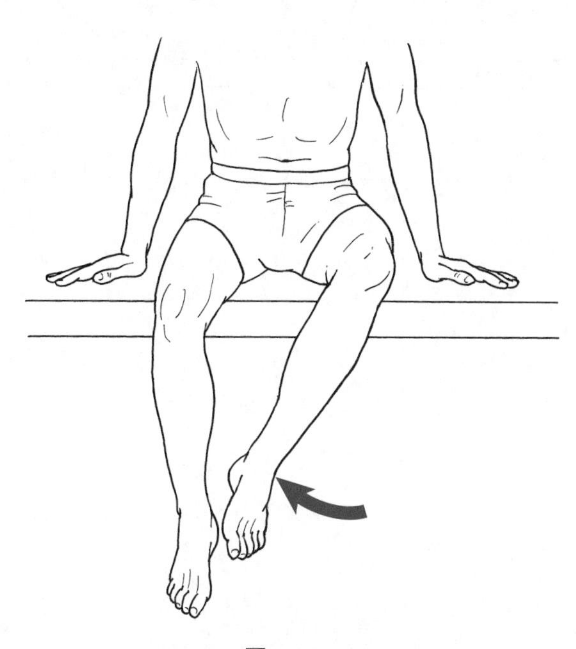

图 6.67

2 级替代测试方法（如果患者无法坐立）

患者姿势： 仰卧位。测试肢体内旋。

治疗师： 站在被测试肢体的一侧进行测试。治疗师可能需要将肢体维持在内旋位，因为重力往往会把肢体拉向外旋。

测试： 患者在全范围内外旋髋关节（图 6.68）。一手可以放在髋关节外侧用来维持骨盆对齐。

给患者的指示：“把你的腿向外滚动。”

分级

2 级： 完成全范围的外旋运动。当髋关节滚过中线时，可以提供极小的阻力来抵抗重力的作用。

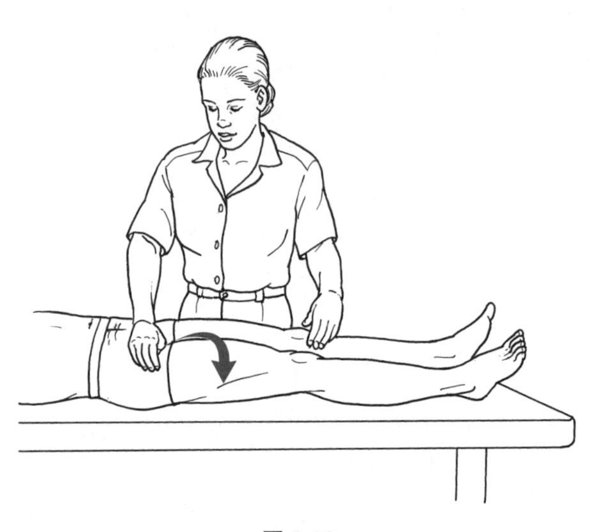

图 6.68

1 级和 0 级

患者姿势： 仰卧位，测试肢体摆放在内旋位置。

治疗师： 站在被测试肢体的一侧。

测试： 患者尝试外旋髋关节。

给患者的指示：“把你的腿向外滚动。”

分级

1 级和 0 级： 除了臀大肌，其他外旋肌肉都不明显。如果有任何可辨别的运动（收缩活动），应评为 1 级；否则，评为“0 级”。遵循一个原则：当存在不确定性时，评为较低的等级。

有益提示

- 正常的髋关节外旋运动范围变化很大。因此，在进行徒手肌力评定之前，必须知道患者准确的活动范围（每个测试位置）[24]。
- 当髋关节屈曲时，髋关节的旋转活动范围要比髋关节伸展的时候更大，这可能是髋关节松弛导致的。
- 短坐位测试中，患者不应被允许用以下的动作，以免增加视错觉并混淆测试结果：
  a. 对侧臀部抬离床面，或者身体向某个方向倾斜以抬高骨盆。
  b. 增加膝关节的屈曲。
  c. 被测试的髋关节外展。

髋关节外旋推荐训练

- 抗阻蚌式开合运动
- 坐位抗弹力带外旋

髋关节内旋

臀小肌和臀中肌；阔筋膜张肌

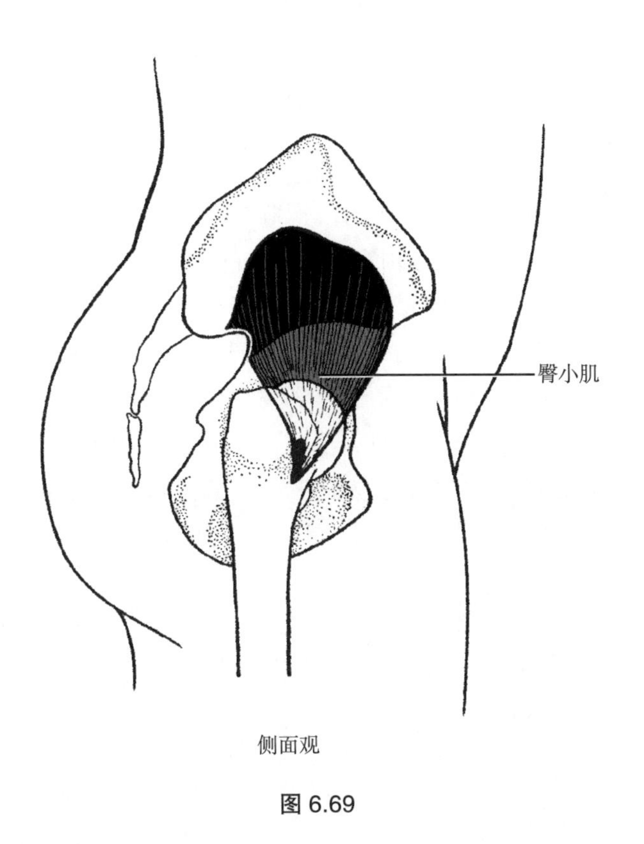

侧面观

图 6.69

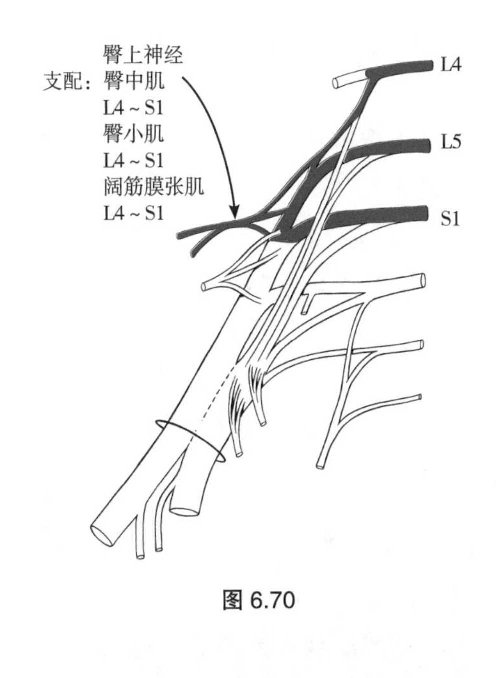

图 6.70

活动范围
0° ～ 40°

表 6.8 **髋关节内旋**

编号	肌肉	起点	止点	功能
184	**臀小肌（前部）**	髂骨（前下臀线之间的外表面） 坐骨大切迹	股骨（大转子，前面） 髋关节纤维囊	髋关节外展 髋关节内旋
185	阔筋膜张肌	髂嵴（外侧唇） 筋膜（深） 髂前上棘（外表面）	髂胫束（在 2 层之间，止于下 1/3）	髋关节屈曲 髋关节内旋
183	臀中肌（前部）	髂骨（髂嵴和后臀线之间的外表面） 臀筋膜	股骨（大转子外表面）	髋关节屈曲时内旋 [23]
其他	臀大肌（前部）			髋关节屈曲 90° 时内旋
193	半腱膜			
194	半膜肌			
181	大收肌（根据位置决定）			
179	长收肌（根据位置决定）			

肌肉失衡，如内旋力量增加，髋关节外展、外旋和伸肌力量下降，通常都会导致膝关节的力学机制发生变化[5]。因此，当出现膝关节疼痛和功能障碍时，一定要考虑髋关节肌力的原因。

5 级、4 级、3 级和 2 级

患者姿势：短坐位，大腿完全放在治疗床上，小腿垂在床外。手臂可以放在两侧支撑躯干，也可以交叉在胸前。

治疗师：坐或跪在患者面前。要求患者膝关节向外转，同时维持髋关节稳定。如果患者可以完成全范围的动作，则将患者的小腿放在内外旋中立位。一手放在足踝的外侧表面，踝骨的上方（图 6.71）。另一手在大腿远端内侧面，膝关节上方施加反作用力。在膝关节处，施加向内的固定，以对抗踝关节处向外的阻力。施加在踝关节处的阻力方向向内。

测试：为了获得最好的结果，应该把肢体放置在完全内旋的终末位（图 6.69）[24]。

分级

5 级：抵抗最大阻力，维持在测试位。

4 级：抵抗中到强阻力，维持在测试位。

3 级：可以在轻度到无阻力情况下完成全范围的活动（因为这是一个去重力的姿势，所以如果患者可以抵抗轻度阻力则评为 3 级）（图 6.72）。

2 级：可以在无阻力情况下完成全范围的活动（因为这是一个去重力的姿势）。需要注意不要让重力成了主动力量。

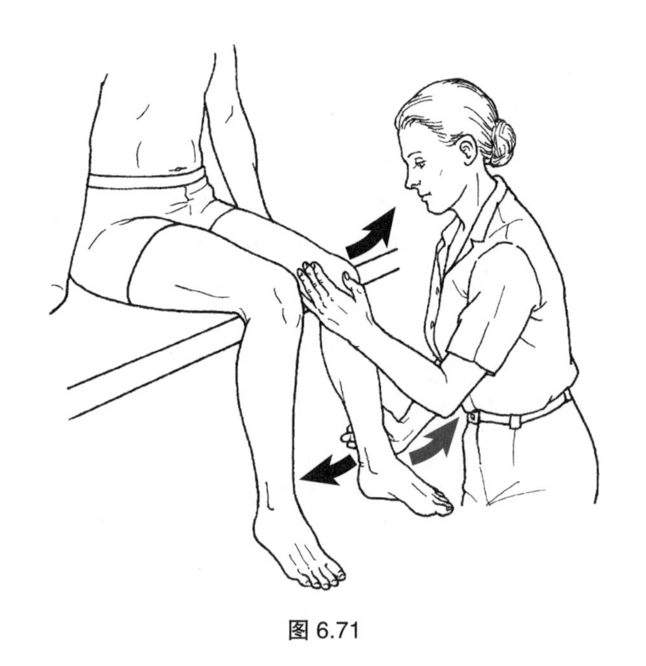

图 6.71

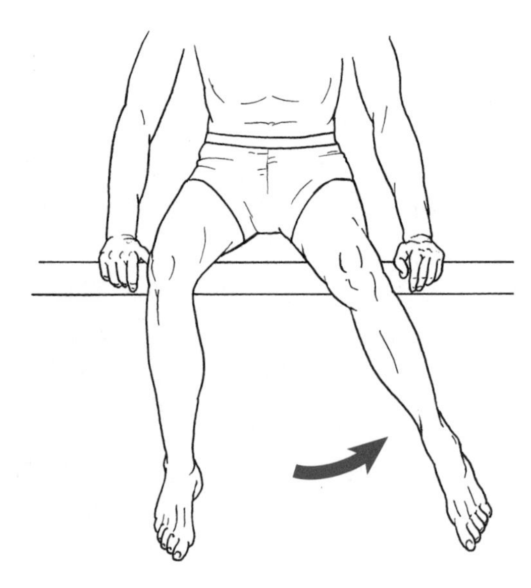

图 6.72

无法坐立的患者 2 级替代测试方法

患者姿势：仰卧位。测试肢体部分外旋。

治疗师：站在测试肢体的旁边。在大转子和阔筋膜张肌近端，髂前上棘下方和髋关节外上部触诊臀中肌（图 6.73）。

测试：患者在全范围内内旋髋关节。

给患者的指示：“把你的腿向内转动。”

分级

2 级：完成全范围活动。当髋关节内旋跨过中线时，可以提供极小的阻力来抵消重力的帮助。

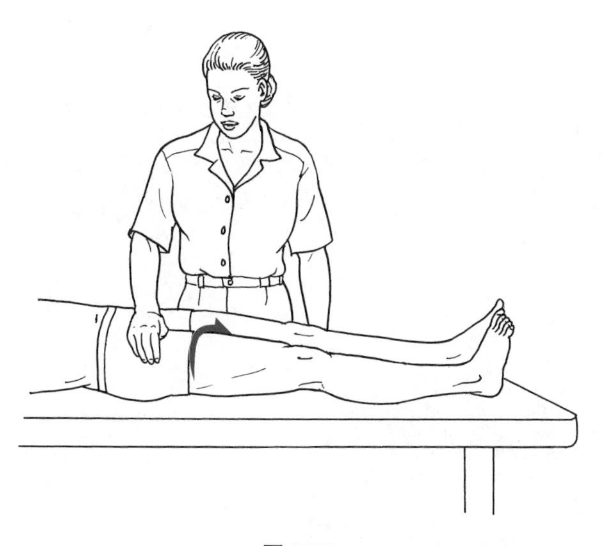

图 6.73

1 级和 0 级

患者姿势：患者仰卧位，测试肢体外旋。

治疗师：站在测试肢体的一侧。

测试：患者尝试内旋髋关节。一手用来触诊臀中肌（在大转子上方的髋关节后外侧表面）。另一手用来触诊阔筋膜张肌（位于髋关节下的外侧表面）。

给患者的指示：“试着把你的腿向内转动。”

分级

1 级：两块肌肉都有明显的收缩活动。

0 级：没有明显的收缩活动。

有益提示

- 患者在测试中，既不允许膝关节伸展也不允许髋关节内收和伸展。这些运动可以产生视错觉来模糊测试结果。
- 当髋关节屈曲时，它的旋转活动范围要比伸展时大，这可能与关节组织松弛有关。
- 在短坐位测试中，不允许患者通过下列动作产生内旋而增加错觉，影响测试结果。
  a. 对侧骨盆抬离床面或者躯干倾斜抬起骨盆。
  b. 增加膝关节的屈曲角度。
  c. 髋关节内收。

髋关节内旋推荐训练 [25]

- 俯卧位膝关节屈曲 90° 等长收缩（可以通过对侧腿施加阻力）
- 反向蚌式（reverse clams）

膝关节屈曲

腘绳肌

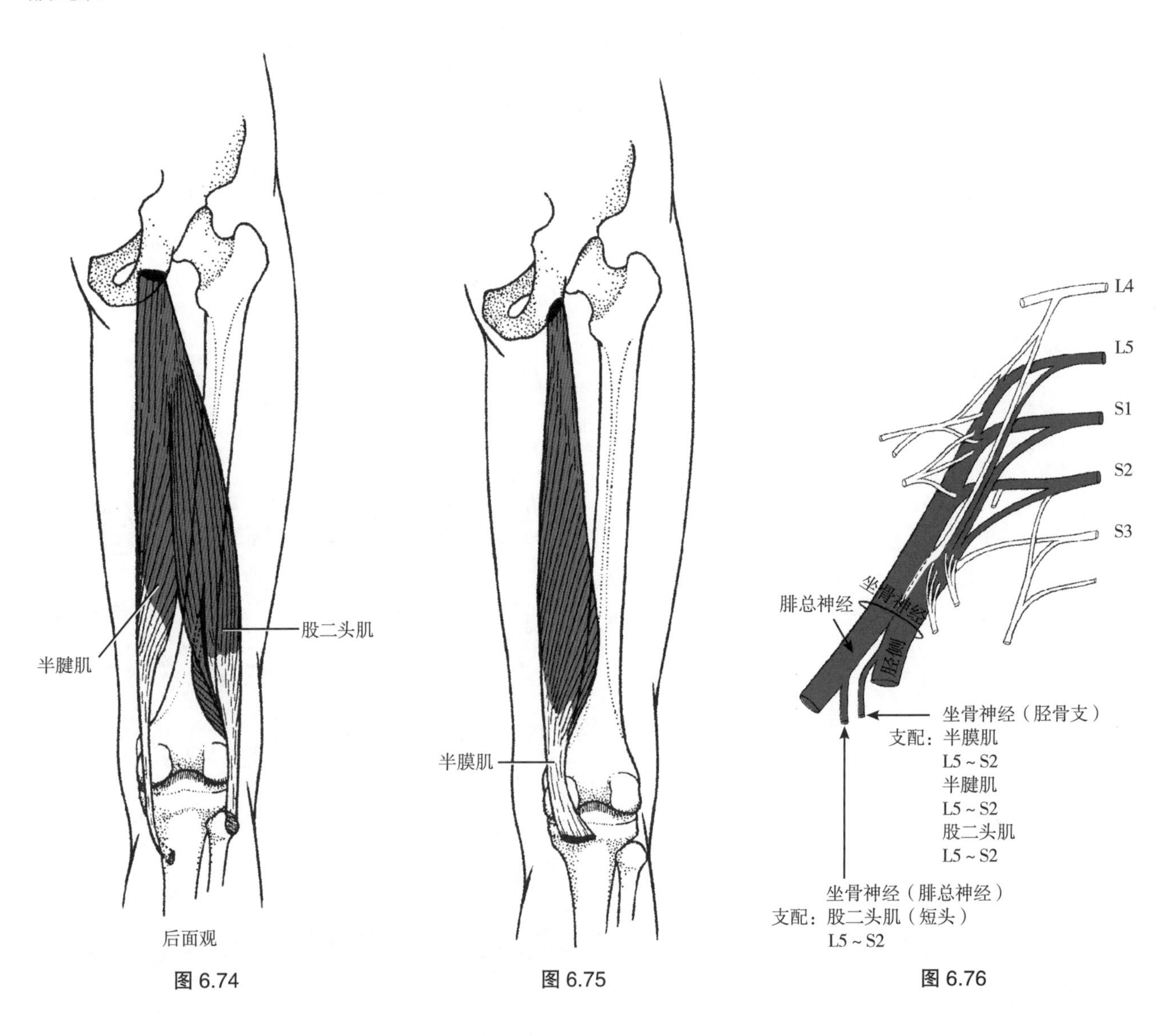

图 6.74

图 6.75

图 6.76

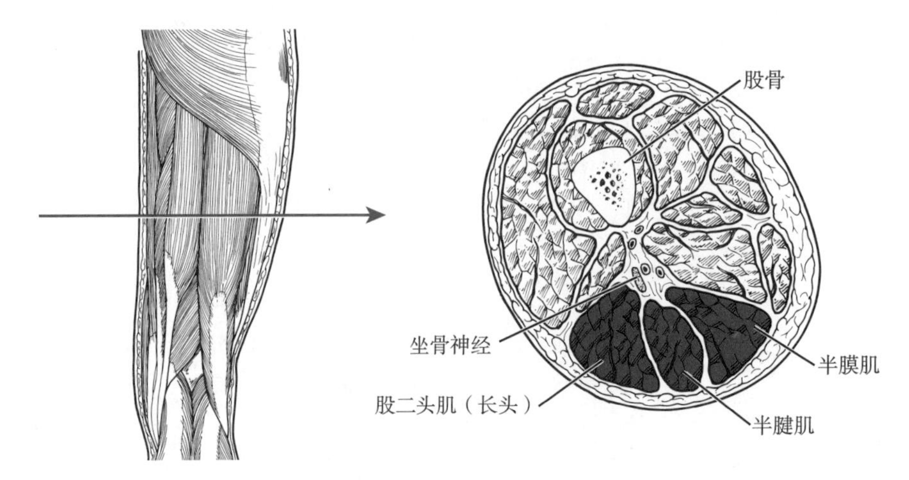

图 6.77 箭头指向所示横截面水平

活动范围
0° ~ 135°

表 6.9 **膝关节屈曲**

编号	肌肉	起点	止点	功能
192	**股二头肌** **长头**	坐骨（结节） 骶结节韧带	腱膜（后侧） 腓骨（头，外侧） 腓侧副韧带	膝关节屈肌 髋关节伸肌 膝关节外旋 髋关节伸展和外旋（长头）
	短头	股骨（粗线和外侧髁） 外侧肌间隔	胫骨（外侧髁）	膝关节屈曲
193	半腱肌	坐骨结节（后内侧） 通过腱膜与股二头肌（长头）共享一根肌腱	胫骨（骨干近端） 鹅足腱 小腿深筋膜	膝关节屈曲 膝关节内旋 髋关节伸展 髋关节内旋（附属）
194	半膜肌	坐骨结节 骶结节韧带	远端腱膜 胫骨（内侧髁） 膝关节腘斜韧带	膝关节屈曲 膝关节内旋 髋关节伸展 髋关节内旋（附属）
其他				
178	股薄肌			
185	阔筋膜张肌（膝关节屈曲大于 30° ）			
195	缝匠肌			
202	腘肌			
205	腓肠肌			膝关节屈曲 膝关节内旋（近端固定） 髋关节外旋（胫骨固定）
207	跖肌			

腘绳肌拉伤是发生率最高的损伤，尤其是在田径运动员中。田径运动员急性腘绳肌拉伤的一个危险因素是向心 / 离心收缩时肌肉力量不足。在跑步的支撑相和摆动相，将腘绳肌作为髋关节伸肌和膝关节屈肌，在步行支撑相末期和跑步的摆动相末期进行离心收缩；这是最常见的损伤机制 [26]。

5 级、4 级和 3 级

在 5 级和 4 级测试中有 3 种基本的肌肉测试。治疗师应该首先测试三块肌肉的总和（足在中立位置）。只有运动中存在偏差（或不对称）或治疗师存在疑问时，才需要分别测试内侧和外侧的腘绳肌。腘绳肌是一块双关节肌，应该在活动范围中段进行测试。

腘绳肌整体测试

患者姿势：俯卧位，肢体伸直，足趾悬在治疗床边缘。膝关节下方垫一块毛巾卷以保证测试姿势的舒适（图 6.78）。

治疗师：站在肢体旁边进行测试。要求患者尽可能屈曲膝关节。观察是否存在屈膝角度受限或者髋关节屈曲，判断是否存在股直肌紧张。如果能完成全范围的活动，将膝关节屈曲 45°。施加阻力的手放在踝关节的后上方（图 6.78），另一手在大腿后侧腘绳肌上方提供固定。固定手施加足够的稳定力可以缓解腘绳肌的痉挛感觉。在 5 级和 4 级中，阻力方向沿着伸膝的方向。

测试：患者在保持旋转中立位的同时屈曲膝关节。

给患者的指示：“弯曲你的膝关节，坚持住，别让我把它掰直。”

内侧腘绳肌（半腱肌和半膜肌）测试

患者姿势：俯卧位，膝关节屈曲 45°。腿向内旋转（足趾指向中线）。

治疗师：给予阻力的手抓住足踝。朝着伸膝的方向施加阻力（向下和向外）(图 6.79)。

测试：患者屈曲膝关节，保持腿在旋转中立位（足跟朝向治疗师，足趾指向中线）。

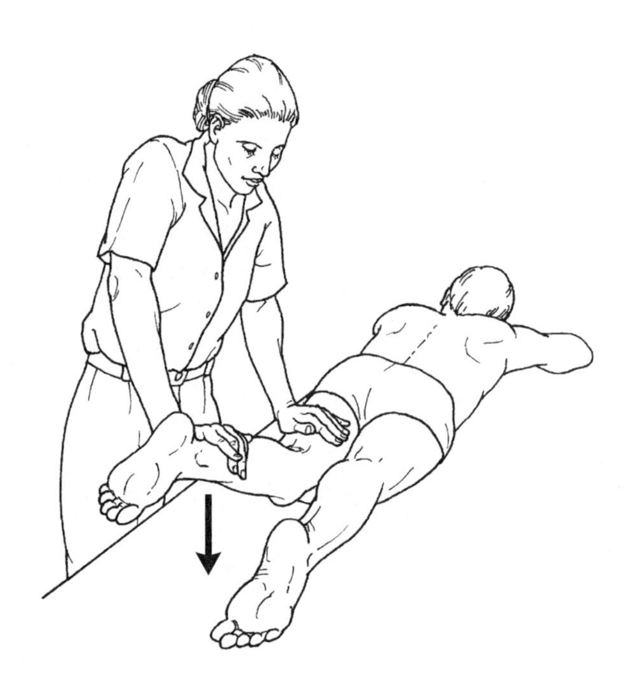

图 6.78

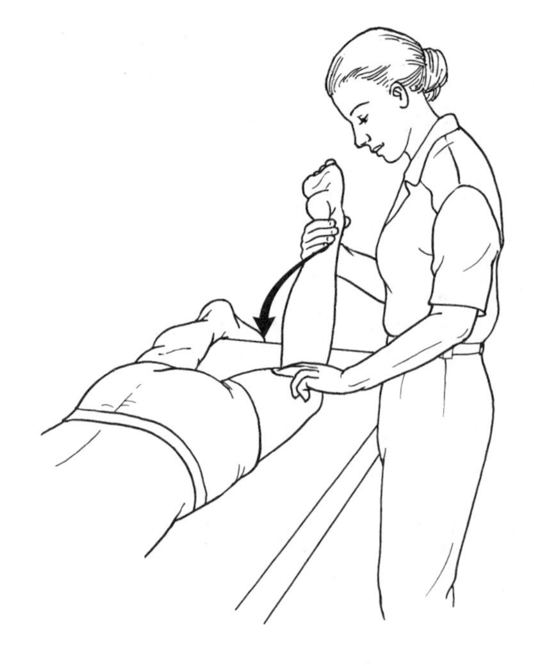

图 6.79

外侧腘绳肌（股二头肌）测试

患者姿势： 俯卧位，膝关节屈曲 45°，腿向外旋（足趾指向外侧）。

治疗师： 治疗师在踝关节施加向下和向内的力量抵抗膝关节屈曲（图 6.80）。

测试： 患者屈曲膝关节，保持腿向外旋（足跟远离治疗师，足趾指向治疗师）（图 6.78）。

分级（5 级、4 级和 3 级）

5 级： 抵抗最大阻力，维持在测试姿势。

4 级： 抵抗中到强阻力，维持在测试姿势。

3 级： 在没有外加阻力的情况下完成全范围活动（图 6.81）。

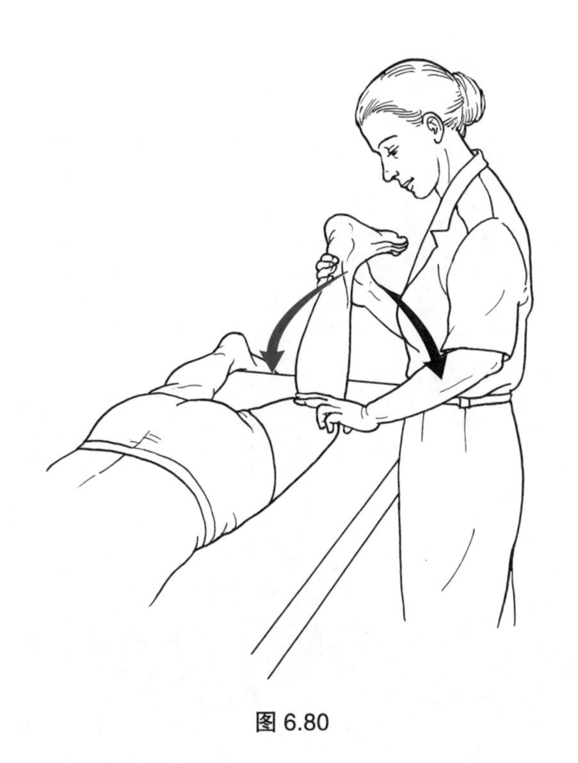

图 6.80

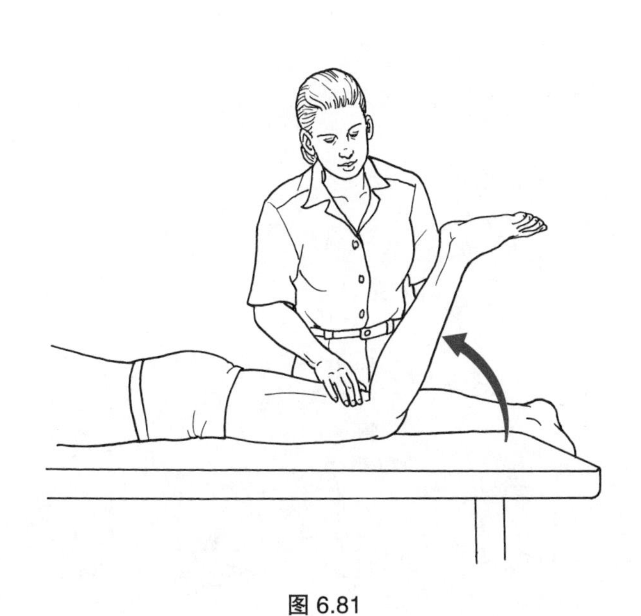

图 6.81

2 级

患者姿势：侧卧位，由治疗师或适当高度的脚凳支撑住被测试肢体（上方），下方的肢体屈曲以稳定躯干。

治疗师：站在患者膝关节的后面，一手臂抱住患者大腿，手掌在膝关节内侧提供支撑，另一手在踝关节上方支撑住腿部（图 6.82）。

测试：患者在全范围内屈曲膝关节。

给患者的指示：“弯曲你的膝关节。”

分级

2 级：侧卧位，去重力的情况下完成全范围的活动。

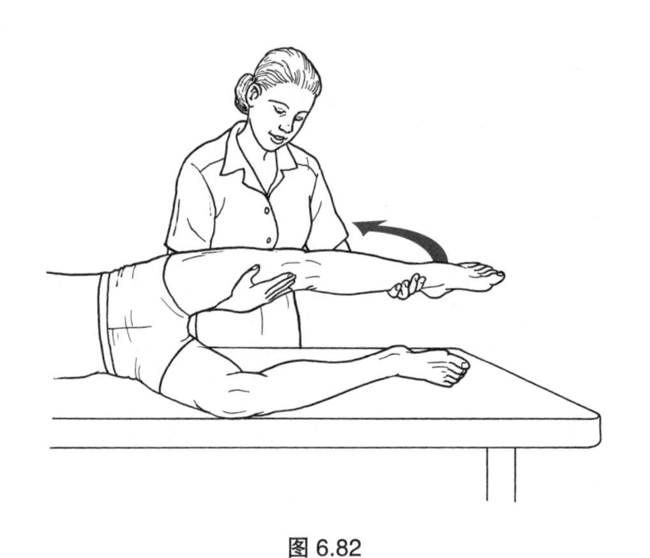

图 6.82

1 级和 0 级

患者姿势：俯卧位，四肢伸直，足趾垂在治疗床的边缘，膝关节部分屈曲，治疗师在踝关节处支撑。

治疗师：站在测试肢体的膝关节旁，一手在踝关节处支撑住屈曲的下肢（图 6.83），另一手在膝关节后面的上方，触诊内侧和外侧的肌腱。

测试：患者尝试屈曲膝关节。

给患者的指示：“弯曲你的膝关节。”

分级

1 级：肌腱变得突出，但没有明显的运动发生。

0 级：没有明显的肌肉收缩，肌腱也不突出。

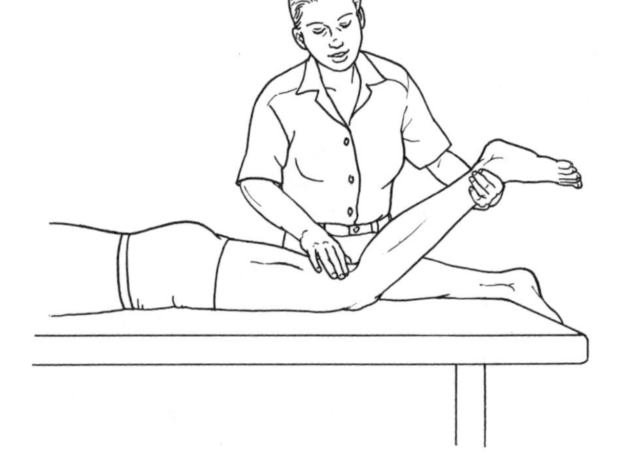

图 6.83

代偿动作

- 髋关节屈曲代偿：俯卧位的患者可能通过屈曲髋关节来开始膝关节屈曲。测试一侧的臀部会随着髋关节的屈曲而抬起，患者可能会轻微地向仰卧位翻滚（图 6.84）。
- 腓肠肌代偿：不允许患者屈膝时产生强力的踝关节背伸，以防腘绳肌的肌腱效应。

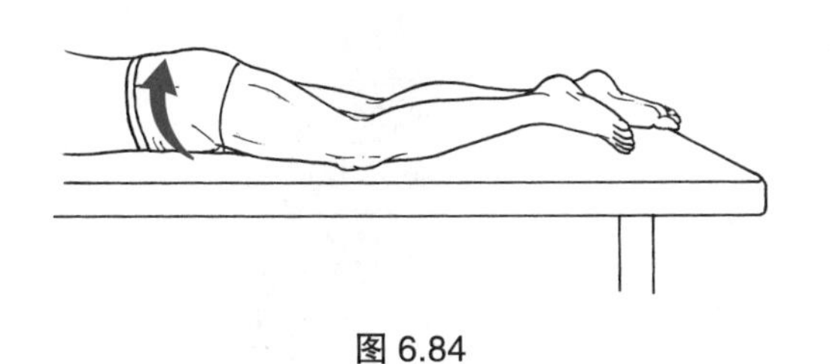

图 6.84

有益提示

- 如果股二头肌比内侧腘绳肌更强，那么在膝关节屈曲时，腿就会外旋。类似地，如果半腱肌和半膜肌是较强壮的部分，那么在膝关节屈曲时，腿就会内旋。观察到这种情况时，说明肌肉力量不对称，需要分别测试腘绳肌内侧和外侧。
- 如果膝关节屈曲到终末位时出现了髋关节屈曲，请检查股直肌是否紧张，这种紧张会限制膝关节的活动范围。
- 在很多类型的膝关节康复患者中，理想情况股四头肌和腘绳肌的力量比是 1 ∶ 1，尤其是前交叉韧带损伤和修复的患者。

腘绳肌推荐训练

- 单腿硬拉
- 双腿置于滑动盘（sliding leg curt）[26]
- 早安式体前屈（Good Morings）负重至少 25% 的体重 [27]
- Nordic 腘绳肌训练（跪姿前倾离心训练）
- 离心腿弯举

膝关节伸展

股四头肌

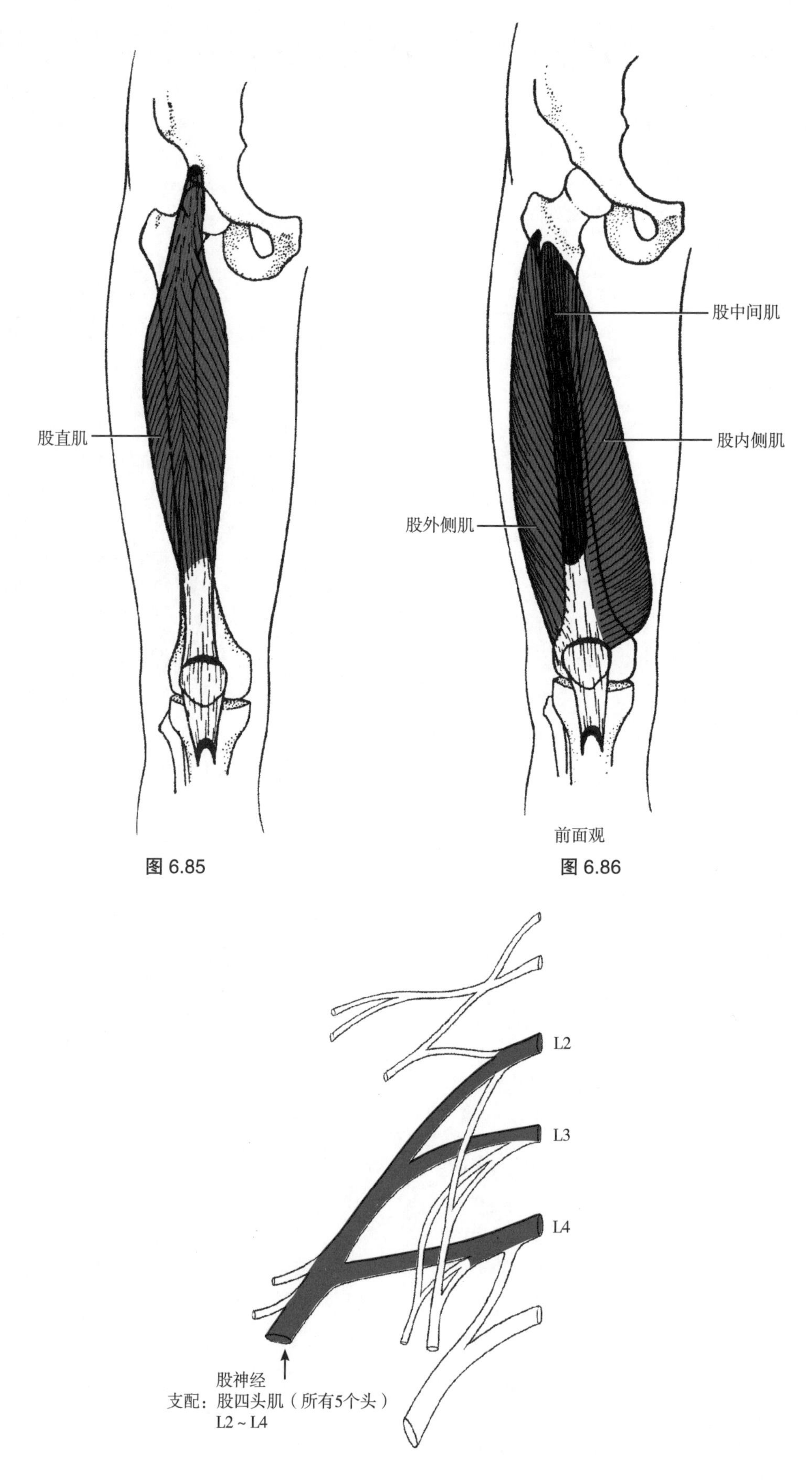

图 6.85

图 6.86

图 6.87

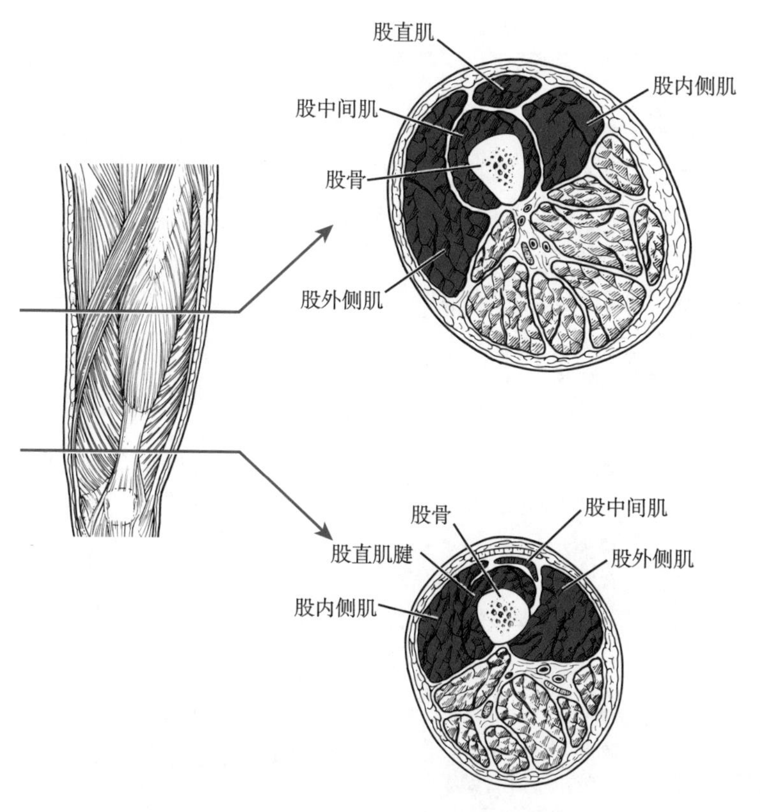

图 6.88 箭头指向所示横截面水平

活动范围
135° ~ −2° [22]

表 6.10 **膝关节伸展**

编号	肌肉	起点	止点	功能
196	**股直肌**	髂骨（髂前下棘） 髋臼（盂） 髋关节囊 腱膜（前）	腱膜（后） 髌骨（通过股四头肌腱止于髌骨底） 胫骨粗隆（通过髌腱止于胫骨结节）	髋关节屈曲（股直肌跨过髋关节）
198	**股中间肌**	股骨（骨干，上 2/3 的侧面和前面） 肌间隔（外侧）	腱膜（前部形成深层的股四头肌腱） 髌骨（髌骨底，外侧面） 胫骨（外侧髁） 通过髌韧带止于胫骨粗隆	伸膝（没有哪个头是独立工作的）
197	**股外侧肌**	股骨 粗线（外侧唇） 大转子（下） 转子间线（通过腱膜） 臀肌粗隆（外侧唇） 外侧肌间隔	腱膜（深层，远端） 髌骨（通过股四头肌腱止于髌骨底和外侧缘） 膝关节囊外侧扩张部和髂胫束 通过髌韧带止于胫骨结节	伸膝（没有哪个头是独立工作的）
199	**股内侧长肌**	股骨（股骨嵴，内侧唇；转子间线） 股内侧斜肌起点 大收肌的肌腱 肌间隔（中间）	腱膜（深） 髌骨（内侧缘） 通过髌韧带止于胫骨结节	伸膝（没有哪个头是独立工作的）
200	股内斜肌（被认为是股内侧肌的一部分）（图 6.86）	股骨粗线（远端）；髁上线 大收肌的肌腱 肌间隔	腱膜到膝关节囊 髌骨（内侧面） 股四头肌腱（内侧） 通过髌韧带止于胫骨结节	伸膝（没有哪个头是独立工作的）

股四头肌作为一个完整的功能肌群进行测试。在徒手肌力评定中无法将任何一束肌肉与其他肌肉分开进行测试。股直肌在髋屈曲测试中可能可以独立于其他肌肉进行测试。股内侧肌曾经被认为在伸膝的终末 15° 被激活，然而这一结论最终还是未被确定[28～30]。

在测试伸膝力量之前，了解患者的腘绳肌活动范围是很有帮助的。因为紧张的（缩短的）腘绳肌将会限制膝关节的伸展。简而言之，在短坐位时，腘绳肌越短，躯干向后倾斜越大。

步行需要膝伸肌产生 1.1N/（m · kg）的力量[3]。膝关节伸肌的力量可以用于快速的步行；然而，大于 2.3N/（m · kg）的膝伸肌力量并不会进一步增加最大步行速度。

5 级、4 级和 3 级

患者姿势：短坐位，在患者的大腿远端放置一个楔形垫或用一手来垫住腿部。患者双手放在身体两侧的桌子上或抓住桌子的边缘以保持身体稳定。允许患者向后倾斜以缓解腘绳肌的紧张。不要让患者过度伸展膝关节，因为这可能会把膝关节锁定在这个姿势上，从而掩盖了力量薄弱的情况。

治疗师：站在被测试肢体一侧。要求患者伸直膝关节。如果能完成全范围的活动，则将膝关节摆放在屈曲 15° 的位置。施加阻力的手放在小腿远端的前方、踝关节上方。因为这块肌肉的力量可能很大，所以使用直臂技术。测试 5 级和 4 级肌力时，阻力方向向下朝向地面（图 6.89）。

测试：患者在活动范围内伸直膝关节，但不超过 0° 。

给患者的指示：“维持住！别让我把它掰弯了。”

有益提示

为了防止患者的骨盆上升（4 级或 5 级测试中常见的情况）。可以用皮带或绑带将患者固定在治疗床上。

分级

5 级：抵抗最大阻力，维持在测试姿势。大部分的治疗师都无法抵抗 5 级的膝关节伸肌的肌力。

4 级：抵抗中到强阻力，维持在测试姿势。

3 级：完成全范围的活动，包括终末的 15°（图 6.90）。

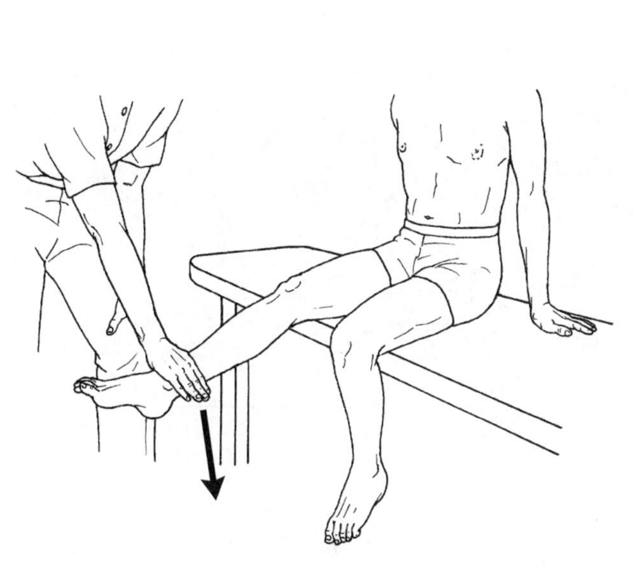

图 6.89

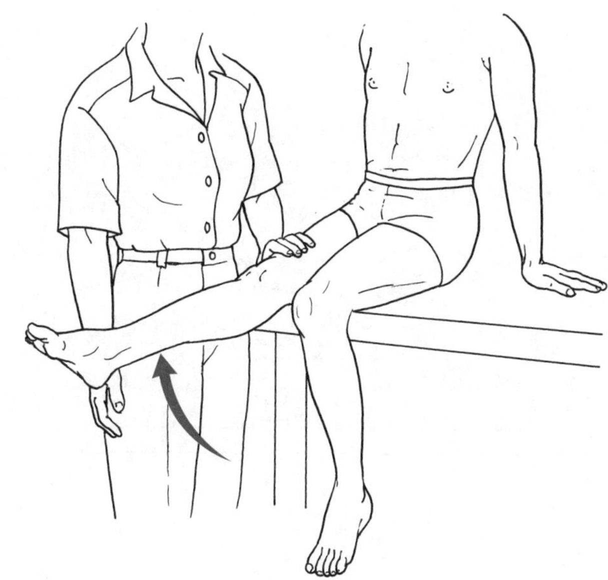

图 6.90

2 级

患者姿势：侧卧位，测试侧肢体在上方。下方的肢体屈曲以维持躯干稳定。测试侧下肢膝关节屈曲 90°。髋关节完全伸展。

治疗师：站在患者的膝关节后面。一手抱住患者大腿，用手支撑着膝关节下方（图 6.91）；另一种方法是，被测试肢体可以放在泡沫板上。另一手在踝关节上方握住小腿。

测试：患者在全范围伸展膝关节。治疗师撑住下肢的手既不提供帮助也不抵抗患者的自主运动。

给患者的指示：“伸直你的膝关节。”

分级

2 级：完成全范围的活动。

1 级和 0 级

患者姿势：仰卧位。

治疗师：站在被测试侧，膝关节旁。手放在膝关节近端的股四头肌腱上，用拇指和手指轻轻“握住”肌腱（图 6.92）。治疗师也可能用 2～4 根手指在膝关节远端来触诊髌腱。

测试：患者尝试伸展膝关节。

作为另一种测试，治疗师可把一手放在稍微屈曲的膝关节远端；当患者试图伸展膝关节时，可以触诊四头肌或髌腱。

给患者的指示：“把你的膝关节后面贴到治疗床上”或“绷紧你的膝关节”(股四头肌)。

替代测试：“把你的膝关节向后推到我的手上。”

分级

1 级：可以在肌腱中触摸到肌肉的收缩活动。关节没有发生运动。

0 级：没有明显的收缩活动。

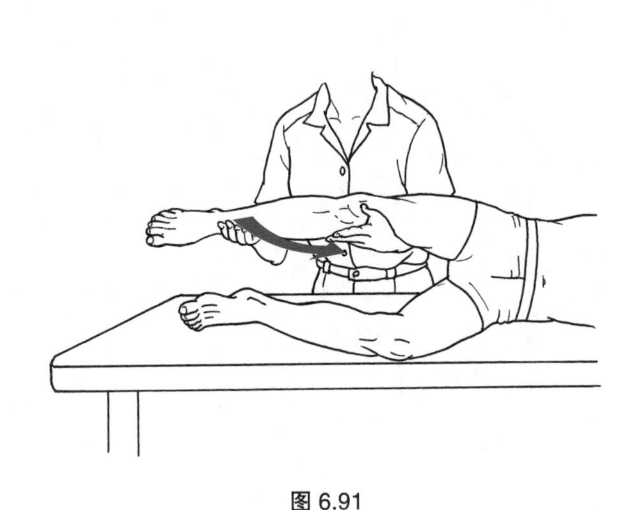

图 6.91

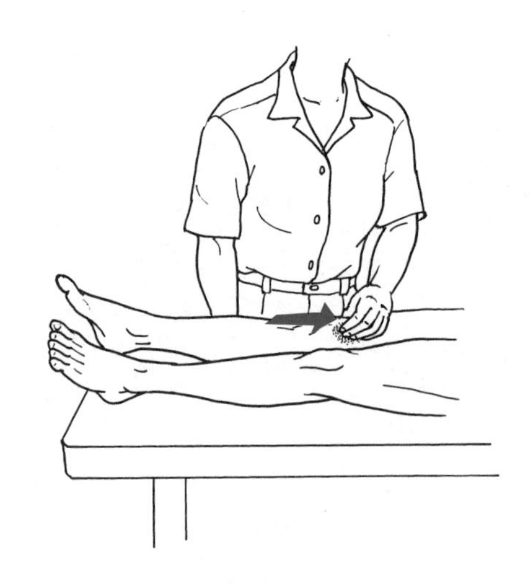

图 6.92

代偿动作

当患者侧卧时（如在 2 级测试中），可能会使用髋关节内旋肌来代偿股四头肌，从而使膝关节得以伸展。

有益提示

- 为了评估功能性力量，可以通过从椅子上站起来这一活动测试股四头肌力量。其力量达到身体重量的一半时被测试者才能从无扶手的椅子上站起来[31]。
- 在下楼梯的过程中，通过膝关节传送的力量相当于近 3 倍体重[32，33]，这要比在徒手肌力评定中测到的力量大得多。
- 为了避免给予过高的评分，可以使用一些量化的方法，诸如手持肌肉动态测量法或 1-RM 腿部推举法等定量方法来确定与年龄和性别对应的力量强度。

股四头肌推荐训练

- 深蹲（膝关节和髋关节姿势不同将会募集不同的股四头肌肌肉）
- 背蹲
- 分腿蹲
- 单腿推举
- 弓箭步

踝关节跖屈

腓肠肌和比目鱼肌

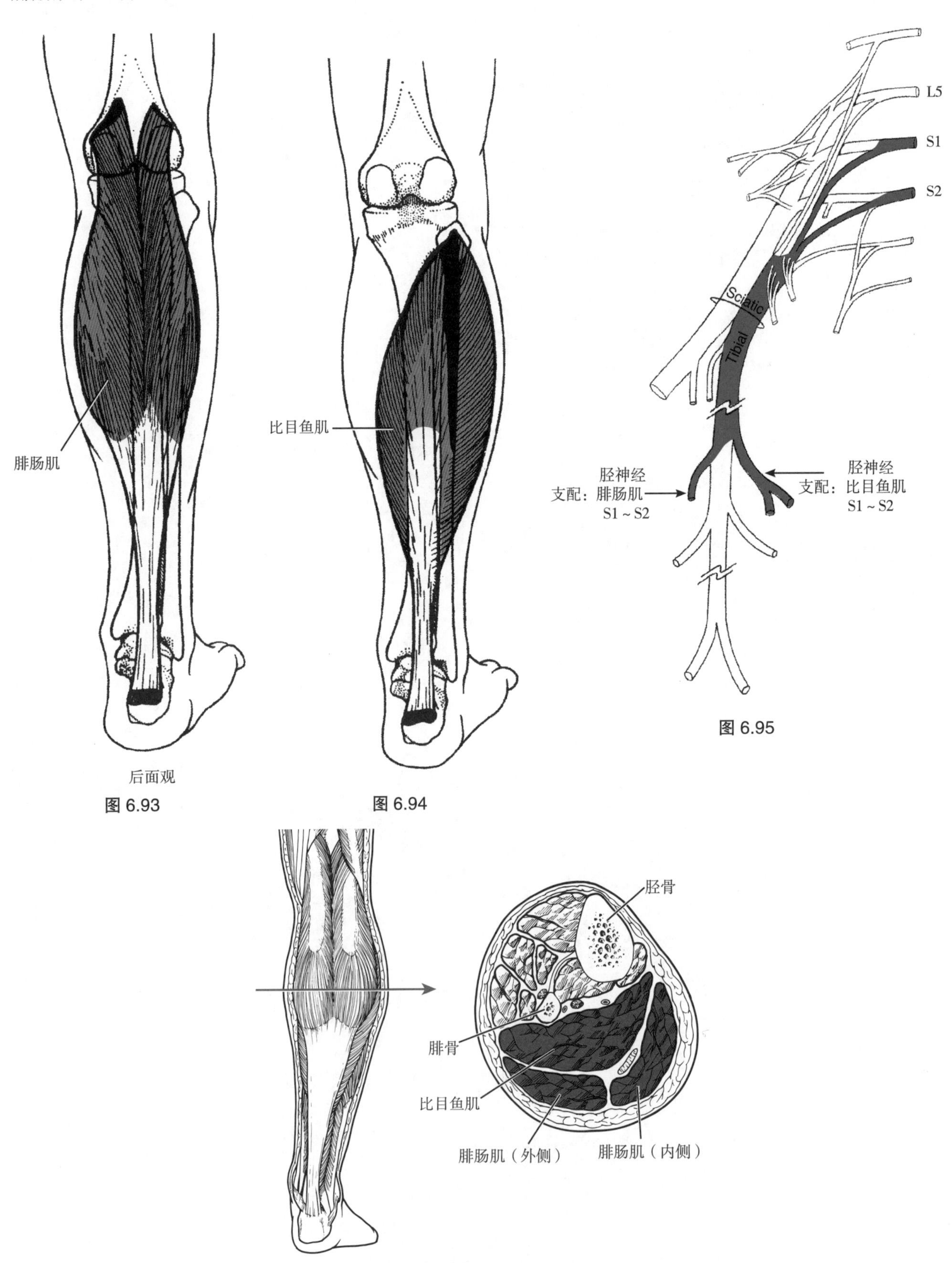

图 6.93

图 6.94

图 6.95

图 6.96　箭头指向所示横截面水平

活动范围
0° ~ 45°

表 6.11　**跖屈**

编号	肌肉	起点	止点	功能
206	**比目鱼肌**	腓骨（腓骨头、腓骨后侧和腓骨干的近端 1/3） 胫骨（比目鱼肌线中轴和骨干内侧的中 1/3） 胫骨和腓骨之间的腱膜 腱膜（前部）	腱膜（后；肌肉中线上的腱性间隔） 跟腱，腓肠肌的肌腱连接到比目鱼肌时形成 通过跟腱止于跟骨	踝关节跖屈 足内翻
205	腓肠肌			
	内侧头	股骨（内侧踝，腘窝） 膝关节囊	前腱膜 跟腱，腓肠肌的肌腱连接到比目鱼肌时形成的	踝关节跖屈 膝关节屈曲（附属） 足外翻
	外侧头	股骨（外侧髁、外侧面和髁上线） 膝关节囊 腱膜（后部）	跟骨（后部）	
其他				
204	胫骨后肌			
207	跖肌			
208	腓骨长肌			
209	腓骨短肌			
213	趾长屈肌			
222	踇长屈肌			

如果腓肠肌 – 比目鱼肌无力，足部的附属肌肉就无法代偿完成跖屈的动作。

这两块踝关节跖屈肌组成了小腿三头肌。它们结构、解剖位置、功能和肌纤维特征都不同。腓肠肌内侧头较大。腓肠肌中 49% 是 I 型肌纤维，而比目鱼肌有 80% I 型肌纤维。这种肌纤维差异让腓肠肌更多参与快速的爆发力动作。而比目鱼肌在低强度和长时间的运动中更加活跃[34]。因为比目鱼肌结构和大小的关系，它可以具有参数 2.5 ～ 3 倍于腓肠肌的力量。在提踵的动作中，可以通过屈膝将比目鱼肌分离出来（图 6.97）。

腓肠肌和比目鱼肌测试

5 级、4 级和 3 级

患者姿势：患者用测试侧肢体站立，膝关节伸直。患者可能需要外部支持；使用 1 根或 2 根手指放在桌子上（或其他表面）（图 6.98）。

治疗师：评估踝关节的活动范围保证患者有足够的活动性。向患者演示提踵的动作。站着或坐在测试侧的侧面以确定患者足跟抬起的高度。要求患者在足跟上抬时保持膝关节伸直。如果患者可以抬离地面 2 英寸（约 5cm），则要求患者继续完成这个动作直到他无法再向上抬高超过 1 英寸（约 2.5cm），这也是测试的止点。患者手臂不产生支撑作用。

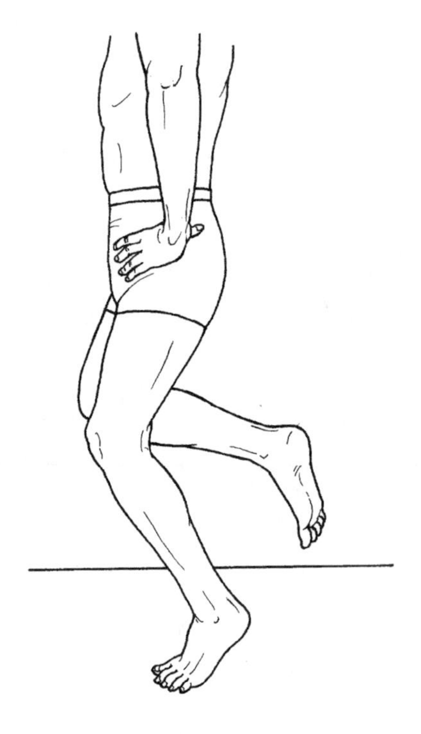

图 6.97

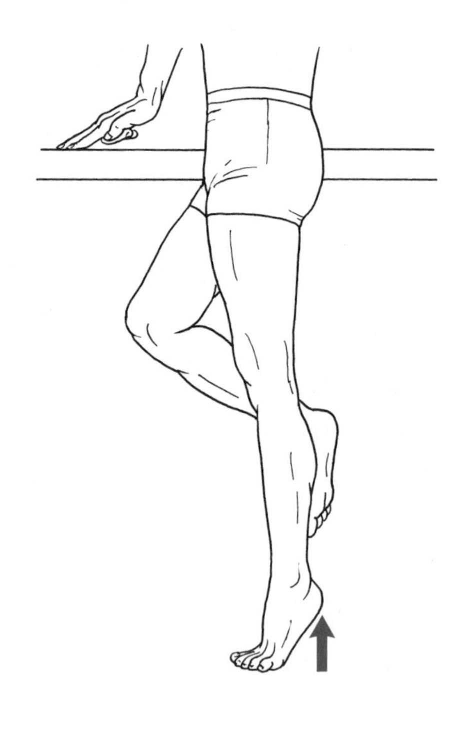

图 6.98

5 级、4 级和 3 级（续）

测试：患者连续地在全范围内从地面上抬起足跟，每 2 秒 1 次，直到患者不再达到最初高度的 50%（图 6.99）。

给患者的指示：“单腿站立。提起脚跟。放下来。尽可能多地重复，尽可能地提高你的脚跟。”对另一侧肢体重复测试。

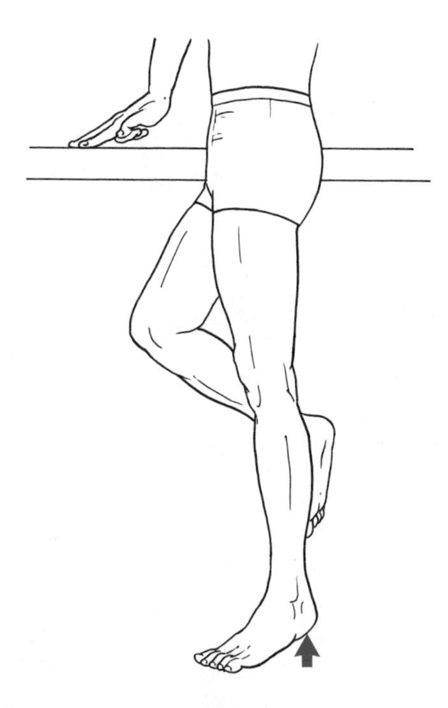

图 6.99

分级

5 级：患者成功地完成至少 25 次提踵，每次动作之间不需要休息也没有动作疲劳[35, 36]。提踵 25 次大约相当于引起了跖屈肌的最大肌电活动的 60%[11]。Lunsford 和 Perry 认为，“正常”的反应需要完成 25 次完全的提踵动作。

在目前已使用多年的标准化测试中，25 次重复是公认的标准。然而，最近的一项研究表明，在样本中的重复次数少于 25 次（表 6.12）[37]。治疗师应该意识到，跖屈肌的力量不足是很常见的，特别是随着年龄的增长，而力量不足会影响步行周期足跟上抬部分，从而降低步行速度。

4 级：患者以 2 秒 1 次的速度，连续完成 2～24 次正确的提踵动作。4 级标准的定义不明晰。

3 级：患者正确地完成 1 次提踵，但无法从中立位抬起更多次。

如果患者不能在站立姿势上至少完成 1 个正确的全范围提踵动作，那么等级必须小于 3（一般）。不管出于何种原因对非站立姿势施加多大的阻力，患者分级均小于 3 级[35]。

表 6.12 未受训对象的平均值

	男性（年龄）				女性（年龄）			
	Lunsford 和 Perry[36]	Jan et al.[37]	Jan et al.[37]	Jan et al.[37]	Lunsford 和 Perry[36]	Jan et al.[37]	Jan et al.[37]	Jan et al.[37]
年龄（平均或范围）	34.7（8.5）	21～40	41～60	61～80	29.3（5.0）	21～40	41～60	61～80
平均值	27.8（11.5）	22.1（9.8）	12.1（6.6）	4.1（1.9）	28.4（9.8）	16.1（6.7）	9.3（3.6）	2.7（1.5）
重复次数	6～70	9～46	4～30	0～7	7～51	6～30	5～19	0～5
80%		17	7	2		10	5	1

2 级

患者姿势：俯卧位，足部垂在治疗床外。

治疗师：站在床尾，面对被测试的足部。要求患者全范围屈伸踝关节。施加阻力的手放在足底跖骨头的位置，将踝关节保持在背伸 80° 的位置。这些肌肉可以产生很大的力量，这也是为什么需要一个稳定阻力点的原因（图 6.100）。

测试：患者抵抗徒手阻力产生踝关节跖屈。

分级

2 级：抵抗最大徒手阻力维持在测试姿势。由于这些肌肉的功能性力量，治疗师无法分解 2 级测试。

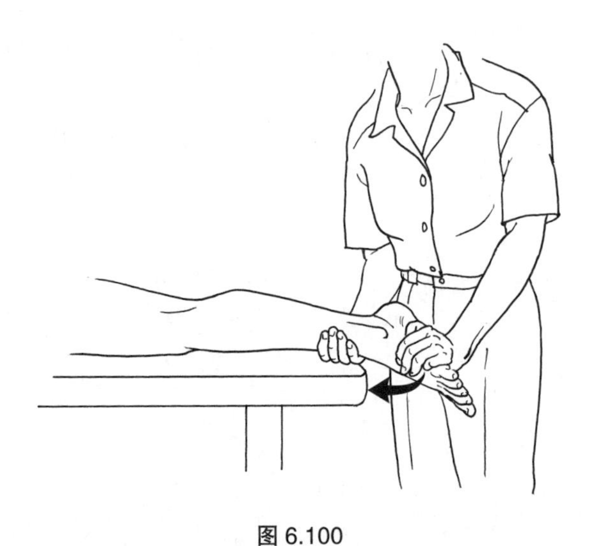

图 6.100

1 级和 0 级

患者姿势：俯卧位，足部垂在治疗床外。

治疗师：站在床尾，面对被测试的足部。一手通过检测跟骨上方的跟腱的张力来触诊腓肠肌 – 比目鱼肌的活动（图 6.101）。也可触诊两块肌肉的肌腹（未示出）。

测试：患者尝试跖屈踝关节。

给患者的指示：“把你的脚绷直，就像芭蕾舞演员。”

分级

1 级：肌腱表现出一些肌肉的收缩活动，但没有发生关节运动。可在肌腹触及收缩活动。 腓肠肌触诊的最佳姿势是用拇指和手指在肌肉中线比目鱼肌上方触诊。 比目鱼肌的触诊最好在小腿远端的后外侧表面进行。 在大多数具有 3 级或更好的小腿力量的人中，可以在踝关节跖屈测试时观察和区分这两块肌肉，因为它们的界限很清楚。

0 级：没有明显的收缩。

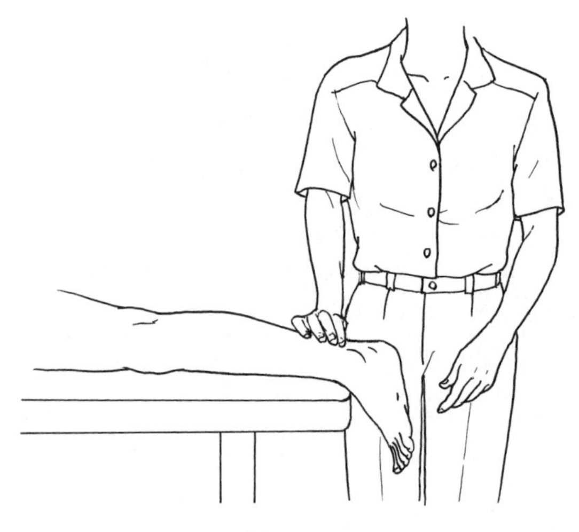

图 6.101

有益提示

- 患者在站立测试时可能屈曲膝关节再向前摇摆到前足站立，这是一种肌力减弱的表现（小于等于 2 级）。
- 如果由于某种原因，患者不能在俯卧位进行 2 级、1 级或 0 级测试，则使用仰卧姿势进行不负重测试。在这种情况下，最高等级是 2 级。
- 在站立跖屈测试时，胫骨后肌、腓骨长肌和腓骨短肌需要有大于 4 级的力量来稳定前足，以保持三点支撑的姿势。
- 因为腓肠肌、比目鱼肌力量可能很大，即使患者无法在站立测试时抬起足跟，治疗师在测试俯卧位跖屈时还是最好找一面墙支撑自己的体重。即使治疗师固定，手持式测力计在俯卧位或仰卧位的测试中还是不可靠。
- 必须注意，避免将体重转移到指尖来获得平衡。因此，建议让患者把手臂放在头前的墙壁上。但是，还是要确保患者保持完全直立的姿势。如果受试者向前倾斜或屈曲膝关节，这种姿势可以使足跟抬离地面，表现出做出了一次测试动作。
- 儿童（5 ～ 12 岁）标准重复次数 [38]：
  - 5 ～ 6 岁：12.5±5.4
  - 7 ～ 8 岁：18.1=/-3.6
  - 9 ～ 10 岁：22.3=/-8.0
  - 11 ～ 12 岁：31.6=/-12.5
- 每周穿高于 5cm 高跟鞋超过 40 小时，持续 1 年之后，女性的腓肠肌和比目鱼肌力量下降，活动范围也会减小 [39]。

腓肠肌和比目鱼肌推荐训练

- 直腿提踵训练腓肠肌 [34]
- 坐位小腿训练仪训练比目鱼肌 [34]
- 足趾站立灵活性训练

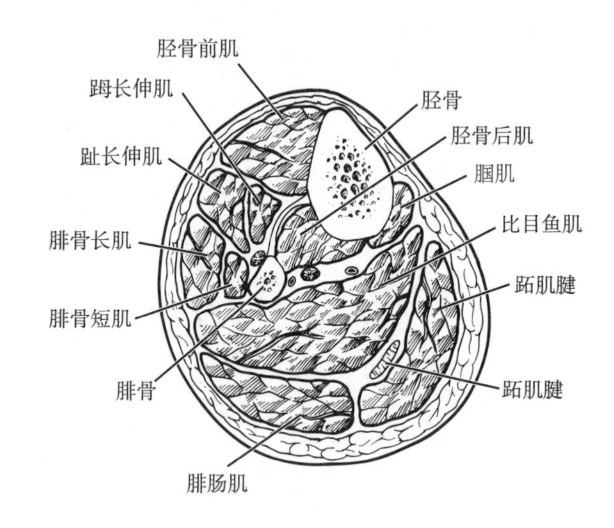

小腿中段，腓肠肌和比目鱼肌上部，小腿围度最大的部位

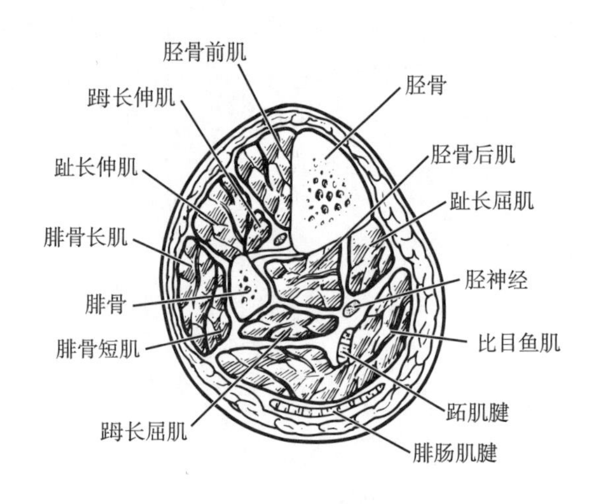

小腿下端，小腿三头肌肌肉组织终点，腓肠肌已经移行为肌腱

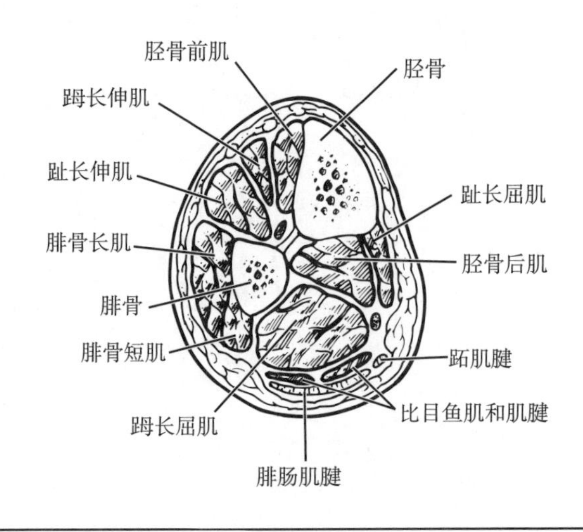

踝关节近端，小腿远端，腓肠肌、比目鱼肌和跖肌都已移行为肌腱

平面图 7　小腿横截面

足背伸和内翻

胫骨前肌

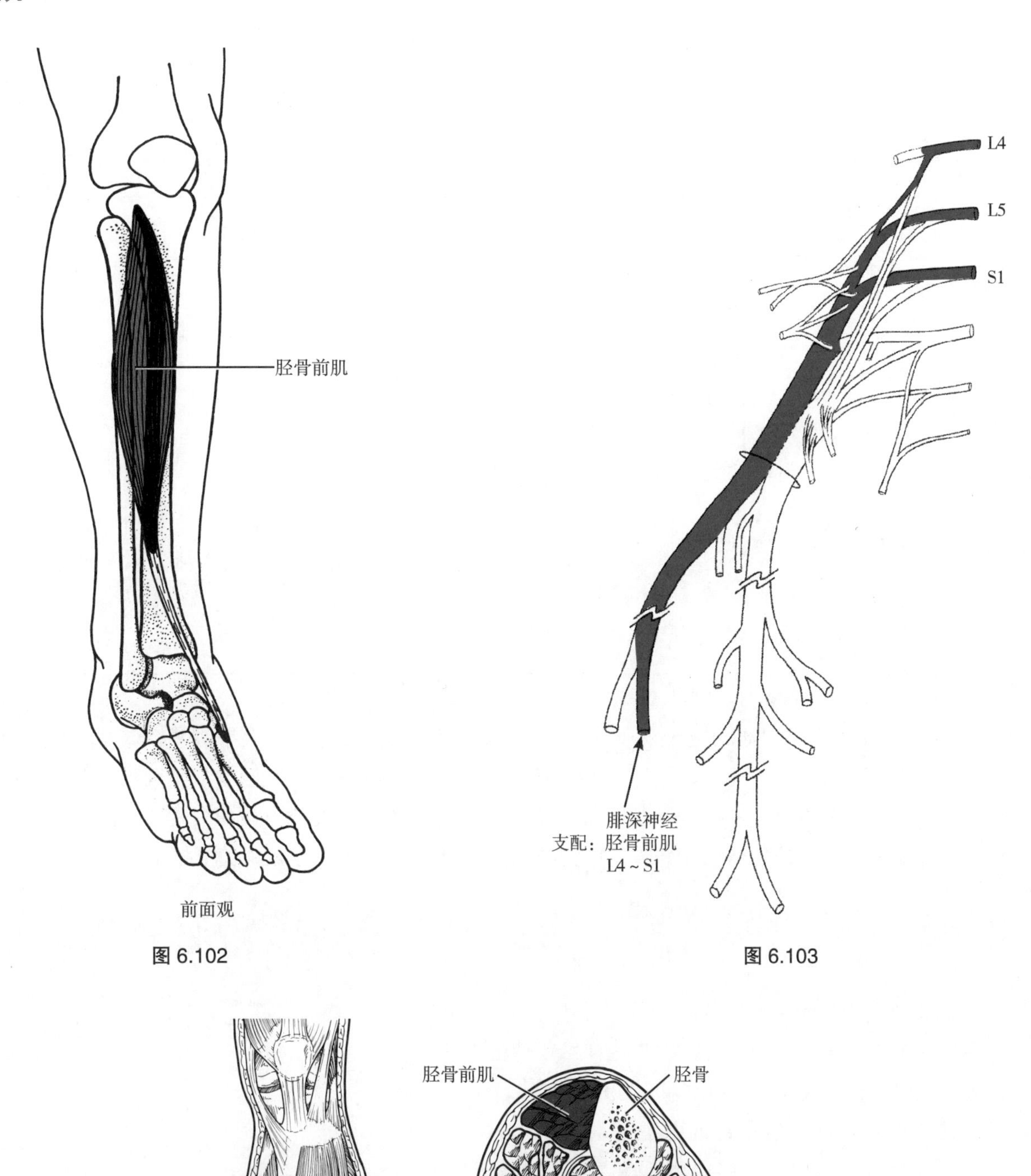

图 6.102

图 6.103

图 6.104 箭头指向所示横截面水平

活动范围
0° ～ 25°

表 6.13 **足背伸和内翻**

编号	肌肉	起点	止点	功能
203	**胫骨前肌**	胫骨（外侧髁和骨干内侧的近端 2/3 侧） 骨间膜 筋膜（深） 肌间隔	（内侧）楔骨（内侧和跖面） 第 1 跖骨（基底）	踝关节背伸（距小腿关节） 足部距下关节和跗骨间关节内翻和内收 步行时支撑内侧纵弓
其他				
210	第 3 腓骨肌			踝关节背伸 足部外翻（附属）
211	趾长伸肌			
221	踇长伸肌			

踝关节背伸力量和活动范围对于步行和平衡功能至关重要，因此它的灵活性很好。踝关节背伸活动度下降可能是中风、癌症、特发性周围神经疾病、糖尿病和脑性瘫痪的结果。严重的肌力减弱可能导致足下垂。踝关节力量、爆发力和活动性下降是各年龄段人群跌倒的危险因素，尤其是对于老年人来说。踝关节力量和爆发力下降也是踝关节不稳的因素，进而导致踝关节扭伤。

所有级别

患者姿势：仰卧位（注意：作者建议这个测试采用仰卧位而不是抗重力体位，因为这样可以使治疗师有足够的机械优势来对抗这块强壮的肌肉）。

治疗师：站在患者足部，患者足跟放在床面上。要求患者足部向头端向内侧运动（图 6.105）。如果患者可以完成全范围的活动，施加阻力的手放

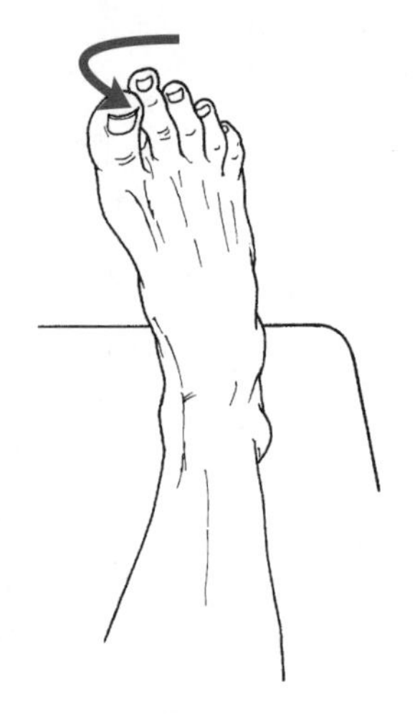

图 6.105

所有级别（续）

在足内侧。阻力方向向远端向外侧（图 6.106）。这是一块很强壮的肌肉，所以治疗师前臂屈曲和手一起施加足够的阻力，以保证测试有效。另外，这不是一个抗重力的体位，所以这个测试的分级应该更加严格。

测试：患者踝关节背伸，足部内翻，足趾放松。

给患者的指示：“把你的脚往上往里翻，保持住！别让我把它推下去。”

分级

5 级：抵抗最大阻力，维持在测试姿势。

4 级：抵抗中到强阻力，维持在测试姿势。

3 级：在不抵抗阻力的情况下完成全范围的活动（图 6.105）。

2 级：仅完成部分活动范围。

1 级：治疗师能够检测到肌肉中的一些收缩活动，或者肌腱“绷紧”。没有关节活动。

在踝关节的前内侧，大约内外踝的高度触诊胫骨前肌的肌腱（图 6.107）。在“胫骨”的外侧，肌腹的上方触诊其肌肉收缩活动。

0 级：没有明显的收缩。

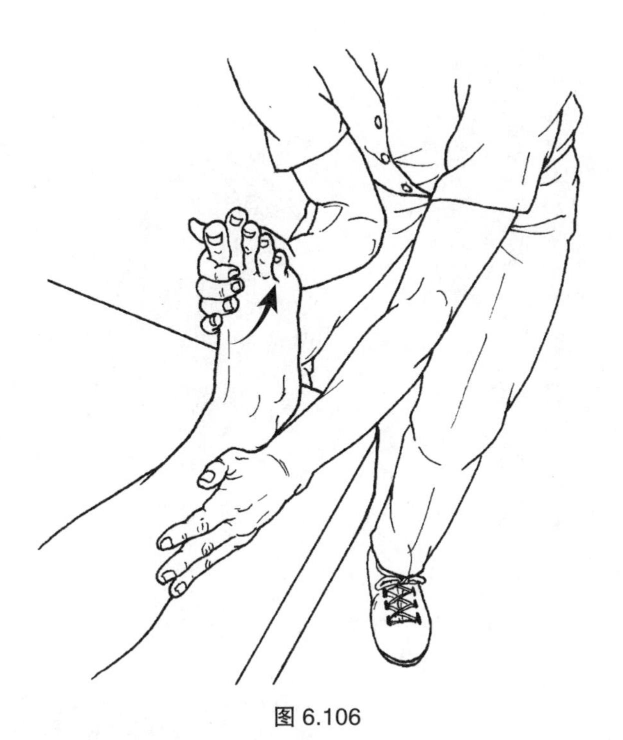

图 6.106

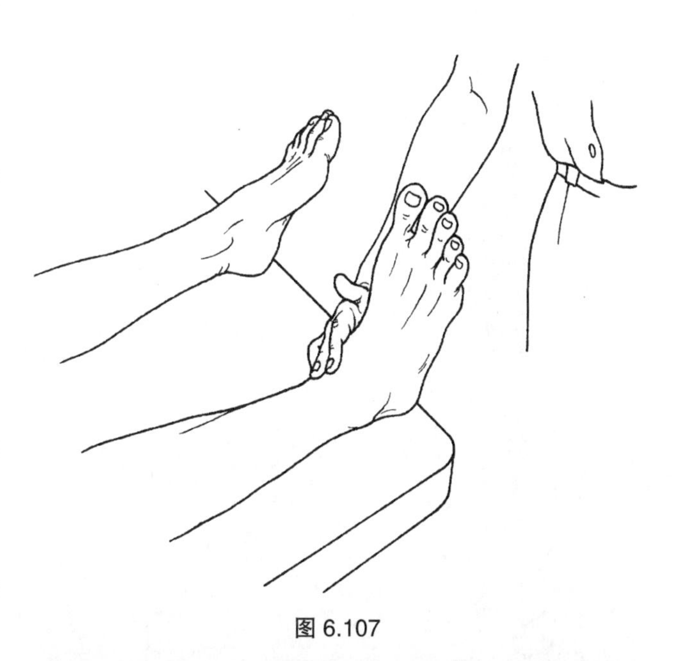

图 6.107

代偿动作

由趾长伸肌和踇长伸肌产生的代偿还会导致足趾的伸展。因此，需要指导患者保持足趾放松，以免影响测试活动。

有益提示

- 坐位或者仰卧位时，确保膝关节屈曲，以使腓肠肌放松。如果伸膝并且腓肠肌紧绷，那么患者将无法达到完全的背伸范围。
- 因为仰卧位不是一个抗重力的体位，所以治疗师应该利用自己的体重施加最大的阻力。采用拉向自己的力要比推出去的力更能保护治疗师。

胫骨前肌推荐训练

- 使用弹力带或抵抗踏板的抗阻背伸。
- 足踏步
- 足跟行走

足内翻

胫骨后肌

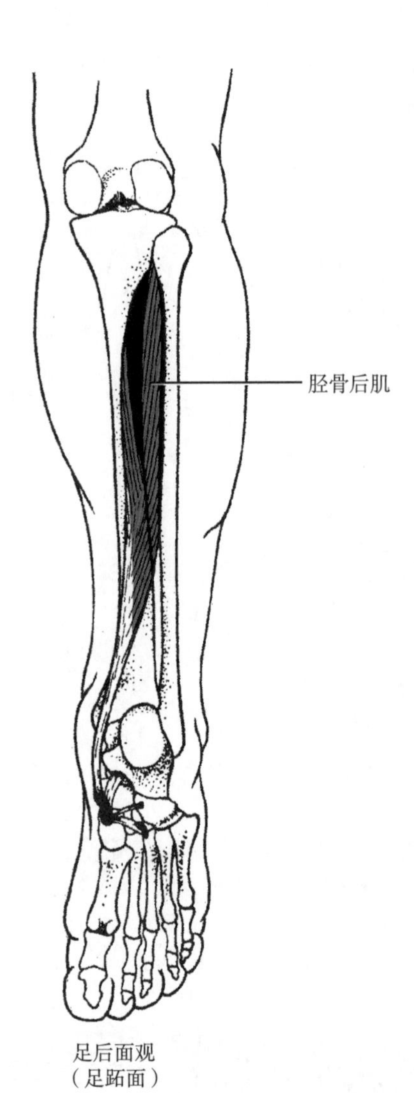

足后面观
（足跖面）

图 6.108

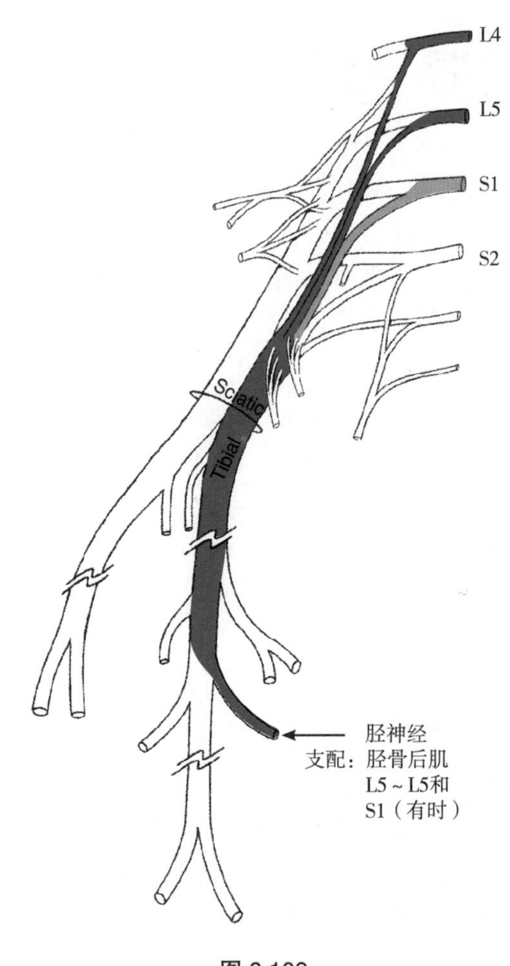

图 6.109

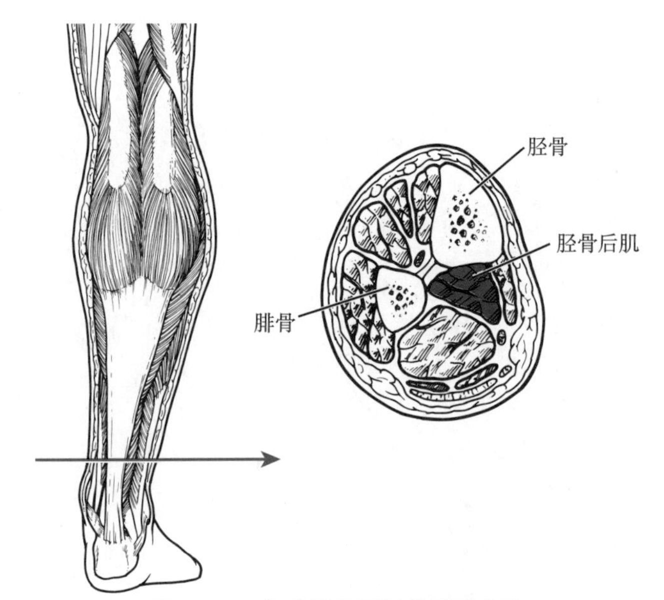

图 6.110　箭头指向所示横截面水平

活动范围
0°～35°

表 6.14　足内翻

编号	肌肉	起点	止点	功能
204	**胫骨后肌**	胫骨（比目鱼肌线下方，骨干后外侧的近端 2/3） 骨间膜（后部） 腓骨（骨干，近端后内侧 2/3） 深层横筋膜 肌间隔	舟骨（结节） 楔骨 载距突（远端） 第 2 ～ 4 跖骨（通过腱带）	足部内翻（旋后） 踝关节跖屈（附属）
其他				
203	胫骨前肌			
213	趾长屈肌			
222	踇长屈肌			
206	比目鱼肌			
221	踇长伸肌			

胫骨后肌在步行周期的站立相给距下关节和跗骨间关节施加作用，它可以给距下关节提供一个内翻的动量，同时稳定内侧纵弓。胫骨后肌腱功能障碍是最近被认识的一种退行性病变且症状逐渐加重。它是造成成年人扁平足和肌腱撕裂的常见原因。

5 级、4 级 3 级和 2 级

患者姿势：坐位，踝关节轻微跖屈。

治疗师：坐在患者前面或测试肢体旁边的低凳上（抗重力体位）。患者足跟放在治疗师大腿上，要求患者足部向下向内运动。如果需要的话可以被动地完成这个动作。如果有全范围的主动活动，则一手在小腿后方、踝上方固定足踝（图 6.111）。大部分的阻力朝向前足外展方向（向上向外）。施加阻力的手放在跖骨头水平的足背内侧面。

测试：患者全范围内翻足部。

给患者的指示：治疗师可能需要演示动作。“把脚向下向内翻，维持住。”

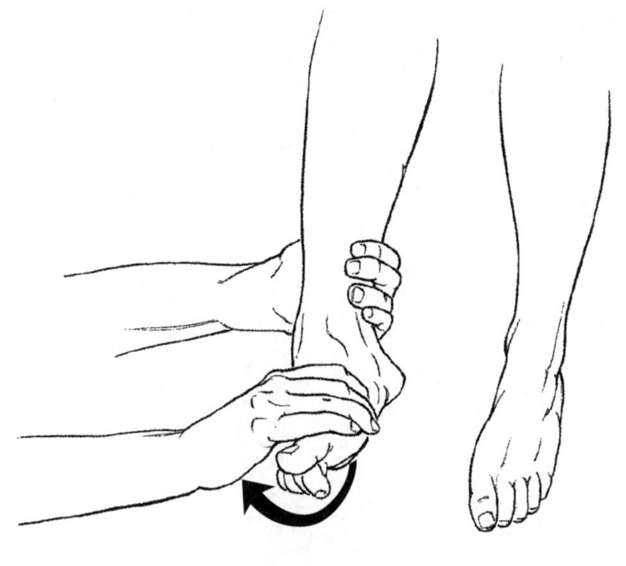

图 6.111

5 级、4 级、3 级和 2 级（续）

分级

5 级： 抵抗最大阻力，维持在测试姿势。

4 级： 抵抗中到重度阻力，维持在测试姿势。

3 级： 能够在全范围内翻足部（图 6.112）。

2 级： 只能完成部分活动范围。

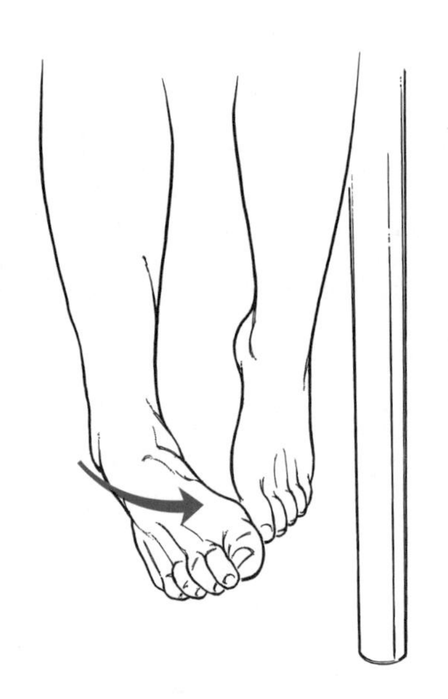

图 6.112

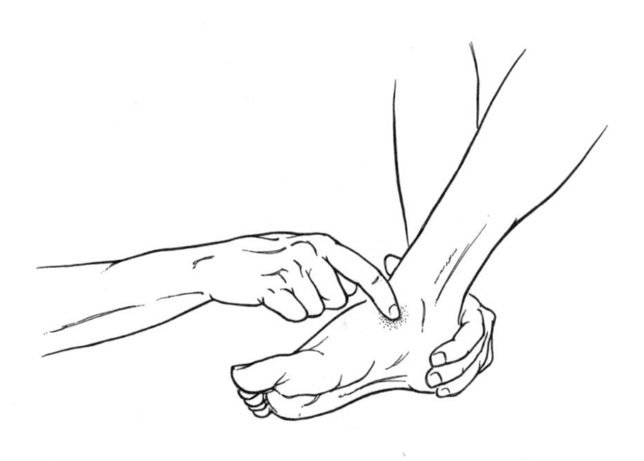

图 6.113

1 级和 0 级

患者姿势： 坐位或仰卧位。

治疗师： 坐在低凳子上或站在患者面前。触诊内踝和舟骨之间的胫骨后肌腱（图 6.113）。或者，在踝上方触诊肌腱。

测试： 患者尝试足部内翻。

给患者的指示： "试着把你的脚向下向内翻。"

分级

1 级： 如果肌肉有收缩活动，胫骨后肌腱就会突出。如果在没有运动的情况下可以触及肌肉收缩，那么肌力评定为 1 级。

0 级： 没有明显的收缩。

代偿动作

足趾的屈肌应该保持放松，以防止趾长屈肌和踇长屈肌产生代偿。

有益提示

胫骨后肌功能障碍时，将无法完成单腿提踵或出现疼痛。如果提踵时，未出现足跟内翻或者双侧内翻不对称，则可能说明胫骨后肌肌力不足。

胫骨后肌的作用是跖屈和内翻踝关节，同时将前足内收。独立测试胫骨后肌时，需要将阻力主要施加在前足内收上，背伸的阻力应该小一些。

胫骨后肌推荐训练

- 足内翻训练（前脚掌相互抵住）
- 弹力带辅助下的足内翻离心训练
- 提踵伴内翻（足跟并拢）

足外翻伴跖屈

腓骨长肌和腓骨短肌

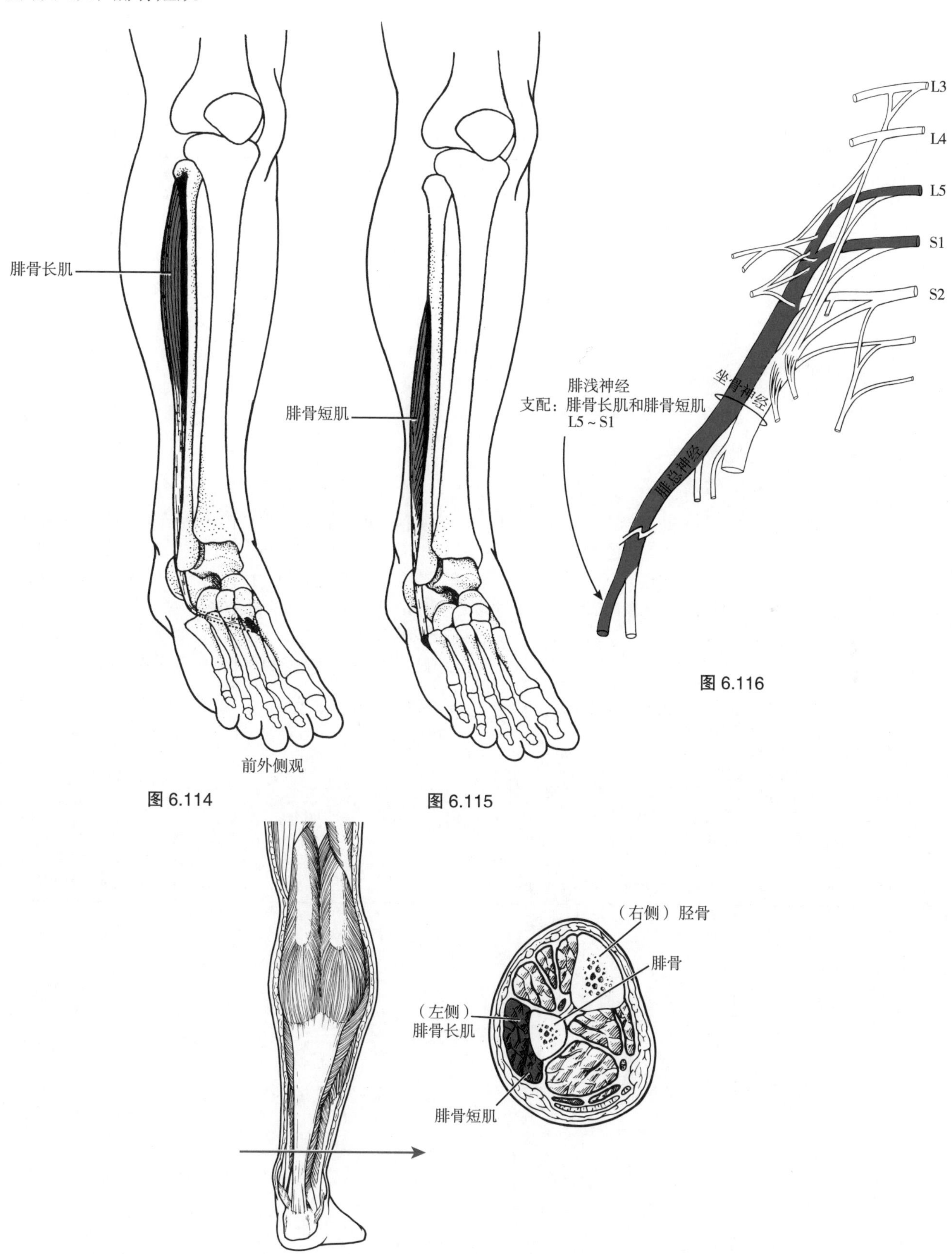

图 6.114

图 6.115

图 6.116

图 6.117　箭头指向所示横截面水平

活动范围
0° ～ 25°

表 6.15 **足外翻**

编号	肌肉	起点	止点	功能
跖屈				
208	**腓骨长肌**	腓骨（头部和骨干近端的 2/3，外侧） 胫骨（有时起于外侧髁） 小腿筋膜 肌间隔	第 1 跖骨（基底部和侧面） 内侧楔骨（基部和外侧） 其他跖骨	足外翻 踝关节跖屈（辅助） 第 1 跖骨下降 支撑纵弓和横弓
209	腓骨短肌	腓骨（远端和骨干外侧的 2/3） 小腿肌间隔	第 5 跖骨（基底部结节，侧面）	足外翻 踝关节跖屈（附属）
背伸				
211	趾长伸肌	胫骨（外侧髁） 腓骨（骨干：内侧面上 3/4） 骨间膜（前面） 小腿深筋膜和肌间隔	止点处的肌腱分为 4 束止于足背侧，形成各个足趾的扩张部 第 2 ～ 5 趾：外侧 4 趾的中节趾骨 PIP 关节（止于每个趾骨基底部的背侧） 远节趾骨（2 束肌腱在背侧合拢）	外侧 4 趾 MP 关节伸展，DIP 关节伸展 外侧 4 趾 PIP 和 DIP 关节伸展（辅助） 踝关节背伸（附属） 足外翻（附属）
210	第 3 腓骨肌	腓骨（内侧面远端的 1/3） 骨间膜（前） 肌间隔	第 5 跖骨（基底部的背面；骨干，内侧面）	踝关节背伸 足外翻（附属）
其他				
205	腓肠肌			

注：DIP（distal phalanges），远端趾骨间关节；MP（metatarsophalangeal），跖趾关节；PIP（proximal phalanges），近端趾骨间关节。

5 级、4 级、3 级和 2 级

患者姿势：坐位，踝部处于中立位（背伸和跖屈中间位）。患者仰卧时也可进行测试。

治疗师：如果患者仰卧，治疗师坐在患者前方的低凳上或站在治疗床的尾端。要求患者足部向下向外运动。如果可以完成全范围的活动，一手在踝关节上方固定足踝。注意不要抓住胫骨远端，施加阻力的手放在前足的背侧和外侧缘（图 6.118）。阻力朝向内翻和轻度背伸的方向。

测试：患者足部外翻，蹞趾向下，跖屈。

给患者的指示：“把脚向下踩。坚持住！不要让我推回去。”

分级

5 级：抵抗最大阻力，维持在测试姿势。

4 级：抵抗中到强阻力，维持在测试姿势。

3 级：能够在无阻力时全范围内翻足部。

2 级：只能完成部分外翻活动范围。

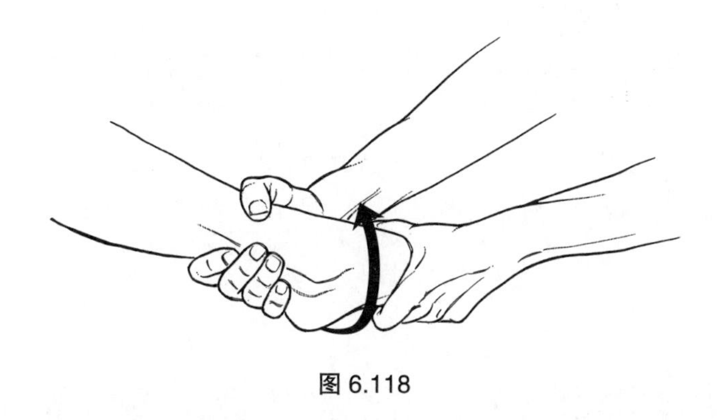

图 6.118

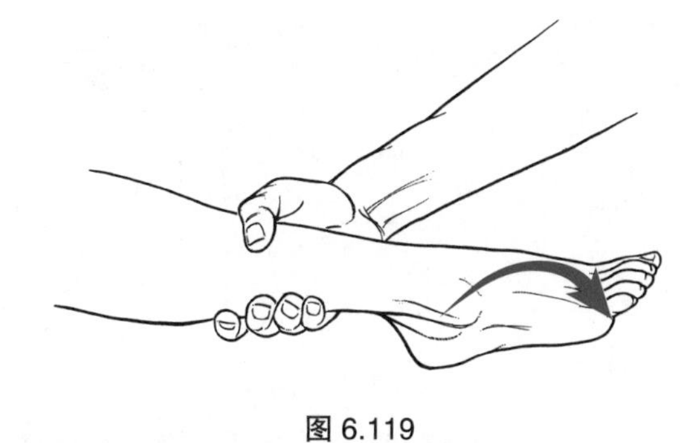

图 6.119

1 级和 0 级

患者姿势：短坐位或仰卧位。

治疗师：坐在低凳上或站在治疗床的尽头。将手指放在腓骨头正下方，足部上 1/3 处以触诊腓骨长肌。 可以在外踝后面，腓骨短肌的后面触诊到肌腱。

触诊腓骨短肌腱时，由于其从外踝后方向前延伸，因此可将示指放在肌腱上，即第 5 跖骨基底部近端（图 6.120）。 在腓骨上方、小腿远端的外侧面上可触及腓骨短肌的肌腹。

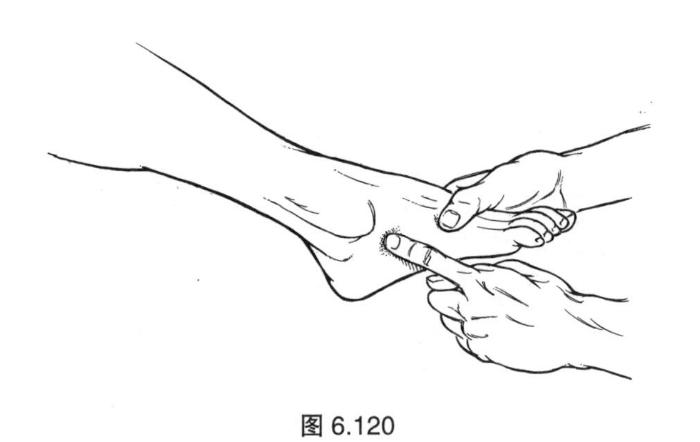

图 6.120

分级

1 级：可以触及 1 个或 2 个肌肉的收缩活动，这可能导致肌腱突出。 但没有产生关节运动。

0 级：没有明显的收缩活动。

腓骨长肌独立测试

阻力施加在第 1 跖骨头的跖面，方向朝向内翻和背伸的方向。

足外翻伴背伸

如果存在第 3 腓骨肌，可以让患者进行足部外翻和背伸来测试。然而，趾长伸肌也参与了这个动作。

可以在足背的外侧面触摸到第 3 腓骨肌的肌腱，位于延伸向小趾的趾长伸肌的外侧。

有益提示

- 足部外翻伴随着背伸或跖屈。足趾伸肌是主要的伴随外翻的背伸肌，因为部分人群第 3 腓骨肌不缺失。
- 足部外翻伴跖屈主要是由腓骨短肌完成，因为腓骨长肌更多是让第 1 跖骨头下降而不是外翻。
- 如果腓骨神经支配活跃的话，则不能分离这 2 条腓骨肌。
- 如果腓骨长肌与腓骨短肌之间的力量有差异，则可以通过对比外翻力量和第 1 跖骨下降的阻力来判断是哪块肌肉更强。如果在第 1 跖骨头产生更大的阻力，那么腓骨长肌是更强的肌肉。

足部外翻推荐训练

- 外侧跳跃 [41]

跖趾关节屈曲

蚓状肌和踇短屈肌

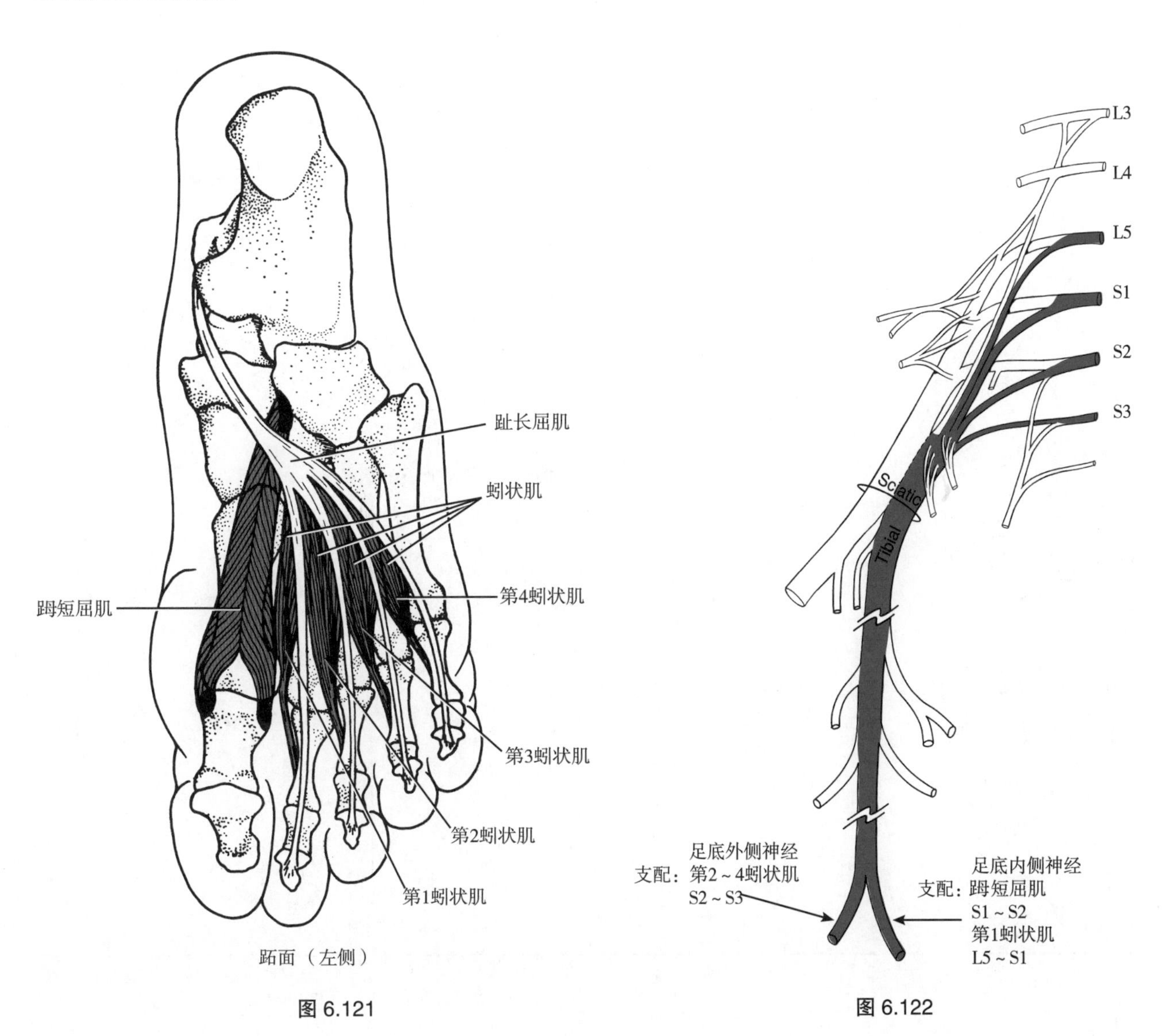

图 6.121

图 6.122

活动范围
踇趾：0°～45°
外侧 4 趾：0°～40°

表 6.16　**跖趾关节屈曲**

编号	肌肉	起点	止点	功能
足趾（第 2 ~ 4 趾）				
218	蚓状肌	趾长屈肌腱分离的位置 第 1 蚓状肌（1 个头，起于第 2 趾趾长屈肌腱） 第 2 ～ 4 蚓状肌（分 2 个头，起于第 3 ～ 5 趾趾长屈肌两侧）	全部：第 2 ～ 5 趾（近节趾骨和趾长伸肌腱背侧扩张部）	第 2 ～ 5 趾：MP 关节屈曲 第 2 ～ 5 趾：PIP 和 DIP 关节伸展（辅助）
踇趾				
223	踇短屈肌（2 个头）			踇趾外展（远离第 2 趾） 踇趾 MP 关节屈曲
	外侧头	舟骨（跖面） 外侧楔骨	踇趾（近节趾骨基底部两侧）与踇收肌相融合	
	内侧头	内侧肌间隔 胫骨后侧（肌腱）	踇趾（近节趾骨基底部两侧）与踇展肌相融合	
其他				
219，220	骨间肌，背面和跖面			
216	小趾短屈肌			
213	趾长屈肌			
214	趾短屈肌			
222	踇长屈肌			
224	踇展肌			
225	踇收肌			

踇趾趾跖关节屈曲

5 级至 0 级

患者姿势：坐位（其他姿势：仰卧位），双腿悬在治疗床的边缘。踝关节处于中立位（在背伸和跖屈中间位）。

治疗师：坐在患者面前的矮凳上。替代姿势：站在患者足侧治疗床旁。

被测试的足放在治疗师的膝关节上。要求患者踇趾屈曲。如果可以完成全范围的活动，则一手在踝关节下方握住足背（图 6.123）。另一手的示指放在踇趾的近节趾骨下面。或者，手指指尖（指甲很短）放在近节趾骨的下面。

测试：患者屈曲踇趾。

给患者的指示：“把你的踇趾向我的手指弯。保持住。别让我把它拉直。”

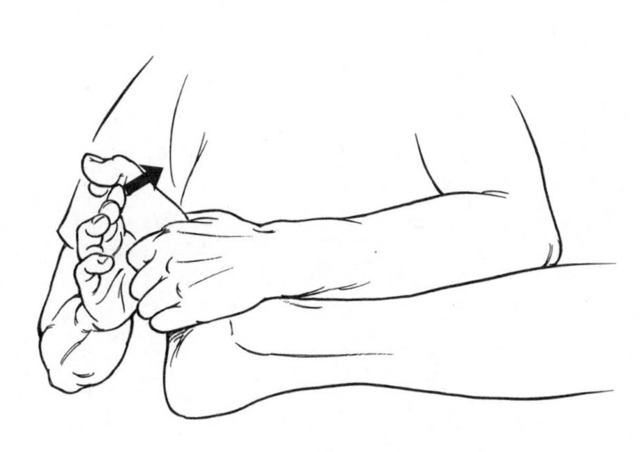

图 6.123

分级

5 级：抵抗强阻力，维持在测试姿势。

4 级：抵抗轻到中度的阻力，维持在测试姿势。

3 级：在无阻力的情况下，完成全范围的踇趾跖趾关节屈曲。

2 级：完成部分范围的活动。

1 级：治疗师可能触诊到收缩活动，但没有足部的运动。

0 级：无收缩活动。

有益提示

- 无法触诊到踇短屈肌的肌腹和肌腱。
- 当踇长屈肌功能不正常时，短屈肌将屈曲跖趾关节但无法屈曲趾骨间关节。相反，当踇短屈肌功能不正常时，趾骨间关节屈曲，跖趾关节可能过度伸展。（如果这由慢性疾病引起，被称为槌状趾。）
- 踇长屈肌缺失会导致平衡不稳，因为踇长屈肌可以在行走过程中稳定踇趾抵住地面。

第 2 ~ 5 趾跖趾关节屈曲

5 级至 0 级

患者姿势：坐位，足放在治疗师的腿上。替代姿势：仰卧位。踝关节在中立位（背伸和跖屈的中间位）。

治疗师：坐在患者前面的低凳上。替代姿势：站在测试足侧治疗床旁。要求患者把足趾向治疗师手指上弯曲。如果患者可以完成全范围的活动，则一手在足背固定（同踇趾屈曲测试）（图 6.124）。另一手的示指置于外侧足趾的跖趾关节下，以提供阻力。

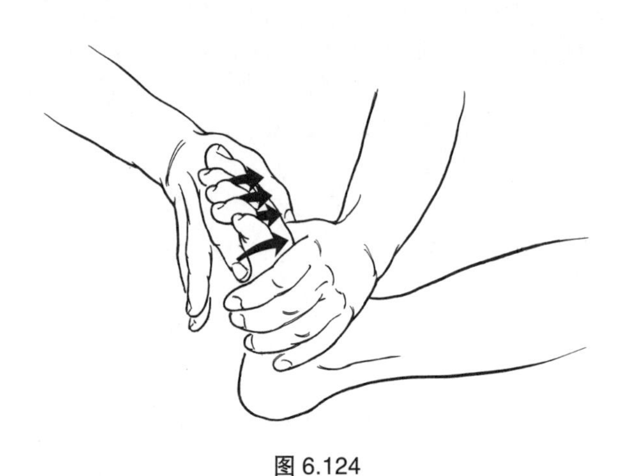

图 6.124

测试：患者屈曲外侧 4 趾的跖趾关节，使趾骨间关节保持中立位。

给患者的指示：“把你的脚趾弯到我的手指上。”

分级

评分和踇趾的分级相同。

有益提示

在实际操作中，很少单独测试踇趾和外侧 4 趾。许多患者不能单独地活动踇趾，也不能单独的活动跖趾关节和趾骨间关节。
治疗师可以单独测试每个足趾，因为蚓状肌的力量差距很大，可能并不可行。

跖趾关节屈曲训练

- 足趾捡小球（踇屈肌和趾长屈肌）
- 足趾夹毛巾

趾骨间关节屈曲

趾长屈肌、趾短屈肌、踇长屈肌

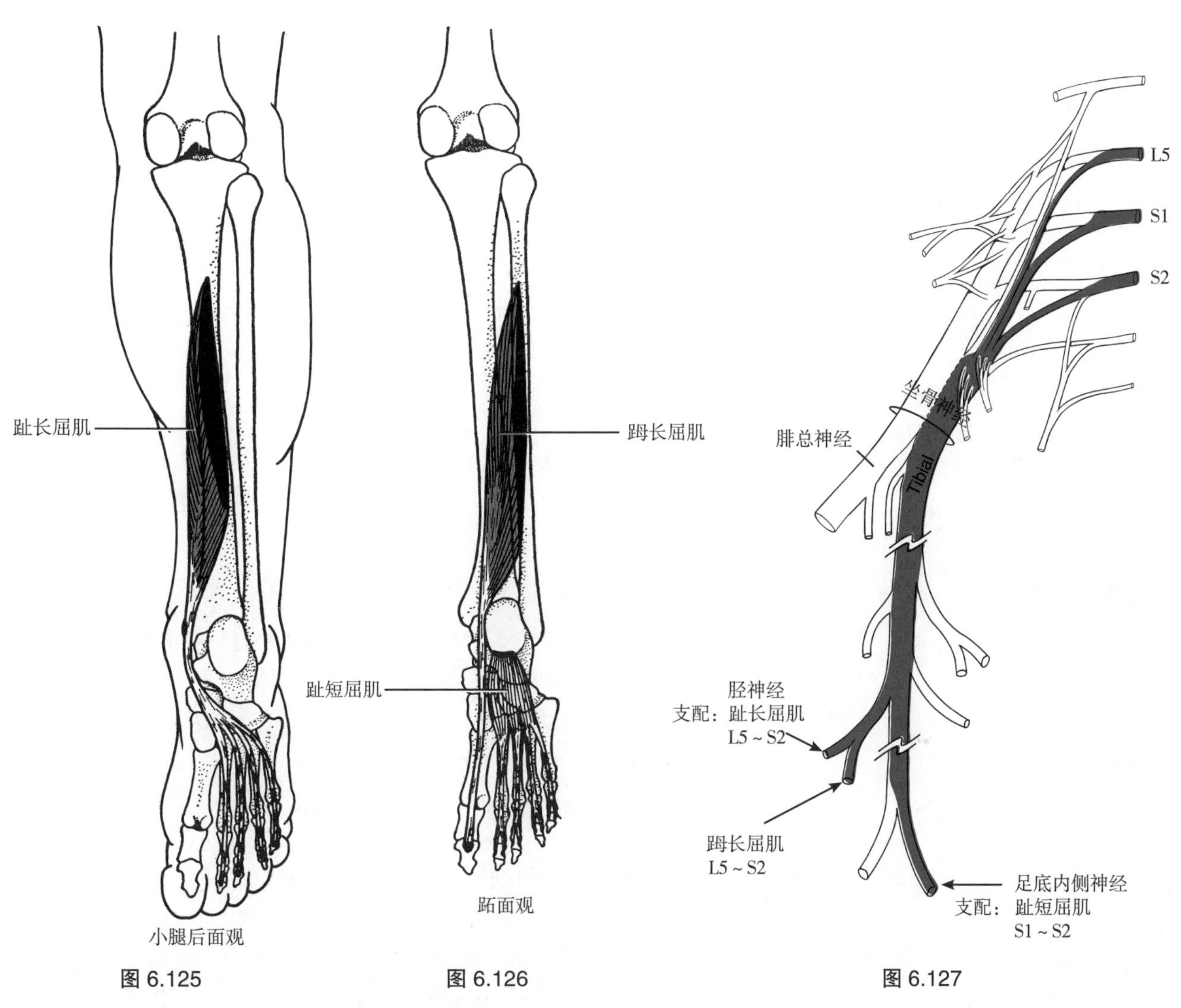

图 6.125　　图 6.126　　图 6.127

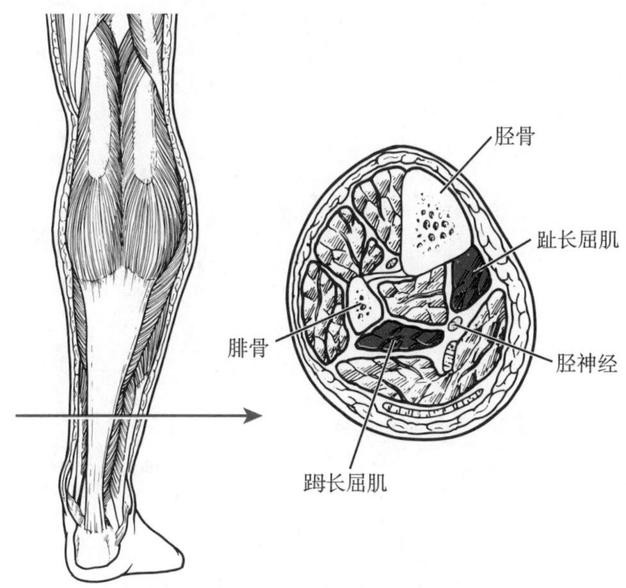

图 6.128　箭头指向所示横截面水平

活动范围
近端趾骨间关节屈曲（外侧 4 趾）：0° ~ 35°
远端趾骨间关节屈曲（外侧 4 趾）：0° ~ 60°
踇趾趾骨间关节屈曲：0° ~ 90°

表 6.17　**趾骨间关节屈曲**

编号	肌肉	起点	止点	功能
第 2 ~ 5 趾 DIP				
213	**趾长屈肌**	胫骨（骨干、中 2/3 的后部） 胫骨后肌上的筋膜	第 2 ～ 5 趾（远节趾骨，足底面和基底部）	第 2 ～ 5 趾：MP、PIP、DIP 屈曲 踝关节跖屈（附属） 足部内翻（附属）
第 2 ~ 5 趾 PIP				
214	趾短屈肌	跟骨（结节，内侧突） 足底腱膜 肌间隔	第 2 ～ 5 趾（通过 4 根肌腱至中节趾骨，双侧）	第 2 ～ 5 趾 MP 和 PIP 关节屈曲
踇趾 IP				
222	踇长屈肌	腓骨（骨干，后方的 2/3） 骨间膜 肌间隔（小腿后侧） 胫骨后肌上的筋膜	趾长屈肌腱 踇指（远节趾骨，基底部，足底面）	踇趾 IP 屈曲 踇趾 MP 屈曲（附属） 踝关节跖屈和足部内翻（附属）
其他				
第 2 ~ 5 趾 DIP				
217	足底方肌			
第 2 ~ 5 趾 PIP				
213	趾长屈肌			

5 级至 0 级

患者姿势：坐位，足部放在治疗师的膝关节上，或仰卧位。

治疗师：坐在患者面前的矮凳上，或站在患者足侧治疗床旁。要求患者足趾屈曲。如果患者可以完成全范围的活动，一手在前足提供稳定，手指放在足背，拇指放在近节趾骨（近端趾骨间关节）或远节趾骨（远端趾骨间关节）或跗趾的趾骨间关节下（图 6.129 ～图 6.131）。

另一手用四根手指或拇指放在中节趾骨下（用于趾骨间关节测试）（图 6.129），或放在远节趾骨的下侧（进行远端趾骨间关节测试）（图 6.130），或用示指放在跗趾的远节趾骨（图 6.131）。

测试：患者屈曲足趾。

给患者的指示："把脚趾弯起来，保持住。蜷起你的跗趾抓住我的手指。"

分级

5 级和 4 级：患者维持跗趾和其余 4 趾的测试姿势；在这两种测试中，阻力可能很小。

3 级和 2 级：患者不抵抗阻力的情况下完成全范围的活动（3 级），或只完成部分范围活动（2 级）。

1 级和 0 级：几乎没有明显的收缩活动发生。在跗趾的近节趾骨的跖面上，可以摸到跗长屈肌的肌腱。

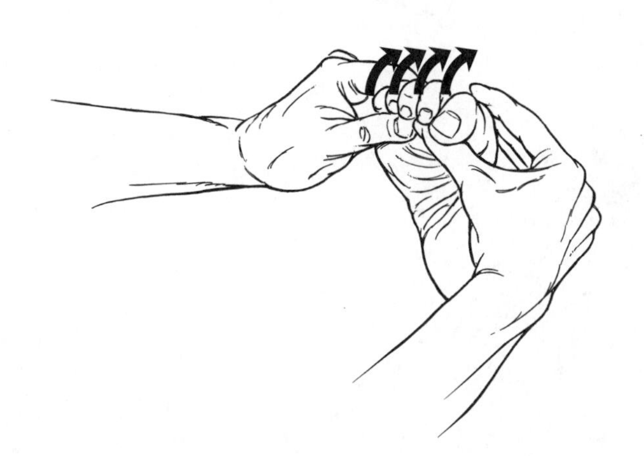

图 6.129

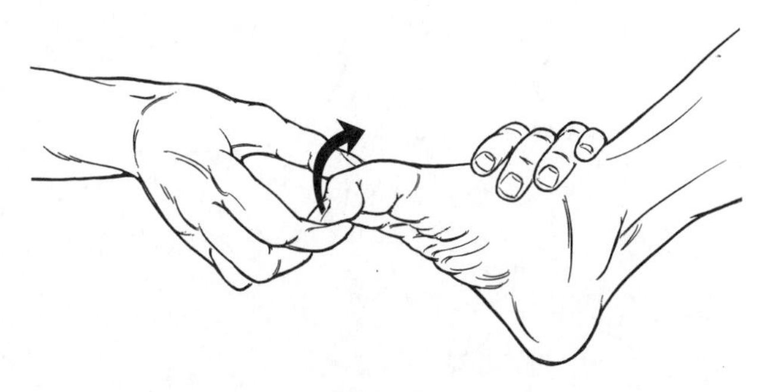

图 6.131

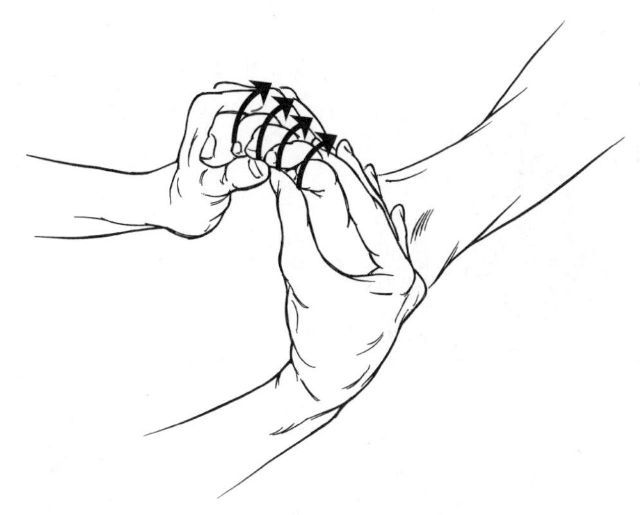

图 6.130

有益提示

- 就像所有脚趾运动一样，患者可能不能单独移动一根脚趾，也不能单独让趾骨间关节运动而跖趾关节不运动。
- 有些人可以单独完成跗趾活动，但很少能独立完成跗趾的跖趾关节活动。
- 很多人可以用跗趾（跗收肌）捏住东西，但这是一种不常见的临床测试。
- 很少对跗展肌进行测试，因为它极少单独发力。可以在前足抗阻内收的运动中观察到它的活动。这时跗趾会外展，但同时外侧的足趾通常会伸展。

踇趾和其余 4 趾的跖趾关节及趾骨间关节伸展

趾长伸肌、趾短伸肌、踇长伸肌

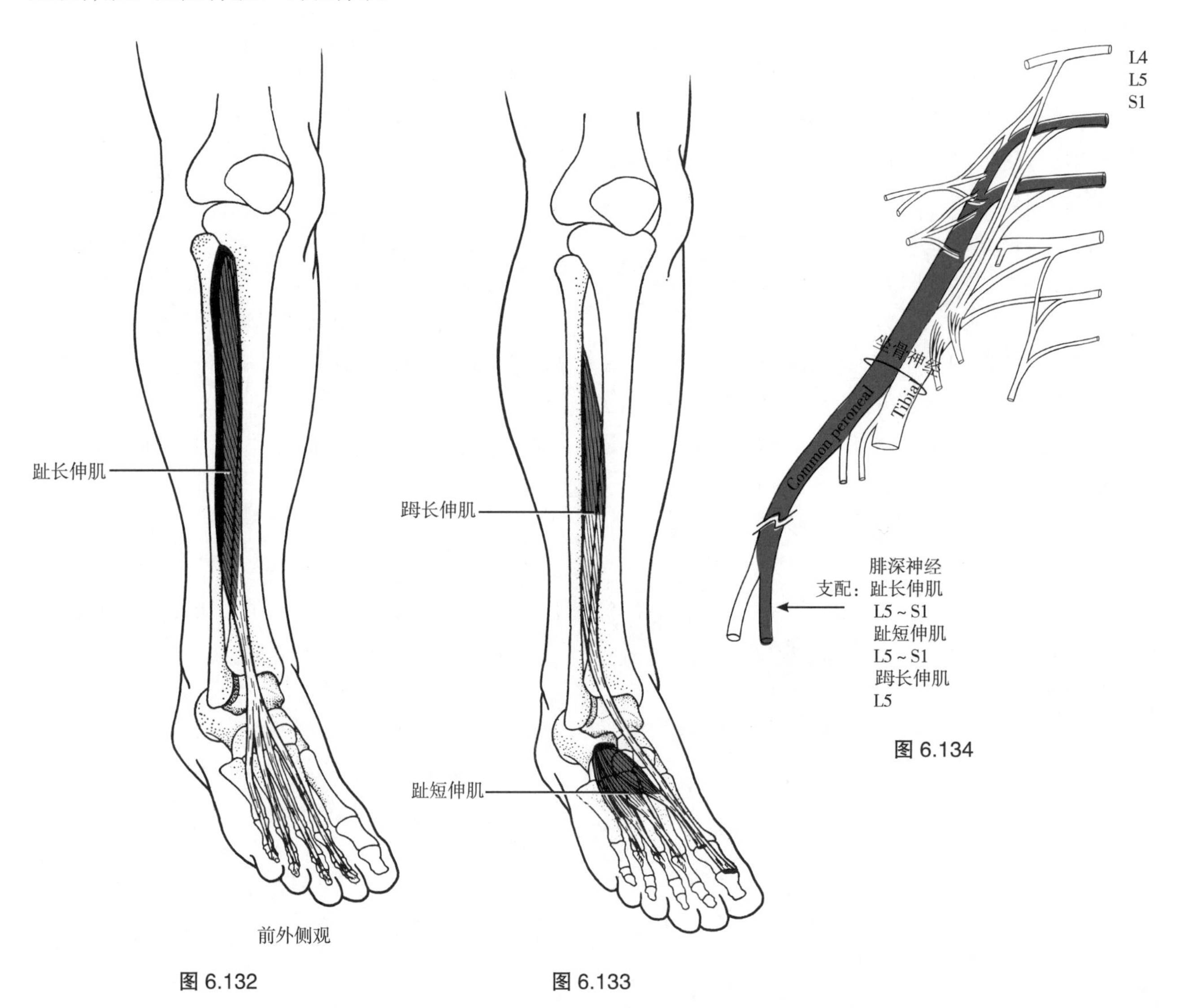

图 6.132

图 6.133

图 6.134

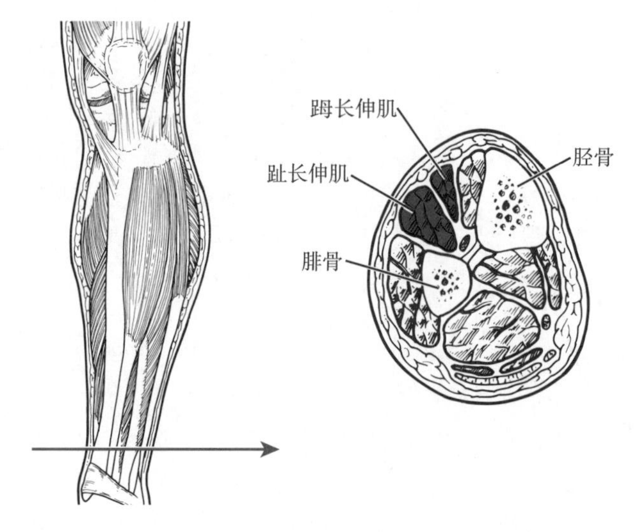

图 6.135　箭头指向所示横截面水平

活动范围
跗趾：0° ~ 75° ~ 80°
第 2 ~ 5 趾：0° ~ 40°

表 6.18 **跗趾和其余 4 趾跖趾关节和趾骨间关节伸展**

编号	肌肉	起点	止点	功能
211	趾长伸肌	胫骨（外侧髁） 腓骨（骨干，内侧面的近 3/4） 小腿筋膜（深） 骨间膜（前） 肌间隔	第 2 ～ 5 趾（止于第 2 ～ 5 趾的中节和远节趾骨，背面）	第 2 ～ 5 趾 MP 伸展 第 2 ～ 5 趾 PIP 和 DIP 伸展（辅助） 踝关节背伸（附属） 足外翻（附属）
212	趾短伸肌	跟骨（前外侧表面） 跟距外侧韧带 伸肌支持带（下）	止于 4 个肌腱：跗趾（近节趾骨，背面可能被命名为跗短伸肌） 第 2 ～ 4 趾：趾长伸肌（外侧）的肌腱	跗趾：跖趾关节伸展 第 2 ～ 5 趾：MP 关节伸展 第 2 ～ 5 趾：IP 关节伸展（辅助）
221	跗长伸肌	腓骨（骨干、内侧面的中 1/2） 骨间膜	跗趾（远节趾骨、基底部背侧） 近节趾骨扩张部	跗趾：跖趾关节和趾骨间关节伸展 踝关节背伸（附属） 足内翻（附属）

5 级至 0 级

患者姿势：坐位，足部放在治疗师的膝关节上。替代姿势：仰卧位，踝关节位于中立位（在跖屈和背伸的中间位）。

治疗师：坐在患者前面的矮凳上，或者站在患者足侧治疗床旁。

外侧 4 趾：一手的手指放在足底面，拇指放在足背面固定住跖骨（图 6.136）。另一手拇指放在近节趾骨的背面上，以提供阻力。

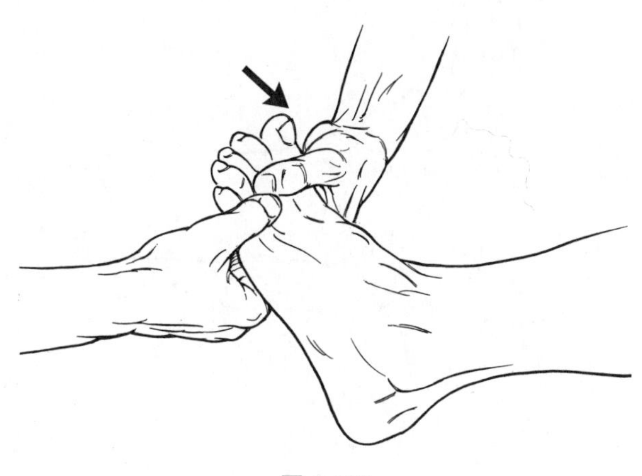

图 6.136

5 级至 0 级（续）

踇趾：手掌握住足底部，治疗师拇指放在患者踇趾的基底部（图 6.137）。治疗师另一手稳定住患者足跟并用拇指在患者跖趾关节（见图 6.136）或者趾骨间关节上施加压力（图 6.138）。

测试：患者伸展外侧 4 趾或伸展踇趾。

给患者的指示："伸直你的踇趾。保持住。"或"伸直你的脚趾，保持住。"

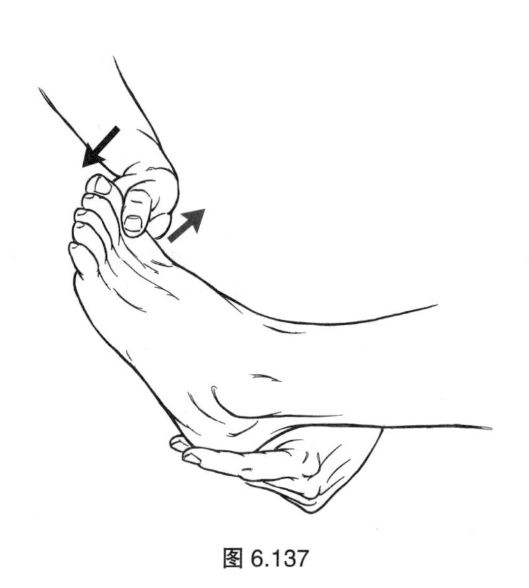

图 6.137

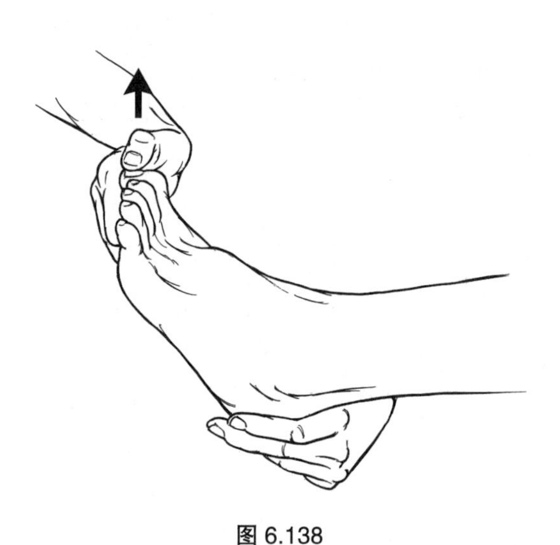

图 6.138

分级

5 级和 4 级：患者可以抵抗阻力，完全伸直足趾（可能性很小）。

3 级和 2 级：患者可以在无阻力的情况下完成活动（3 级），也可以完成部分范围的活动（2 级）。

1 级和 0 级：可以在跖骨的背面触到或观察到趾长伸肌腱。趾短伸肌的肌腱可以在足背外侧，踝部的外侧被触到。

具有明显的收缩活动为 1 级；没有收缩活动为 0 级。

有益提示

- 许多（可能不是大多数）患者不能将踇趾伸展与外侧 4 趾的伸展分开。 绝大多数人也无法将跖趾关节与趾骨间关节活动分开。
- 这个测试不是用来确定力量，而是用来确定足趾肌肉是否活动。
- 足踝和足部肌肉的正常力量保障我们在不平的表面行走，并提供平衡所需的主要肌肉力量。

记忆要点

- 髋关节屈曲
- 膝关节屈曲时的髋关节屈曲、外展和外旋
- 髋关节伸展
- 臀大肌髋关节伸展测试
- 髋关节挛缩屈曲时的改良髋关节伸展测试
- 仰卧位髋关节伸展测试
- 髋关节外展
- 髋关节屈曲位外展
- 髋关节内收
- 髋关节外旋
- 髋关节内旋
- 膝关节屈曲
- 腘绳肌整体测试
- 内侧腘绳肌（半腱肌和半膜肌）测试
- 外侧腘绳肌（股二头肌）测试
- 伸膝
- 踝关节跖屈
- 比目鱼肌独立测试
- 腓肠肌和比目鱼肌测试
- 足背伸和内翻
- 足内翻
- 足外翻伴跖屈
- 踇趾和其余 4 趾跖趾关节屈曲
- 踇趾和其余 4 趾趾骨间关节屈曲
- 踇趾和其余 4 趾跖趾关节和趾骨间关节伸展
- 髋关节屈曲
- 髋关节屈曲、外展、外旋伴膝关节屈曲
- 髋关节伸展

参考文献

1. Pressel T, Lengsfeld M. Functions of hip joint muscles. *Med Eng Phys.* 1998;20(1):50–56.
2. Gottschall JS, Kram R. Energy cost and muscular activity required for leg swing during walking. *J Appl Physio.* 2005; 99:23–30.
3. Rantanen T, Guralnik JM, Izmirlian G, et al. Association of muscle strength with maximum walking speed in disabled older women. *Am J Phys Med Rehabil.* 1998;77(4):299–305.
4. Yokozawa T, Fujii N, Ae M. Muscle activities of the lower limb during level and uphill running. *J Biomech.* 2007; 40:3467–3475.
5. Neumann DA. Kinesiology of the hip: A focus on muscular action. *J Orthop Sports Phys Ther.* 2010;40(2):82–94.
6. Winter D. *Biomechanics and Motor Control of Human Movement.* Hoboken, NJ: John Wiley & Sons.; 2005.
7. Reinman MP. A literature review of studies evaluating gluteus maximus and gluteus medius activation during rehabilitation exercises. *Physiother Theory Pract.* 2012;28(4):257–268.
8. Waters RL, Perry J, McDaniels JM, et al. The relative strength of the hamstrings during hip extension. *J Bone Joint Surg Am.* 1974;56:1592–1597.
9. Perry J, Weiss WB, Burnfield JM, et al. The supine hip extension manual muscle test: a reliability and validity study. *Arch Phys Med Rehabil.* 2004;85(8):1345–1350.
10. Youdas JW, Hartman JP, Murphy BA, et al. Electromyographic analysis of gluteus maximus and hamstring activity during the supine resisted hip extension exercise versus supine unilateral bridge to neutral. *Physiother Theory Pract.* 2017;33(2):124–130.
11. Bolgla LA, Uhl TL. Electromyographic analysis of hip rehabilitation exercises in a group of healthy subjects. *J Orthop Sports Phys Ther.* 2005;35:487–494.
12. Boudreau SN, Dwyer MK, Mattacola CG, et al. Hip-muscle activation during the lunge, single-leg squat, and step-up-and-over exercises. *J Sport Rehabil.* 2009;18:91–103.
13. Bennell KL, Hunt MA, Wrigley TV, et al. Hip strengthening reduces symptoms but not knee load in people with medial knee osteoarthritis and varus malalignment: a randomized controlled trial. *Osteoarthritis Cartilage.* 2010;18:621–628.
14. Chi AS, Long SS, Zoga AC, et al. Association of gluteus medius and minimus muscle atrophy and fall-related hip fracture in older individuals using computed tomography. *J Comput Assist Tomogr.* 2016;40(2):238–242.
15. Jacobs CA, Lewis M, Bolgla LA, et al. Electromyographic analysis of hip abductor exercises performed by a sample of total hip arthroplasty patients. *J Arthroplasty.* 2009;24(7): 1130–1136.
16. Ekstrom RA, Donatelli RA, Carp KC. Electromyographic analysis of core trunk, hip, and thigh muscles during 9 rehabilitation exercises. *J Orthop Sports Phys Ther.* 2007; 37(12):754–762.
17. Takizawa M, Suzuki D, Ito H, et al. Why adductor magnus muscle is large: the function based on muscle morphology in cadavers. *Scand J Med Sci Sports.* 2014;24(1):197–203.
18. Hides JA, Beall P, Franettovich Smith MM, et al. Activation of the hip adductor muscles varies during a simulated weight-bearing task. *Phys Ther Sport.* 2016;17: 19–23.
19. Light N, Thorborg K. The precision and torque production of common hip adductor squeeze tests used in elite football. *J Sci Med Sport.* 2016;19(11):888–892.
20. Ishøi L, Sørensen CN, Kaae NM, et al. Large eccentric strength increase using the Copenhagen Adduction exercise in football: a randomized controlled trial. *Scand J Med Sci Sports.* 2016;26(11):1334–1342.
21. Giphart JE, Stull JD, Laprade RF, et al. Recruitment and activity of the pectineus and piriformis muscles during hip rehabilitation exercises: an electromyography study. *Am J Sports Med.* 2012;40(7):1654–1663.
22. McKay MJ, Baldwin JN, Ferreira P, et al. 1000 Norms Project Consortium. Normative reference values for strength and flexibility of 1,000 children and adults. *Neurology.* 2017;88(1):36–43.
23. Delp SL, Hess WE, Hungerford DS, et al. Variation of rotation moment arms with hip flexion. *J Biomech.* 1999;32: 493–501.
24. Cibulka MT, Strube MJ, Meier D, et al. Symmetrical and asymmetrical hip rotation and its relationship to hip rotator muscle strength. *Clin Biomech (Bristol, Avon).* 2010;25(1): 56–62.
25. Multibriefs. 2018. http://exclusive.multibriefs.com/content/the-importance-of-hip-internal-rotation/medical-allied-healthcare. Accessed April 3, 2018.
26. Malliaropoulos N, Mendiguchia J, Pehlivanidis H, et al. Hamstring exercises for track and field athletes: injury and exercise biomechanics, and possible implications for exercise selection and primary prevention. *Br J Sports Med.* 2012; 46(12):846–851.
27. Schellenberg F, Lindorfer J, List R, et al. Kinetic and kinematic differences between deadlifts and good mornings. *BMC Sports Science, Medicine and Rehabilitation.* 2013;5(1): 27.
28. Mirzabeigi E, Jordan C, Gronley JK, et al. Isolation of the vastus medialis oblique muscle during exercise. *Am J Sports Med.* 1999;27:50–53.
29. Bronikowski A, Kloda M, Lewandowska M, et al. Influence of various forms of physical exercise on bioelectric activity of quadriceps femoris muscle. Pilot study. *Orthop Traumatol Rehabil.* 2010;12:534–541.
30. Davlin CD, Holcomb WR, Guadagnoli MA. The effect of hip position and electromyographic biofeedback training on the vastus medialis oblique: vastus lateralis ratio. *J Athl Train.* 1999;34:342–346.
31. Eriksrud O, Bohannon RW. Relationship of knee extension force to independence in sit-to-stand performance in patients receiving acute rehabilitation. *Phys Ther.* 2003;83: 544–551.
32. Davy DT, Kotzar GM, Brown RH, et al. Telemetric force measurements across the hip after total arthroplasty. *J Bone Jt Surg.* 1988;70:45–50.
33. Beaulieu FG, Pelland L, Robertson DG. Kinetic analysis of forwards and backwards stair descent. *Gait Posture.* 2008;27:564–571.
34. Signorile JF, Applegate B, Duque M, et al. Selective recruitment of the triceps surae muscle with changes in knee angle. *JSCR.* 2002;16(3):433–439.
35. Mulroy S. Functions of the triceps surae during strength testing and gait; 1994. PhD dissertation, Department of Biokinesiology and Physical Therapy. University of Southern California: Los Angeles.
36. Lunsford BR, Perry J. The standing heel-rise test for ankle plantar flexion: criterion for normal. *Phys Ther.* 1995;75: 694–698.
37. Jan MH, Chai HM, Lin YF, et al. Effects of age and sex on the results of an ankle plantar-flexor manual muscle test. *Phys Ther.* 2005;85:1078–1084.

38. Yocum A, McCoy SW, Bjornson KF, et al. Reliability and validity of the standing heel-rise test. *Phys Occup Ther Pediatr*. 2012;30(3):http://informahealthcare.com/potp.
39. Farrag A, Elsayed W. Habitual use of high-heeled shoes affects isokinetic soleus strength more than gastrocnemius in healthy young females. *Foot Ankle Int*. 2016;37(9):1008–1016.
40. Fujimoto M, Hsu WL, Woollacott MH, et al. Ankle dorsiflexor strength relates to the ability to restore balance during a backward support surface translation. *Gait Posture*. 2013;38(4):812–817.
41. Yoshida M, Taniguchi K, Katayose M. Analysis of muscle activity and ankle joint movement during the side-hop test. *JSCR*. 2011;25(8):2255–2264.

第7章

徒手肌力评定的替代方法

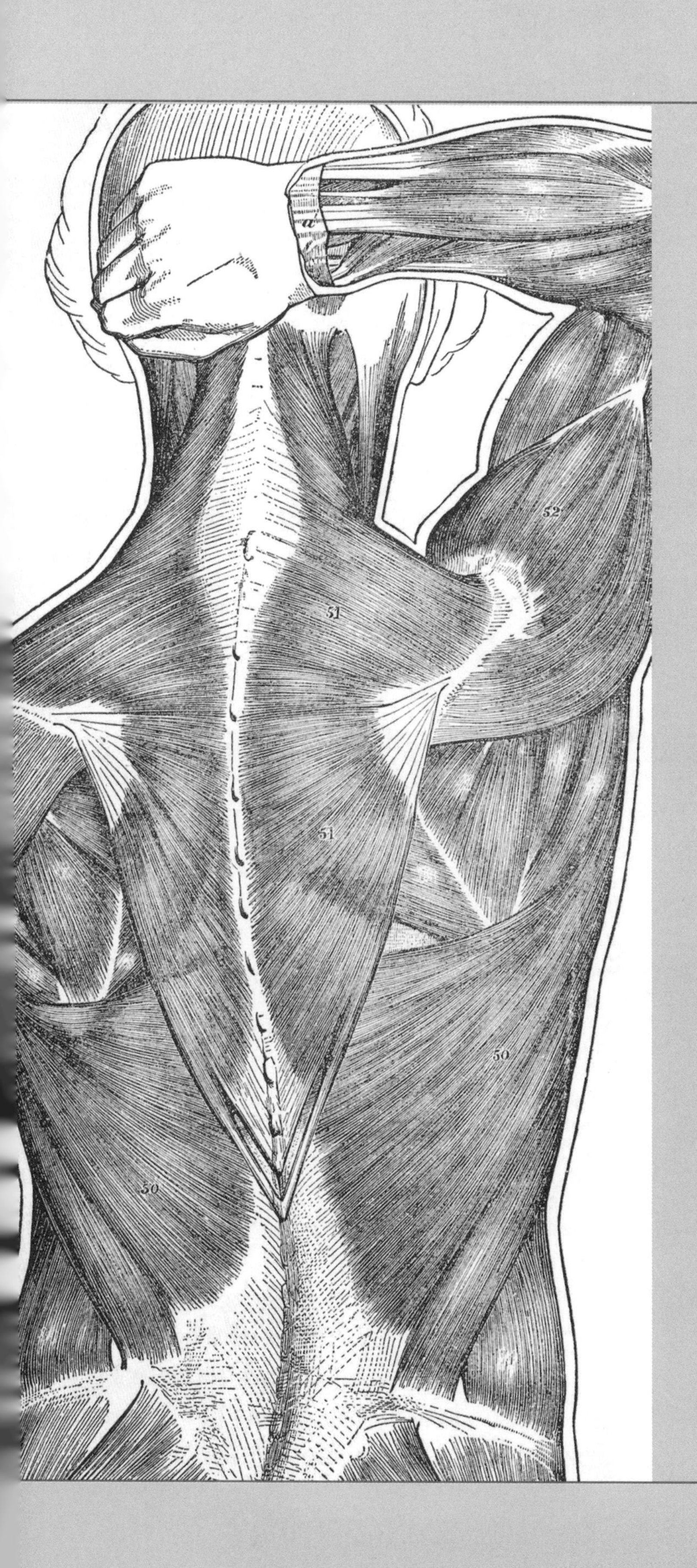

概述

徒手肌力评定是一种基础力量测试方法，现被医务工作者广泛应用于诊断及康复中。然而，徒手肌力评定有其特殊的局限性，这一点已经在第2章中讨论。因此，选择力量测试方法需要视情况而定，例如，力量大于功能阈值、患者的力量大于治疗师的力量、两侧肢体和原动肌及拮抗肌存在细微差距，或者需要测量力量和耐力。最常用的徒手肌力评定方法源于器械测试。

有多种器械测试可选择，每种测试都有其优缺点。最好的选择取决于空间限制、可用预算、患者类型、治疗目的及需要评估的全面性。例如，门诊就诊的患者多数患有下背痛及颈痛，基础设备测试方法的选择明显区别于多数急诊病区。本章介绍的基础设备测试方法是最常见的方法，其适用于老年人，并已被证实具有可靠性、有效性。

测试概论

任何一位治疗专家实施一项力量测试项目，尤其要求从一组大肌肉群中测得最大力量时，应预先进行危险条件的筛选以规避红旗征。例如，严重骨质疏松的患者并不适合进行背部伸肌最大力量测试。同样，血压不稳定的患者如果尽全力做腿部推举时，可能有不良反应发生，尤其是患者不能正确屏住呼吸时。此外，还应建议患者在热身之后进行肌肉力量测试。典型热身运动包括所测试肌肉或肌肉群最大肌肉收缩的40%～50%的次最大收缩训练[1]。测试关节主动活动范围的结果将决定患者是否具有足够的关节活动范围和肌肉长度来在正确的测试位置进行最大肌肉力量测试。

在肌肉测试中获得理想结果的小提示

在开始本章节描述的肌肉测试方法之前，需要准备好所有工作和数据分析材料以保证测试顺利进行。临床经验越丰富，测试的有效性就越大。

1. 校准设备（如果不合适的话）。任何记录力或扭矩的设备都会随着时间的推移而产生精度下降。所有测试设备应定期校准，至少每月1次，另外，如果在测试前怀疑设备有偏差，也需要校准。
2. 提供一个有利的测试环境。干扰越多（如无线电噪声或拥挤），越影响获得最佳工作结果。
3. 一旦患者到了诊所，应首先教育患者，解释并演示每种测试。允许患者练习使用轻量设备。这种做法可以被纳入热身（见下文）。患者合作对于获得准确的结果至关重要。
4. 做一些热身运动。一些治疗师会让他们的患者在跑步机上行走，或者在肌肉测试前蹬5分钟的固定功率自行车。也可以对肌肉进行热身，如轻快地完成3～5个40%～50%肌肉收缩的动作。
5. 如果怀疑有不对称的肌肉表现，首先测试正常的一侧。左右的比较十分重要。测试正常的一侧还可以让患者“感觉”到测试中较弱的一侧会出现哪些情况。
6. 固定患者或其身体的某部位。根据测试的不同，患者可能需要一条安全带、一条缠住骨盆的稳定带或一毛巾条来放置在胳膊或腿下。当部分肢体被固定后，才可以轻松而准确地执行测试。
7. 治疗师的治疗要规范，确保每次都以同样的方式执行测试。
8. 测试之间让患者休息。没有人可以在少于30秒的休息时间之内重复进行1-RM的测试。
9. 提供测试反馈。这是人类本性的一部分，患者渴望知道是否存在左右的差异，如测试1是否与测试2不同，等等。让患者参与到测试过程中可以优化测试步骤。

一次重复最大力量测试

1-RM（the one-repetition maximum，一次重复最大力量）测试被认为是标准化肌力评定的金标准。1-RM 包括患者通过全距、正确、可控制的方法，能够完成一次（或仅一次）运动的最大负荷[1]。与亚极量测试比较，即使在测试中有肌肉酸痛的发生和血压升高，1-RM 测试也是一项更安全的测试[2]。当按照特定程序进行时，1-RM 测试的可信度远高于大多数其他类型的肌力评定方法[3]。此外，测试每个肌肉群 1-RM 的基本方法均相同，因此，1-RM 比其他大多数方法都要准确。

多项因素对最优化 1-RM 的进行起重要作用。获得患者的极限强度有助于建立运动处方中所需的阻力大小；它可以用于判断渐进性抗阻训练的进阶速度；也可用于进行患者比较，建立标准。所以本章中列出了各年龄段男性、女性在不同动作中的正常参考值，例如卧推，背阔肌下拉，腿部推举、伸。

技术

可以采用很多方法来测算出 1-RM。对于有健康问题的患者，尤其是心血管疾病、肺部或代谢疾病的患者，我们更推荐采用保守的测试方式，如多次 RM 测试。我们会在后面进行详述。下文所描述的技术可以很好地在临床中应用，并被美国运动医学会推荐使用。1-RM 测试的基本步骤如下[1]。

1. 通过完成 3 ～ 5 次的亚极限重复运动进行热身。如果需要，这项热身同样可以让患者熟悉该运动并纠正运动模式。

2. 初始重量的选择在患者可感知的强度之内，约等于 75% 的强度。

3. 重复 4 次之后确定 1-RM 的大小，每次间隔休息 3 ～ 5 分钟。

4. 每次增加的重量应该为 5 ～ 10 磅（2.25 ～ 4.5kg），直到患者无法完成一次重复测试。

5. 所有重复测试应在恒定速率下进行。

6. 所有重复测试应该在全关节活动范围进行（如果无法在全关节活动范围进行，应在相同活动范围进行）。

患者能够成功移动的最终重量被记录为最终 1-RM。

选择初始重量

选择初始重量至关重要，因为仅仅 4 次重复就可达到 1-RM。以此避免肌肉疲劳和低估真实 1-RM。这也有助于测试者明确标准。例如，从椅子上站起来，无论年龄大小，股四头肌的力量应该是体重的 1/2。因此，利用腿部推举测试一个难以从椅子站起的人的股四头肌力量的 1-RM，起始重量应该是体重的 75%。或者说，根据年龄来判定腿部推举的标准。这些标准为 1-RM 建立了一个出发点。其他能够主导最初负荷的临床决变量分别是体型（肌肉型和瘦小型）、健康水平以及患者的自我认知能力。

在 1-RM 测试中其他因素也应被考虑，如呼吸、姿势、疼痛。首先，也是最重要的，测试过程中患者不能屏住呼吸。所以在热身阶段应该进行呼吸控制的练习。其次，整个测试过程中，患者必须保持正确的姿势。例如，在膝关节伸展测试中，为了避免其他肌肉代偿或者动量使用，不允许患者身体向前倾斜。测试过程中，关节活动应该流畅并一致地贯穿于整个向心运动和离心运动阶段，运动过程可控，不出现卡顿。如果测试引起疼痛，应该选择替代方法来进行 1-RM 测试，如多次重复最大力量测试。

多次重复最大力量测试

该测试同样也沿用 1-RM 测试的原理。多次重复最大力量测试是在良好的姿势和合适的呼吸技术前提下，在临近肌肉疲劳前重复的次数。尽管没有实施 1-RM，多次 RM 测试可能在特定的条件下容易被接受。例如，某些老年人并不适合进行真实的 1-RM 测试。当关节和软组织损伤时（如结缔组织病、肩袖撕裂、韧带损伤、术后等），多次 RM 测试较 1-RM 更安全。对于那些没有运动史和不能耐受关节高负荷的患者，如患有风湿性关节炎或全身虚弱的人来说，8-RM 或 10-RM 要比 1-RM 更安全[1]。

可以从多次 RM 测试中评估 1-RM 测试（表 7.1），尽管这种评估已经显示出诸多变化（表 7.2）[4]。随着 1-RM 百分比增长，重复数量在降低（表 7.3）。在相对相同的强度下，大肌肉群比小肌肉群可完成更多的重复次数[5]。由于 10-RM 工作量较 1-RM 多，所以疲劳是一项因素。可以使用相同的设备进行 1-RM 和多次 RM 测试。

在给定比例的 1-RM 测试中需要进行的重复次数，由肌肉体积决定。例如，后蹲的重复次数要多于卧推或者手臂弯举。4 ～ 6-RM 的数据要比 10-RM 精确。负荷越小，RM 的可信度越高。

术语解释

运动链：参与特定运动的所有的肌肉和关节。例如，自椅子上站起来的运动过程中，运动链包括躯干、髋关节、膝关节和踝关节。大多数运动涉及多个肌群和关节，它们同步工作产生运动。运动链练习通过开放、闭合两种方式产生，即开链运动和闭链运动。

开链运动：运动链远端可以自由活动。开链运动的例子如股四头肌伸膝是坐在底座上，膝关节从屈曲 90° 到完全伸直。

闭链运动：运动链远端固定。闭链运动的例子如下蹲过程中的股四头肌。此时膝关节再次达到 90°，但是下肢是固定的，大腿移动超过固定的小腿。

表 7.1　评估 1-RM 至多次 RM 测试

	100 磅 1-RM									
	1-RM	2-RM	3-RM	4-RM	5-RM	6-RM	7-RM	8-RM	9-RM	10-RM
多次 RM 负荷	100	95	93	90	87	85	83	80	77	75

注：RM（repetition maximum），重复最大力量；100 磅约等于 45kg

表 7.2　施加 80% 强度 1-RM 重复次数[4]

	训练组		非训练组	
训练项目	男性	女性	男性	女性
腿部推举	19	22	15	12
高拉训练	12	10	10	10
卧推	12	14	10	10
前腿伸展	12	10	9	8
仰卧起坐	12	12	8	7
臂弯举	11	7	8	6
腿弯举	7	5	6	6

表 7.3 可举起的最大重量随重复次数增加而减少

给予	1-RM	2-RM	3-RM	4-RM	5-RM	6-RM	7-RM	8-RM	9-RM	10-RM
负荷重量	100	95	93	90	87	85	83	80	77	75
重复次数	1	2	3	4	5	6	7	8	9	0

在进行给定百分比 1-RM 测试时，重复次数受到肌肉体积的影响，这是因为与肱二头肌卧推和推举比较，在背蹲时，可以进行更多的重复次数。4 ～ 6-RM 较 1-RM 更准确。变量随着负荷降低而增加。

设备测试

随着徒手肌力评定的诞生，测试模式变化巨大，识别肌力下降的方法也逐渐变化。脊髓灰质炎时代之后，运动相关性损伤、创伤、老龄化和其他多数临床问题已经促使更先进、更优良的测试技术进一步发展来对肌力进行描述。本章将就目前流行的方法进行综述。

设备测试有诸多优势。就 RM 测试而言，使用设备最主要的优势是设备可提供稳定性。这就允许进行高度控制的单一平面的运动。进而提高了患者的安全性。另外，多种运动的数据规范也适用于设备测试。使用设备的劣势是：①占据了一定的空间；②只能测试单一平面运动；③只能测定有限数量的肌肉群。

设备力量测试数据解读

只有将设备力量测试数据与临床结果结合在一起，它才有作用。例如，通过分析设备所得数据，如果治疗师发现患者左右肩关节屈曲力量有差异，力量较弱的一侧上举困难或存在疼痛，那么治疗师的临床决策就可以得到改进，并且可以更好地进行临床应用。如果步行速度较慢，并且有证据表明步态存在偏差，依靠设备对力量进行测试将有助于告知治疗师偏差的原因，从而提高治疗计划。依靠设备的力量测试与徒手肌肉评定一样是技术应用，只有和其他重要的功能结果相结合才有效。临床推理能力的发展需要实践，实践，再实践。其中包括学习所有的测试程序，特别是那些提示力量不足的信息。花一些时间去学习正确的测试程序可以改进治疗计划，制订更有针对性的治疗目标，更好地记录患者的状况和恢复情况，同时可以更好地处理医疗保险的相关问题。

坐位单侧伸膝测试

目的：坐位单侧伸膝测试主要是在患者的肌力大于治疗师时，测试股四头肌肌力。如果徒手肌力评定不小于 4 级，治疗师不能辨别肌力是否大于 4 级或是正常肌力（5 级）。负荷下的坐位单侧伸膝测试同样可以用于识别双侧股四头肌肌力的差异。

患者姿势：舒适地坐在伸膝测试器械上，该器械可根据患者下肢长度进行调节。如果需要额外的稳定，可将安全带系于骨盆上（图 7.1，图中无安全带）。如果需要，可将软垫垫在患者大腿下，使患者更舒服。

阻力垫应该放在胫骨远端 1/3 处。可以用一条绑带固定患者骨盆（图 7.1）。

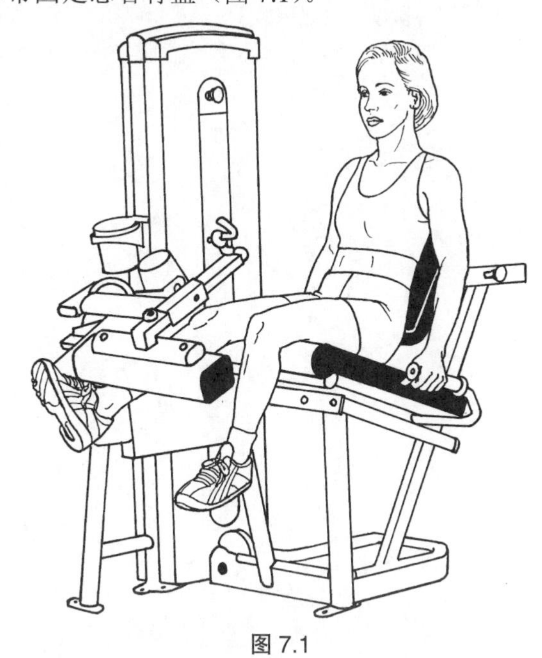

图 7.1

坐位单侧伸膝测试（续）

测试：根据预先筛查，选择合适的初始重量。如果患者的筛查测试表明其可以自己完成标准测试动作，则从体重的 25% 开始施加阻力。注意，抬起的阻力要小于腿部推举的重量。站在患者身旁，患者坐位，手臂放在两旁，握住把手，要求患者抵抗选定的阻力完全伸直膝关节。如果成功完成一次，休息 60 秒后，在更高负荷下，再重复一次测试，要求膝关节再次完成全范围活动。随着负荷增加，膝关节最终将不能完全伸直或不能按规定动作完成，要求患者在该负荷下再次进行一次重复，证实确定肌肉无法发力并确认患者不能完成此次重复动作。

给患者的指示：“推动横杆将腿完全伸直。”

记录

记录患者完全伸直膝关节的最高负荷。记录多次 RM 测试后，最后一次的重量和重复次数（提示：必须达到完全伸膝活动范围才视为一次成功测试，尤其是末端 15° ～ 0° ）。

有益提示

- 患者在单关节测试设备下可承受的负荷要比在多关节测试设备下更低，如单膝伸直器械低于单膝腿部推举器械。这是因为所涉及的肌肉数量的不同造成的（如股四头肌只与股四头肌对比，腓肠肌/比目鱼肌与臀肌联合）。

腿部推举测试

腿部推举机是临床上最有效的测试设备之一。患者的力量输出结果可以提示治疗师患者是否有足够的力量从事日常生活活动和进行较高力量需求的运动，如足球等。

目的：腿部推举评估双下肢所有伸肌的力量输出：髋部、膝部伸肌和跖屈肌。

患者姿势：患者舒适地坐在腿部推举机上，头部和脊柱贴在椅背上，双足踩在踏垫上，双足距离约 12 英寸（约 30cm），膝关节屈曲 90° ，与髋关节对齐（避免髋关节内收时双膝内扣），双手抓住手柄（图 7.2）。双足在脚踏的位置可以是低位（图 7.3），也可是高位（图 7.2）。

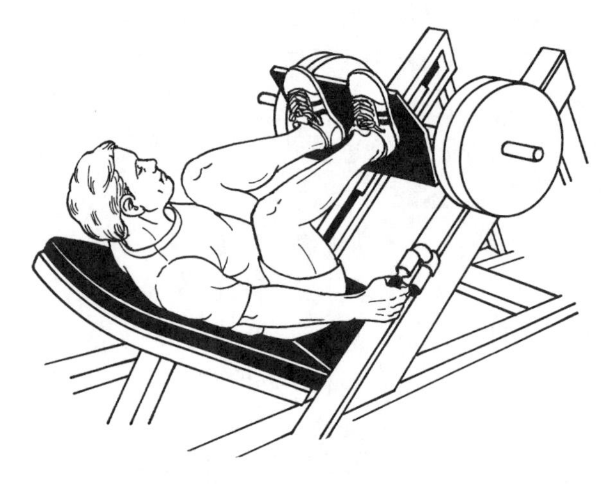

图 7.2

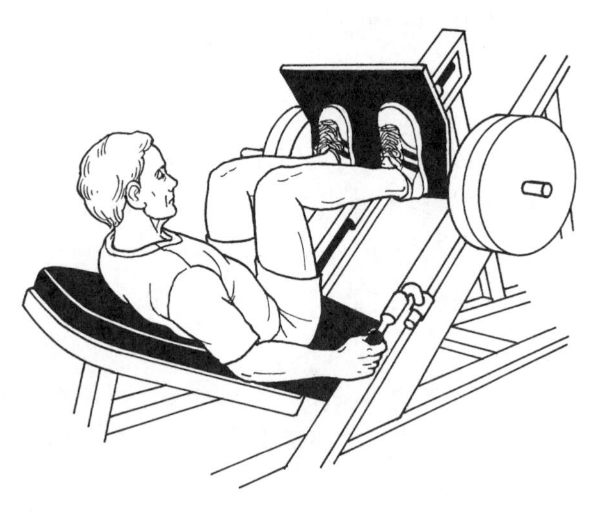

图 7.3

腿部推举测试（续）

治疗师：保证患者有足够的并且无痛的髋、膝、踝活动范围来完成这个测试，并得到足够的热身。选择最大力量的 50% ～ 70% 为初始负荷，要求患者足部抵在踏板上，完全伸直膝关节，这样患者小腿将与地面平行。在终末阶段应该轻缓地伸直（避免膝关节锁定）。注意：一些腿部推举的器械需要治疗师将重量放在一侧的踏板上，然后锁定。另一些需要患者在坐立姿势下进行测试。

给患者的指示："推举踏板直至双下肢完全伸直。测试过程中不要屏住呼吸。膝关节与脚对齐。"

记录

记录患者能完成 1 次的最大重量或者多次 RM 的重量，以及肌力减弱时重复的次数。

有益提示

- 腿部推举是使用闭链运动的器械（运动链的末端是固定的）。
- 脚踏足低位（图 7.3）较足高位更能刺激股直肌和腓肠肌产生更多的肌肉活动（80% 的 1-RM）（图 7.2）。这提示常规情况下，使用 40% 或 80%1-RM 时应将脚置于足低位[7]。
- 足高位比足低位更能引发臀大肌的活动[7]。
- 不是所有的患者都能舒适地在足低位完成动作；就重要性而言，舒适度比理想的肌肉激活更重要。
- 现已建立 20 ～ 60 岁年龄段的男女腿部推举测试标准，但对全部年龄组的认识是不全面的。尽管如此，对正常肌力有良好理解很重要。标准值等于力量输出和体重的比值。因此，20 岁的年轻女性的典型比率是 2.05，这意味着她应产生 2 倍于自身体重的腿部推举力量。Cooper 学院已经测试了大样本男性、女性腿部推举和卧推的标准数据，见表 7.4。

表 7.4　不同年龄组男性、女性腿部推举测试标准

	20 ~ 29 岁		30 ~ 39 岁		40 ~ 49 岁		50 ~ 59 岁		大于 60 岁	
百分位	男	女	男	女	男	女	男	女	男	女
90	2.27	2.05	2.07	1.73	1.82	1.63	1.17	1.51	1.62	1.40
70	2.05	1.66	1.85	1.50	1.74	1.46	1.64	1.30	1.56	1.25
60	1.97	1.42	1.71	1.47	1.62	1.35	1.52	1.24	1.43	1.18
40	1.83	1.36	1.65	1.32	1.57	1.26	1.46	1.18	1.38	1.15
30	1.74	1.32	1.59	1.26	1.51	1.19	1.39	1.09	1.30	1.08
20	1.63	1.25	1.52	1.21	1.44	1.12	1.32	1.03	1.25	1.04
10	1.51	1.23	1.43	1.16	1.35	1.03	1.22	0.95	1.16	0.98

注：百分位描述：90，远高于平均水平；70，高于平均水高；50，平均水平；30，低于平均水平；10，远低于平均水平。

数据源自 The Cooper Institute for Aerobics Research， The Physical Fitness Specialist Manual. Dallas， TX， 2005; http：//hk.humankinetics.com/AdvancedFitnessAssessmentandExercisePrescription/IG/269618.indd.pdf ; and Data for women provided by the Women's Exercise Research Center， The George Washington University Medical Center， Washington， DC， 1998.

背阔肌下拉测试

背阔肌下拉测试（高拉训练机测试）是测试双侧肩胛骨回缩、下回旋的一种基础测试方式。高拉训练机适用于大多数诊所和健身中心。这项测试是进行上肢练习的最安全、最简单的测试之一。这些测试对于没有肩关节或颈部问题的人来说都是可以进行的。

目的：测试背阔肌、菱形肌和斜方肌中、下束的共同力量。

患者姿势：坐立位，面向配重片，双足着地。手臂上举，手抓住杠（旋前）(图 7.4)。头的位置在肩关节之上，避免头部前伸。前臂旋后位时可能更容易完成这个动作。

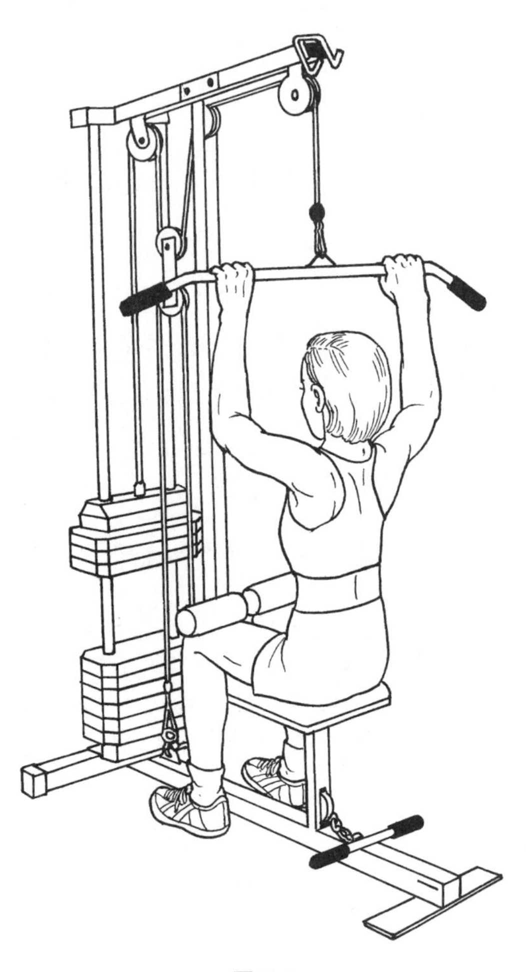

图 7.4

测试过程：保证患者没有肩关节疼痛，肘关节有足够的活动范围来完成测试。将杠递给患者。手部采用过头抓握的姿势，双手间距略宽于肩。根据最初物理治疗的强度（患者可轻松拉动对抗徒手阻力），选择相对较轻的配重片，如女性 20 磅（约 9kg），男性 40 磅（约 18kg）。调整大腿上方的软垫以提供更好的固定。治疗师可以站在患者身后监控肩胛骨的位置，当杠下拉到肩关节高度时，正确的姿势是肩关节内收（肩胛骨回缩、下回旋）和躯干后倾。下拉到头前方的动作可以最大限度地激活背阔肌[8]。根据第一次的完成质量，增加或减少重量来完成 1-RM 测试。

给患者的指示：“缓慢地将杆下拉至身体前方肩关节水平，同时，不要屏住呼吸。”

记录

记录患者能标准完成的最大重量和重复次数。背阔肌下拉的标准通常年轻男性为体重的 66% 和年轻女性为体重的 50%[9]。针对中年人群和老年人群的标准目前没有研究。

自由重量测试

由于自由重量测试的易操作性，它是 1-RM 方法信度和效度的金标准。利用这种方法进行肌肉测试有诸多重要的优势：允许治疗师在向心和离心的两种模式下评估力量；适用于任何诊所和家庭，日常生活用品可代替配重片。可以在全关节活动范围多平面内进行测试。

另外，自由重量的运动要求更好的协调性和平衡性（如站立），这会募集更多的肌肉。与器械训练相比，自由重量训练可以动员重要的稳定肌来完成一次上举动作。器械运动不强调稳定肌群的工作，因为运动都是在单一平面进行的。与抗阻器械相比，自由重量测试同样允许治疗师进行不同练习的变化。

然而，自由测试也有很多劣势。多面运动时需要更好的控制能力。自由重量测试挑战全部运动链，因此，更强调最弱链而不是目标肌肉，除非提供适当的稳定性。大肌肉负荷只发生在活动范围的最弱点，因此需要治疗师格外注意。合适的姿势对患者安全和测试的可靠性至关重要。自由重量有可能突然坠落，有潜在损伤的可能。

自由重量测试举例

肘关节屈曲测试

肘关节屈曲测试是如何使用自由重量测定最大肌肉力量的例子。这项测试针对肱二头肌、肱肌和旋前圆肌，尤其是肱二头肌和肱肌。这项测试可以轻松识别左右差异及在工作中是否有足够的力量上举物体。

目的：评定肱二头肌、肱肌、肱桡肌和旋前圆肌的最大肌力。

患者姿势：可以站立或者坐在一个无扶手的椅子上。如果需要的话可以使用一条绑带。肘关节伸直，手臂放在两侧，前臂旋后。站立位则需要稳定躯干，这可能是更具功能性的姿势，但难度更大。

测试过程：以患者回答的预筛问题为基础（如你能否举起 1 加仑（约 3.8L）的牛奶或者你常常用多大重量进行练习），治疗师选择可以无痛全关节活动范围进行测试。治疗师应选择一个比较有挑战性的重量，要比一般举起的重量大 50%。站在患者身边，将重物交给患者，同时患者前臂旋后。要求患者以前臂旋后的姿势完成一次全范围的肘关节屈曲（图 7.5；锤式哑铃屈臂）。休息至少 60 秒后，根据患者的表现，增加或者减少重量。

给患者的指示：“完全弯起你的胳膊直到前臂贴住你的上臂。”

记录

记录 1-RM 或者多次 RM。正常的标准大致为女性体重的 25% 或男性体重的 33%[6]。

注意：因为肌肉体积的关系，重量上举测试时，上肢的递增幅度要小于下肢。

以同样的方式完成锤式哑铃屈臂（hammer curl）。区别在于前臂处于中立位，手掌朝向身体。

卧推测试

卧推测试是最流行的上肢力量测试之一，与下肢推举相似，它可以提供多块肌肉力量的复合数值。

目的：最大限度挑战肩胛肱骨前方的肌肉，如胸大肌，胸小肌，前三角肌，冈下肌，前锯肌，斜方肌上、下束。另外，肱三头肌对肘关节伸展起至关重要的作用。

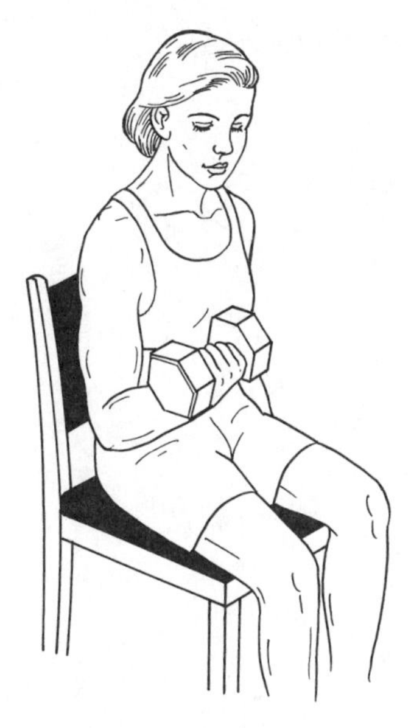

图 7.5

自由重量测试举例（续）

患者姿势：平卧于卧推凳上，背部贴住卧推凳，双足着地。前臂旋前（过顶抓握），双手距离略宽于肩。

测试过程：预先对患者进行筛查以保证可以在无痛的前提下完成全范围的动作。观察患者的肌肉形态，可以采用一些预筛查问题，例如“你经常进行胸推训练吗？”然后选择两个相等的杠铃片放在杠铃杆两端并锁死，可以进行一些热身训练。当热身结束之后，将重量调整到合适重量，一般为女性体重的 40% 和男性体重的 50%。要把杠铃杆本身重量计算在内，它一般重 40 磅（约 18kg）。

站在患者头前检测患者整个动作（图 7.6）。患者以旋前抓握的方式握住杠铃杆。在患者发出信号后，治疗师辅助其将杠铃杆抬离支架并缓慢地放到患者胸前。当你确定患者能控制它之后，缓慢地放开杠铃杠。杠铃杠与乳头水平平齐，头部平放在卧推凳上。上举卧推杆至肘关节完全伸直。背部不应出现伸展（离开卧推凳）。当患者可以完成多次重复时，增加杠铃片的重量。每次推举之间至少休息 60 秒。患者不能完成全范围活动时被视为失败。卧推失败之后，可以用过顶姿势或者下手抓握的方法将杠铃杠放回支架上（图 7.6）。

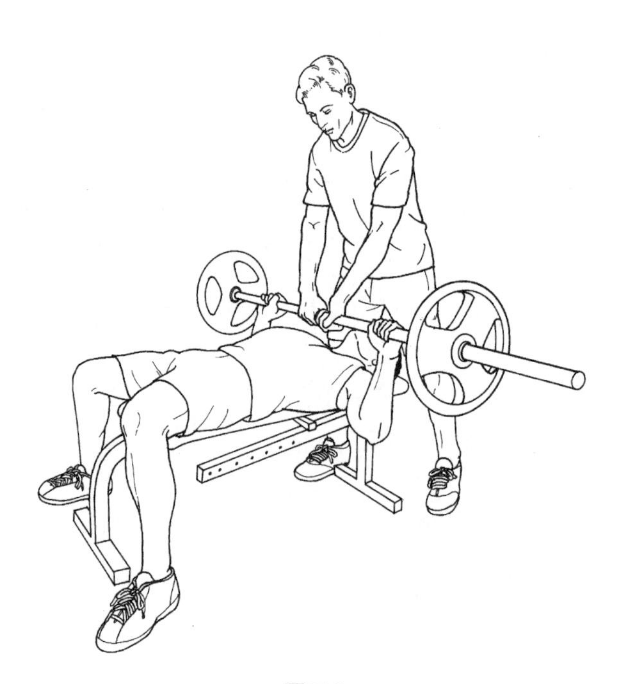

图 7.6

给患者的指示：“缓慢地把杠铃杠放下，然后向上推杠铃直到你的上肢伸直，不要屏住呼吸。当你需要帮助时一定要告诉我。”

记录

记录 1-RM 或者多次 RM。男性、女性的标准见表 7.5。

有益提示

- 许多卧推杆自身重量即 40 磅（约 18kg），当测定最终重量时必须将其考虑在内。
- 测试失败时，治疗师必须让推杆远离患者。因此，治疗师必须预先确定他 / 她是否有能力把卧推杆推开。
- 如果没有卧推凳，患者躺在底座上，治疗师必须将已添加负荷的杠铃杆放置在患者身体上方，平乳头水平距离胸部约 6 英寸（约 15cm）。如果治疗师不能控制施加负重的卧推杆，则需要请求额外的帮助。关注患者安全应比卧推测试更重要。

表 7.5 不同年龄组男性、女性卧推标准

百分位	20 ~ 29 岁		30 ~ 39 岁		40 ~ 49 岁		50 ~ 59 岁		大于 60 岁	
	男	女	男	女	男	女	男	女	男	女
90	1.48	0.54	1.24	0.49	1.10	0.46	0.97	0.40	0.89	0.41
70	1.32	0.49	1.12	0.45	1.00	0.40	0.90	0.37	0.82	0.38
60	1.22	0.42	1.04	0.42	0.93	0.38	0.84	0.35	0.72	0.36
40	1.14	0.41	0.98	0.41	0.88	0.37	0.79	0.33	0.72	0.32
30	1.06	0.40	0.93	0.38	0.84	0.34	0.75	0.31	0.68	0.30
20	0.99	0.37	0.88	0.37	0.80	0.32	0.71	0.28	0.66	0.29
10	0.94	0.35	0.83	0.34	0.76	0.30	0.68	0.26	0.63	0.28

注：百分位描述：90，远高于平均水平；50，平均水平；30，低于平均水平；10，远低于平均水平。
女性数据源自 Data for women are derived from the Women's Exercise Research Center， The George Washington University Medical Center， Washington， DC， 1998; 男性数据源自 Cooper Institute for Aerobics Research， The Physical Fitness Specialist Manual， Dallas， TX， 2005.

等速测试

等速运动在 19 世纪 60 年代兴起，由于多种原因，已经流行数年。等速测试在评估肌肉和肌群时有明显的优势，可在一个大的移动速度范围内进行测试（如 0° ～ 400°/s），还可提供高度可靠的数据，同时保证测试过程的安全性。最重要的是，等速测试器械（例如，Cybex、Biodex、KinCom）可在全范围运动过程中提供最大阻力，这是其他测试方法不能提供的。同时还可以客观评估离心力量。

不利因素包括：

- 器械的花费和体积（占地面积）；
- 设置测试耗费的时间；
- 只能测试单一平面；
- 很多运动专项的动作要比等速器械速度快；
- 等速收缩是非生理性的。

等速仪可以维持速度恒定，但是在整个活动范围内不断变化产生的力。这也意味着在整个活动范围内所需要的力也是快速变化的。以膝关节伸肌为例，在生理条件下，对股四头肌的力量需求在活动范围末端是最大的，此时长度张力关系和髌骨杠杆臂是最弱的。

虽然等速测试有设可直接使用设备，但是真实测试的实施还是需要技术、计算机交互和超越书本所涉及技术范围的执行力。为了获得全面的等速测试指导，读者可以参阅互联网上大量的资料，以及器械生产商提供的操作指南 [10]。

弹力带测试

弹力带测试是力量测试的常见形式。使用不同阻力的弹力带，根据阻力水平利用颜色进行编码。弹力带的阻力由弹力带中各物质的成分和比例决定，厚的弹力带阻力更大。有的弹力带使用了超弹的聚合橡胶，另一些使用的则是天然橡胶，这种弹力带有更好的弹性但是不耐磨损。弹力带的阻力取决于伸展的百分比，而不是初始长度。弹力带的长度应该和测试的力臂等长，以保证拉长比例小于 200%[11]。例如，一个人从髋到足跟的长度为 50 英寸（约 127cm），那么就应该使用 50 英寸的弹力带。赛乐®弹力带拉长 100% 所产生的弹力列在了表 7.6 中。

除了弹力带可以适用于各种临床情况和家庭使用之外，弹力带测试还有诸多优势。弹力带可以产生一种弧线的长度——张力曲线，可以用于调整终末端的力量，还可以产生比自由重量测试更高的峰值力矩 [12]。弹力带增加了原动肌－拮抗肌的协同收缩，调整了关节稳定性。弹力带特别调整向心和离心收缩。患者可以立即获得关于训练进步的反馈，这是因为根据力量的增加弹力带的颜色也随之改变。弹力带测试的花费相较于其他力量测试来说也更低。只要有一点创意就可以测试任何动作。

弹力带的缺点包括需要稳定性和患者的肌肉会在动力链的弱链中激活。这与自由重量类似。弹力带拉伸越长需要的力量也越大，这可以抑制做出正确的动作。很难标准化地制订拉伸距离和患者体位或肢体末端的位置。对测试的量化性说明也依赖于厂商。例如，如果你有两位患者，一位患者对抗灰色弹力带（高强度）时髋关节只能外展 10°，另一位患者对抗绿色弹力带（低强度）时髋关节能外展 20°。哪位患者的力量更强呢？强度指数使该问题标准化。然而，强度指数仅仅适用美国赛乐®弹力带 [13]。不同的制造商使用不同的颜色编码，并且不能与已出版的强度指数互相转换。

为了安全，测试姿势可以进行调整。如图 7.7 所示是利用弹力带测试肩关节外展。

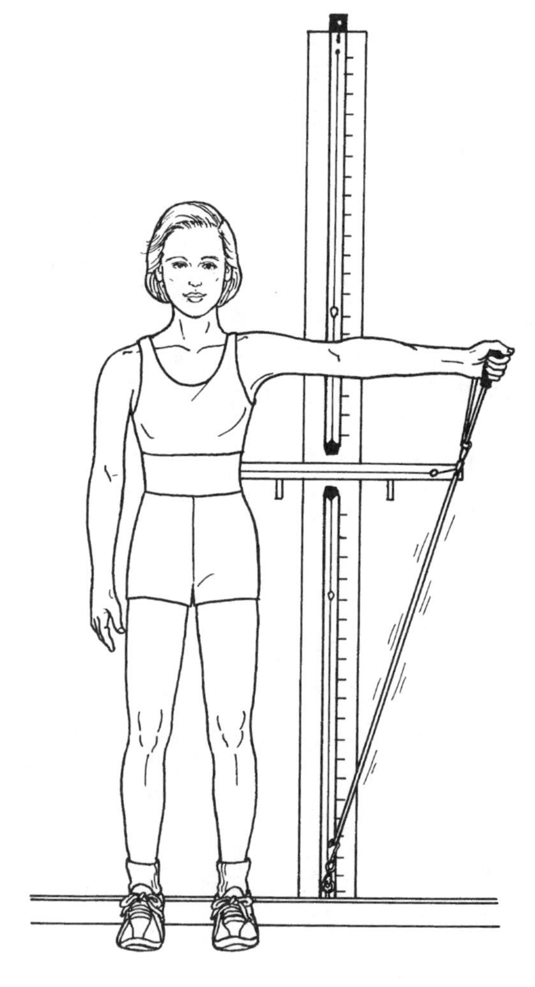

图 7.7

表 7.6　弹力带拉长 100% 时所产生的力（力以磅为单位）

伸长率（%）	黄色	红色	绿色	蓝色	黑色	银色	金色
100（2 倍长）	3	4	5.4	5.8	7.3	10.2	14.2

注：伸长率（%）用公式计算：最终长度－静息长度 / 静息长度 ×100。

弹力带测试举例

测试肩外展肌群

目的：测试肩关节外展肌群的最大力量（三角肌、肩袖）。同时要求前锯肌、上下菱形肌上回旋肩胛骨以支撑肱骨。

患者姿势：站立位。如果患者不能站立，可以在坐位进行。

测试过程：在患者测试之前，应该评估患者的肩关节外展活动范围和是否有疼痛。根据预先筛查的情况，选择使用难度等级为简单、中等、困难的弹力带。一般来说，经过训练的患者，如果其肩关节无疼痛的话，可以使用中等强度的弹力带。测量弹力带的长度使其与力臂等长。弹力带一端固定在稳固物体上，让患者站立并手握弹力带另一端。治疗师站在患者外后方。要求患者握住弹力带时，必须去除弹力带的松弛度。让患者外展肩关节至 90° 与肩同高，保持手掌 / 前臂旋前，肘关节伸直。这个姿势可以使弹力带拉长 2 倍。然后要求患者缓慢地把手臂放下（速度为上举时的 1/3）。当患者无法完成全范围的动作或感觉不适时换别的颜色的弹力带，当患者可以完成多次动作时增加弹力带阻力。治疗师应该监控患者的完成情况，包括躯干的稳定、头和颈的位置、前臂和手的旋前、肩胛骨的回缩和下回旋。

给患者的指示：“从你身体的一侧上举上肢，达到你的肩关节高度。肘关节伸直，手掌朝下。在测试过程中不要屏住呼吸。”

记录

记录使用的完成肩关节外展 90° 的弹力带的颜色。以及肌力减弱时重复的次数。查阅表格得出力量的大小（根据厂家的手册）。赛乐®弹力带拉长 100% 所产生的弹力在表 7.6 中列出。

有益提示

- 有的厂家在弹力带末端装有固定把手，这样更方便患者使用。
- 随着重复使用，弹力带弹性逐渐降低，应该及时更换。应经常检查弹力带是否有小的撕裂和破损，如不及时更换，会导致弹力带强度降低并在伸长过程中断裂。定期校准将决定是否丢弃弹力带。
- 如果治疗师低估了患者的力量，患者的力量可能超过了弹力带的限度导致弹力带断裂，出现不安全的情况。

等长弹力管张力测试

等长弹力管是一种可以客观并准确测量肌肉等长收缩力量的器械。表盘（动态仪）连于一个固定的物体上。它的优势包括可以产生一个患者用力的具体数值，可以多次重复测试，及比大部分测试都安全。等长弹力管张力测试的劣势是它缺乏可操作性，只能在一个平面内测试一组肌肉。所以，只有一部分的肌肉可以用这个方法进行测试。

下蹲测试

目的：评估股四头肌、髋和背部伸肌的等长肌力（主动肌）。

患者姿势：站立，面对张力仪，双脚分开与肩同宽。膝关节屈曲大约 110°。手臂自然下垂以抓握的方式（旋前）握住把手。背部轻微前倾，头部保持直立，向前看。

治疗师：将张力仪连于地面或者固定在地面的稳固物体上。将示数归零。患者站立、双臂下垂时，调整链条以使膝关节屈曲大约 110°，同时链条不要有松弛的现象。要求患者以过顶抓握的方式抓住杠，以流畅的方式尽可能向上拉（图 7.8）。动作维持 3 ～ 5 秒。将表盘的示数归零，再进行一次测试。

给患者的指示：“尽可能地将杠向上拉。再用力拉。”

记录

计算 2 次的平均值或者记录较大的一次数值。

小结

除了腿部推举，本章介绍的测试方法既有等长，又有向心，都使用开链方法测试患者。日常功能需要使用闭链测试方法，例如坐下和爬楼梯。包括多关节的活动经常是发生在多个平面内的，需要一定程度的平衡和速度能力。有少量闭链的功能测试方法可以准确地评估力量，但是不稳定。目前，在大数量的临床情况下，力量和功能测试是最好的选择。

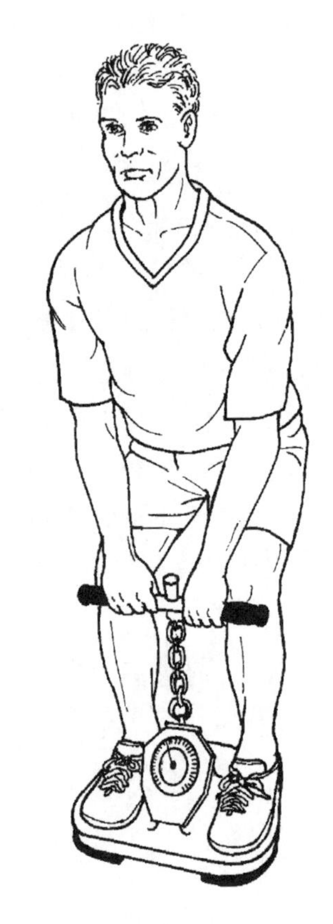

图 7.8

爆发力测试

爆发力测试，也被认为是最大无氧力量测试，最早用于评估在运动过程中的爆发力。最大爆发力定义为单位时间内的发力，因此爆发力测量不仅包括肌肉力量的产生，也包括力量发展的速率。爆发力测试的特定公式：

爆发力 = 做功 / 秒数

运动员能够借助爆发力输出迅速加速（例如，100m 短跑）。力量发展的比率可能是评估一个人安全活动的关键因素，尤其是在不能预期或紧急的情况下。例如，患者是否能急停避免损伤。对速度力量发展最重要的原因之一是防止摔倒。一旦失去平衡，只有迅速的肢体移动能避免损伤；而迅速的肢体移动需要爆发力。最近，爆发力被认定为老年功能障碍的主要决定因素，并被认为比力量更重要 [14]。因此，爆发力是肌肉功能的一项重要方面。

爆发力测试还处于发展初期。尽管爆发力评估的概念已有半个世纪了，实际测试方法是有限的。期待未来有更多的测试方法，同时也希望现在的测试方法能够有所改进以适用肌力差和肌肉耐力差的患者。

下一节将介绍几种爆发力测试。所有测试不需要烦琐的准备工作，甚至不需要器械就可以实施。由于爆发力测试是包含最大激活肌肉，因此它是无氧和短时间的测试。

Margaria–Kalamen 台阶冲刺测试 [15]

从 20 世纪 60 年代早期开始，随着爆发力测试的流行及其重要性越来越明显，对原始的 Margaria 测试 [15] 也进行了很多次的修改，改良版包括一次跨越 2 级台阶和缩短起始距离。但是测试的时间还是很短（少于 5 秒）。它被认为是标准的最大爆发力的测试方法。这个测试一个不足之处是，只有年轻的健康人群才能进行这个测试。

目的：测试下肢最大的无氧能力和爆发力。

测试过程 [16]**：**保证患者可以安全地跑上 9 级台阶，每次 3 级台阶。称量患者的体重，以千克为单位。每个台阶高 17.5cm。治疗师站在台阶下方监控患者的完成情况。一个起始计时器放在第 3 个台阶处，一个结束计时器放在第 9 个台阶处。患者从离台阶 6m 的地方开始跑向台阶，以最快速度一次跨越 3 个台阶。重复进行 2 次测试，每次测试之间休息 3 分钟。

记录

用计时器记录从第 3 至第 9 个台阶的时间，精确到 0.01 秒。以下方程式计算爆发力。

爆发力（W）= 重量（每千克体重）×9.807×6 级台阶的垂直高度 / 时间（秒）

例如：Mark 的体重是 210 磅，最好的一次成绩是 1.2 秒，6 级台阶的垂直高度是 105cm。

210 磅 =95.25kg

垂直高度 =17.5cm×6=105cm=1.05m

爆发力 =（95.25×9.807）×1.05/1.2=831W

常规数据如表 7.7 所示。

表 7.7　Margaria–Kalamen 台阶冲刺测试常规数据（W）

	年龄组（岁）									
分类	男	女	男	女	男	女	男	女	男	女
优秀	高于 2197	高于 1785	高于 2059	高于 1648	高于 1648	高于 1226	高于 1226	高于 961	高于 961	高于 736
良好	1844~2197	1491~1785	1726~2059	1383~1648	1383~1648	1040~1226	1040~1226	814~961	814~961	608~736
平均	1471~1824	1187~1481	1373~1716	1098~1272	1098~1373	834~1030	834~1030	647~804	647~804	481~598
一般	1108~1461	902~1177	1040~1363	834~1089	834~1088	637~824	637~824	490~637	490~637	373~471
差	低于 1108	低于 902	低于 1040	低于 834	低于 834	低于 637	低于 637	低于 490	低于 490	低于 373

注：数据来自 Hoffman，J.（2006）. Norms for fi tness，Performance，and Health. Champaign，Ⅲ.：Human Kinetics. 经授权改编自 Fox，E.，Bowers，R.，& Foss，M.（1993）. The Physiological Basis for Exercise and Sport（5th ed.）. Dubuque，Iowa：Wm C. Brown，676，with permission of the McGraw-Hill Companies; based on data from Kalamen，J.（1968）. Measurement of Maximum Muscular Power in Man，Doctoral Dissertation，The Ohio State University，and Margaria，R.，Aghemo，I.，& Rovelli，E.（1966）. Measurement of muscular power（anaerobic）in man. Journal of Applied Physiology，21，1662-1664.

药球投掷测试

目的：测定肩胛胸壁关节、盂肱关节周围的重要肌肉的爆发力，尤其是胸大肌、胸小肌、三角肌前束、冈上肌和冈下肌。

测试过程：患者坐位，评估其从胸前完成药球投掷的能力[16a]。药球的重量一般为 1.5 ～ 4kg。运动员测试时，坐在地面上，双腿伸直，背部抵住墙。如果患者可以完成这个动作，患者持球（1.5 ～ 4kg）靠近胸部（如篮球胸前投球），然后用力以最快速度将球扔出（图 7.9A）。另一种可选择的测试方法见图 7.9B。采用这种测试方法时，患者需使用过顶技术扔球。以上两种方法均可使用。

记录

测试重复 3 次，测量自椅子靠背至球落点的最大或者平均距离。目前没有标准数据和得分可供参考。但是，2013 年 NHL 的最高纪录是坐在地面上使用 4kg 的药球投掷了 6.25m[16b]。年长的人群（平均年龄 72.4 岁）使用 1.5kg 的药球一般可以投掷 2 ～ 6m，使用 3kg 的药球可以投掷 2 ～ 4.5m[16a]。

推铅球测试

目的：同药球投掷相同，这项测试挑战盂肱关节、肩胛胸壁关节的肌肉组织。该项测试虽只测试单侧肢体，但可比较双侧肢体。由于测试时是站立位，对患者平衡能力也是一种挑战。也可以选择坐位进行测试，类似于双手药球投掷。

测试过程：评估患者完成过顶投掷的能力。如果可以完成这个动作，选择合适重量的铅球（1 ～ 7kg），然后治疗师将铅球交到患者手中，患者将铅球置于肩关节以上，快速将铅球尽可能远地掷出。这个动作要求患者短时间将球稳定在肩膀和下颌之间（图 7.10）。重复测试 3 次，并记录最远距离。

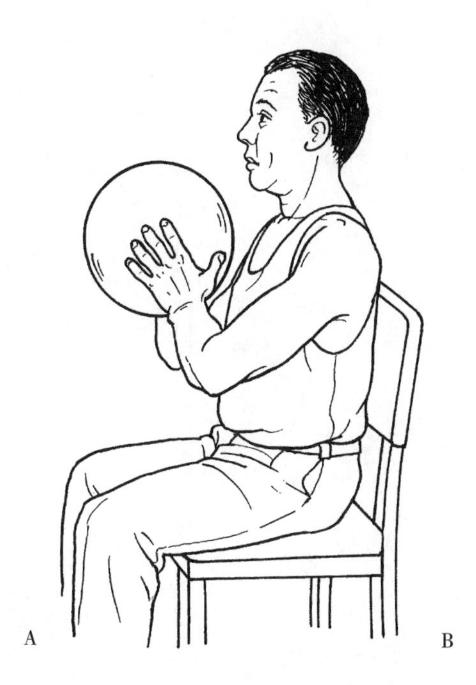

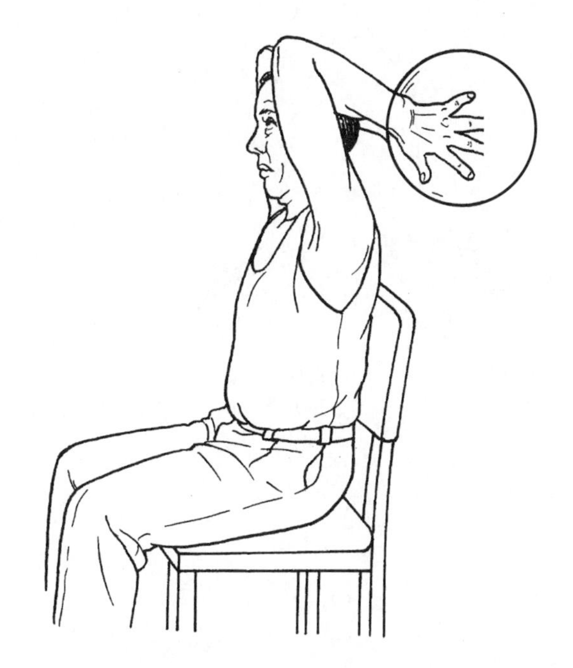

图 7.9

推铅球测试（续）

记录

测试重复 3 次，记录最远的距离。没有标准的数据可供参考，但是男女运动员都有超过 20m 的记录。

替代测试方法： 站立位，使用双手。患者身体向前屈，把球带到双腿之间，然后尽可能远地把球抛出。这个动作是下手投掷方式，双侧手臂参与，对于患者来说更简单。评分时需要记录每一次的距离。

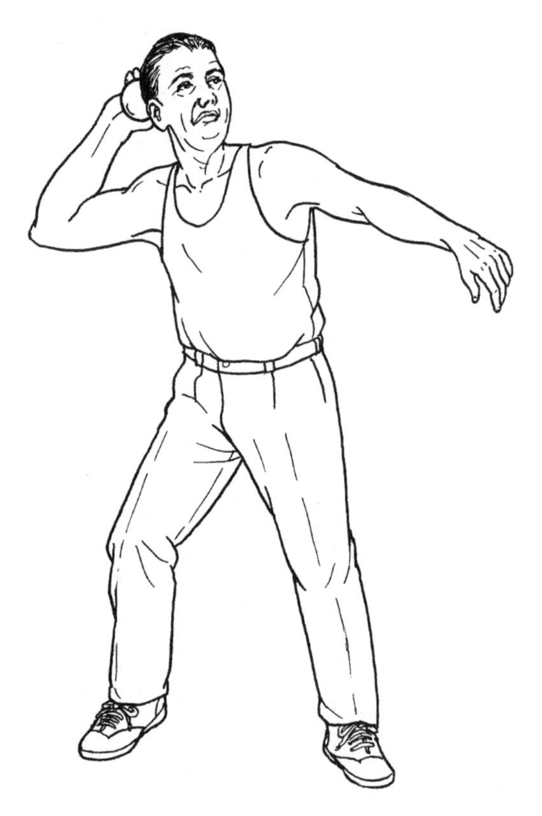

图 7.10

纵跳测试

目的： 纵跳测试评估了最大肌肉爆发力和力量。是对下肢伸肌的一项挑战，尤其是臀大肌、臀小肌、腘绳肌、股四头肌、腓肠肌、比目鱼肌。只有这些肌肉达到足够的平衡才能完成该测试。

测试过程： 将带有高度的标尺置于墙上。在测试前用粉笔涂在患者优势侧手上。要求患者尽可能地将优势侧上肢伸展至最高点，触碰到墙壁的同时保持足部放平。注意此时粉笔的标记为起始点。患者双足放平站立，接着尽可能高地跳起，摆动手臂让手碰到墙壁（图 7.11）。患者跳跃时可以屈曲膝关节和髋关节。重复测试。

记录

记录跳高高度，最好成绩减去初始高度。记录最好的 2 次。各种运动中的运动员的标准数据列在表 7.8 中。

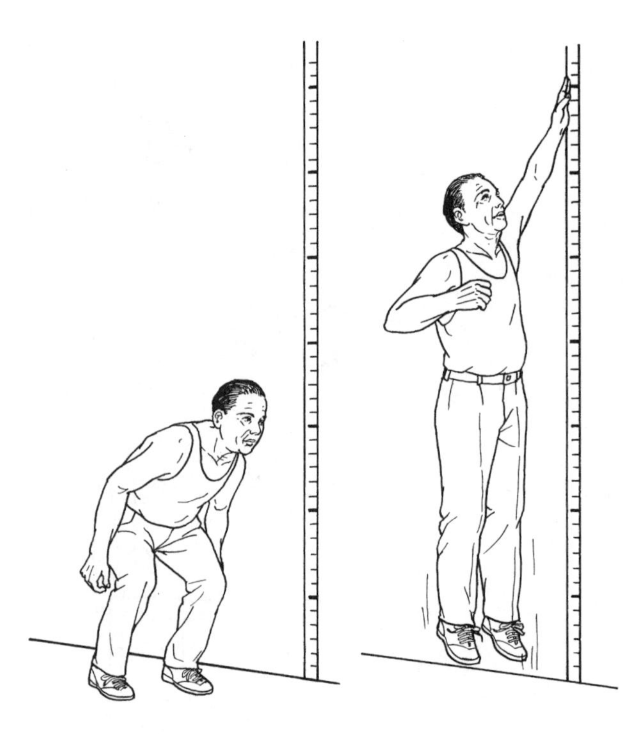

图 7.11

表 7.8 不同人群纵跳测试数据

项目或位置	纵跳（英寸 /cm）
NCAA 大学足球甲级后卫	31.5/80
NCAA 大学足球边线接球手	31/79
NCAA 大学足球	29.5/75
NCAA 四分卫	28.5/72
NCAA 大学篮球运动员（男）	28/71
高中足球后卫和接球手	24/61
大学篮球运动员（男）	23/58
大学网球运动员（男）	23/58
17 岁男性	20/51
NCAA 大学篮球（女）	17.5 ～ 19/44 ～ 48
18 ～ 34 岁男性	16/41
18 ～ 34 岁久坐女性	8/20
17 岁女性	13/33

注：NCAA（National Collegiate Athletic Association），全国大学生体育协会。

NSCA Essentials of Strength Training and Conditioning， ed 3， p. 278.

跳跃测试

在这项特殊下肢爆发力测试中存在诸多变式，如图 7.12 描述，该测试为单腿跳跃。亦可选择交替腿跳跃，先一侧腿跳跃，接着另一侧腿跳跃。双腿跳跃测试同样常见。患者将连续跳跃 3 次（图 7.13）。为了提高难度（在体育馆中常被测试），可要求每次跳跃跃过一个障碍物，每个障碍物高度约 18 英寸（约 46cm）或更高。

目的：测试下肢伸肌和骨盆稳定肌的爆发力，尤其是臀肌、股四头肌和跖屈肌。患者需要有足够强的腹肌力量和良好的平衡控制能力。

测试过程：两个测试都需要一条 20 英尺（约 6m）长的区域，在地面上画一条线作为起点。

单腿跳跃测试：确保患者可以用优势腿保持平衡。如果可以的话，患者站立于起跳线后。向前、向上跳跃，连续完成 3 次单腿跳跃（图 7.12），记录 3 次跳跃的总距离。

标准立定跳远：双腿站于起跳线，让患者尽可能远地跳出去（图 7.13）。患者必须用双腿落地。记录从起跳线到足跟的距离，重复 2 次。

记录

单腿跳：记录 3 次跳跃的累积距离。

立定跳远：记录 2 次中最好的 1 次。年轻运动员的成绩从 1.88m 至 3.76m 不等（对于身高 150 ～ 180cm 的人来说，成绩大约是身高的 1.2 ～ 2 倍（老年人能达到足长的 2 倍就算是非常不错的成绩）[17]。

也可选用更高难度的爆发力测试，但极少应用于物理治疗，因为这需要更多的力量储备。为了获得更具权威的研究，读者可以参考其他资源[18，19]。大部分的爆发力测试都是为年轻运动员研发的。然而，在考虑一项测试是否合适时，治疗师对患者能力的判断才是关键要素，而不是仅考虑年龄。尤其是对于有明显肌力下降（肌力 3 级或更低）或者疼痛的患者，应特别谨慎地选择爆发力测试方法。

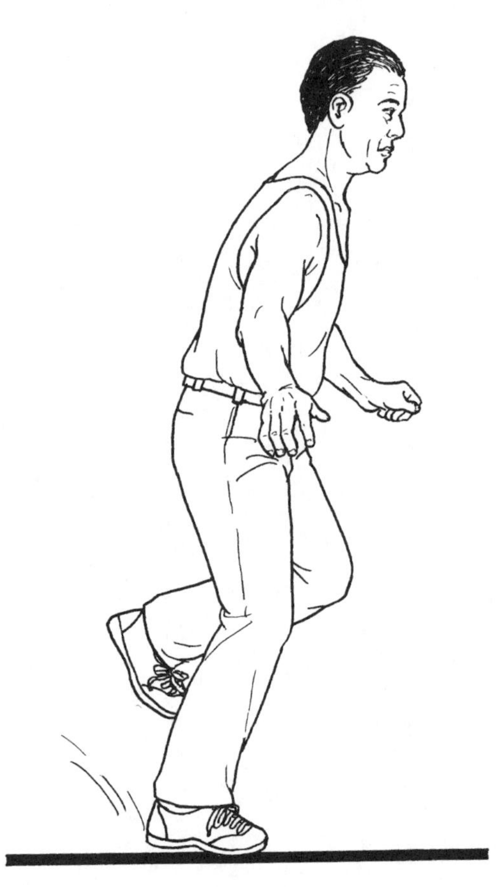

图 7.12

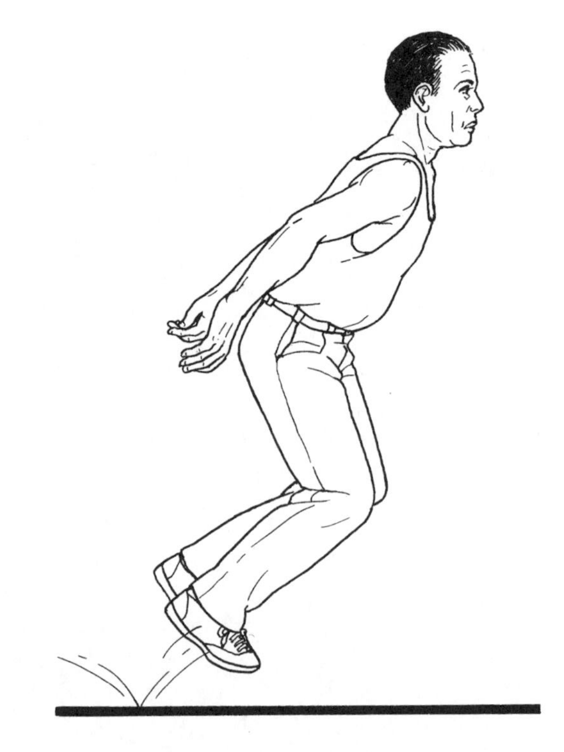

图 7.13

自重测试

利用体重作为阻力可提供重要的测试信息，即关于患者具有利用所拥有的力量在空间内移动身体的能力的信息。这些测试对核心肌群和特殊肌群的训练有积极作用。第 8 章介绍的众多功能测试都以体重作为阻力。下面介绍的是利用体重作为阻力的几种测试方法。所有测试均要求较高，不适合体质虚弱的患者。

引体向上测试

目的： 引体向上测试利用患者自身体重挑战肩关节伸肌群（背阔肌、大圆肌、肱三头肌、后三角肌）。斜方肌中束、斜方肌下束、胸小肌、菱形肌下拉肩胛骨。肱三头肌、肱肌、肱桡肌在肘关节处强烈收缩上拉身体使下颌至横杠处。腕伸肌、指伸肌必须同时强烈收缩抓住横杠使身体悬空。

测试过程： 评估患者完全屈曲肩关节和伸展肘关节的能力。如果患者具有足够的关节活动范围同时没有主诉疼痛，让患者站在横杠下方，横杠应高于其双手举起的高度。如果患者无法够到横杠，则让他站在矮凳上。让患者用下手抓握的方法（旋后）握住横杠，肘关节伸直，身体悬空。让患者多次完成身体上拉的动作，直至力竭。下颌超过横杠才算标准。每次重复之后，身体都要回到起始位置。

记录

记录成功完成的引体向上的次数。男性、女性的标准见表 7.9。

> **有益提示**
>
> - 青年男性和女性的数据可查询 http：//www.exrx.net/Testing/YouthNorms. html#anchor581034
> - 海军陆战队提供的数据可查询 http：//www.military.com/military-fitness/marine-corps-fitness-requirements/usmc-physical-fitness -test
>
> （读者自行尝试，不确保可顺利登录）

表 7.9　成年人引体向上标准

性别	优秀	良好	合格	不合格	极差
男性	＞13	9～13	6～8	3～5	＜3
女性	＞6	5～6	3～4	1～2	0

注：数据引自 Davis， B. et al. Physical education and the study of sport， 4th ed， London， 2000， Harcourt， p. 124.

俯卧撑测试

目的：测试肩关节屈肌群、肩带稳定肌（尤其是前锯肌）、肱三头肌的力量。在美国武装部队中，俯卧撑不仅是一项力量测试，也是一项耐力测试。

测试过程：保证患者没有肩关节或上肢疼痛，肩、肘和腕有足够的活动范围。让患者在地面上或较低的平面上做出起始姿势，双手与肩同宽，背部挺直，头上抬，足趾为轴心。患者下降身体直至上臂平行于地面（军队标准），或者胸部触碰到治疗师的拳头（ACSM 标准）。军队标准中，男女的足趾姿势是一样的。ACSM 允许女性膝关节屈曲着地，踝关节交叉。无论是男性还是女性，背部应一直保持挺直，且撑起身体时双臂必须保持伸直[1]。

记录

军队标准是 2 分钟内连续完成尽可能多的次数。患者只需要在撑起时暂停。ACSM 标准中，尽可能多的重复完成直至动作失败。ACSM 和军队的标准列在表 7.10 和表 7.11 中[2，20]。

表 7.10　将俯卧撑得分（数值）转化为健康等级

年龄（岁）	区间	男性	女性	年龄	区间	男性	女性
15～19	优秀	≥ 39	≥ 33	40～49	优秀	≥ 25	≥ 24
	很好	29～38	25～32		出色	17～24	15～23
	良好	23～28	18～24		良好	13～16	11～14
	一般	18～22	12～17		一般	10～12	5～10
	不佳	≤ 17	≤ 11		不佳	≤ 9	≤ 4
20～29	优秀	≥ 36	≥ 30	50～59	优秀	≥ 21	≥ 21
	很好	29～35	21～29		出色	13～20	11～20
	良好	22～28	15～20		良好	10～12	7～10
	一般	17～21	10～14		一般	7～9	2～6
	不佳	≤ 16	≤ 9		不佳	≤ 6	≤ 1
30～39	优秀	≥ 30	≥ 27	60～69	优秀	≥ 18	≥ 17
	很好	22～29	20～26		出色	11～17	12～16
	良好	17～21	13～19		良好	8～10	5～11
	一般	12～16	8～12		一般	5～6	2～4
	不佳	≤ 11	≤ 7		不佳	≤ 4	≤ 1

注：数据引自 Canadian Society for Exercise Physiology – Physical Activity Training for Health （CSEP-PATH ® ） Resource Manual © 2013， page 82. Used with the permission of Canadian Society for Exercise Physiology. 版权所有。

表 7.11 美军俯卧撑标准（2 分钟）

年龄区间（岁）	M	F	M	F	M	F	M	F	M	F	M	F	M	F	M	F	M	F	M	F
17 ～ 21	6		13		20	2	28	8	35	13	42	19	49	25	57	31	64	36	71	42
22 ～ 26			5		14		23	2	31	11	40	17	49	24	58	32	66	39	75	46
16 ～ 31			1		11		20		30	10	39	17	49	25	58	34	68	42	77	50
32 ～ 36					7		17		26	9	36	15	46	23	56	30	65	38	75	45
37 ～ 41					5		15		24	7	34	13	44	20	54	27	63	33	73	40
42 ～ 46							12		21	8	30	12	39	18	48	25	57	31	66	37
47 ～ 51							8		17		25	10	34	16	42	22	51	28	59	34
52 ～ 56									11		20	9	29	15	38	20	47	26	56	31
57 ～ 61									9		18	8	27	13	36	18	44	23	53	28
62+									8		16	7	25	12	33	16	42	21	50	25
得分	10		20		30		40		50		60		70		80		90		100	

注：60 分通过，90 分优秀。

男女起始姿势都为足趾支撑姿势（F，男性；M，女性）。

http：//www.military.com/military-fi tness/army-fi tness-requirements/army-physical-fi tness-test-score-chart .

弹性组织损伤的 Cyriax 测试方法

在矫形外科使用力量测试的最常见原因是诊断导致骨骼肌肉疼痛损伤的组织。由于徒手肌力评定通常要求完成全范围活动才能进行分级，所以需要另一个系统。James Cyriax 开发了一个系统来区分疼痛软组织的收缩性和非收缩性（惰性）。收缩的软组织是肌肉的一部分（肌腹、肌腱、骨之间的连接部分）[21]。惰性组织是指那些没有收缩或舒张能力的组织，如关节囊、韧带、神经根和硬膜囊。治疗师选择被动运动来识别惰性组织，抗阻运动来识别压力弹性组织。如果被动活动有疼痛，那么可能是惰性组织有问题。如果抗阻运动有疼痛，那么可能是弹性组织有问题。主动运动给惰性组织和弹性组织都会施加应力。例如，一位患者患有一侧肱二头肌腱炎（长头），做抗阻屈曲（等长、中立位）的动作时会引发疼痛，全范围内的被动屈曲运动不会引起疼痛，因为肱二头肌一直处于放松状态。理论上，一旦确定了损伤的组织，治疗师就可以提供合适的治疗。

为测定肌肉及其组成部分（即弹性组织），治疗师对肢体部分提供足够的阻力使关节不能移动。保持关节中立位以放松惰性组织，避免发生关节活动以使张力集中在肌肉本身。如果肌肉出现收缩损伤，抗阻运动可使肌肉产生疼痛或出现疲劳，偶尔两种情况同时发生。正常收缩是强而有力且无痛的。

由于正常肌肉具有自身的力量，治疗师应站在最佳位置，通过把手放在最合适的位置以发挥最大的力量。此外，以下规则与徒手肌力评定相似，也应该遵循。

1. 测试肌肉时，治疗师和患者肌力必须相当。

2. 治疗师必须站在合适的位置，一手抵抗，另一手反抵抗。

3. 除了正在被测试的肌肉，不包括其他肌肉。合适的手摆放位置能够帮助区分肌肉，如阻止上肢旋后能区分肱肌。

4. 肌肉控制的关节应该被固定住，并使关节保持在中立位。

5. 必须鼓励患者尽最大能力完成测试。

目前只有一项研究发现并证实 Cyriax 选择性组织张力法的可靠性。这项研究发现，年龄在 20 ～ 40 岁的健康人，未确诊原因的单侧肩关节或膝关节疼痛，对于膝关节，评估者内信度区间范围在 0.74 ～ 0.82，评估者内间信度区间范围在 0.42 ～ 0.46。对膝关节屈曲评估者内信度和评估者间信度都是最高的。对于肩关节，评估者内信度区间范围在 0.44 ～ 0.67，评估者间信度区间范围在 0.00 ～ 0.45，对肩关节内收的评估均是最高值[22]。治疗师之间所有的分歧几乎均来自收缩是否疼痛。作者认为，膝关节评估者内信度是可以接受的，但是肩关节的不可接受；评估者间信度均不可接受。

参考文献

1. *ACSM's Guidelines for Exercise Testing and Prescription.* 8th ed. Baltimore, MD: Lippincott, Williams and Wilkins; 2010.
2. Lovell DI, Cuneo R, Gass GC. The blood pressure response of older men to maximum and submaximum strength testing. *J Sci Med Sport.* 2011;14:254–258.
3. LeBrasseur NK, Bhasin S, Miciek R, et al. Tests of muscle strength and physical function: reliability and discrimination of performance in younger and older men and older men with mobility limitations. *J Am Ger Soc.* 2008;56:2118–2123.
4. Hoger WW, Hopkins DR, Barette SL, et al. Relationship between repetitions and selected percentages of one repetition maximum: a comparison between untrained males and females. *J Strength Cond Res.* 1990;4:47–54.
5. Shimano T, Kraemer WJ, Spiering BA, et al. Relationship between the number of repetitions and selected percentages of one repetition maximum in free weight exercises in trained and untrained men. *J Strength Cond Res.* 2006;20:819–823.
6. Dohoney P, Chromiak JA, Lemire K, et al. Prediction of one repetition maximum (1-RM) strength from a 4-6 RM and a 7-10 RM submaximal strength test in healthy young adult males. *JEP online. J Exercise Physiol.* 2002;5(3):http://faculty.css.edu/tboone2/asep/Dohoney.pdf.
7. Da Silva EM, Brentano MA, Cadore AL, et al. Analysis of muscle activation during different leg press exercises at submaximum effort levels. *J Strength Cond Res.* 2008;22: 1059–1065.
8. Signorile JF, Zink AJ, Szwed SP. A comparative electromyographical investigation of muscle utilization patterns using various hand positions during the lat pull-down. *J Strength Cond Res.* 2002;16:539–546.
9. Heyward VH. *Advanced Fitness Assessment & Exercise Prescription.* 2nd ed. Champaign, IL: Human Kinetics; 1991.
10. Brown L, ed. *Isokinetics in Human Performance.* Champaign, IL: Human Kinetics; 2000.
11. Arborelius UF, Ekholm J. Mechanics of shoulder locomotion system using exercises resisted by weight-and-pulley circuit. *Scand J Rehabil Med.* 1978;10:171–177.
12. Soria-Gila MA, Chirosa IJ, Bautista IJ, et al. Effects of variable resistance training on maximal strength: a meta-analysis. *J Strength Cond Res.* 2015;29(11):3260–3270.
13. Page P, Ellenbecker TS, eds. *The Scientific and Clinical Application of Elastic Resistance.* Champaign IL: Human Kinetics; 2003.
14. Bean JF, Kiely DK, LaRose S, et al. Are changes in leg power associated with clinically meaningful improvements in mobility in older adults? *J Am Soc Geriatr.* 2010;58: 2363–2368.
15. Margaria R, Aghemo P, Rovelli E. Measurement of muscular power (anaerobic) in man. *J Appl Physiol.* 1966;5:1662–1664.
16. Haff GG, Triplett NT, eds. *Essential of Strength Training and Conditioning.* 4th ed. Champaign IL: Human Kinetics; 2016.

16a. Harris C, Wattles A, DeBeliso M, et al. The seated medicine ball throw as a test of upper body power in older adults. *J Strength Cond Res.* 2011;25(8):2344–2348.

16b. http://www.topendsports.com/sport/icehockey/nhl-combine-results-2013.htm.

17. http://mobile-pt.com/files/8._Fullerton_Advanced_Balance_Scale.pdf. Accessed February 8, 2018.
18. Wasserman B, Hansen J, Sue D, et al, eds. *Principles of Exercise Testing and Interpretation.* Philadelphia, PA: Lea and Febiger; 1987.
19. Hopkins WG, Schabort EJ, Hawley JA. Reliability of power in physical performance tests. *Sports Med.* 2001;31:211–234.
20. McArdle WD, Katch FI, Katch FL, et al. *Exercise Physiology.* 7th ed. Baltimore: Lippincott, Williams & Wilkins; 2010:518.
21. Cyriax J. *Textbook of Orthopedic Medicine.* Vol. 1. London: Bailliere Tindall; 1982.
22. Hayes KW, Petersen CM. Reliability of classifications derived from Cyriax's resisted testing in subjects with painful shoulders and knees. *J Orthop Sports Phys Ther.* 2003;33: 235–246.

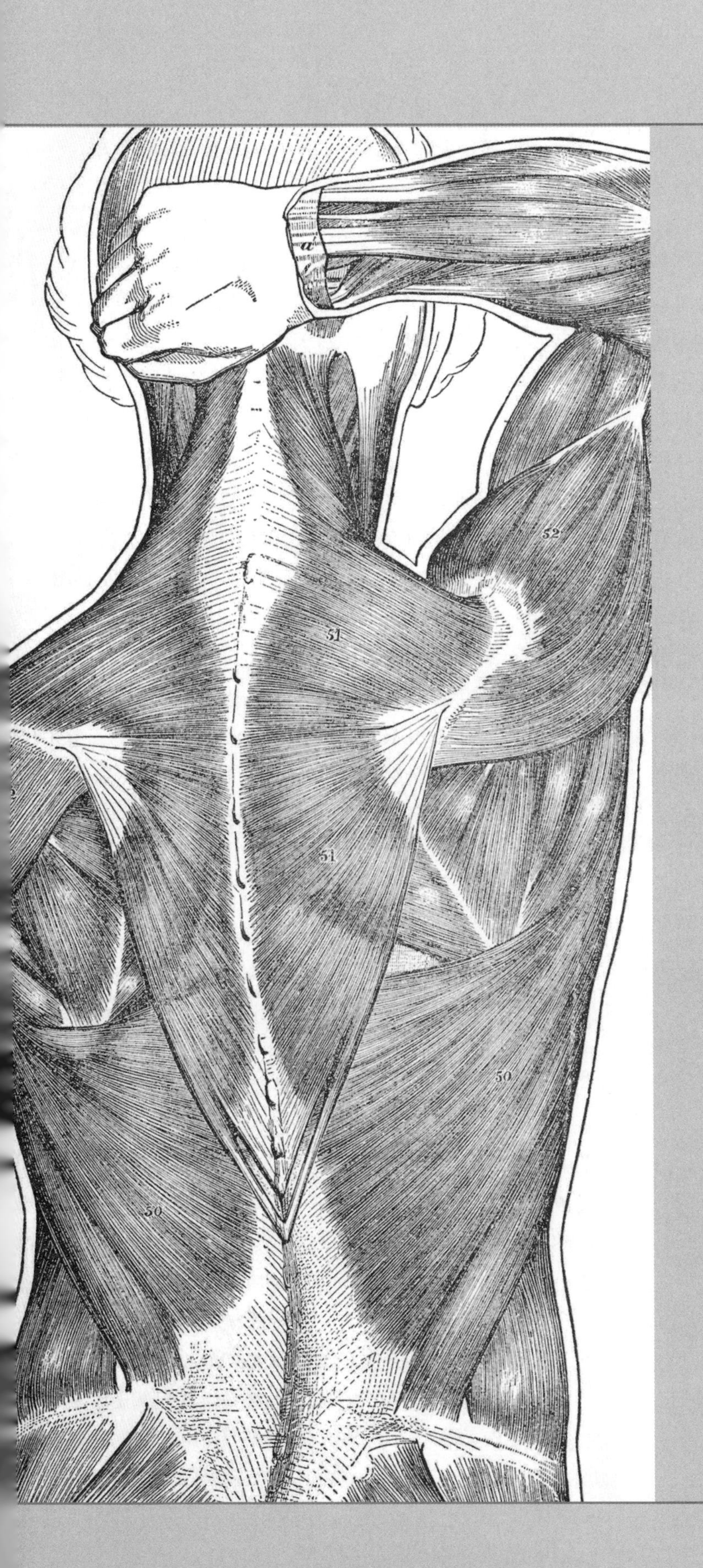

第 8 章

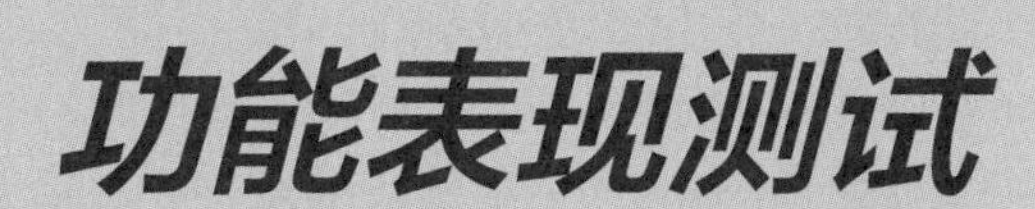

功能表现测试

现代临床诊疗过程中，力量与功能动作之间的关系日益密切，贯穿老年人生活的始终。在日常生活活动（activities of daily living，ADLs）中，每个人都有一个维持功能所需肌肉力量的最小值。举例来说，一个人越高或是越重，在 ADLs 中就需要越多的力量。在欧美国家，保险公司需要治疗师专门提供患者力量与功能之间的联系，如果治疗师关于力量和功能之间的评估不能被认可，治疗师就可能收不到第三方保险公司赔付的诊疗费。以前，治疗师只需诊断患者肌力下降即可。但是现在，最重要的是治疗师需要评估出哪块肌肉力量下降，从而制约患者独立完成 ADLs 的能力，例如日常工作（砌砖），或者和自己的孩子或孙子玩耍。本章展示了一系列的功能测试，尤其适用于老年人。如果仅有维持功能所需肌肉力量的最小值，那么患者恰好也就仅能完成这些测试。一旦精确诊断出肌力下降，我们便可设计出增强肌力训练的方法，来帮助患者完成他们的功能目标。

本章所介绍的功能评估测试与特殊肌肉有关，每项任务所需肌肉列表中并不全面，但当治疗师观察到患者存在功能缺失时，它为其提供了肌肉测试的出发点。当需要时可提供参考。每块肌肉的特殊练习在第 5 章和第 6 章肌肉测试后列出。在一些病例中，患者可能通过某些肌肉力量的代偿来完成某些功能测试，治疗师应该善于观察，准确地识别出特定肌肉的肌力不足情况。

概述

功能，意指在各种各样的活动中，通过各肌肉之间高度的表现力来完成期望的目标。这些包括我们 ALDs 中的穿衣、进食、呼吸、转移和行走，以及一些移动活动，例如从椅子上站起、爬楼梯、起身及从地板上站起。这些简单的功能性活动是完成各种其他活动的基础，是每个人在家中或社区中独立所必须的。功能性活动对老年人来说至关重要，因为如果不能独立完成 ADLs，他们存在被送往福利院照顾的可能。一些高水平功能，例如在运动或工作中所需求的，已在第 7 章中进行了介绍。

Nagi 功能受限模型 [1] 和新的国际功能分类（International Classification of Functioning，ICF）受限模型同时描述了疾病在身体功能和社会角色中对患者的影响，并提供了概念化的模型，从而指导临床实践 [1]。在这些案例中，我们可以看到，肌力下降影响了患者的 ADLs 或社会角色。肌力评定发现肌力下降，然而功能测试却未受影响。本章的另一目的是整合残障（肌力下降）和运动表现（功能）。

大家普遍认为，正常人进行基本功能活动，需要相对较小的肌肉力量，即受伤、长期卧床或衰老影响增加前的肌肉力量。维持功能所需肌肉力量的最小值即为“力量阈值”。如果患者的力量在阈值之上，他们在 ADLs 中不可能受到影响。图 8.1 展示了力量和功能表现之间的相互关系。通过这个图表表明，不断加强患者的力量，直到曲线和直线的交界处，这样患者将足够强壮，能完成各种任务。例如，一个人在不用双手辅助的情况下从椅子上站起，需要承担体重的 45% 的力 [2]。如果一个人在没有帮助的情况下，不能从椅子上站起，表明他下肢力量太弱，增强力量可以帮助改善功能。更强的力量可以让人站起来更快，更有效率，并且力量的贮备可以帮助未来更好的生活。

功能测试

通过对 ADLs 的分析，可以看到运动是多平面的、非对称的，伴有旋转，并且需要速度和平衡。因此，简单测试肌肉产生最大力量的值，并不能精确反映功能能力。唯一精确评估功能能力的方法就是观察个体在功能活动中的表现。这些观察提供了完成功能活动的质量信息，为治疗师制订治疗计划提供了依据。禁止在没有直接观察患者功能表现的情况下，推断某块肌肉的功能。这在第 2 章中也进行了阐述。表 8.1 展示了完成一些基本功能活动所需的关键肌肉。

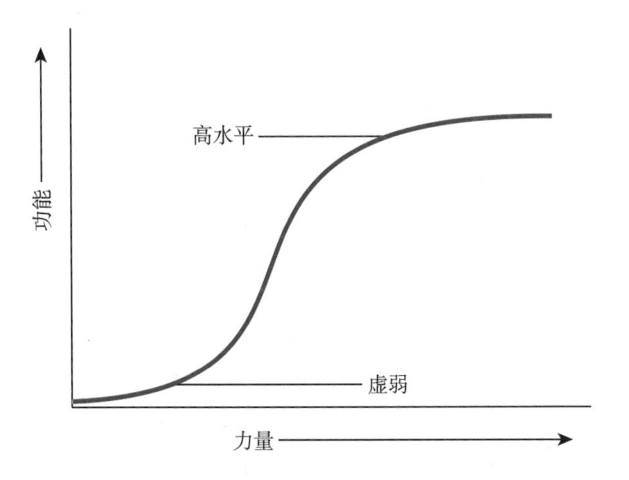

图 8.1　力量与功能的曲线关系概念图

表 8.1　功能活动所必需的重要肌肉

功能活动	关键肌
床上移动	腹肌、竖脊肌和臀大肌
转移和下蹲	臀大肌、臀中肌、闭孔外肌、梨状肌和股四头肌
行走和上下楼梯	腹肌、竖脊肌、臀大肌、臀中肌、闭孔外肌、梨状肌、股四头肌、胫骨前肌和小腿三头肌
地面转移	腹肌、竖脊肌、臀大肌、臀中肌、闭孔外肌、梨状肌、股四头肌和小腿三头肌
快走和跳跃	小腿三头肌、臀大肌、臀中肌和股四头肌

评估

功能评估有许多方法。一般性的顺序等级评分广泛应用于徒手肌力评定和一些功能测试中。在顺序等级排列中，一系列数字按顺序等级和任务的困难程度进行排序。然而，顺序等级排列不仅易受主观因素的影响，而且对微小的改变缺乏应变，这限制了它们的应用。因此，我们更青睐于应用比例刻度，例如时间，来评估每名患者的功能表现。时限性给评估提供了信度。然而，当功能测试被计时时，例如当一名患者被指示尽可能快地从椅子上站起来时，需要注意到爆发力是力量的额外构成。比率测试，例如时间和距离，允许治疗师把每个患者的功能和类似个体的数据相比较。这些对比有利于临床计划的制订。

座椅站立测试

目的： 座椅站立测试是专门针对下肢肌肉力量的一种评估。有两种版本：30 秒内完成从坐到站的次数（30s STS，sit-to-stand）和完成 5 次座椅站立所需时间（5T-STS）。

任务完成所需的最基本的肌肉运动： 髋关节伸展、髋关节屈曲位外展、髋关节外旋、伸膝、踝关节跖屈 [3]、踝关节背伸和内翻，以及躯干的伸展和屈曲。

信度： 各种版本的座椅站立测试（r=0.89）[4]。

效度： 30s STS 测试的下肢力量和步行速度、爬楼梯、平衡性 [5, 6] 及腿部推举 1-RM 具有相关性（男性 r=0.78，女性 r=0.71）[4]，5T-STS 是一项有效的针对老年人的动态平衡和功能灵活性的测试 [7]。无法在 13.7 秒内完成 5T-STS 预示着未来很有可能出现灵活性障碍 [8]。

器材： 一把标准的约 17 英寸（约 43cm）高且无扶手的椅子，一块秒表。

测试过程： 两个版本的测试都不需要患者使用手臂。评估患者不使用手臂辅助时的站立能力。如果可以完成站立则进行测试。如有需要，治疗师应在测试前演示坐－站动作。

30s STS： 30 秒内患者尽可能多的重复完成从坐位到站直。治疗师开始计时以患者开始移动而不是治疗师发布口令为准。

5T–STS： 患者尽可能快的重复完成由坐位到站直 5 次。随着治疗师发出口令，开始计时。从治疗师发出口令“开始”到患者完成 5 次站立，最后再次回到坐位结束计时。

患者姿势： 双手交叉放在胸前，坐在椅子上。双脚以患者舒服的姿势放在地面上（图 8.2）。

治疗师： 站着观察患者动作的标准性（图 8.3）。

向患者进行说明

30s STS：“当你准备好后，30 秒的时间里，在不借助双手的情况下，尽可能多的重复完成由坐位到站直这一动作。我会进行计数。请确保站立过程中尽可能站直。”

5T–STS：“当你准备好后，在不借助双手的情况下，尽可能快的重复完成由坐位到站直这一动作 5 次。我会进行计时，请确保站立过程中尽可能站直。”

记录

30 STS： 患者完成的次数即为得分。当结束时，如果患者已经半站起，也计为一次。如果患者在不用手的情况下，一次也不能完成，那么得分为 0。

5T–STS： 完成 5 次所需时间即为分值。如果 60 秒后，患者还没完成 5 次规定动作，那么测试结

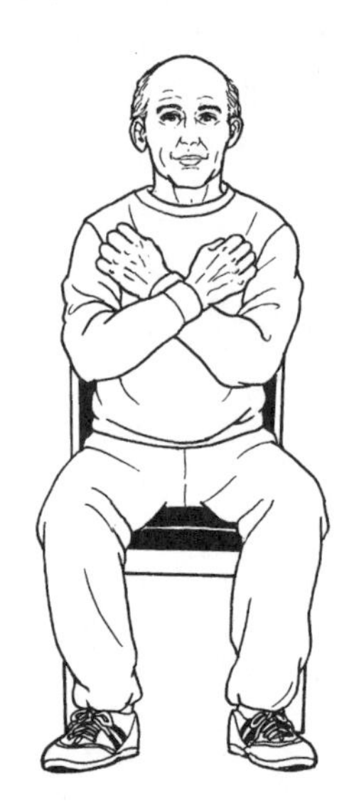

图 8.2

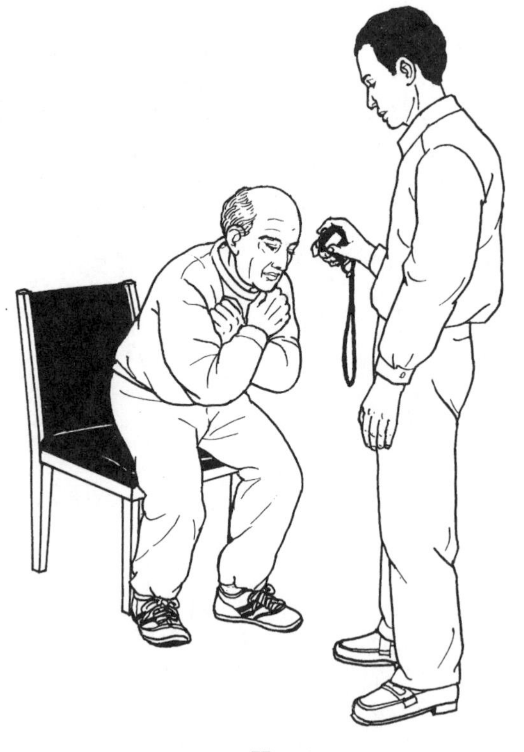

图 8.3

束，得分 60，并备注。5T-STS 测试时间每增加 1 秒，失能的可能性就增加 1.4 倍。最小的可察觉变化是 2.5 秒[7]。10 秒以上的成绩预示着 2 年以内有可能出现失能[9]。

有益提示

- 在测试过程中，不能用折叠椅、沙发椅、非常矮的椅子或带轮的椅子。为安全起见，椅子需靠墙放。
- 测试中理想的座椅高度大约为患者胫骨高度的 80% ~ 90%[10]。
- 在没有指导的情况下，允许患者先尝试完成该动作。如果患者站起确实困难，可以给予一些小窍门，例如先慢慢移到椅子边缘或身体前倾等方法，便于站起。
- 当患者试图站起或坐下时，仔细观察患者髋关节的位置。如果患者髋关节内收或内旋，表明患者主要借助了股四头肌的力量站起，而不是臀部肌肉。这时需要进一步测试臀部肌肉力量，尤其是臀中肌（图 8.4）。
- 如果患者为了站立，身体需要过度前倾的话，表明患者股四头肌肌力下降（图 8.5）。
- 在测试过程中，尽可能地让患者双手交叉放在胸前，但是有的患者需要向前伸展双臂来帮助他们站立。这表明患者下肢肌力下降，需要躯干的代偿来完成这一动作（图 8.6）。
- 如果你推测患者无法完成 5 次重复测试，那么最好采用 30 秒计时测试。这样患者就有可能成功完成 1 次动作。

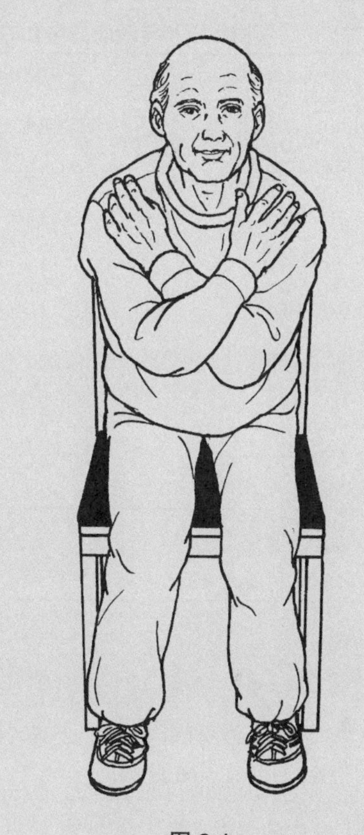

图 8.4

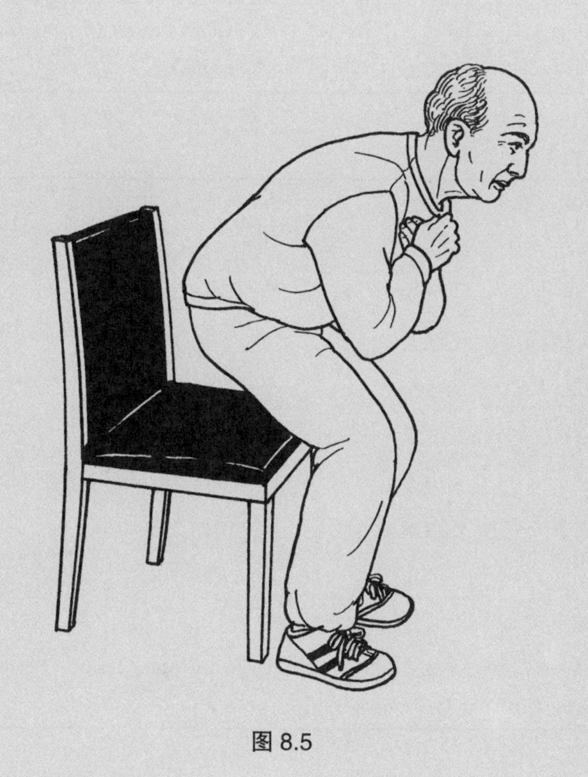

图 8.5

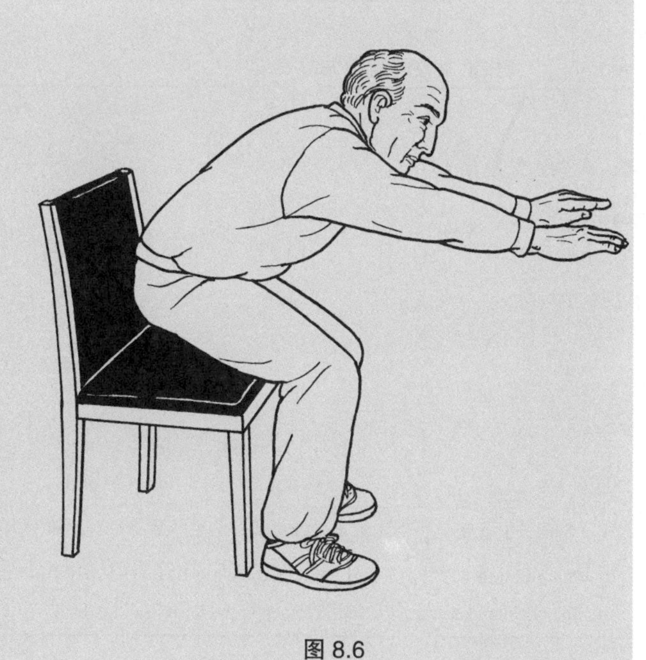

图 8.6

表 8.2 和 8.3 展示了不同年龄段老年男性或女性体育活动的标准范围。8 次是身体健康与否的分界线[4]。

表 8.4 是中度失能女性的 5T-STS 测试标准——这类人在完成 2 项或更多 ADLs 时有困难。女性健康和老龄化研究（中度到重度失能女性）发现完成 5 次重复测试的平均时间为 15.3 秒。耗费时间越多，表明患者身体条件越差[12]。

表 8.2　不同性别和年龄座椅站立的标准范围

年龄（岁）	男性	女性
60 ～ 64	14 ～ 19	12 ～ 17
65 ～ 69	12 ～ 18	11 ～ 16
70 ～ 74	12 ～ 17	10 ～ 15
75 ～ 79	11 ～ 17	10 ～ 15
80 ～ 84	10 ～ 15	9 ～ 14
85 ～ 89	8 ～ 14	8 ～ 13
90 ～ 94	7 ～ 12	4 ～ 11

注：数据引自 Jones CJ，Rikli RE. Measuring functional fi tness of older adults. J Act Aging，2002，March–April：24–30 .

表 8.3　1000 名澳大利亚人 30 秒座椅站立标准数据

	3 ～ 9		10 ～ 19		20 ～ 59		60+	
年龄（岁）	男性	女性	男性	女性	男性	女性	男性	女性
平均值（标准差）	23.1（6.6）	23.4（6.1）	25.5（5.7）	24.2（5.9）	24.2（6.0）	22.6（6.2）	18.3（5.73）	15.9（4.8）

注：数据引自 Data from McKay MJ，Baldwin JN，Ferreira P，Simic M，Vanicek N，Burns J. 1000 Norms Project Consortium. Normative reference values for strength and fl exibility of 1，000 children and adults. Neurology，2017，88（1）：36–43.

表 8.4　中度失能女性的座椅站立表现

5 次座椅站立	总数 N = 1002	65 ～ 74 岁 N = 388	75 ～ 84 岁 N = 311	85 + 岁 N = 303
失能（%）	25.2	17.8	25.9	44.9
5 次站立平均时间（s）	15.3	14.7	15.7	16.3
5%	24.5	21.9	25.5	24.1
25%	17.4	16.7	17.5	18.5
50%	14.2	13.9	14.4	15.0
75%	12.3	12.1	12.4	12.7
95%	10.0	9.6	10.3	10.0

注：中度失能女性是指在完成 2 项或更多日常生活活动时有困难的人。

数据引自 Guralnik JM，Fried LP，Simonsick EM，Kasper JD，Lafferty ME，eds. The Women's Health and Aging Study：Health and Social Characteristics of Older Women with Disability . Darby PA：Diane Pub Co，1995：44.

步行速度

目的： 步速测试是指一个人以比较舒适的速度行走的功能测试。快速的行走表明个人身体素质较好，有能力加速通过街道。步速范围可包括从福利院老人的蹒跚蹀步到运动员的快速冲刺跑。步行速度因为其预测功能性及反映社区或福利院中个体的行走能力方面的准确性，被称为第 6 生命指征 [13]。每个人，包括应用辅助装备行走的人，都可进行步速测试。

任务完成所需的最基本的关节运动模式： 核心肌群，髋关节伸展、外展和内收，股四头肌和腘绳肌，踝跖屈、背伸、内翻 [14, 15]。髋关节屈曲有利于加速 [16]。读者可以参阅本章中的步态部分来更详细地了解参与平稳正常步态的肌肉。

信度： r=0.78[17]

效度： 步速和年龄（图 8.7）及肌肉体积有关。正常步速与预测功能障碍、认知困难、入住福利院、摔倒或者死亡存在相关一致性 [18]。每年步行速度下降 0.22m/s，是一个很强的失能预测指标 [19]。步速小于 0.8m/s 被认为是病理性的，预示 75 岁及以上老年女性 8 年内可能死亡 [20]。步速低于 0.6m/s 的女性死亡率要比步速快的女性高 2.5 倍 [21]。步速小于 1.2m/s 预示着未来会存在灵活性障碍 [8]。

器材： 4 ～ 8m 的步行道和秒表。额外 1 ～ 2m 的步行道对测试前的加速和测试后的减速是非常有帮助的 [22]。没有必要给没有病理表现的人进行这项测试。每次测试的监督和方法应该一致，以保证结果和预测的准确一致性。步道长度并不会影响结果的一致性 [23]。

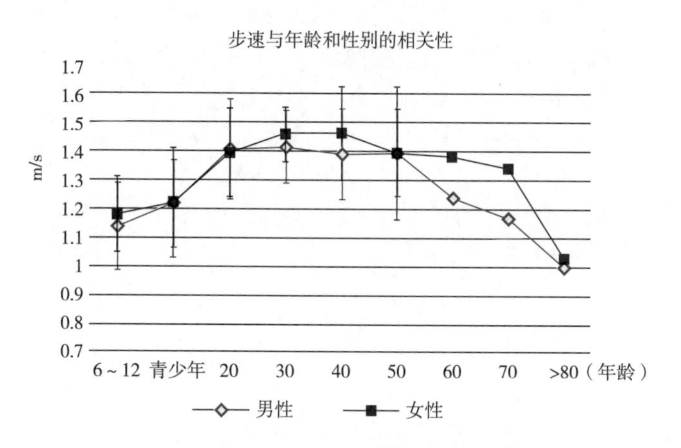

图 8.7　依据性别和年龄，自选步行速度分类

测试过程： 首先要清楚地告知患者测试步骤。保证患者可以独立行走（不需要外人辅助）。如果需要的话，可以进行演示，注意步速不要太快。然后让患者进行 2 次测试，2 次测试之间保证患者有足够的休息，以较快的一次为准。测试舒适速度和快速走 2 种情况。当第一只脚跨过起点时开始计时（图 8.8A），当第一只脚跨过终点时结束计时（图 8.8B）。以脚的任何部位为标准都可以，保持一致性非常重要。

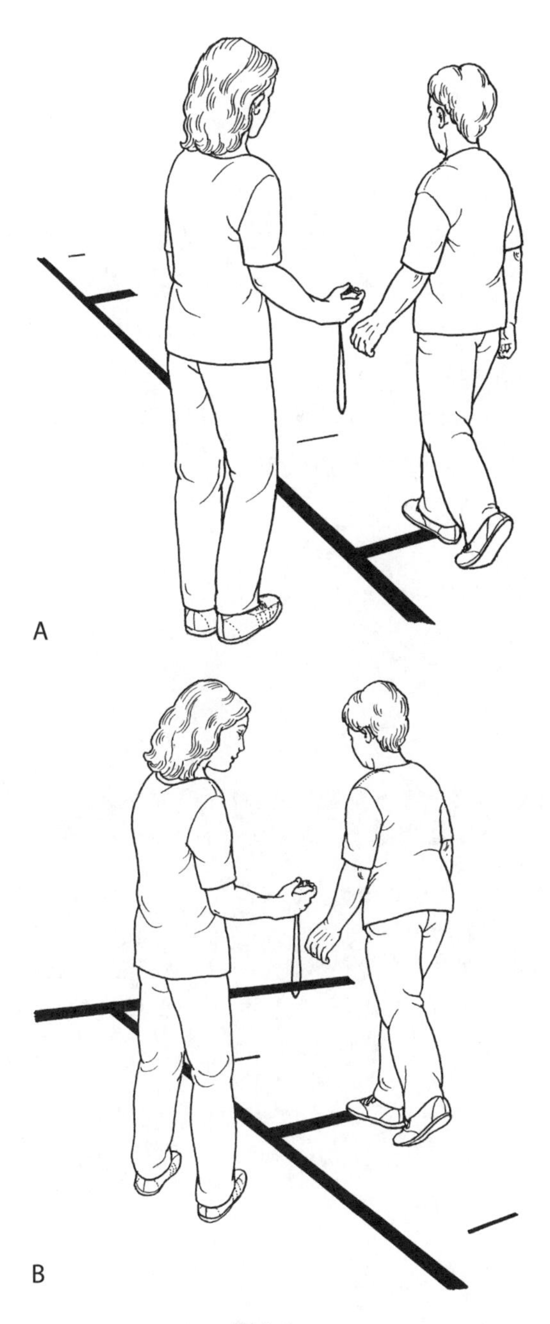

图 8.8

患者姿势：站立，面向有标记的步行道。如果需要的话，患者可以借助辅助行走装置。

治疗师：站立，拿着秒表，面对起点。治疗师要和患者一起行走以便精确的观察患者何时到达终点。当患者的第一只脚（或脚的一部分）跨过 4m 步行道起点时，治疗师开始计时。

给患者的指示："首先以你平时舒适的步速，从这条线走到那条线（要告知具体哪两条线），我会给你计时。第一次是练习，之后我们测试 2 次。可以吗？好，开始！"进行 2 次测试。快速走也是相同的指示，让患者尽量快速走，同时尽可能保证安全。2 次测试之间要保证有足够的休息。

记录

用步道的长度除以时间，以 m/s 为单位。有很多步速标准。功能良好的老年人常规步速在 1.75 ～ 2.25m/s 之间，需要被照料的老人步速一般小于 0.5m/s。一项研究指出，139 名患者的平均速度是 1.32m/s（SD=0.31）[24]。

表 8.5 为米 / 秒（m/s）、英尺 / 秒和英里 / 小时单位之间的转换对照。表 8.6 ～ 8.9 为步速和年龄之间的关系。

表 8.5　**步速转化表**

米 / 秒	英尺 / 秒	分钟 / 英里	英里 / 小时
0.25	0.82	106.7	0.6
0.30	0.98	88.9	0.7
0.35	1.15	76.2	0.8
0.40	1.31	66.7	0.9
0.45	1.48	59.3	1.0
0.50	1.64	53.3	1.1
0.55	1.80	48.5	1.2
0.60	1.97	44.4	1.4
0.65	2.13	41.0	1.5
0.70	2.30	38.1	1.6
0.75	2.46	35.6	1.7
0.80	2.62	33.3	1.8
0.85	2.79	31.4	1.9
0.90	2.95	29.6	2.0
0.95	3.12	28.1	2.1
1.00	3.28	26.7	2.3
1.10	3.61	24.2	2.5
1.20	3.94	22.2	2.7
1.30	4.26	20.5	2.9
1.40	4.59	19.0	3.2
1.50	4.92	17.8	3.4
1.60	5.25	16.7	3.6
1.70	5.58	15.7	3.8
1.80	5.90	14.8	4.1
1.90	6.23	14.0	4.3
2.00	6.56	13.3	4.5

有益提示

- 利用辅助装置行走的患者同样可以进行步速测试。当这些患者需要重新测试时，一定要用同样的辅助装置。
- 一些研究表明，额外的距离用来加速和减速是没必要的。然而我们推荐设立一个更远的结束距离，防止患者在快要结束时提前减速（图 8.8）。
- 距离越长，信度越高[17]。
- 和患者一起行走时，要稍微在患者后面慢慢行走，以免影响到患者。这种方法会让你得到一个更真实的患者行走数据。始终保证测试的安全性，但不要离患者太近或提供过多的指示，以免干扰患者。当然，如果需要的话，可以用步行安全带。
- 掌握何时开始或结束计时，需要一定的技巧和练习。推荐可以用一些特殊的方法，例如以第一只脚跨过线时作为开始或结束计时。身体任何部位都可以，但确保开始和结束的统一性。

表 8.6 20 岁及以上男性和女性的快速行走平均步速

	平均最大步速（m/s）和 SD	
年龄（岁）	男性	女性
20	2.53（0.29）	2.47（0.25）
30	2.46（0.32）	2.34（0.34）
40	2.46（0.36）	2.12（0.28）
50	2.07（0.45）	2.01（0.26）
60	1.93（0.36）	1.77（0.25）
70	2.08（0.36）	1.75（0.28）

注：数据引自 Bohannon RW. Comfortable and maximum walking speed of adults aged 20–79 years: reference values and determinants. Age Ageing, 1997, 26（1）: 15–19.

表 8.7 20 ~ 99 岁健康成人有效步速标准范围

	步速（m/s）	
年龄（岁）	男性	女性
20 ~ 29	1.22 ~ 1.47	1.08 ~ 1.50
30 ~ 39	1.32 ~ 1.54	1.26 ~ 1.42
40 ~ 49	1.27 ~ 1.47	1.22 ~ 1.42
50 ~ 59	1.12 ~ 1.49	1.10 ~ 1.56
60 ~ 69	1.03 ~ 1.59	0.97 ~ 1.45
70 ~ 79	0.96 ~ 1.42	0.83 ~ 1.50
80 ~ 99	0.61 ~ 1.22	0.56 ~ 1.17

注：数据引自 Bohannon RW, Williams Andrews A. Normal walking speed: a descriptive meta-analysis. Physiotherapy, 2011, 97（3）: 182–189.

表 8.8 年龄 65 岁以上中度失能女性平均步速（m/s）

	总数			
	n=1002	65 ~ 74	75 ~ 84	85+
平均数	0.6	0.7	0.6	0.4
5%	0.2	0.3	0.2	0.1
25%	0.4	0.5	0.4	0.3
50%	0.6	0.6	0.6	0.6
75%	0.7	0.7	0.8	0.6
95%	1.1	1.1	1.1	0.8

注：患有中度失能女性，即完成 2 项日常生活活动有困难。

被调查者要求以平常习惯的速度走 4m。

数据引自：Ferrucci L, Guralnik JM, Bandeen-Roche KL, et al. Performance measures from the women's health and aging study. http://www.grc.nia.nih.gov/branches/ledb/whasbook/chap4/chap4.htm. Accessed january 8, 2012.

表 8.9 年龄 65 岁以上中度失能女性快速行走平均步速（m/s）

	总数			
	n=1002	65 ~ 74	75 ~ 84	85+
平均数	0.9	1	0.9	0.7
5%	0.2	0.4	0.3	0.2
25%	0.6	0.8	0.6	0.4
50%	0.9	1	0.9	0.7
75%	1.1	1.3	1.1	0.9
95%	1.7	1.7	1.7	1.3

注：患有中度失能女性，即完成 2 项日常生活活动有困难。

被调查者要求以平常习惯的速度走 4m。

数据引自：Ferrucci L, Guralnik JM, Bandeen-Roche KL, et al. Performance measures from the women's health and aging study. http://www.grc.nia.nih.gov/branches/ledb/whasbook/chap4/chap4.htm. Accessed january 8, 2012.

身体功能测试和改良身体功能测试

目的：身体功能测试（physical performance test，PPT）用9项测试来评估老年人的身体活动能力和日常生活活动的能力。它包括2个版本：一个是7项测试，一个是9项测试。9项测试版本中包括爬楼梯测试。

改良身体功能测试（modified physical performance test，M-PPT）包含了PPT中的大部分项目，但是用3项平衡测试和一项计时的5T-STS测试替换了书写和进食测试。

完成PPT任务所需的最基本的肌肉运动模式

书写任务：（胳膊起支撑作用，只有腕关节和手指的肌肉起作用）腕关节屈曲、伸展，掌指关节、近端指骨间关节和远端指骨间关节屈曲。

进食：肩关节屈曲，肩关节内旋，肘关节屈曲，前臂的旋前、旋后，腕关节屈曲和伸展，掌指关节、近端指骨间关节和远端指骨间关节的屈曲。

完成PPT和M-PPT任务所需的最基本的肌肉运动

向高处放置一本书：肩胛骨的前伸和上回旋，肩关节屈曲，肩关节外旋，肘关节屈曲和伸展，前臂的旋前和旋后，腕关节屈曲、伸展，掌指关节、近端指骨间关节和远端指骨间关节的屈曲。

穿脱衣服：肩胛骨的伸展和上回旋，肩关节屈曲，肩关节外旋，肘关节屈曲和伸展，前臂的旋前和旋后，腕关节屈曲、伸展，掌指关节、近端指骨间关节和远端指骨间关节的屈曲。保持站立位或坐位的核心稳定，如果该任务是站着完成的则髋关节伸展和外展，伸膝，踝跖屈、背伸内翻。

捡起硬币：背部伸展，髋关节伸展，伸膝，踝跖屈，肘关节屈曲和伸展，前臂的旋前和旋后，腕关节屈曲、伸展，掌指关节、近端指骨间关节和远端指骨间关节的屈曲。

360° 转身：踝关节背伸、内翻，踝跖屈、外翻，伸膝，髋关节伸展和外展，以及核心稳定。

行走：髋关节伸展和外展、伸膝、踝跖屈、踝背伸伴内翻[14]。髋关节屈曲加速了行走速度[15]。本章主要是针对因特定肌群损伤导致正常行走受影响的人。

上下楼梯：上楼梯髋关节屈曲、伸展，膝关节屈曲，踝关节跖屈，踝关节背伸，脊柱伸展和核心稳定；下楼梯需要伸膝，髋关节屈曲及核心肌群[25]。平衡能力在上下楼梯中也是一个关键成分。

信度：前8个项目测试者间同类相关系数（intraclass correlation coefficient，ICC）为0.96（忽视最后一个项目）[26]。重新测试前8个项目的ICC为0.88[26]。目前没有关于M-PPT的数据。

效度：预测性的效度将患者护理水平划分为依赖型或独立型[28]，基于自我报告的ADLs和工具性ADLs来计算效度[27]。主要健康结果的预测，如死亡和疗养院安置[29]，首次跌倒预测（12个月内）[30]及复发性跌倒[31]。M-PPT可以表明个人是否存在虚弱[32]。

器材

评分表

秒表

桌椅（PPT）

碗（PPT）

勺子（PPT）

咖啡罐（PPT）

5个干燥的四季豆（PPT）

5.5磅（12.5kg）的书

2个可调的书架

前开门的外套，例如夹克之类

25英尺（约7.6m）长的步行道

一组楼梯（10～12个台阶）

PPT和M-PPT测试：两种测试各需要约10分钟。每项测试的顺序可以自定，本章依照它们在评分表上的顺序进行介绍。除了360° 转身和爬4组楼梯外，其他每项任务都需计时。除了爬楼梯测试，每项任务进行2遍。

在行走及爬楼梯的测试中，可以应用辅助装置，其他测试中禁止应用。所有测试需要独立完成。所有测试中都需要保证患者的安全。虽然测试过程中治疗师不允许给予患者辅助，但治疗师还是应该注意患者平衡问题。测试时，建议使用一条步行辅助带。

9 项 PPT 测试任务包括：
1. 写一句话
2. 模仿吃饭
3. 把书放在架子上
4. 穿脱衣服
5. 从地上捡起一枚硬币
6. 360° 转身
7. 50 步计时行走
8. 爬 1 组楼梯
9. 爬 4 组楼梯

9 项 M-PPT 测试包括：
1. 静止站立
   a. 双脚并拢站立
   b. 双脚半串联站立
   c. 双脚完全串联站立
2. 座椅站立（重复 5 次）
3. 把书放在架子上
4. 穿脱衣服
5. 从地上捡起一枚硬币
6. 360° 转身
7. 50 步计时行走
8. 爬 1 组楼梯
9. 爬 4 组楼梯

身体功能测试

1. 写一句话

测试过程：患者写一句话。句子需要写在评分表的后面，便于和结果对比。治疗师先写下这个句子："鲸鱼生活在蓝色海洋中"。句子最后要写上句号。接着下达指令"开始"，患者写下同样的句子。命令下达后开始计时，当句子的最后写下句号时结束计时。治疗师在一边计时（图 8.9）。

给患者的指示："第一项任务是写字，我要写下这个句子'鲸鱼生活在蓝色海洋中'。我想让你写下同样的句子，期间我为你计时。准备好了吗？开始。"

2. 模仿吃饭

测试过程：第 2 项任务是模仿吃饭。在患者面前，离桌子边缘 5 英寸（约 12.5cm）的碗里，放有 5 个四季豆。空的咖啡罐放在患者非利手的一侧。患者利手握茶匙。当下达开始"命令"时，患者用勺子，一次一个地从碗里捡起四季豆，放在咖啡罐里（图 8.10）。当下达开始命令时，开始计时。当听到最后一颗豆子撞击咖啡罐底部的声音时，结束计时。患者可以用另一手稳定碗，但是不能移动碗。除了帮助捡起掉落的四季豆，不能用另一手来稳定咖啡罐或者完成任务。如果测试过程中四季豆掉落，当患者用其利手捡起四季豆时，计时不停。

给患者的指示："第二个任务是模仿吃饭。当我说开始的时候，你要用勺子一次一个地从碗里捡起四季豆，放在咖啡罐里。另一手只能用来稳定碗。准备好了吗？开始。"

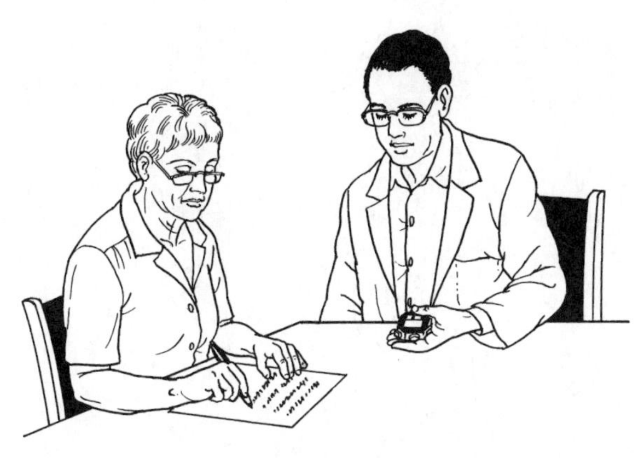

图 8.9

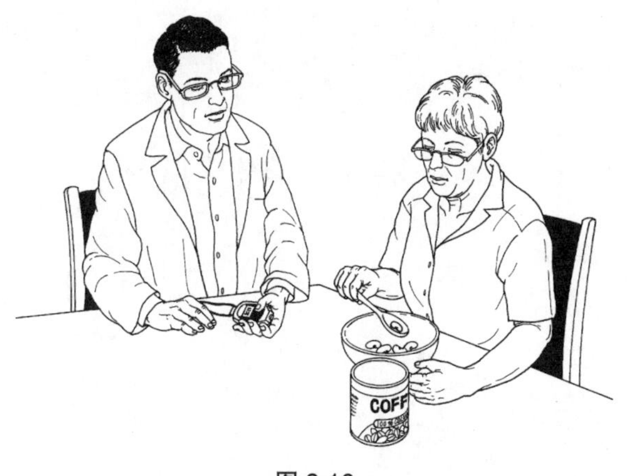

图 8.10

身体功能测试（续）

3. 把一本书放到架子上

测试过程：第 3 项任务是患者坐在椅子上（图 8.11）或者站着（图 8.12），根据想要评估患者站立位还是坐位放东西时的平衡感而定。用一个储物柜，或者有两层或多层可以调节高度的架子。架子调节到一个患者适应的高度。架子的顶端可以用来放书。

调节高层架子的高度，使其比患者肩膀高 12 英寸（约 30cm）。2.5kg 左右重的书，就像本书一样，放在隔板的边缘。书的一部分悬空，以利于患者拿取。要求患者将书从下层拿到上层，同时计时。治疗师可以演示一遍动作以保证患者明白怎么做。听到开始的指令时，计时。患者把书放在架子的更高层，手从书上移开时，停止计时。最初的 PPT 测试中，患者坐位完成测试（图 8.11）。如果需要，可以进行站立位的测试（图 8.12）。时间记录在评分表上。

给患者的指示："我想让你把这本书放在更高的隔板上，同时我给你计时。明白吗？现在我来演示一遍。当我说开始的时候，你就可以进行测试了。"

4. 穿脱衣服

测试过程：第 4 项任务是站立位穿脱衣服。衣服的前面是敞开的，例如大一号的睡衣、前面有纽扣的衬衫或者医生的白大褂。如果患者有前面敞开的夹克或毛衣也可以。确保衣服足够大，便于穿在患者现有衣服的外面。开始时，手持衣服，衣服里面的标签面向患者（图 8.13）。

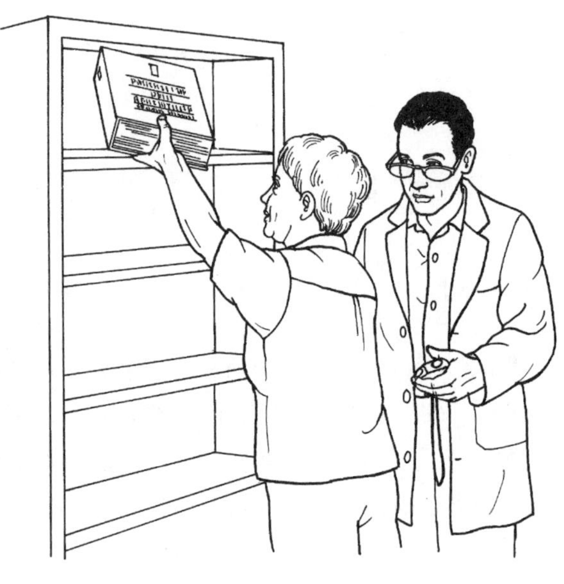

图 8.12

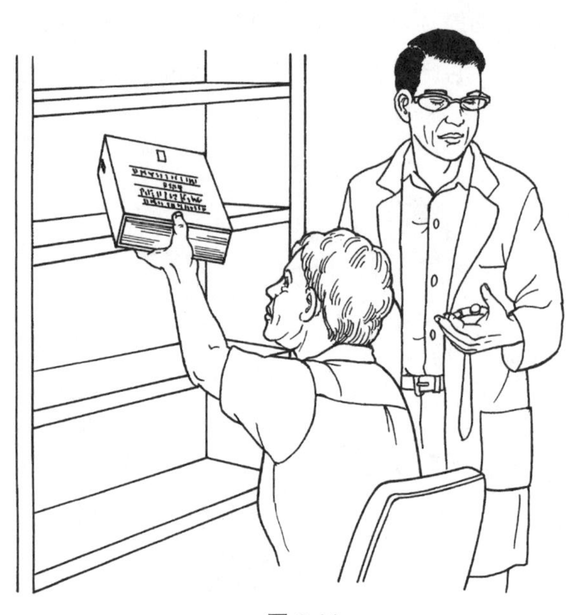

图 8.11

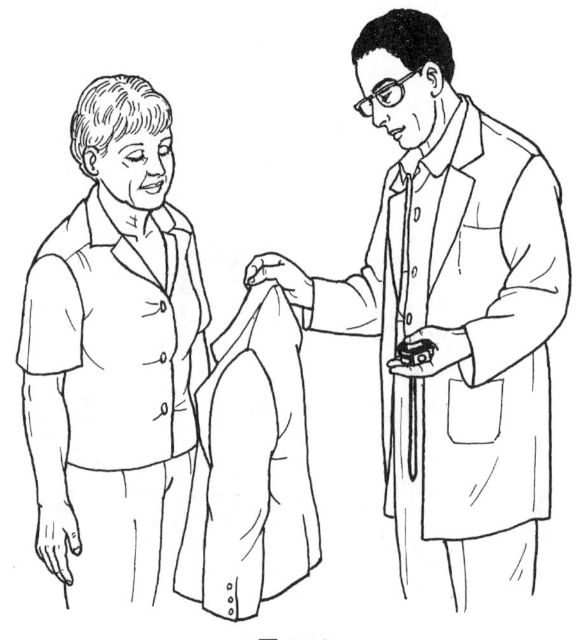

图 8.13

身体功能测试（续）

患者开始穿衣前，双手放在身体两侧，下达命令后，拿起衣服穿上（图 8.14），穿好后接着脱下来，递给治疗师。下达命令后开始计时，当患者把衣服给治疗师时，计时结束。

给患者的指示：“这个任务就是让你穿上衣服，再脱下来。期间为你计时。当我说开始的时候，你从我这里拿衣服穿上，穿好后再脱下来，递给我。现在，开始！”

5. 从地上捡起一枚硬币

测试过程：这个任务是从地上捡起硬币，同样需要计时。一枚硬币放在患者脚前面约 12 英寸（约 30cm）的地方（一般是利侧）。根据指令开始，患者从地上捡起硬币，然后完全站直（图 8.15）。当指令下达后，开始计时，当患者拿着硬币完全站直时，计时结束。

给患者的指示：“我将要在地面上放一枚硬币，并下达开始指令。我希望你能捡起它，然后完全站直后，递给我。准备好了吗？”

> **有益提示**
>
> 如果患者因视力障碍无法看清地面上的硬币，可以用一个大一些的物体例，如铅笔或者钢笔。使用大一些的物体可使避免患者因低头找硬币而消耗时间。

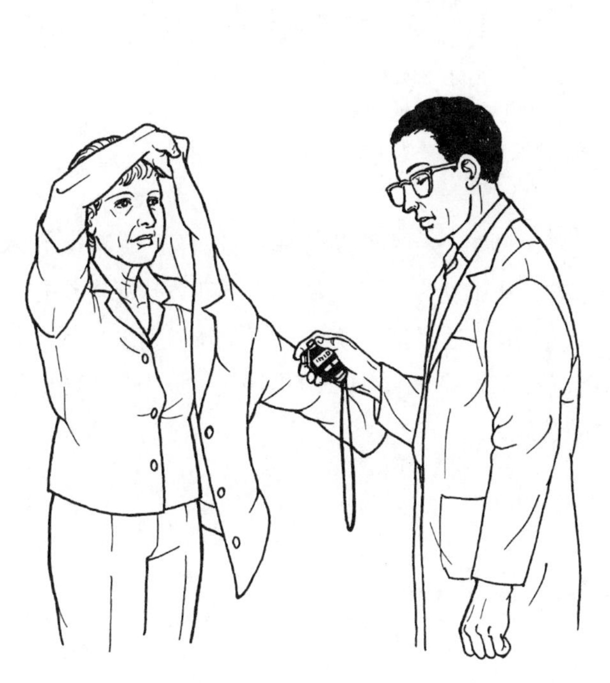

图 8.14

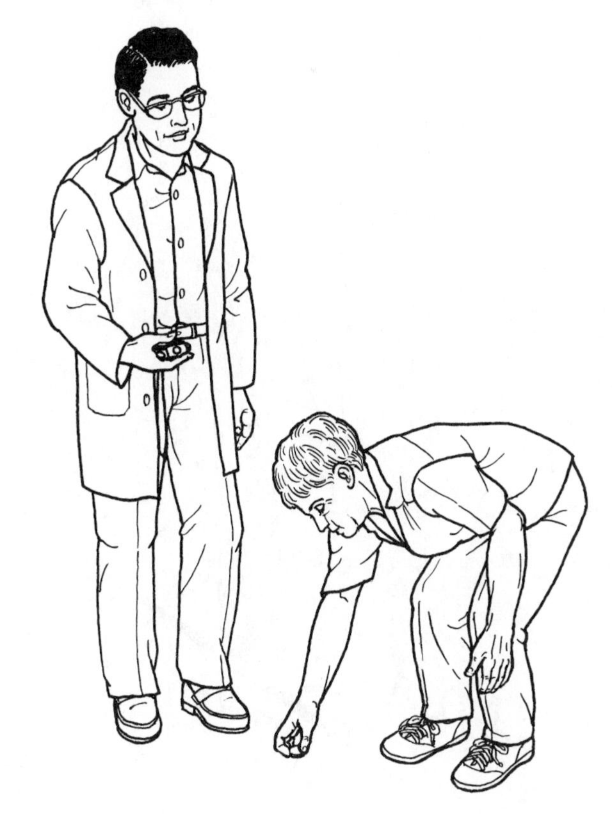

图 8.15

身体功能测试（续）

6. 360° 转身

测试过程：这个任务是让患者完成 360° 转身，来评估患者向左右侧转身的能力（图 8.16）。这个测试不计时，但通过观察患者完成的质量和安全性来评分。

向患者演示这个动作。演示的速度不应太快，以便让患者可以模仿，保证患者安全。患者以一个舒适的速度（向左或右都可）完成 360° 转身。开始时足趾朝前，当足趾再次朝前时，任务结束。这个测试仍然是评估患者的移动和稳定能力。

给患者的指示：“我想让你完整的转个圈，最后你的足趾再次回到这条线上。先向哪个方向转都可以，因为接着我们会让你向相反方向再做一次。这次不计时。”完成一次转体后，让患者朝另一个方向再转一次，评估动作的连续性和稳定性。

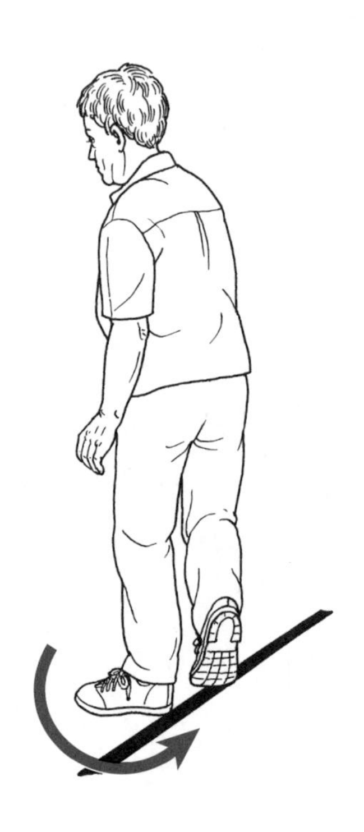

图 8.16

有益提示

两个方向都需要进行评估，所以先测试哪一个方向都可以。一般来说，患者会首先选择较顺利的一侧。

7. 50 步计时行走

测试过程：50 步计时行走是用来检查患者步速和观察患者行走稳健性的测试。患者站在一个 25 英尺（约 7.5m）的步道端，向前走到尽头然后再返回。因为测试的距离较长，不再预留加速和减速的距离。命令下达时，开始计时，当患者返回并越过起始线时，测试结束。时间记录在评分表上。可以利用辅助装置，记录装置的类型。因为行走是最熟悉的日常动作，所以测试前不必演示。

给患者的指示：“我希望你在不摔倒的前提下，尽可能快的向前走然后返回。在步行道的尽头掉头，然后返回到出发点。我会给你计时。准备好了吗？开始。”

有益提示

- 15 秒内完成 50 英尺（约 15m）测试的速度为 1.0m/s。可以用距离除以时间计算患者的速度。
- 安全的步行需要大于 0.8m/s 的速度。

一旦 7 个任务测试完毕，这样 7 项测试版本的 PPT 测试就完成了。如果你不打算让患者进行爬楼梯测试的话，把 7 项测试的得分加起来，计算总分。如果需要进行 M-PPT 测试，则把爬楼梯的项目加进来。

身体功能测试（续）

8. 爬 1 组楼梯 *

测试过程：向患者解释他可以选择爬 1 组或 4 组楼梯。询问患者是否感到不适，是否愿意进行这项测试。告知患者在测试中，可能会出现胸痛或呼吸急促，如果出现这些症状，要及时告知治疗师并停止测试。注意监测重要体征。与先前的测试任务相比，患者需要更多能耗，例如患者更容易疲劳或两项任务间需要更多的休息。

让患者爬 1 组包含 9 ～ 12 级阶梯的楼梯。命令下达后，开始计时，当患者的一只脚到达楼梯顶端时，结束计时。患者可能需要借助扶手或其他装置来完成任务，在评分表上仔细记录辅助装置和所需时间。

给患者的指示：“你需要在安全的前提下，尽可能快的上楼梯（图 8.17）。如果需要的话，可以利用扶手。对于这个测试来说，你只需要爬到楼梯顶端即可。与其他任务相比，爬楼梯需要消耗更多能量，如果你感到胸闷或胸痛的话，马上停止测试。可以吗？开始。”

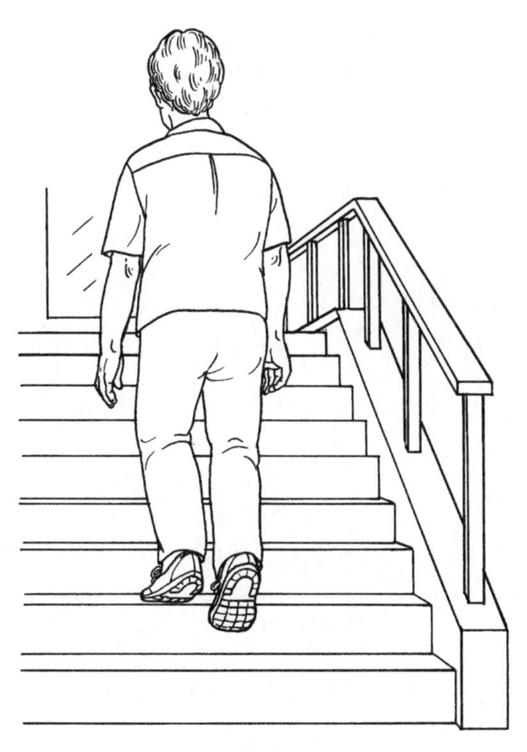

图 8.17

如果患者愿意，他可以爬 4 组楼梯。不需要对测试计时。

9. 爬 4 组楼梯

测试过程：这个任务中，要求患者爬 4 组楼梯。评分基于患者能够完成上下楼梯的阶梯数目。当命令下达时，患者开始沿第 1 组楼梯向下走，接着再重新走上来。持续的重复上下楼梯直到患者感到疲劳或者想停下来，或者完成了上下 4 次。

记录爬楼梯的组数（上下 1 次为 1 组，最大值为 4 组）。可以借助楼梯扶手或其他装置。

给患者的指示：“这个任务是上下楼梯，你可以决定在自己力所能及的情况下完成多少组，最多 4 组。你的评分以完成楼梯的组数为准。你愿意尝试吗？你认为你可以完成多少组？准备好了吗？开始。”

> **有益提示**
>
> - 不需要演示，进行一次测试即可。
> - 测试前可以提前询问患者，他认为能爬多少组楼梯，这样可以对他的测试表现有个预期。
> - 在测试中，只可以鼓励患者，但不能逼迫患者去完成任务，不要超过他们感觉安全和舒适的限度。
> - 在测试前后测量重要的体征，或者使用 Borg 量表来评估患者的用力程度，以此来帮助治疗师制订临床计划。

爬楼梯测试结束则 9 项任务完成。PPT 评分形式见图 8.18。可嘱患者进行另 2 项测试以完成 M-PPT。

* 爬楼梯测试（上下 1 组楼梯或上下 4 组楼梯）可以一起进行，但一般单独评分。通常，只进行一项测试。

身体功能测试评分表

身体功能测试					
			时间	得分标准	得分
1	写一句话（“鲸鱼生活在蓝色的海洋中。”）	秒		≤ 10 秒 =4 10.5 ～ 15 秒 =3 15.5 ～ 20 秒 =2 ＞ 20 秒 =1 不能完成 =0	
2	进食（模仿吃饭）	秒		≤ 10 秒 =4 10.5 ～ 15 秒 =3 15.5 ～ 20 秒 =2 ＞ 20 秒 =1 不能完成 =0	
3	把一本书放到架子上 书：5.5 磅（约 2.5kg） 床的高度：23 英寸（约 58cm） 架子高度：46 英寸（约 117cm）	秒		≤ 2 秒 =4 2.5 ～ 4 秒 =3 4.5 ～ 6 秒 =2 ＞ 6 秒 =1 不能完成 =0	
4	穿脱衣服 1. 站立 2. 使用浴袍、夹克或者白大衣	秒		≤ 10 秒 =4 10.5 ～ 15 秒 =3 15.5 ～ 20 秒 =2 ＞ 20 秒 =1 不能完成 =0	
5	从地上捡起硬币	秒		≤ 10 秒 =4 10.5 ～ 15 秒 =3 15.5 ～ 20 秒 =2 ＞ 20 秒 =1 不能完成 =0	
6	转身 360°		步伐不连续 =0 步伐连续 =2 不稳 =0 稳定 =2		
7	50 英尺（15.24m）步行测试	秒		≤ 5 秒 =4 5.5 ～ 10 秒 =3 10.5 ～ 15 秒 =2 ＞ 15 秒 =1 不能完成 =0	
8	爬 1 组楼梯	秒		爬楼梯的组数（最多 4 组）	
9	爬 4 组楼梯				
	总分（9 项最多 36 分，7 项最多 28 分）				
	计时测试精确到 0.5 秒			总分	

数据引自：Reuben DB，Siu AL. An objective measure of physical function of elderly outpatients （the Physical Performance Test）. Journal of the American Geriatric Society，1990，38（10）：1105 ～ 1112.

图 8.18　身体功能测试（PPT）评分记录

改良身体功能测试

改良身体功能测试（M-PPT）不包含 PPT 测试的前两项（写字和模仿吃饭）。它先进行下面的平衡测试，然后再进行座椅站立测试。之后进行 PPT 中的第 3 ～ 9 项任务。

1. 静态站立平衡测试

测试过程：平衡测试评估了患者在 3 种不同姿势下的平衡能力，3 种姿势包括双脚并拢、双脚半串联站立（后侧踇趾内侧紧贴前侧足跟），双脚完全串联站立（后侧足趾紧贴前侧足跟）。我们要按此顺序进行测试，因为测试难度是按顺序增加的。这 3 项测试都是计时的。如果患者不能完成上一个姿势测试，下一个就不能进行，同时评分表上写“不能完成”。这些姿势是为了最大限度的挑战患者的平衡能力，所以治疗师要注意有平衡障碍的人并且整个过程保证患者的安全以防跌倒。

每项测试最长时间为 10 秒。其中后两项测试时，患者的前后脚要互换（要严格观察脚的位置，足趾禁止向外侧伸出）。如果患者不能完成要求的姿势，记 0 分。每个姿势只测试 1 遍。

每个姿势在测试前先演示。如果需要的话可以让患者先练习这些动作。可以先帮助患者准确地完成这些姿势，因为测试过程中要严密观察患者的姿势，然而，当开始计时时，禁止任何帮助。一旦患者看起来已站稳，治疗师询问患者是否准备好了。如果患者说可以的话，治疗师下达开始命令，同时计时。当患者开始移动双脚，抓扶治疗师寻求平衡或时间已到 10 秒时立刻停止计时。如果不到 10 秒，在测试表中记录测得的时间。

a. 双脚并拢站立

测试过程：第 1 项平衡测试任务是双脚并拢站立。在这个姿势下，患者要求双脚并拢静止站立 10 秒（图 8.19）。

给患者的指示：“平衡任务测试要求你在 3 种不同的姿势下保持静止站立 10 秒。首先进行的是双脚并拢平衡站立，你可以扶着我摆好姿势，接着你自己独自站立。当你站稳后我们开始计时。首先，我希望你双脚并拢，就像这样（演示动作）。保持这种姿势尽可能长的时间。准备好了吗？开始。”

如果患者可以维持这个姿势 10 秒，那么进阶到下一个平衡姿势。如果维持时间小于 10 秒，记录下时间然后进行座椅站立测试。

b. 双脚半串联站立

测试过程：第 2 项平衡测试任务是双脚半串联站立。给患者演示这个动作。患者开始时，以一只脚的足跟接触另一只脚踇趾内侧。接着前后脚互换，分别计时（图 8.20）（注意：患者只有完成第一个任务后，才能进行这项测试）。记录下最差成绩。

给患者的指示：“向前移动一只脚，使该脚的脚跟紧贴另一脚的踇趾内侧，就像这样（演示动作）。确保脚趾不朝外。哪只脚在前都可以，因为我们会让两只脚互换位置再进行一遍测试。准备好了吗？开始。”

如果患者可以维持这个姿势 10 秒，那么进阶到第 3 个平衡姿势。如果维持时间小于 10 秒，记录下时间然后进行座椅站立测试。

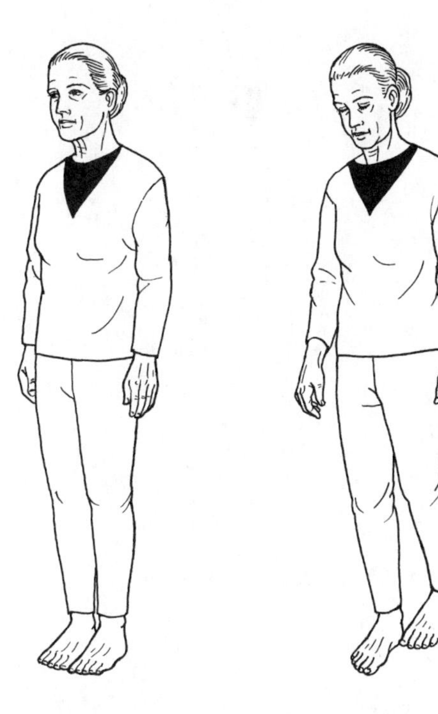

图 8.19　　图 8.20

改良身体功能测试（续）

c. 双脚完全串联站立

测试过程：第 3 个，也是最后一个姿势，即双脚串联。给患者演示动作。一只脚的足跟放在另一只脚踇趾前面，任何一只脚都可以放在前面（图 8.21）（注意：只有完成上个姿势任务，才能进行该项测试）。

给患者的指示：“像我这样，把一只脚的脚跟放在另一只脚踇趾前面。任何一只脚放在前面都可以。准备好了吗？开始。”

有益提示

- 在后两项测试中，让患者自己选择哪只脚放前面。哪只脚在前，提示那只脚比较有力量。
- 此测试最开始的目的是进行科研。在临床实践中，患者可能无法做出标准的姿势，例如患者可能患有膝外翻。因此，标准可以适当放宽。

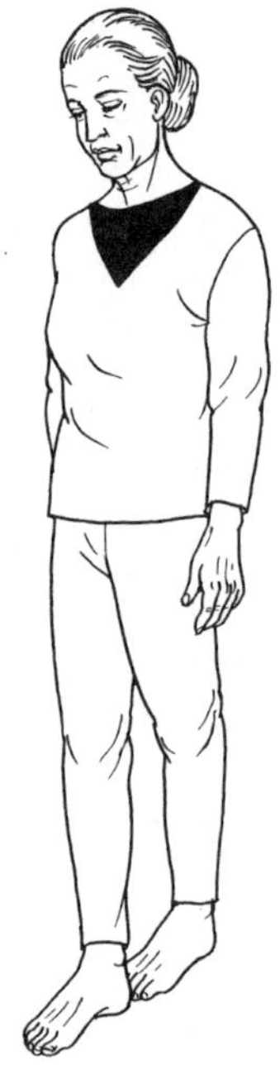

图 8.21

2. 座椅站立测试（重复 5 次）

测试过程：座椅站立测试是用来衡量腿部肌肉力量和灵活性的。要求患者双手交叉放在胸前，从椅子上站起来。如果患者能从椅子上站起来，那么患者接着被要求尽可能快地从椅子上站起坐下重复 5 次。当起立的命令下达时，开始计时，直到患者完成第 5 次站立，结束计时。

患者姿势：坐在椅子上，双手交叉放在胸前。双脚舒适地放在地板上（图 8.22）。

给患者的指示：“首先双手交叉放在胸前，坐在椅子上，双脚放在地面上。接着站起来，始终保持双手在胸前。”（观察到患者在不用手的情况下，是否能独立从椅子上站起来。接着进行 5 次重复测试并计时。）“现在尽可能快地站直，重复 5 次，中间不能有停顿。站起来后，坐下，接着站起来。保持双手交叉放胸前，我会用秒表给你计时。”

有益提示

- 把椅子靠墙放以避免椅子挪动。
- 观察动作的质量，例如髋关节的位置，这会通过膝关节的外翻反映出来。
- 参照座椅站立测试。

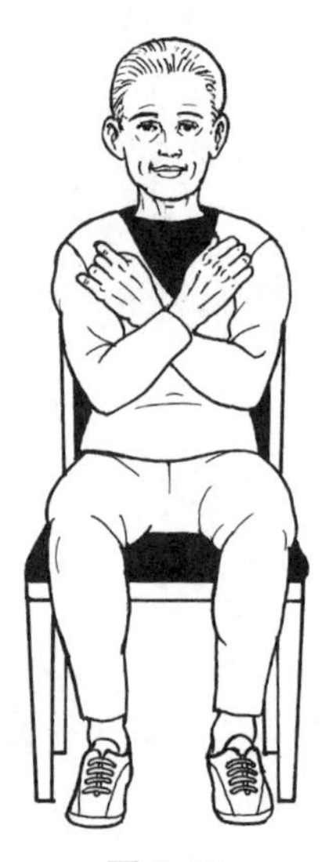

图 8.22

改良身体功能测试（续）

记录

每项测试的得分记录在 PPT 评分记录中（图 8.18）或者 M-PPT 评分记录中（图 8.23）。每项为 0 ～ 4 分。PPT 7 项满分为 28 分，PPT 9 项满分为 36 分。M-PPT 最高分为 36 分。Reuben 和 Siu 根据一位所有日常生活活动都能独立完成的 79 岁老年男性的表现，制定了 PPT 的评分标准 [27]。

25%，21（9 项），15（7 项）

75%，29（9 项），22（7 项）

90%，31（9 项），24（7 项）

参照表 8.10 可获得 60 ～ 101 岁男女 PPT 测试的平均分数 [33]。Reuben 根据以下分数划分了身体虚弱的程度 [27]。

32 ～ 36= 正常

25 ～ 32= 轻度

17 ～ 24= 中度

<17= 无法参与社区生活

老年人最小显著差异是 2.4 分 [26]。

有益提示

- 在测试时给患者计时要特别注意时间对患者的影响。因为很多患者有好胜的天性，所以他们的移动速度会快于他们的安全速度。在一些情况中，最好不要告诉患者测试在计时，尤其是平衡功能严重受损时。
- 建议记录患者的最低得分，因为我们需要准确记录他的临床表现。虽然反复练习可以提高他们的表现，但最真实的日常生活活动能力可能就是时间最长或最差的功能表现。

表 8.10　7 项身体功能测试评分 *

年龄（岁）	男性	女性
60 ～ 69	26	26.4（0.9）
70 ～ 79	24.6（1.7）	25.1（0.9）
80 ～ 89	20.4（4.8）	19.5（3.8）
90 ～ 101	16.5（6.4）	16.2（6.0）

注：* 受试者可以使用辅助设备。

数据引自 Lusardi MM，Pellecchia GL，Schulman M. Functional performance in community living older adults. J Geriatr Phys Ther，2003， 26：14–22.

改良身体功能测试

1	静态站立	双脚并拢：____秒 □ 10 秒 □ 10 秒 □ 10 秒 □ 10 秒 □ 0 ～ 9 秒	双脚半串联____秒 □ 10 秒 □ 10 秒 □ 10 秒 □ 0 ～ 9 秒 □不能	双脚完全串联____秒 □ 10 秒 □ 3 ～ 9.9 秒 □ 0 ～ 2.9 秒 □不能 □不能	得分 □ 4 □ 3 □ 2 □ 1 □ 0
			时间	评分标准	评分
2	座椅站立（5 次，无手部辅助）			≤ 11 秒 =4 11.1 ～ 14 秒 =3 14.1 ～ 17 秒 =2 ＞ 17 秒 =1 不能完成 =0	
3	把一本书放到架子上 书：大约 5.5 磅（约 2.5kg） 床的高度：23 英寸（约 58cm） 架子高度：46 英寸（约 117cm）			≤ 2 秒 =4 2.5 ～ 4 秒 =3 4.5 ～ 6 秒 =2 ＞ 6 秒 =1 不能完成 =0	
4	穿脱衣服 1 站立 2 使用浴袍、夹克或者白大衣			≤ 10 秒 =4 10.5 ～ 15 秒 =3 15.5 ～ 20 秒 =2 ＞ 20 秒 =1 不能完成 =0	
5	从地上捡起硬币			≤ 10 秒 =4 10.5 ～ 15 秒 =3 15.5 ～ 20 秒 =2 ＞ 20 秒 =1 不能完成 =0	
6	360° 转身		步伐不连续 =0 步伐连续 =2		
			不稳 =0 稳定 =2		
7	50 英尺（15.24m）步行测试			≤ 5 秒 =4 5.5 ～ 10 秒 =3 10.5 ～ 15 秒 =2 ＞ 15 秒 =1 不能完成 =0	
8	爬 1 组楼梯			≤ 5 秒 =4 5.1 ～ 10 秒 =3 10.1 ～ 15 秒 =2 ＞ 15 秒 =1 不能完成 =0	
9	爬 4 组楼梯		上下楼梯的组数（最多 4 组）		
	总分			9 项评分	/36

图 8.23　改良身体功能评分（M-PPT）记录

起立 – 行走计时测试

目的： 起立 – 行走计时测试（timed up and go test，TUG），主要评估患者的移动能力，就是让患者从标准的椅子上站起，向前走，回来，坐下[34]。这个测试可以借助辅助装置[35]。如果利用辅助装置，耗时则相对较长。

因为 TUG 测试仅用几秒的时间，对仪器设备及空间无需特殊要求，可以广泛应用于健康护理中心。这个测试可以评估是否存在灵活性障碍。

完成任务所需的最基本的肌肉运动： 髋关节伸展，髋在屈曲位的外展，髋外旋，伸膝，踝跖屈，踝背伸并内翻[3]，躯干的伸展、屈曲。髋屈曲有利于加速[16]。读者可以参考本章节中步态部分了解保障动作流畅和正常步态时起作用的肌肉。

信 度： ICC=0.99；测试者内部信度，ICC=0.99[36]。老年认知障碍患者，ICC=0.97[37]。

效度： 结构效度在于独立的灵活性（所花的时间与功能灵活性水平高度相关）。与步速类似，它也可以预测整体的健康情况和完成新的 ADLs 的是否有难度。需要 TUG 的人有 50% 的可能性在完成家务活动时有困难[38]。它很难预测老年人在社会步行时的摔倒概率，不应单独用来判断个体的摔倒风险[39]。

器械： 17 英寸（约 43cm）高带扶手的标准椅子、秒表、3m 长的尺子。

测试过程： 椅子要靠墙放，避免椅子滑动。从座椅前腿处向前测量 3m，并在尽头做好标记（图 8.24）。给患者演示这个动作，如果患者希望使用辅助工具则可以使用。让患者用平常舒适的速度走 3m 到达标记点处，转身向回走，坐到椅子上。在治疗师下达命令后而不是患者开始站立时，开始计时。一定要向患者提前说明，使患者明白何时将要开始测试。当患者重新坐下，后背靠到椅子上时，计时结束。在测试前，可以提前练习。

患者姿势： 坐位，胳膊放在扶手上，双脚放在地面上，背靠椅子。

治疗师： 站在患者的一侧。出于安全考虑，治疗师可以和患者一起走（图 8.25）。

给患者的指示： “当开始命令下达后，我希望你站起来，在保证安全的情况下，沿着地上的标记快速向前走，到头后，转身，回来，再次坐下，背靠椅子。我会为你计时，可以吗？”

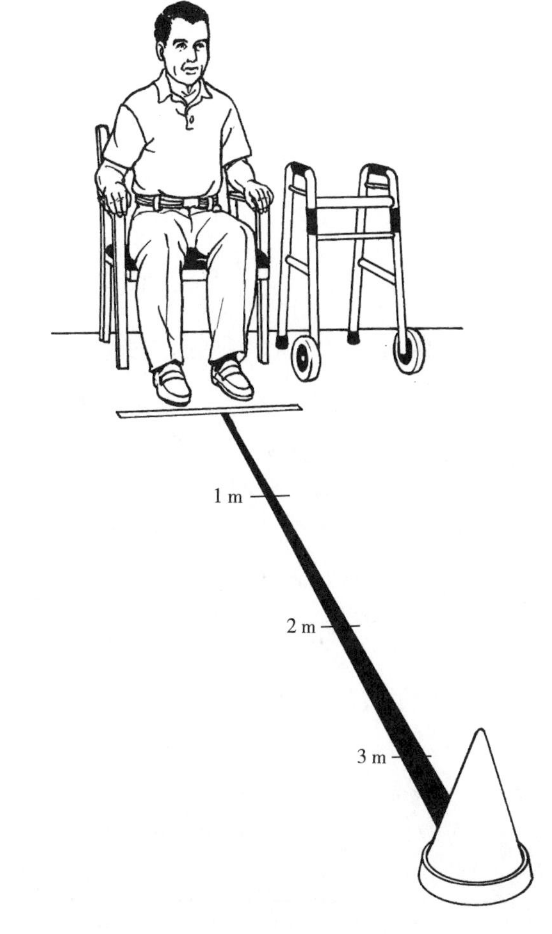

图 8.24

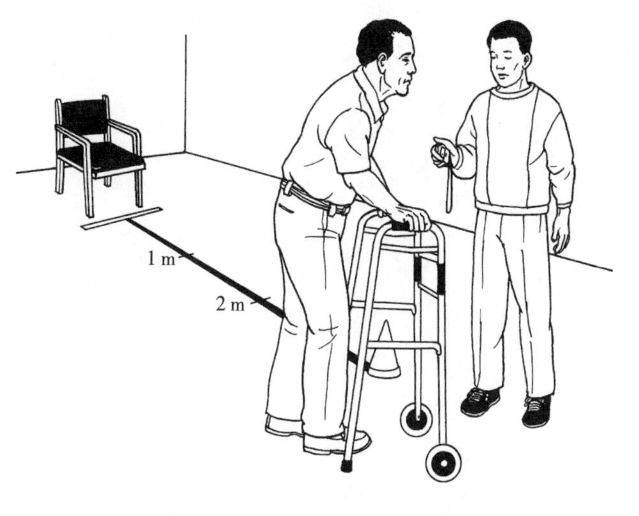

图 8.25

记录

TUG 测试中，取较快的一次计分。

10 秒或更短，表明患者行走自如。

30 秒或更长，表明患者移动需要辅助[40]。

长于 9 秒，提示 2 年内有失能的可能[41]。

基准

在社区居住的老年人中，92% 的人 TUG 测试小于 12 秒，然而在一些福利院居住的老人，只有 9% 的人能够进行 TUG 测试。社区居住的 65 ～ 85 岁老年女性，TUG 测试时间应在 12 秒以内[42]。

60 ～ 69 岁之间的老年人如果 TUG 测试时间大于 9 秒则说明他们的功能低于平均水平。70 ～ 79 岁之间的参数为 10.2 秒，80 ～ 99 岁之间为 12.7 秒[43]。表 8.11 列出了 TUG 测试的标准正常值。

表 8.11　TUG 测试正常值

年龄组	时间（秒，95% 置信区间）
60 ～ 69 岁	8.1（7.1 ～ 9.0）
70 ～ 79 岁	9.2（8.2 ～ 10.2）
80 ～ 89 岁	11.3（10.0 ～ 12.7）

注：数据引自 Bohannon RW. Reference values for the timed up and go test：a descriptive meta-analysis. J Geriatr Phys Ther，2006，29（2）：64-68.

有益提示

- 确保患者可以听清你说话并能够等到开始的指令。
- 如果使用一个物体来标记 3m 的距离，应该将它向近端放一些，避免增加患者行走距离，因为患者要绕着它走（图 8.25）。
- 两次测试所用的行走辅助装置要一样。
- 避免过度指导。可以通过观察患者选择如何进行测试的过程，来获得影响临床决定的更有价值的信息。
- 为了帮助临床决策的制订和客观的记录，在 TUG 测试中要采用标准的程序，而不是用沙发或汽车座椅随便得到一个计时结果。
- 可以记录最快时间或最慢时间，也可以记录平均时间。每个重复测试都反映了相同的选择。

爬楼梯

目的：爬楼梯测试评估了患者上下楼梯的能力。这是一个定性和定量的评估，可以判定患者所需的帮助；鉴别损伤，可以预知患者完成任务的快慢及安全性。爬楼梯测试同样可以应用于力量功能性测试中[44，45]。

完成任务所需的最基本的肌肉运动：上楼梯涉及髋关节伸展、膝关节屈曲、踝关节跖屈、踝关节背伸、脊柱伸展及核心稳定。下楼梯涉及伸膝、髋关节屈曲及核心稳定。这个测试要求稳定性和平衡感，然而在任务活动的过程中，下肢肌肉或肌群需要发挥其功能。

信度：ICC=0.99[46]。

效度：具有与 TUG、步速和从坐到站相关功能性测试相同的中等效度[47]。还与平衡测试和下肢力量爆发力测试相关。

器械：任何有扶手的楼梯都可以用。儿童版［计时上下楼梯（timed up and down stairs，TUDS）］的测试需要使用 11 级的台阶来和标准数据进行对比。

测试过程：当患者第一只脚离开地面时，开始计时；当患者双脚达到楼梯顶端时，计时结束。因为下楼梯更加困难，所以下楼梯和上楼梯要分开计时。治疗师要记录所用的楼梯扶手、辅助装置、步行辅助带及楼梯的级数。

治疗师：患者安全是治疗师考虑的首要因素。因此，治疗师要靠近且保护患者，随着患者上下楼梯（图 8.26）。如果无安全问题，治疗师可以在测试过程中一直待在楼梯的底部。

给患者的指示：“我想让你安全且快速地爬这组楼梯，你上下楼梯有困难吗？如果需要的话，你可以用扶手。在下楼梯之前，请在楼梯顶部停留，这样我可以对你下楼梯进行计时。准备好了吗？开始。”

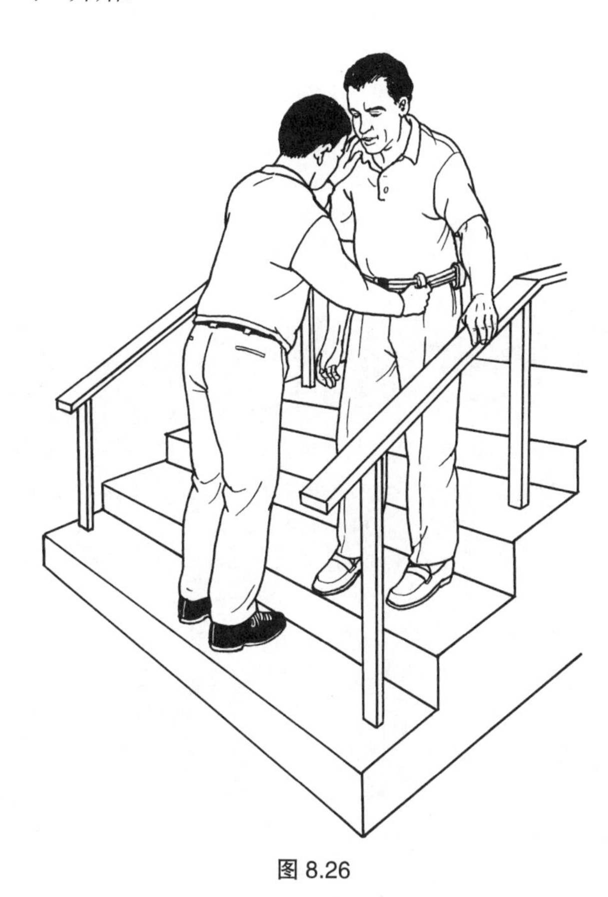

图 8.26

记录

计算患者上下楼梯所花的时间，同时需要考虑到台阶的数量。用上下楼梯所花的时间除以台阶数量。

正常成人每级台阶用时 0.5 秒（表 8.12）[47]。20 ～ 39 岁成人每秒上下楼梯数量为 2.5 级，而 90 岁以上老年人每秒只能上下 1.2 级[48]。对于 8 ～ 14 岁的儿童，正常速度为在 8.1 秒内上下 14 个台阶（每个台阶 0.58 秒）（表 8.13）[49]。

表 8.12 系统回顾统计各年龄组上下楼梯时间（秒）

年龄（岁）	上楼梯	下楼梯
18 ～ 49	0.48±0.14	0.50±0.14
50 ～ 65	0.46±0.17	0.54±0.29
＞ 65	0.65±0.41	1.4±0.55
＞ 65 伴灵活性下降	0.95±0.44	1.11±0.47
神经症状	1.01±0.57	0.9±0.47
药物	0.6±0.15	0.81±0.15
骨骼肌肉问题	0.82±0.33	0.96±0.41

注：数据引自 Nightengale EJ， Pourkazemi F， Hiller CE. Systemic review of timed stair tests. J Rehabil Res Dev， 2014， 51（3）：335–350.

有益提示

- 患者用扶手时治疗师要仔细观察。有些患者用扶手是为了平衡，有些是为了减轻负重而缓解关节疼痛或由于力量较差进行代偿。观察患者是否通过拉拽扶手而爬楼梯。这些信息有利于临床计划的制订。
- 注意患者下楼梯时脚的姿势，观察因肌力量减弱或疼痛而产生的代偿。
- 爬楼梯，尤其是没有扶手的情况下，地面的反作用力会增加，一般是体重的 7 倍[50, 51]。
- 如果一些患者戴眼镜，存在下楼梯困难时，不要鼓励他移动得太快，否则，可能会因看不清楼梯而导致摔倒。
- 健康人群上楼梯所花时间要长于下楼梯。随着年龄增长，上下楼梯所花的时间均变长，其中下楼梯所花时间增加更多[47]。
- 单腿下蹲测试可用于判断老年人独立上下楼梯的能力[52]。
- 标准的测试包括分别计算上下至少 10 个台阶的时间和尽可能快速地在扶手辅助平衡下上下台阶的情况[47]。

表 8.13 上下 11 级台阶所需平均时间（秒）

年龄（岁）	3 ~ 9		10 ~ 19		20 ~ 59		60+	
性别	男性	女性	男性	女性	男性	女性	男性	女性
95%	2.32	2.31	0.73	0.84	0.78	0.97	1.5	2.0

注：数据引自 Data from McKay MJ， Baldwin JN， Ferreira P， Simic M， Vanicek N， Burns J. 1000 Norms Project Consortium. Normative reference values for strength and fl exibility of 1，000 children and adults. Neurology， 2017， 88（1）：36–43.

地面站起

目的：能够从地面站起来，对于患者的安全及自信是非常重要的。患者摔倒在地后多数情况下需要自己站起来（除非他伤得非常严重）。地面站起测试评估了患者从地面上站起的能力，能够帮助识别损伤部位、功能好坏，从而为临床治疗提供依据。

完成任务所需的最基本的肌肉运动：伸膝、踝关节跖屈、髋关节伸展、核心稳定和躯干旋转。如果需要手臂帮助，则涉及肩胛骨回缩、向下旋转，肘关节伸展，以及肩关节水平内收。

信度：信度良好。

效度：不能从地面上站起来与年龄、死亡率上升、功能性下降及严重受损的风险上升有关[53]。

器械：秒表、带扶手的椅子、可以让患者平躺的光滑垫子。

测试过程：治疗师需要演示降低重心，平躺，再站起来的动作过程。在测试过程中，患者要仰卧，至少 75% 的身体接触垫子。患者可以选择把头和躯干平放在垫子上，屈膝；或者平躺，保持头和肩膀离地（图 8.27）。两者皆可。如果需要椅子可放在患者的旁边。命令下达后，开始计时，当患者站稳后，结束计时。如果需要辅助装置则需要记录。

给患者的指示："我希望你能平躺在地板上，如果可能的话不要借助任何帮助，接着站起来。你可以选择任何方式站起来，如果需要，可以借助这把椅子。如果你自己起不来，我可以帮你。我给你演示一遍，开始后我会给你计时，直到你完全站起来。准备好了吗？开始。"

记录

评分依据完成任务所需时间。这个任务没有任何基准，但以作者经验来说，如果超过 10 秒，则说明患者一般需要帮助才能完成转移。治疗师可以只记录患者从地面站起所花的时间，而不需要记录躺下和站起总共的时间。

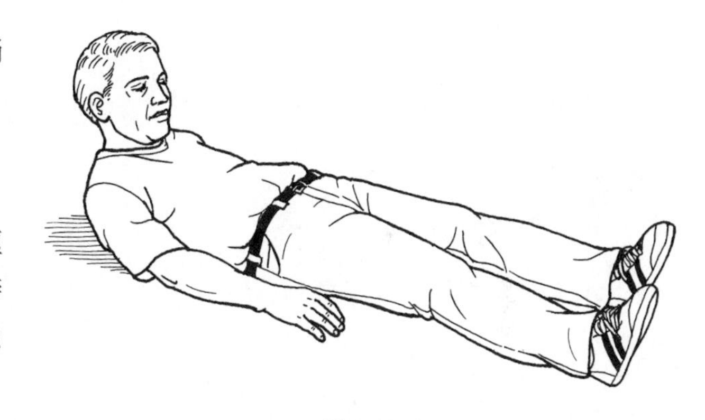

图 8.27

有益提示

- 当一个人从地面站起来感到困难时，这表明在侧坐位其下肢无力时无法将重心从髋关节转移到膝关节。
- 治疗师要记录患者不能站起来的原因，例如疼痛、力量下降或不能移动。根据这些原因，制订最基础的治疗计划。
- 因为从地面站起来有不同方式，要仔细记录患者站起来的方式。有些姿势需要在没有辅助的情况下靠患者自己的最大力量站起来（图 8.28）；借助手扶一侧膝关节站起来，可能更省力（图 8.29）；通过一些辅助装置，例如椅子，站起来最省力（图 8.30）。

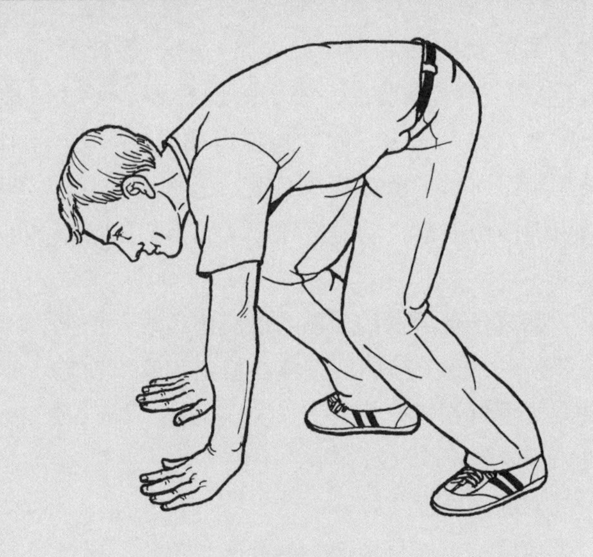

图 8.28

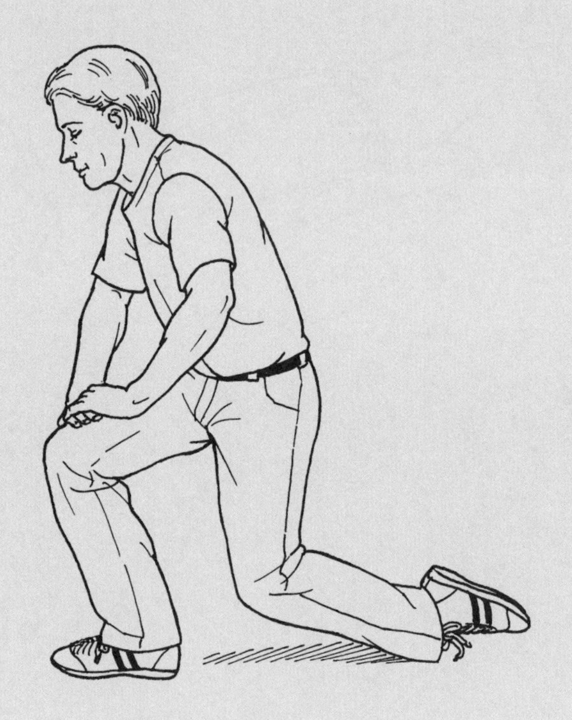

图 8.29

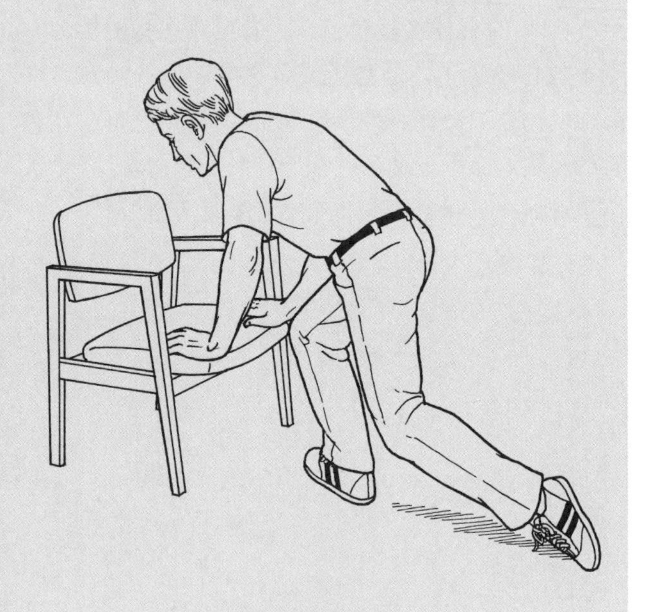

图 8.30

步态

人类能够直立行走是进化中的非凡壮举。每一步都是神经、肌肉完美结合的结果，所有这些以消耗身体最少的热量，按照适当的顺序，保持身体的平衡来维持协调有节奏地向前行走[54, 55]。肌肉力量下降会严重影响行走，尤其是安全快速的行走，以及增加热量消耗[56, 57]。《物理治疗》(*Physical Therapy*) 从 2010 年就致力于肌肉力量下降及相关课题的研究[58]。

本章关注步行中的 5 个组成事件。只有涉及的肌肉足够强壮，步行周期才能成功有序地进行。任何一个或者一组肌肉力量下降，如臀中肌、胫骨前肌、股四头肌、臀大肌及比目鱼肌，都会明显导致步态变生硬，影响步行周期的完整性。

运动对人来说非常重要，而康复本身主要是关注于人体自我恢复。然而，成功康复的关键是发现哪块或哪组肌肉力量下降。在步行周期中，某些特定肌肉力量的下降，会直接导致一些特定的错误姿势的形成。这些不良姿势很容易通过视诊被发现。一旦治疗师发现了这些问题，就应该立即进行专项肌力评定而证实自己的发现。

臀中肌肌力下降

在步行周期的支撑相中，当一侧腿直立承担全部体重时，臀中肌完全收缩，来阻止骨盆向对侧倾斜。利用肌电图评估步态时发现，当臀中肌最大化等长收缩时，肌电图测量值约为臀中肌最大力量值的 25%。因此，一般来说，臀中肌肌力至少 3 级才能阻止骨盆向对侧倾斜[59]。因此，当发现骨盆倾斜时，臀中肌力量需要加强，因为它减慢了步行速度，同时消耗了更多能量[56]。

Inman 计算得出在单支撑期时臀中肌需要承担头、双臂及躯干重量之和的 2.5 倍[60]。因此，对于 1 名 150 磅（约 68kg）的人来说，每走一步，臀中肌需要产生推动 100 磅（约 45kg）左右的物体移动的力。如果治疗师拿着测力计进行力量测试的话，150 磅的人，臀中肌力量最小期望值为 100 磅（约 440N）。

胫骨前肌肌力下降

足跟着地之后，胫骨前肌减慢前足落地的速度[56, 59]。这是离心性收缩，发生的速度较快，对肌力要求较高，估计为胫骨前肌收缩最大力量值的 45% ～ 75%[59, 61]。这需要徒手肌力评定级别最少为 4 级。胫骨前肌肌力下降导致正常步行周期中前足落地相部分消失。伴随肌力轻度下降（约 3 级），治疗师可以观察到足掌拍地步态[59]。患者步长减小，从而允许全足底接触地面。步长减小会导致步速减慢。因此，如果治疗师观察到患者无法完成足跟着地，落地时会足底拍地，可以通过检查胫骨前肌来判定其是否存在力量下降。如果有明显的胫骨前肌力量下降，治疗师会发现足下垂步态。

股四头肌肌力下降

在支撑相，另一个关键问题是，当足跟着地后，膝关节对反向作用力的缓冲[59]。在步行周期中的这一瞬间，正常人膝关节快速的由全范围伸展到 15° 屈曲，股四头肌吸收了约 75% 的力量[59]。随着股四头肌对冲击力的吸收，平缓过渡到支撑相中期。如果股四头肌肌力下降而不能吸收这些冲击力的话，就会出现另一种情况。不是足跟着地后随之而来的膝关节屈曲，而是患者缩短步长，在整个支撑相膝关节都呈完全伸直状态，没有对冲击力进行吸收。足跟着地后，膝关节屈曲对缓冲力吸收，要求股四头肌肌力至少 3 级才能完成这一过程[59]。如果治疗师观察到在支撑相早期，膝关节不能屈曲，则需要对股四头肌的力量进行评估。

臀大肌肌力下降

臀大肌最大收缩反应发生在承重反应期，且在步行支撑相中期结束[62]。一旦身体重心转移到支撑腿上，臀大肌收缩维持身体的直立。如果肌力下降，患者则会出现躯干前倾。躯干前倾可能发生在整个支撑相过程中或者突然发生，表明肌力下降而不能维持躯干直立。臀大肌需要有足够的力量来支撑头、上肢及躯干的重量或者全身重量的60%[59]。如果怀疑臀大肌力量下降，例如站立时身体前倾、步速减慢，则需要进一步的肌肉测试来证实。

小腿三头肌肌力下降

当小腿三头肌收缩时，会使踝跖屈并稳定踝关节[61，63，64]。

比目鱼肌是腿上最重要的肌肉之一，因为它不仅控制着足和踝复杂的活动，而且在稳定膝关节方面起着至关重要的作用[65]。比目鱼肌另一个重要的作用是，在支撑相末期，阻止胫骨前移。如果比目鱼肌正常发挥功能，则踝关节稳定且足跟可以抬起[59]。小腿三头肌力量要求较高，需要腓肠肌最大收缩值的75%，比目鱼肌最大收缩值的80%。踝关节稳定，足跟能够抬起，则要求小腿三头肌肌力最小达到4级。小腿三头肌是步行周期中影响步速的一个关键肌[66]。如果足跟抬起幅度不够或不能抬起的话，有必要进行进一步的肌力测试。

以上是对步态起着至关重要作用的5组肌肉的描述[65，66，67]。如果这5组关键肌群不能充分发挥作用的话，步速会明显下降，导致社区活动不自如或不能独立自主生活。实际上，不能正常行走是老年人需要护理的主要因素[68]。

Hicks和其同事们报道，行走所需力量至少为正常力量的24%[69]。当力量小于正常值的24%时，步速已严重受到影响，此时已变得比较脆弱且失去了自主性[70]。治疗师要在力量下降而产生严重后果之前早期发现这些隐藏的变化。本书所描绘的肌肉测试方法，能够早期识别肌力下降，从而使康复更加合理，达到最佳效果。

参考文献

1. Jette AM. Toward a common language for function, disability and health. *Phys Ther*. 2006;86:726–734.
2. Eriksrud O, Bohannon RW. Relationship of knee extension force to independence in sit-to-stand performance in patients receiving acute rehabilitation. *Phys Ther*. 2003;83(6):544–551.
3. Gross MM, Stevenson PJ, Charette SL, et al. Effect of muscle strength and movement speed on the biomechanics of rising from a chair in healthy elderly and young women. *Gait Posture*. 1998;8(3):175–185.
4. Jones CJ, Rikli RE, Beam WC. A 30-s chair stand test as a measure of lower body strength in community-residing older adults. *Res Q Exerc Sport*. 1999;70(2):113–119.
5. Bohannon RW. Sit to stand test for measuring performance of lower extremity muscles. *Percept Mot Skills*. 1995;80: 163–166.
6. Csuka M, McCarty DJ. A simple method for measurement of lower extremity muscle strength. *Am J Med*. 1985;78: 77–81.
7. Goldberg A, Chavis M, Watkins J, et al. The five-times-sit-to-stand test: validity, reliability and detectable change in older females. *Aging Clin Exp Res*. 2012;24(4):339–344.
8. Deshpande N, Metter EJ, Guralnik J, et al. Predicting 3-year incident mobility disability in middle-aged and older adults using physical performance tests. *Arch Phys Med Rehabil*. 2013;94(5):994–997.
9. Makizako H, Shimada H, Doi T, et al. Predictive cutoff values of the Five Times Sit-to-Stand Test and the Timed "Up & Go" Test for disability incidence in older people dwelling in the community. *Phys Ther*. 2017;97:417–424.
10. Kuo YL. The influence of chair seat height on the performance of community-dwelling older adults' 30-second chair stand test. *Aging Clin Exp Res*. 2013;25(3):305–309.
11. Guralnik Jack M, Fried Linda P, Simonsick Eleanor M, et al, eds. *The Women's Health and Aging Study: Health and Social Characteristics of Older Women With Disability*. Darby PA: Diane Pub Co; 1995:44.
12. Brown M. Quick tests to aid in the diagnosis of physical frailty. *GeriNotes*. 1998;15(4):15.
13. Fritz S, Lusardi M. White paper: "Walking speed: The sixth vital sign.". *J Geriatr Phys Ther*. 2009;32(2):2–5.
14. Neptune RR, Sasaki K, Kautz SA. The effect of walking speed on muscle function and mechanical energetics. *Gait Posture*. 2008;28:135–143.
15. John CT, Seth A, Schwartz MH, et al. Contributions of muscles to mediolateral ground reaction force over a range of walking speeds. *J Biomech*. 2012;45(14):2438–2443.
16. Chang RW, Dunlop D, Gibbs J, et al. The determinants of walking velocity in the elderly. An evaluation using regression trees. *Arthritis Rheum*. 1995;38(3):343–350.
17. Kim HJ, Park I, Lee HJ, et al. The reliability and validity of gait speed with different walking pace and distances against general health, physical function, and chronic disease in aged adults. *J Exerc Nutrition Biochem*. 2016;20(3):46–50.
18. Abellan van Kan G, Rolland Y, Andrieu S, et al. Gait speed at usual pace as a predictor of adverse outcomes in community-dwelling older people: an International Academy on Nutrition and Aging (IANA) task force. *J Nutr Health Aging*. 2009;13(10):881–889.
19. Artaud F, Singh-Manoux A, Dugravot A, et al. Decline in fast gait speed as a predictor of disability in older adults. *J Am Geriatr Soc*. 2015;63(6):1129–1136.
20. Blain H, Carriere I, Sourial N, et al. Balance and walking speed predict subsequent 8-year mortality independently of current and intermediate events in well-functioning women aged 75 years and older. *J Nutr Health Aging*. 2010;14(7): 595–600.
21. Ostir GV, Berges IM, Ottenbacher KJ, et al. Gait speed and dismobility in older adults. *Arch Phys Med Rehabil*. 2015;96(9):1641–1645.
22. Ng SS, Au KK, Chan EL, et al. Effect of acceleration and deceleration distance on the walking speed of people with chronic stroke. *J Rehabil Med*. 2016;48(8):666–670.
23. Ng SS, Ng PC, Lee CY, et al. Assessing the walking speed of older adults: the influence of walkway length. *Am J Phys Med Rehabil*. 2013;92(9):776–780.
24. Andrews AW, Chinworth SA, Bourassa M, et al. Update on distance and velocity requirements for community ambulation. *J Geriatr Phys Ther*. 2010;33(3):128–134.
25. McFadyen BJ, Winter DA. An integrated biomechanical analysis of normal stair ascent and descent. *J Biomech*. 1988;21(9):733–744.
26. King MB, Judge JO, et al. Reliability and responsiveness of two physical performance measures examined in the context of a functional training intervention. *Phys Ther*. 2000;80(1):8–16.
27. Reuben DB, Siu Al. An objective measure of physical function of elderly outpatients: the Physical Performance Test. *J Am Geriatr Soc*. 1990;38(10):1105–1112.
28. Beissner KL, Collins JE, Holmes H. Muscle force and range of motion as predictors of function in older adults. *Phys Ther*. 2000;80:556–563.
29. Reuben DB, Siu Al, Kimpau S. The predictive validity of self-report and performance-based measures of function and health. *J Gerontol*. 1992;47:M106–M110.
30. Delbaere K, Van den Noortgate N, et al. The Physical Performance Test as a predictor of frequent fallers: a prospective community-based cohort study. *Clin Rehabil*. 2006; 20(1):83–90.
31. VanSwearingen JM, Paschal KA, Bonino P, et al. Assessing recurrent fall risk of community-dwelling, frail older veterans using specific tests of mobility and the physical performance test of function. *J Gerontol A Biol Sci Med Sci*. 1998;53A: M457–M464.
32. Brown M, Sinacore DR, Binder EF, et al. Physical and performance measures for the identification of mild to moderate frailty. *J Gerontol A Biol Sci Med Sci*. 2000;55A (6):M350–M355.
33. Lusardi MM, Pellecchia GL, et al. Functional performance in community living older adults. *J Geriatr Phys Ther*. 2003;26:14–22.
34. Herman T, Giladi N, Hausdorff JM. Properties of the 'timed up and go' test: more than meets the eye. *Gerontology*. 2010;57(3):203–210.
35. Mathias S, Nayak US, Isaacs B. Balance in elderly patients: the "get-up and go" test. *Arch Phys Med Rehabil*. 1986;67(6): 387–389.
36. Podsiadlo D, Richardson S. The timed "up and go": a test of basic functional mobility for frail elderly persons. *J Am Geriatr Soc*. 1991;39:142–148.
37. Ries JD, Echternach JL, Nof L, et al. Test-retest reliability and minimal detectable change scores for the timed "up & go" test, the six-minute walk test, and gait speed in people with Alzheimer disease. *Phys Ther*. 2009;89(6):569–579.
38. Donoghue OA, Savva GM, Cronin H, et al. Using timed up and go and usual gait speed to predict incident disability in daily activities among community-dwelling adults aged 65 and older. *Arch Phys Med Rehabil*. 2014;95(10): 1954–1961.
39. Barry E, Galvin R, Keogh C, et al. Is the Timed Up and Go test a useful predictor of risk of falls in community dwelling older adults: a systematic review and meta-analysis. *BMC Geriatr*. 2014;14:14.

40. Steffen T, Seney M. Test-retest reliability and minimal detectable change on balance and ambulation tests, the 36-item short-form health survey, and the unified Parkinson disease rating scale in people with parkinsonism. *Phys Ther.* 2008;88(6):733–746.
41. Makizako H, Shimada H, Doi T, et al. Predictive cutoff values of the FiveTimes Sit-to-Stand Test and the Timed "Up & Go" Test for disability incidence in older people dwelling in the community. *Phys Ther.* 2017;97:417–424.
42. Bischoff HA, Stahelin HB, Monsch AU, et al. Identifying a cut-off point for normal mobility: a comparison of the timed "up and go" test in community-dwelling and institutionalised elderly women. *Age Ageing.* 2003;32(3):315–320.
43. Bohannon RW. Reference values for the timed up and go test: a descriptive meta-analysis. *J Geriatr Phys Ther.* 2006;29(2):64–68.
44. Zech A, Steib S, Sportwiss D, et al. Functional muscle power testing in young, middle-aged, and community-dwelling nonfrail and prefrail older adults. *Arch Phys Med Rehabil.* 2011;92(6):967–971.
45. Roig M, Eng JJ, MacIntyre DL, et al. Associations of the stair climb power test with muscle strength and functional performance in people with chronic obstructive pulmonary disease: a cross-sectional study. *Phys Ther.* 2010;90(12): 1774–1782.
46. LeBrasseur NK, Bhasin S, Miciek R, et al. Tests of muscle strength and physical function: reliability and discrimination of performance in younger and older men and older men with mobility limitations. *JAGS.* 2008;56:2118–2123.
47. Nightingale EJ. Systemic review of timed stair tests. *JRRD.* 2014;51(3):335–350.
48. Butler AA, Menant JC, Tiedemann AC, et al. Age and gender differences in seven tests of functional mobility. *J Neuroeng Rehabil.* 2009;6:31.
49. Zaino CA, Marchese VG, Westcott SL. Timed up and down stairs test: preliminary reliability and validity of a new measure of functional mobility. *Pediatr Phys Ther.* 2004;16(2):90–98.
50. Teh KC, Aziz AR. Heart rate, oxygen uptake, and energy cost of ascending and descending the stairs. *Med Sci Sports Exerc.* 2002;34:695–699.
51. Stolk J, Verdonschot N, Huiskes R. Stair climbing is more detrimental to the cement in hip replacement than walking. *Clin Orthop Relat Res.* 2002;405:294–305, Nightengale, 2014.
52. Hockings RL, Schmidt DD, Cheung CW. Single-leg squats identify independent stair negotiation ability in older adults referred for a physiotherapy mobility assessment at a rural hospital. *J Am Geriatr Soc.* 2013;61(7):1146–1151.
53. Bergland A, Laake K. Concurrent and predictive validity of "getting up from lying on the floor." *Aging Clin Exp Res.* 2005;17(3):181–185.
54. Kuo AD, Donelan JM. Dynamic principles of gait and their clinical implications. *Phys Ther.* 2010;90:157–176.
55. Borghese NA, Bianchi L, Lacquaniti F. Kinematic determinants of human locomotion. *J Physiol.* 1996;494:863–879.
56. Waters RL. The energy expenditure of normal and pathological gait. *Gait Posture.* 1999;9:207–231.
57. Bianchi L, Angelini D, Orani GP, et al. Kinematic coordination in human gait: relation to mechanical energy cost. *J Neurophysiol.* 1998;79:2155–2170.
58. Jacquelin Perry. Special issue: stepping forward with gait rehabilitation. *Phys Ther.* 2010;90(2):142–305.
59. Perry J, Burnfield JM. *Gait Analysis: Normal and Pathological Function.* 2nd ed. Thorofare NJ: Slack Inc; 2010:3–260.
60. Inman V. Functional aspects of the abductor muscles of the hip. *J Bone Joint Surg.* 1947;29:607–619.
61. Dubo HIC, Peat M, Winter DA, et al. Electromyographic temporal analysis of gait: normal human locomotion. *Arch Phys Med Rehabil.* 1976;57:415–420.
62. Lyons K, Perry J, Gronley JK, et al. Timing and relative intensity of hip extensor and abductor muscle action during levels and stair ambulation. *Phys Ther.* 1983;63:1597–1605.
63. Sutherland DH, Cooper L, Daniel D. The role of the ankle plantar flexors in normal walking. *J Bone Joint Surg.* 1980;62A:354–363.
64. Simon SR, Mann RA, Hagy JL, et al. Role of the posterior calf muscles in normal gait. *J Bone Joint Surg.* 1978;60A: 465–475.
65. Kerrigan DC, Della Croce U, Marciello M, et al. A refined view of the determinants of gait: significance of heel rise. *Arch Phys Med Rehabil.* 2000;81:1077–1080.
66. Saunders JB, Inman VT, Eberhardt HD. The major determinants in normal and pathological gait. *J Bone Joint Surg.* 1953;35A:543–548.
67. Pandy MG, Berme N. Quantitative assessment of gait determinants during single stance via a three-dimensional model-part 1. Normal gait. *J Biomech.* 1989;22:717–724.
68. Studenski S, Perera S, Patel K, et al. Gait speed and survival in older adults. *JAMA.* 2011;305:70–78.
69. Hicks GE, Shardell M, Alley DE, et al. Absolute strength and loss of strength as predictors of mobility decline in older adults: the InCHIANTI study. *J Gerontol A Biol Sci Med Sci.* 2012;67(1):66–73.
70. Bassey EJ, Fiatarone MA, O'Neill EF, et al. Leg extension power and functional performance in very old men and women. *Clin Sci.* 1992;52:321–327.

第 9 章

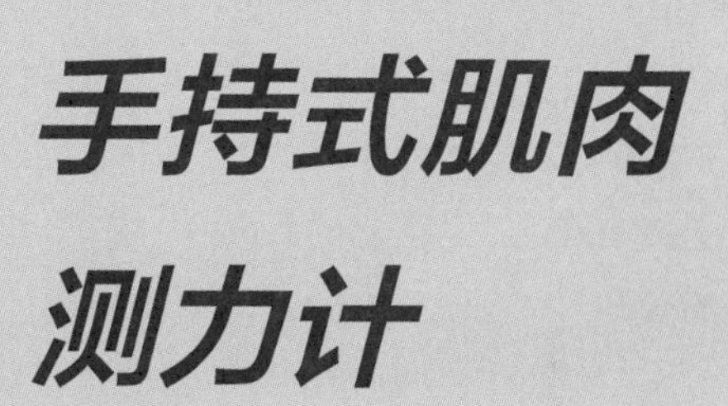

手持式肌肉测力计

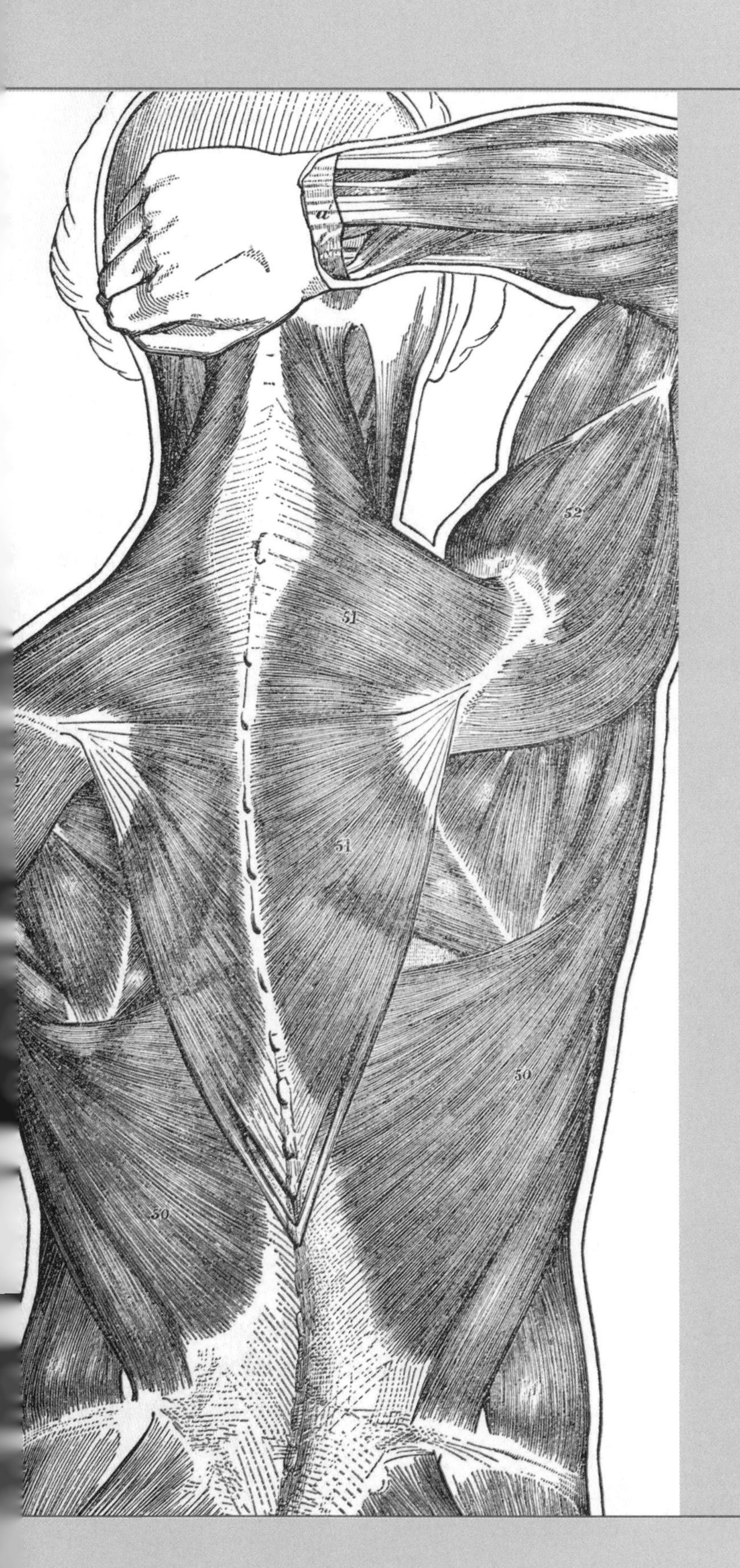

概述

手持式测力计（handheld dynamometry，HHD），又被称为手持式肌力计。检查者手持一个测力计量化地去测量四肢或者躯干某块肌肉的特定动作。本质上，它是人手的一个延伸。手持式测力计配有不同的垫片，针对不同的身体部位进行测量。不同的HHD量程不同，从3.6～1320N（0.2～300磅），计量单位有牛顿、磅和千克。HHD与手持式握力计是有差别的，握力计是握在患者手中的工具，是用来测量患者握力大小的。

过去100年间发表的研究中提到了20多种HHD的使用[1]。虽然HHD在实验研究中经常被用到，但临床实践中的使用并不是十分广泛，因为它未包含在入门阶段的教学中。但是，HHD的使用涉及物理治疗的很多方面，例如急性治疗[2]、住院患者康复[3，4]、家庭照护[5]和门诊诊断等[6]。

手持式测力计是一种精确的、易于携带和使用的仪器，它补充了徒手肌力评定（MMT）的客观要求。HHD连续性的量程可以识别左右对比时的微小差异，同时避免了MMT的天花板效应。HHD反应性更好，可以识别4级和5级肌力之间的差别。但是，第1章和第2章中提及的MMT的问题和缺点也存在于HHD中。读者可以参阅这几章来熟悉MMT的限制，增加MMT和HHD的信度。读者应该记住，HHD的读数受到测试者力量、姿势、身体各部分的稳定和所使用技术的影响。可能无法测量超过250N的力量，这主要由测试者稳定性和力量所致[7]。HHD的其他限制包括它无法计量强壮肌肉产生的数值较大的力量（如股四头肌和跖屈肌）、缺乏清楚的数据意义、缺乏标准测量姿势。

临床性质

过去几十年研究人员一直在研究HHD所测出力量数值的临床特性。关于HHD的测试者内部信度和测试者间信度的研究表现出了相斥的结论，部分原因是研究方法的执行质量和缺乏测试方法标准（如没有标准的固定、患者体位、施力程度及维持试验和突破试验方法）[8，9]。当测试强劲的动作，如伸膝或跖屈，或者测试力量极大/极小的患者时，它的信度更低[10～13]。

一项关于上肢HHD测试者间信度的系统回顾性研究显示，只有肘关节屈曲和伸展存在可接受的测试者间和测试者内部信度（ICC＞0.90）[8]。但接下来的研究显示，肩关节屈曲0°时的内外旋和坐位、仰卧、俯卧肩肘90–90时的内外旋也有相似的测试者间和测试者内部信度（ICC＞0.90）[14，15]。当被测试者力量强大时，测试者间的一致性极好[16]。治疗组内部信度要好于治疗组间信度[8，17]。但是，HHD缺乏标准的体位和测试方法；因此，这些研究中显示的信度无法适用于这一章所提及的测试体位中。

相当多的研究支持HHD的效度。特别是，HHD的测量结果和等张肌力测试的结果都支持了HHD的评价标准[9]。HHD测得的下肢力量和日常生活功能之间的相关性支持了聚合效度，例如穿衣、个人清洁、转移[18]、床上灵活性[19]、坐－站转移[3，20]、地面移动[21，22]和上下楼梯[26]。正常成年人和有肾功能衰竭[21]、脑卒中[24]、骨质疏松[25]、糖尿病[26]、骨关节炎[27]、认知障碍[18]和对摔倒恐惧的成人间的差异支持了已知的组间效度[27，28]。

HHD的敏感性主要通过最小可检测变化来表现[16，29]。敏感性受HHD的测试方法影响。一般而言，上肢力量大于22N的变化即属于显著性差异[15，30]。目前缺乏对最小临床差异的研究。

针对上下肢的动态测力参考规范值已经出版[7，31～37]。这些规范受到测力体位、测力计类型和维持试验及突破试验的影响。不过，它们还是提供了一些关于正常成人的信息。

一般测试步骤

本章所描述的测试使用与其他章节相同的 MMT 体位，同时也使用相同的测试步骤。首先，描述患者的体位。之后，要求患者完成测试动作，来评估动作的质量和数量以判断是否适合使用阻力（如患者有疼痛或者肿胀）。虽然 HHD 可能不在关节的全活动范围内使用，但是仍旧需要判定患者为什么无法完成全范围的活动，如力量不足、关节活动受限或者疼痛。如果患者力量小于 3 级（如患者无法承受除重力之外的阻力），可能就不适合使用 HHD。接下来，使用合适的固定方式，这是 HHD 测试中的一个关键环节。当治疗师觉得患者的力量远远大于自身力量，或者治疗师觉得给患者施加良好的固定需要外界帮助时，他可以再找一位治疗师进行辅助。一旦施加了足够的固定，将 HHD 固定在身体的某个部位，让患者用最大力量抵抗 HHD。用力时间维持 2 ～ 5 秒。突破试验可以引发一个稍强的离心收缩 [37]，所以在这会被用到。然而，有时候合并测试更加合适（如关节不稳、患者配合不佳及疼痛）。为了增加测试的信度，可以提供反复的语言鼓励，例如“用力，用力”。在用力结束之后，从测力计上读取峰值力矩。虽然临床上一次测试可能就足够了 [38]，但是经验不足的治疗师和患者还是可以再进行一两次测试。如果进行了多次测试，测试者可根据需要最后选择平均值、最高值或最低值。每次测试之间休息至少 30 秒。得分以牛顿（N）为单位，而不是以肌力等级。

测试特定动作

相关文献中介绍了四肢和躯干的 25 种动作的 HHD 测试方法。测试步骤各不相同，这也是缺乏标准的表现。因此，本书中选择了标准的肌肉测试姿势，它们在测试姿势中都被证明是有效的。使用前后一致的姿势更容易被采用，尤其是在信度测试时。治疗师应阅读之前章节中每个肌肉动作中的有益提示（专栏 9.1）。

参考得分

HHD 标准的缺失让测试者间的规范得分很难统一。本章采用相似的标准 MMT 姿势测试的规范数据。这些姿势经常需要一些动态固定方法，这可能会影响肌肉发力。读者要注意分析不同姿势下的不同得分。我们在利手一侧采用标准得分。读者应该记住，在没有疼痛或肌肉疾病的情况下，两侧手的力量差距不应大于 22%[7]。当 MMT 没有标准得分可以参考时，则采用大样本的研究数据。突破试验的结果一直都会涵盖在内。因为不同研究之间存在不同标准得分，本章采用平均值和标准差来进行评分。如果想要获得更精确的得分，读者可以参考推荐文献。平均得分可以让初学者对特定肌肉功能有更好的数值概念。得分以牛顿为单位。千克为单位的得分乘以 9.8 即为牛顿。读者还要注意超过 250N 的数据，因为 250N 已经超过了大部分的功能测试的要求，它比小数据更容易产生效度下降 [7]。此外，大部分的治疗师也无法固定超过 250N 的力量，例如伸膝和跖屈。

专栏 9.1　肌肉动作

肩关节屈曲	髋关节外展
肩关节伸展	髋关节屈曲
肩关节外展	髋关节伸展
肩关节外旋	髋关节外旋
肩关节内旋	髋关节内旋
肘关节屈曲	膝关节伸展
肘关节伸展	膝关节屈曲
腕关节伸展	足背伸和内翻

肩关节屈曲

三角肌前部、肩袖、胸大肌锁骨部、喙肱肌

患者姿势：短坐位，手臂垂在身体两侧，肘关节轻度屈曲，前臂旋前。

治疗师：站在测试侧。要求患者将手臂上举到肩关节高度（图 5.50）。如果可以施加阻力，则继续测试。将患者手臂摆在肩关节屈曲 90° 的位置，前臂处于旋转中立位，手臂位于矢状面内，要求患者维持这个姿势。一手将手持测力计放在肱骨远端肘关节上方，另一手固定肩关节（图 9.1），阻力方向向下。

测试：患者维持肩关节屈曲 90° 的姿势，不能产生肩关节旋转和水平方向位移（图 9.1 和图 5.50）。肩胛骨可以外展和上回旋。

给患者的指示：“手臂维持住。不要让我压下去。维持住。”

参考得分

坐位突破试验的标准得分和标准差为 [35]：

20 ～ 59 岁男性平均值 =203.4（43.1）；

20 ～ 59 岁女性平均值 =102.6（35.6）。

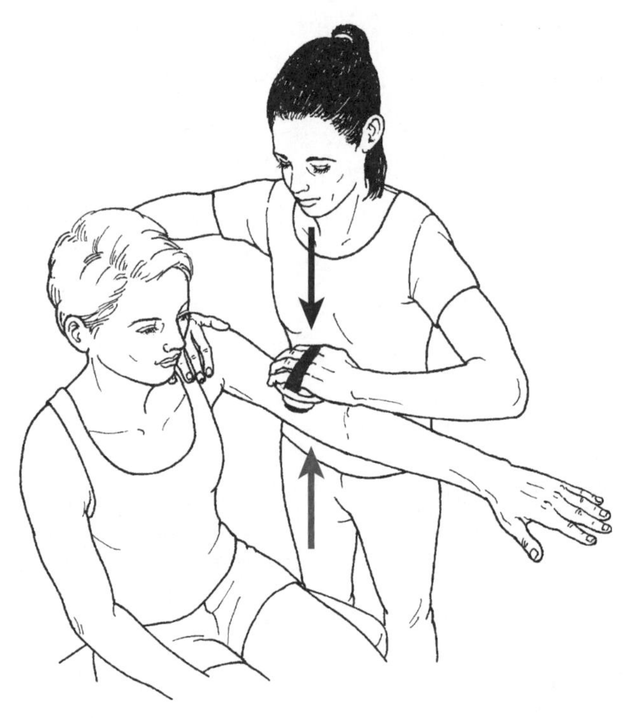

图 9.1

肩关节伸展

三角肌后部、背阔肌、大圆肌、肱三头肌长头

患者姿势：俯卧位，手臂放在身体一侧，肩关节内旋（手掌向上）。头转向测试侧（图 5.56）。

治疗师：站在测试侧。要求患者尽可能将手臂举高。如果可以抵抗适当的阻力，则继续测试。将上臂摆放在完全伸展位。要求患者维持住这个姿势。一手将手持式测力计放在上臂后侧肘关节上方。俯卧姿势提供了对身体的固定。阻力方向向下（图 9.2）。

测试：患者保持手臂抬离床面，手臂伸直（图 5.58）。

给患者的指示：“手臂维持住。不要让我压下去了。”

参考得分

坐位突破试验的标准得分和标准差为[35]：

20 ～ 59 岁男性平均值 =162.9（41.7）；

20 ～ 59 岁女性平均值 =80.9（31.3）。

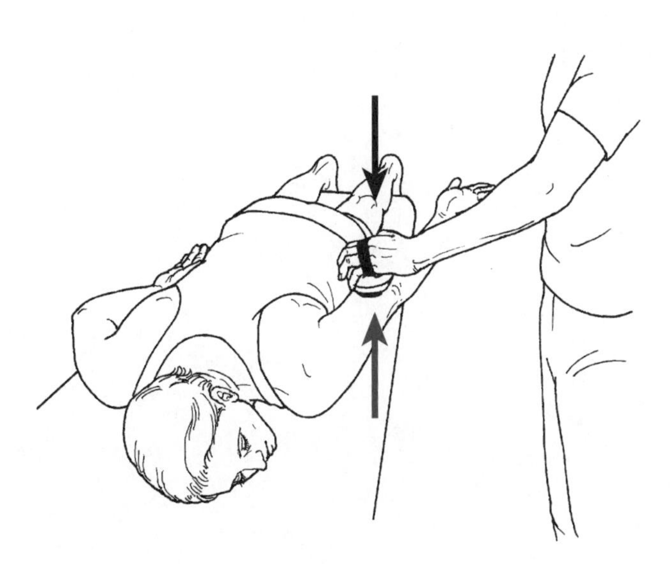

图 9.2

肩关节外展

三角肌中部和冈上肌

患者姿势：短坐位，手臂放在身体一侧，肘关节轻度屈曲。

治疗师：站在患者身后。要求患者将手臂向外向上举到肩关节高度，同时保持前臂中立位，拇指朝上。如果可以抵抗适当的阻力，则继续测试。将患者的手臂摆放在肩关节外展 90° 冠状面内。要求患者维持住这个姿势。一手将手持式测力计放在上臂肘关节近端。阻力方向向下。如果需要则固定住肩关节的上部（图 9.3）。

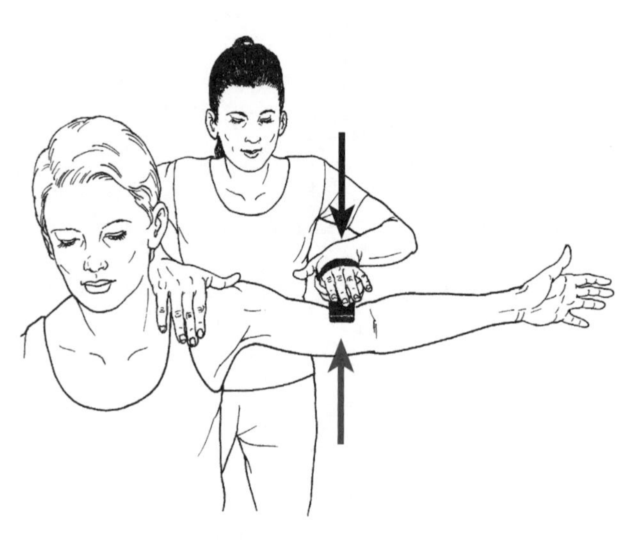

图 9.3

测试：患者手臂外展 90° ，同时肘关节伸直，前臂旋前（图 5.65）。

给患者的指示：“维持住手臂的姿势。保持肘关节伸直。不要让我压下去了。维持住。”

参考得分

坐位突破试验的标准得分和标准差为 [35]：

20 ～ 59 岁男性平均值 =167.0（47.2）；

20 ～ 59 岁女性平均值 =84.4（31.8）。

肩关节外旋

冈下肌和小圆肌

患者姿势：短坐位，肘关节屈曲至 90°，前臂处于中立位，拇指向上。

治疗师：站在或者坐在患者一侧。要求患者将前臂从躯干向外移开（图 5.86）。如果可以抵抗适当的阻力，则继续测试。将患者的手臂摆放在肩关节旋转中立位同时肘关节屈曲 90°。要求患者维持住这个姿势。一手将手持式测力计放在前臂背侧，腕关节近端。另一手固定住肘关节内侧面。向前臂内侧施加阻力。因为这不是一个抗重力体位，如果需要则应施加最大阻力（图 9.4）。

测试：患者抵抗向内的阻力将肩关节和前臂维持在中立位。

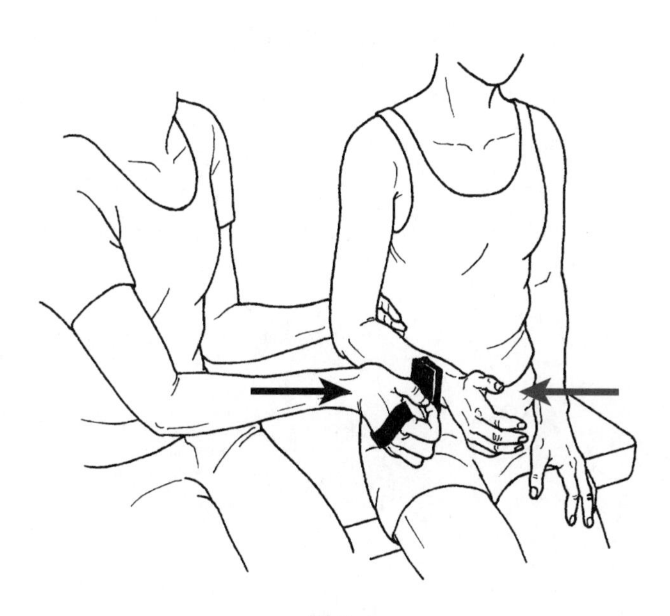

图 9.4

给患者的指示：“用你的前臂抵抗我的手施加的力。维持住。不要让我推动它。”

参考得分

坐位突破试验的标准得分和标准差为[35]：

20 ～ 59 岁男性平均值 =107.4（31.5）；

20 ～ 59 岁女性平均值 =59.2（22.9）。

坐位维持试验的标准得分为[31]：

20 ～ 59 岁男性平均值 =134.7（39.6）；

20 ～ 59 岁女性平均值 =82.2（20.9）；

60 ～ 80 岁，以及 80 岁以上男性平均值 =96.7（25.3）；

60 ～ 80 岁，以及 80 岁以上女性平均值 =63.3（19.2）。

肩关节内旋

肩胛下肌

患者姿势：短坐位，肘关节屈曲 90°，前臂中立位。

治疗师：站在或坐在患者一侧，要求患者将手臂移向自己身体（图 5.94）。如果可以抵抗适当的阻力，则继续测试。肩关节中立位，肘关节屈曲 90°。要求患者维持住这个姿势。治疗师一手将手持式测力计放在患者前臂内侧面，腕关节近端，另一手固定肘关节外侧面。阻力方向向外，远离身体方向（图 9.5）。因为这不是一个抗重力体位，如果需要则可以施加最大阻力。

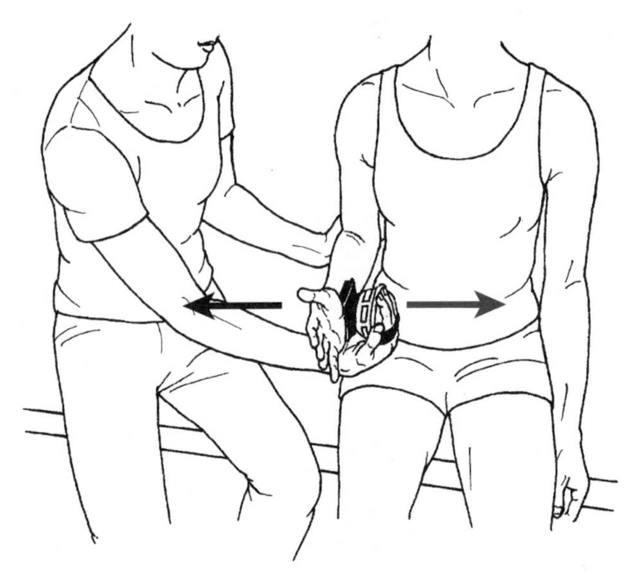

图 9.5

测试：患者抵抗向外的阻力将肩关节和前臂维持在中立位。

给患者的指示：“将你的前臂移向你的身体。维持住。不要让我移动它。”

参考得分

坐位突破试验的标准得分和标准差为 [35]：

20 ～ 59 岁男性平均值 =112.7（44.0）；

20 ～ 59 岁女性平均值 =52.4（22.1）。

肘关节屈曲

肱二头肌、肱肌和肱桡肌

患者姿势：短坐位，手臂放在身体一侧，肘关节屈曲，前臂旋后。

治疗师：站在患者身体前，面对测试侧。要求患者屈曲肘关节。如果可以抵抗适当的阻力，则继续测试。将患者测试侧上肢摆在肘关节屈曲 120°、前臂旋后的位置上（图 9.6）。要求患者维持住这个姿势。一手将手持式测力计放在前臂掌侧腕关节近端（图 9.7）。另一手在肩关节前侧提供固定。阻力方向向下，朝向肘关节伸直的方向。

测试：患者维持肘关节的姿势。

给患者的指示：“保持肘关节的姿势。不要让我移动它。保持住。”

参考得分

坐位突破试验的标准得分和标准差为 [35]：

20 ～ 59 岁男性平均值 =287.5（83.8）；

20 ～ 59 岁女性平均值 =163.3（49.6）。

仰卧位维持试验的标准得分为 [31]：

60 ～ 80 岁，以及 80 岁以上男性平均值 =209.4（48.4）；

60 ～ 80 岁，以及 80 岁以上女性平均值 =129.7（33.9）。

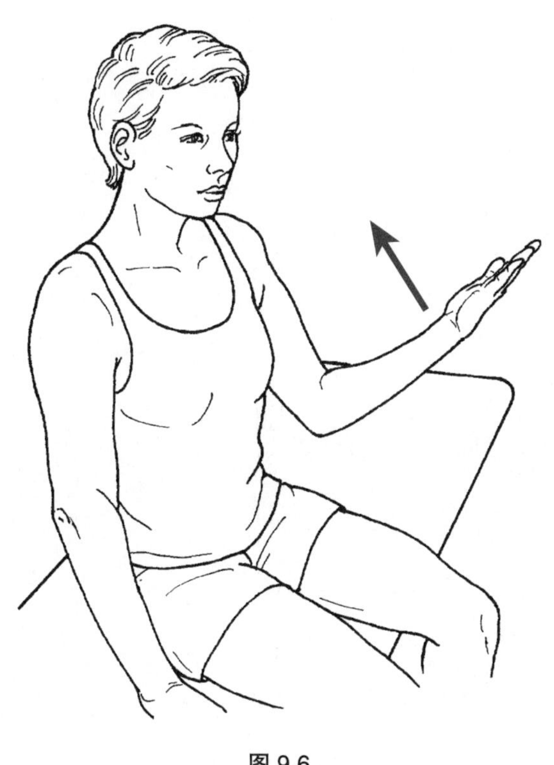

图 9.6

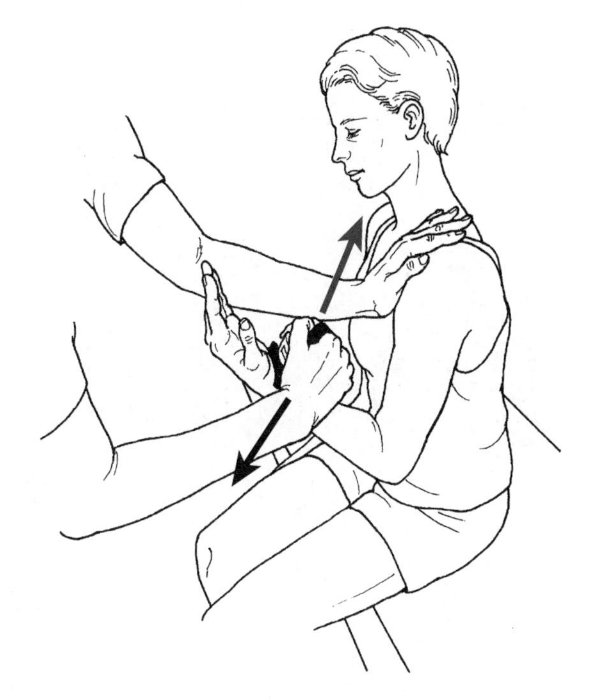

图 9.7

肘关节伸展

肱三头肌

患者姿势：俯卧在治疗床上，头转向测试侧。测试开始时，患者肩关节外展 90°，肘关节屈曲 90°，前臂旋转中立位，拇指朝下。前臂悬空在治疗床边（图 5.113）。

治疗师：站在患者一侧。要求患者肘关节伸直。如果可以抵抗适当的阻力，则继续测试。将肘关节摆在屈曲 160°（不要在全范围伸展位，以防肘关节过伸或者锁死）。要求患者维持住这个姿势。一手将手持式测力计放在前臂背侧、腕关节近端。另一手在肘关节近端提供支持。这个姿势不需要额外的固定。阻力方向向下（图 9.8）。

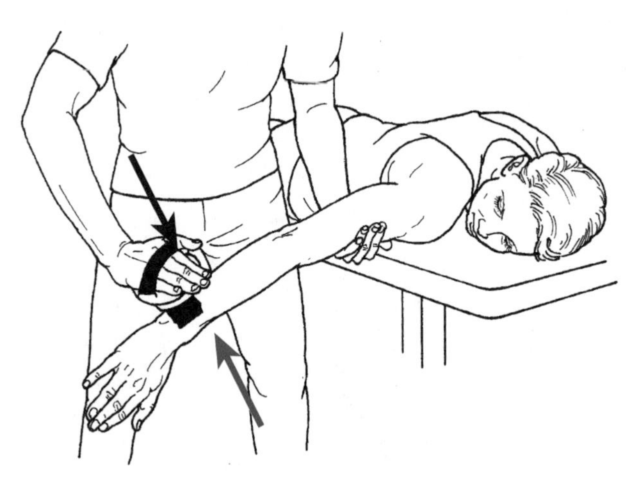

图 9.8

测试：患者维持肘关节伸展姿势。

给患者的指示："维持住，不要让我弯曲你的肘关节。维持住。"

参考得分

坐位突破试验的标准得分和标准差为 [35]：

20 ～ 59 岁男性平均值 =184.2（46.7）；

20 ～ 59 岁女性平均值 =120.0（34.3）。

仰卧位维持试验的标准得分为 [31]：

60 ～ 80 岁，以及 80 岁以上男性平均值 =162.1（36.8）；

60 ～ 80 岁，以及 80 岁以上女性平均值 =102.8（25.3）。

腕关节伸展

桡侧腕长伸肌、桡侧腕短伸肌、尺侧腕伸肌

患者姿势：短坐位，肘关节屈曲，前臂支撑在桌面上。前臂完全旋前。

治疗师：坐在或站在患者斜对角线位置。要求患者抬起手。如果可以抵抗适当的阻力，则继续测试。将腕关节摆放在伸展终末位，前臂旋前姿势。要求患者维持住这个姿势（图 9.9）。一手把手持式测力计放在手的背面。手放在桌面上固定。阻力方向向下（图 9.10）。

测试：同时测试三块肌肉，患者维持完全腕伸姿势。不允许出现手指伸展。

给患者的指示：“维持住你腕关节的姿势。不要让我把它压下去。维持住。”

参考得分

坐位突破试验的标准得分和标准差为 [35]：

20 ～ 59 岁男性平均值 =186.1（48.8）；

20 ～ 59 岁女性平均值 =107.9（41.2）。

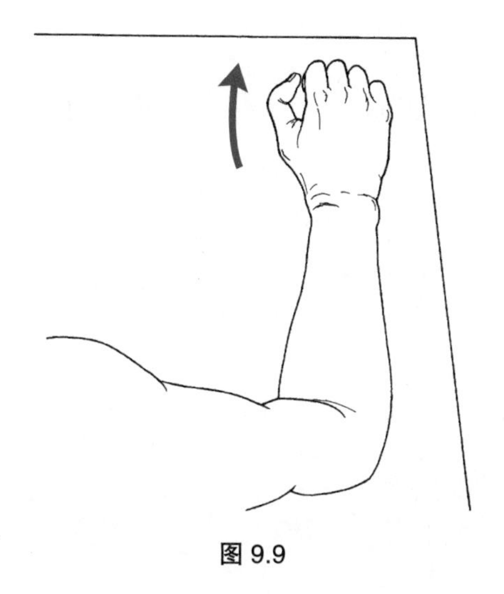

图 9.9

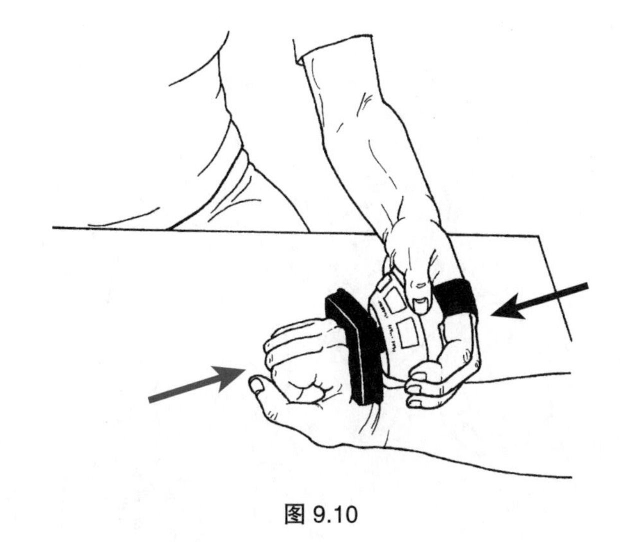

图 9.10

髋关节屈曲

腰大肌和髂肌

患者姿势：短坐位，大腿完全放在治疗床面上，小腿垂在治疗床外。患者可使用手臂握住床缘为躯干提供支撑。

治疗师：站在测试侧。要求患者将大腿抬离床面（图 6.5）。如果可以抵抗适当的阻力，则继续测试。将髋关节摆放在最大屈曲位。要求患者维持住这个姿势。一手将手持式测力计放在大腿远端，膝关节的近端。患者的手臂提供支撑。阻力方向向下（图 9.11）。

测试：患者将髋关节维持在屈曲终末位，抬离床面，并维持中立位。

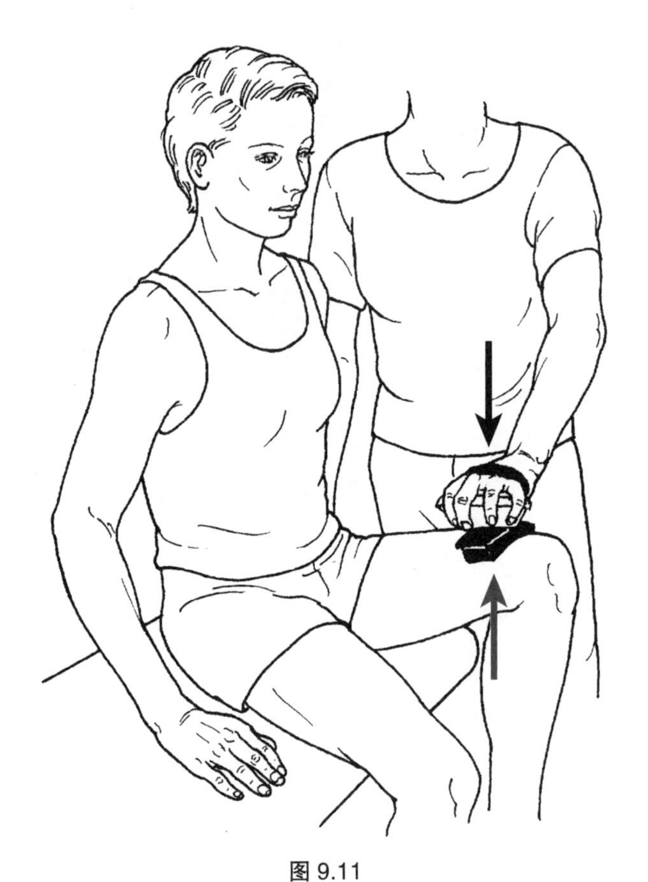

图 9.11

给患者的指示：“坐直，把大腿抬起来。不要让我压下去了。维持住。”

参考得分

仰卧位维持试验的标准得分和标准差为 [31]：

20 ～ 59 岁男性平均值 =247.0（17.0）；

20 ～ 59 岁女性平均值 =80.0（22.0）。

仰卧位突破试验的标准得分 [34]：

60 ～ 89 岁男性平均值 =247.0（17.0）；

60 ～ 89 岁女性平均值 =167.0（20.0）。

髋关节伸展

臀大肌和腘绳肌

这是所有髋伸肌的整体测试。

患者姿势：俯卧位。手臂可以放在身体两侧也可以外展握住床缘（注意：如果有髋关节挛缩屈曲，则采用髋关节屈曲紧张的改良方法进行测试；图 9.12）。

治疗师：站在患者测试侧骨盆水平位置（注意：图中治疗师站在非测试侧，以免遮挡演示测试动作）。要求患者尽可能高地将大腿抬离床面，同时保持膝关节伸直和骨盆贴住床面。如果需要的话，治疗师可以固定住患者臀大肌以免骨盆抬起。如果可以抵抗适当的阻力，则继续测试。将腿摆放在完全伸展位，避免骨盆旋转。要求患者维持住这个姿势。一手将手持式测力计放在大腿后面膝关节近端。阻力方向向下（图 9.13）。

测试：患者保持大腿尽可能高得抬离床面。

给患者的指示：“把你的腿尽可能高得抬离床面。膝关节不能弯曲。维持住，不要让我压下去了。维持住。”

参考得分

无。

髋关节屈曲紧张的改良髋关节伸展测试

患者姿势：患者站立，髋关节屈曲，上半身趴在治疗床上。髂前上棘贴住床缘。手臂抱住床缘提供支撑。非测试侧的膝关节屈曲以使测试侧的下肢在测试开始时可以放在地面上。

治疗师：站在测试侧（注意：图中治疗师站在非测试侧，以免遮挡演示测试动作）。要求患者将大腿向天花板抬起。如果可以抵抗适当的阻力，则继续测试。一手将手持式测力计放在大腿后面膝关节近端。另一手在外侧固定住骨盆，以保持骨盆和髋关节的姿势。阻力方向向下（图 9.12）。

测试：患者将髋关节保持在完全伸展位。

给患者的指示：“尽可能高得把你的腿抬起。膝关节伸直。不要让我压下去了。维持住。”

参考得分

无。

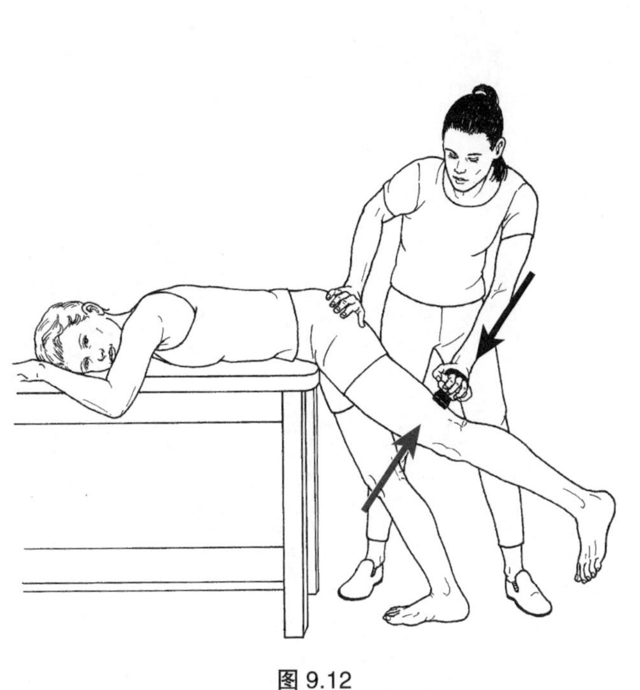

图 9.12

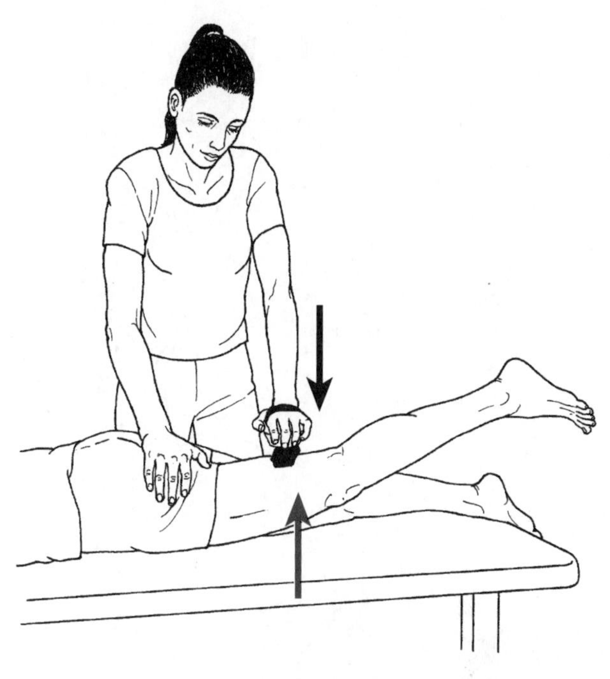

图 9.13

髋关节外展

臀中肌和臀小肌

患者姿势：侧卧位，测试侧在上方。患者髋关节轻度伸展超过中线，骨盆轻微旋前（图 6.36）。下方腿屈曲以提供稳定性。

治疗师：站在患者身后。要求患者尽可能高地将腿抬起，同时可以给予口头指示以防大腿旋转和髋关节屈曲。抬高的踝关节与骨盆成一条直线。可能需要在髋关节上施加压力固定。如果可以抵抗适当的阻力，则继续测试。将腿摆放在完全外展位，踝关节与髂嵴成一条直线。一手将手持式测力计放在膝关节近端。阻力方向向下（图 9.14）。

测试：患者将髋关节维持在外展终末位，髋关节不发生屈曲或者旋转。

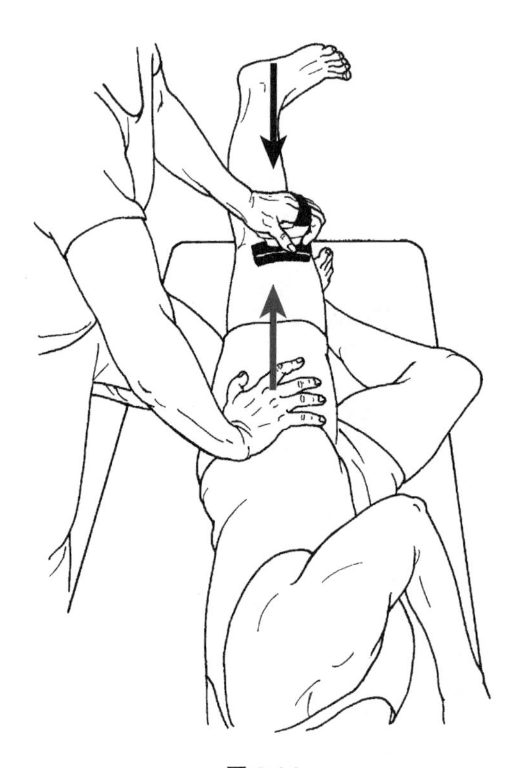

图 9.14

给患者的指示：“维持住你的腿的位置。不要让我压下去了。维持住。”

参考得分

侧卧位，用一根绑带将手持式测力计固定在大腿远端进行髋关节外展测试有很高的信度（ICC=0.95）[23]，并且可以提高得分和信度。Widler[39] 发现侧卧位的数值比仰卧位大 30%。然而，尚无大样本量的侧卧位标准得分。

仰卧位维持试验的标准得分和标准差 [31]：

20 ～ 59 岁男性平均值 =170.7（43.9）；

20 ～ 59 岁女性平均值 =113.1（32.4）。

60 岁及以上男性平均值 =124.8（32.8）；

60 岁及以上女性平均值 =83.8（23.5）。

髋关节外旋

闭孔内肌和闭孔外肌、上孖肌和下孖肌、梨状肌、股方肌和臀大肌（后部）

患者姿势： 短坐位，大腿完全放在治疗床上，小腿垂在治疗床外（患者可以将手支撑在床面上稳定躯干）。

治疗师： 坐在矮凳上或跪在患者测试侧。要求患者在不移动大腿的情况下将小腿向内运动（图 6.67）。

如果可以抵抗适当的阻力，则进行继续测试。患者小腿摆放在旋转中立位。治疗师一手将手持式测力计放在患者内踝的上方。可能需要在测力计下垫上一块垫片以免患者感觉不适。另一手放在大腿远端膝关节上方的外侧方向。阻力施加在踝关节，方向向外。在膝关节给予一个向内的固定力以对抗踝关节处的阻力。两个力的方向相反，以产生这个旋转运动（图 9.15）。

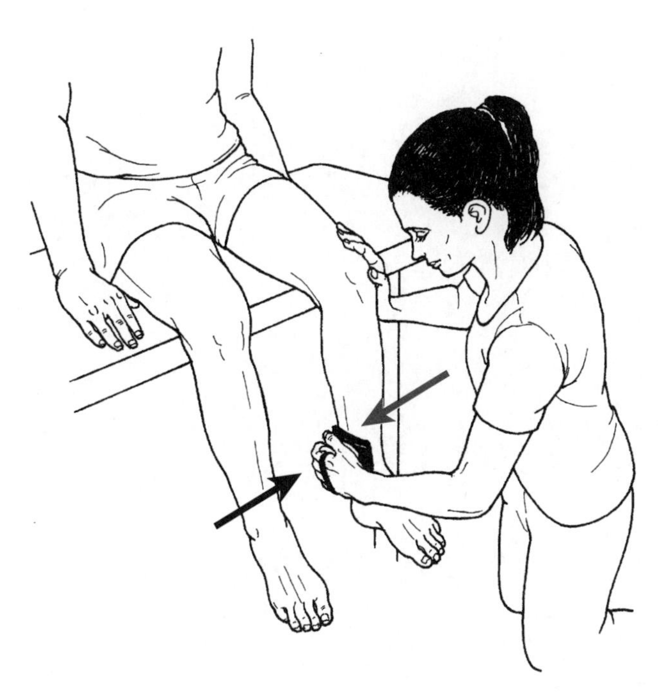

图 9.15

测试： 患者抵抗最大阻力外旋髋关节。

给患者的指示： “维持住小腿的位置。不要让我移动它。维持住。”

参考得分

坐位维持试验的标准得分和标准差[31]：

20 ～ 59 岁男性平均值 =169.4（45.8）；

20 ～ 59 岁女性平均值 =100.7（29.1）；

60 ～ 80 岁，以及 80 岁以上男性平均值 =125.5（33.9）；

60 ～ 80 岁，以及 80 岁以上女性平均值 =76.3.8（23.7）。

髋关节内旋

臀中肌和臀小肌；阔筋膜张肌

患者姿势：短坐位，大腿完全放在治疗床上，小腿垂在治疗床外（患者可以将手支撑在床面上稳定躯干）。

治疗师：坐在矮凳子上或者跪在测试侧。要求患者在不移动大腿的情况下将小腿向外运动（图6.72）。如果可以抵抗适当的阻力，则继续测试。患者小腿摆放在中立位。治疗师一手将手持式测力计放在外踝的上方。另一手放在大腿远端膝关节上方的内侧给予反方向力。阻力施加在踝关节，方向向内（图9.16）。

测试：患者抵抗最大阻力维持髋关节在旋转中间范围。

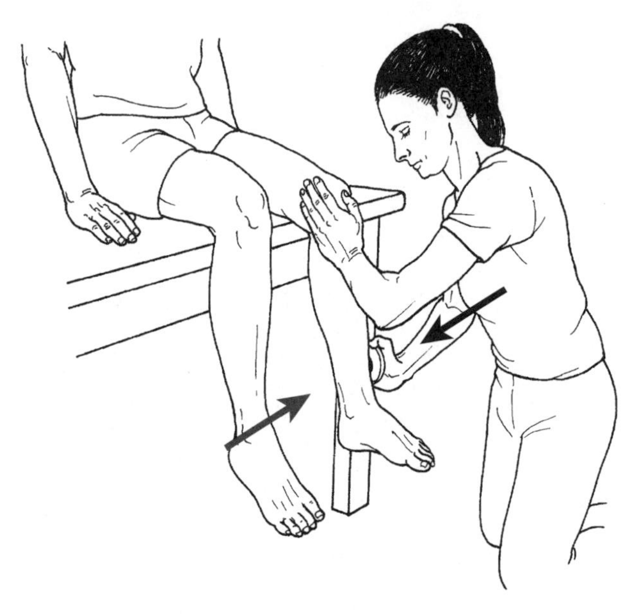

图 9.16

给患者的指示：“维持住小腿的位置。不要让我移动它。维持住。”

参考得分

坐位维持试验的标准得分和标准差[31]：

20～59岁男性平均值=217.0（62.4）；

20～59岁女性平均值=136.1（44.0）；

60～80岁，以及80岁以上男性平均值=169.7（55.0）；

60～80岁，以及80岁以上女性平均值=108.4（33.8）。

膝关节屈曲

腘绳肌

患者姿势：俯卧位，腿伸直，足趾垂在治疗床外。可以在膝关节上方垫一条毛巾卷。

治疗师：站在测试侧。要求患者尽可能屈曲膝关节（图 6.81）。如果可以抵抗适当的阻力，则继续测试。将膝关节摆放在屈曲 45° 的位置。要求患者维持住这个姿势。一手将手持式测力计放在小腿后面踝关节上方。可能需要在测力计下方垫一块衬垫。另一手在腘绳肌腱位置进行固定，这只手用力按压可减轻腘绳肌的痉挛。阻力方向向下朝着伸膝的方向（图 9.17）。

测试：患者维持膝关节屈曲 45° 的位置。

给患者的指示：“维持住这个姿势。不要让我掰直你的腿。维持住。”

参考得分

无。

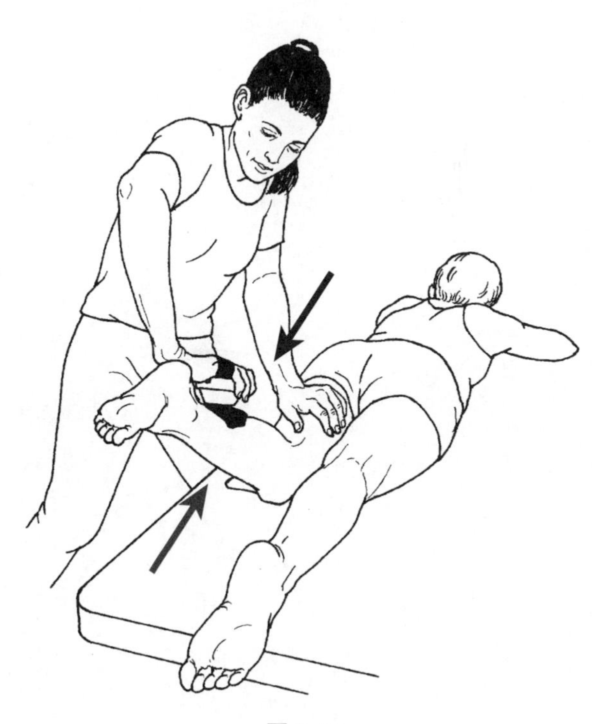

图 9.17

膝关节伸展

股四头肌

患者姿势：短坐位。可以将一块楔形垫垫在患者的大腿远端下方。患者双手撑在身体两侧或者抓住床缘。患者躯干可以轻微后倾来释放腘绳肌的张力。不允许患者过伸膝关节。

治疗师：站在测试侧。要求患者伸直膝关节。如果可以抵抗适当的阻力，则继续测试。将膝关节摆放在 10° ～ 15° 的位置（避免过伸或者膝关节锁死）。要求患者维持住这个姿势。一手将手持式测力计放在小腿远端前面、踝关节上方。可以在测力计下方垫一块衬垫。双手施加一个朝向地面的阻力（图 9.18）。

通常患者的力量都会超过治疗师的力量。为了防止患者抬起骨盆（最大用力测试时常见的情况），可以使用一条绑带固定住患者骨盆。

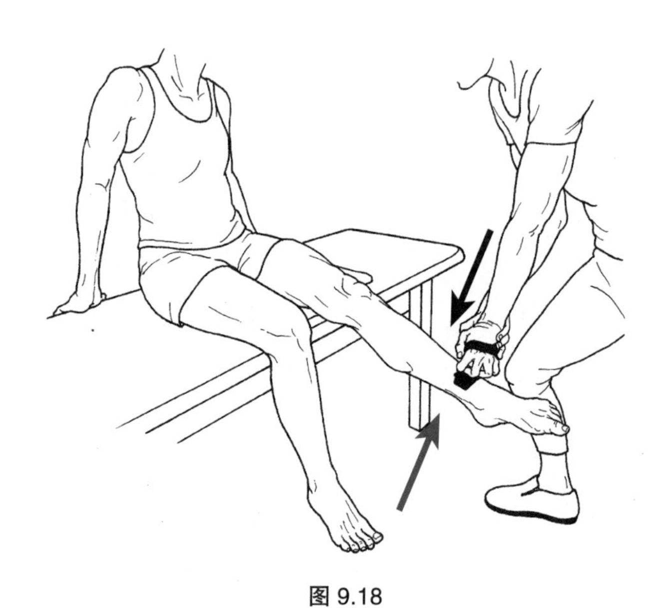

图 9.18

测试：患者将膝关节维持在屈曲 10° ～ 15° 的姿势。

给患者的指示：“维持住你的姿势。不要让我掰弯你的腿。维持住。”

参考得分

坐位维持试验的标准得分和标准差 [36]：

20 ～ 59 岁男性平均值 =551.2（86.1）（20 名受试者超过了 650N）；

20 ～ 59 岁女性平均值 =398.7（94.48）（1 名受试者超过了 650N）；

60 ～ 80 岁，以及 80 岁以上男性平均值 =386.9（94.2）；

60 ～ 80 岁，以及 80 岁以上女性平均值 =241.9（81.6）。

足背伸和内翻

胫骨前肌

患者姿势：仰卧位，足部放在床尾。*

治疗师：站在床尾，患者的足跟放在治疗床面上。要求患者将足部向上向内移动。如果可以抵抗适当的阻力，则继续测试。将足部摆放在最大背伸位置。要求患者维持住这个姿势。治疗师一手将手持式测力计放在足背面、足趾的近端。这个姿势不需要额外的固定。阻力方向向外、向下（图 9.19）。你可能需要双手同时用力来抵抗足背伸运动。

测试：患者维持在完全背伸和内翻位，足趾放松。

给患者的指示：“把你的脚尽量向上向里移动。维持住。不要让我移动它。维持住。”

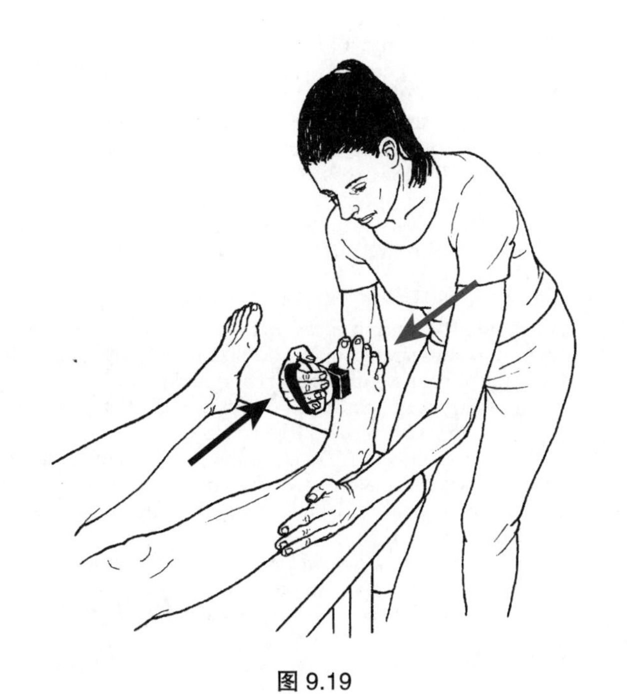

图 9.19

参考得分

长坐位维持试验的标准得分和标准差 [31]：

20 ～ 59 岁男性平均值 =224.6（48.2）；

20 ～ 59 岁女性平均值 =166.5（41.6）；

60 ～ 80 岁，以及 80 岁以上男性平均值 =173.3（44.0）；

60 ～ 80 岁，以及 80 岁以上女性平均值 =131.5（38.9）。

仰卧位突破试验的标准得分和标准差 [34]：

20 ～ 59 岁男性平均值 =279.3（23.0）；

20 ～ 59 岁女性平均值 =240.3（26.0）；

60 ～ 69 岁男性平均值 =266.0（30.0）；

60 ～ 69 岁女性平均值 =216.0（31.0）。

注：* 推荐采用仰卧位，而不是抗重力位。因为这样治疗师可以更好地向这块强壮的肌肉施加足够的阻力。

参考文献

1. Bohannon RW. Hand-held dynamometry: adoption 1900-2005. *Percept Mot Skills*. 2006;103:3–4.
2. Vanpee G, Sagers J, Van Mechelen H, et al. The interobserver agreement of handheld dynamometry for muscle strength assessment in critically ill patients. *Crit Care Med*. 2011;39: 1929–1934.
3. Eriksrud O, Bohannon RW. Relationship of knee extension force to independence in sit-to-stand performance in patients receiving acute rehabilitation. *Phys Ther*. 2003;83:544–551.
4. Buckinx F, Croisier JL, Reginster JY, et al. Reliability of muscle strength measures obtained with a hand-held dynamometer in an elderly population. *Clin Physiol Funct Imaging*. 2017;37(3):332–340.
5. Bohannon RW. Alternatives for measuring knee extension strength of the elderly at home. *Clin Rehabil*. 1993;12: 434–440.
6. Visser J, Mans E, de Visser M, et al. Comparison of maximal voluntary isometric contraction and hand-held dynamometry in measuring muscle strength of patients with progressive lower motor neuron syndrome. *Neuromuscul Disord*. 2003;13:744–750.
7. van der Ploeg RJO, Dosterhuis H, Reuvekamp J. Measuring muscle strength. *J Neurol*. 1984;231:200–203.
8. Schrama PP, Stenneberg MS, Lucas C, et al. Intraexaminer reliability of hand-held dynamometry in the upper extremity: a systematic review. *Arch Phys Med Rehabil*. 2014;95(12): 2444–2469.
9. Stark T, Walker B, Phillips JK, et al. Hand-held dynamometry correlation with the gold standard isokinetic dynamometry: a systematic review. *PMR*. 2011;3(5):472–479.
10. Stone CA, Nolan B, Lawlor PG, et al. Hand-held dynamometry: tester strength is paramount, even in frail populations. *J Rehabil Med*. 2011;43(9):808–811.
11. Bohannon RW, Bubela DJ, Magasi SR, et al. Sit-to-stand test: Performance and determinants across the age-span. *Isokinet Exerc Sci*. 2010;18(4):235–240.
12. Wikholm JB, Bohannon RW. Hand-held dynamometer measurements: tester strength makes a difference. *J Orthop Sports Phys Ther*. 1991;13:191–198.
13. Wadsworth CT, Nielsen DH, Corcoran DS, et al. Interrater reliability of hand-held dynamometry: effects of rater gender, body weight, and grip strength. *J Orthop Sports Phys Ther*. 1992;16:74–81.
14. Awatani T, Morikita I, Shinohara J, et al. Intra- and inter-rater reliability of isometric shoulder extensor and internal rotator strength measurements performed using a hand-held dynamometer. *J Phys Ther Sci*. 2016;28(11): 3054–3059.
15. Cools AM, De Wilde L, Van Tongel A, et al. Measuring shoulder external and internal rotation strength and range of motion:comprehensive intra-rater and inter-rater reliability study of several testing protocols. *J Shoulder Elbow Surg*. 2014;23(10):1454–1461.
16. Bohannon RW. Hand-held dynamometry: a practicable alternative for obtaining objective measures of muscle strength. *Isokinet Exerc Sci*. 2012;20:301–315.
17. Bohannon RW. Testing isometric limb muscle strength with dynamometers. *Crit Rev Phys Rehabil Med*. 1990;2: 75–86.
18. Suzuki M, Kirimoto H, Inamura A, et al. The relationship between knee extension strength and lower extremity functions in nursing home residents with dementia. *Disabil Rehabil*. 2012;34(3):202–209.
19. Bohannon RW. Rolling to the nonplegic side: influence of teaching and limb strength in hemiplegic stroke patients. 1988;(3):215–218.
20. Schurr K, Sherrington C, Wallbank G, et al. The minimum sit-to-stand height test: reliability, responsiveness and relationship to leg muscle strength. *Clin Rehabil*. 2012;26(7): 656–663.
21. Bohannon RW, Smith J, Hull D, et al. Deficits in lower extremity muscle and gait performance among renal transplant candidates. *Arch Phys Med Rehabil*. 1995;76: 547–551.
22. Bohannon RW. Selected determinants of ambulatory capacity in patients with hemiplegia. *Clin Rehabil*. 1989;3: 47–53.
23. Alnahdi AH, Zeni JA, Snyder-Mackler L. Hip abductor strength reliability and association with physical function after unilateral total knee arthroplasty: a cross-sectional study. *Phys Ther*. 2014;94(8):1154–1162.
24. Andrews AW, Bohannon RW. Short-term recovery of limb muscle strength after acute stroke. *Arch Phys Med Rehabil*. 2003;84:125–130.
25. McGrath RP, Kraemer WJ, Vincent BM, et al. Muscle strength is protective against osteoporosis in an ethnically diverse sample of adults. *J Strength Cond Res*. 2017.
26. McGrath R, Vincent BM, Al Snih S, et al. The association between muscle weakness and incident diabetes in older Mexican Americans. *J Am Med Dir Assoc*. 2017;18(5): 452.e7–452.e12.
27. Pua YH, Wrigley TV, Cowan SM, et al. Intrarater test-retest reliability of hip range of motion and hip muscle strength measurements in persons with hip osteoarthritis. *Arch Phys Med Rehabil*. 2008;89(6):1146–1154.
28. Oliveira CC, McGinley J, Lee AL, et al. Fear of falling in people with chronic obstructive pulmonary disease. *Respir Med*. 2015;109:483–489.
29. Bohannon RW. Responsiveness of hand-held dynamometry to changes in limb muscle strength: a retrospective investigation of published research. *Isokinet Exerc Sci*. 2009;17: 221–225.
30. Holt KL, Raper DP, Boettcher CE, et al. Hand-held dynamometry strength measures for internal and external rotation demonstrate superior reliability, lower minimal detectable change and higher correlation to isokinetic dynamometry than externally-fixed dynamometry of the shoulder. *Phys Ther Sport*. 2016;21:75–81.
31. McKay MJ, Baldwin JN, Ferreira P, et al. 1000 Norms Project Consortium. Normative reference values for strength and flexibility of 1,000 children and adults. *Neurology*. 2017;88(1):36–43.
32. Bäckman E, Johansson V, Häger B, et al. Isometric muscle strength and muscular endurance in normal persons aged between 17 and 70 years. *Scand J Rehabil Med*. 1995;27(2): 109–117.
33. Andrews AW, Thomas MW, Bohannon RW. Normative values for isometric muscle force measurements obtained with hand-held dynamometers. *Phys Ther*. 1996;76: 248–259.
34. Phillips BA, Lo SK, Mastaglia FL. Muscle force measured using ''break'' testing with a hand-held myometer in normal subjects aged 20 to 69 years. *Arch Phys Med Rehabil*. 2000;81:653–661.
35. Van Harlinger W, Blalock L, Merritt JL. Upper limb strength: study providing normative data for a clinical handheld dynamometer. *PMR*. 2015;7(2):135–140.
36. Bohannon RW. Reference values for extremity muscle strength obtained by hand-held dynamometry from adults aged 20 to 79 years. *Arch Phys Med Rehabil*. 1997;78(1): 26–32.

37. van der Ploeg RJ, Oosterhuis HJ. The "make/break test" as a diagnostic tool in functional weakness. *J Neurol Neurosurg Psychiatry*. 1991;54(3):248–251.
38. Bohannon RW, Chu J, Portz M. Measurement of hip extension strength with a portable device: description, reliability and validity of a procedure. *Isokinet Exerc Sci*. 2015;23:271–274.
39. Widler KS, Glatthorn JF, Bizzini M, et al. Assessment of hip abductor muscle strength. A validity and reliability study. *J Bone Joint Surg Am*. 2009;91(11):2666–2672.

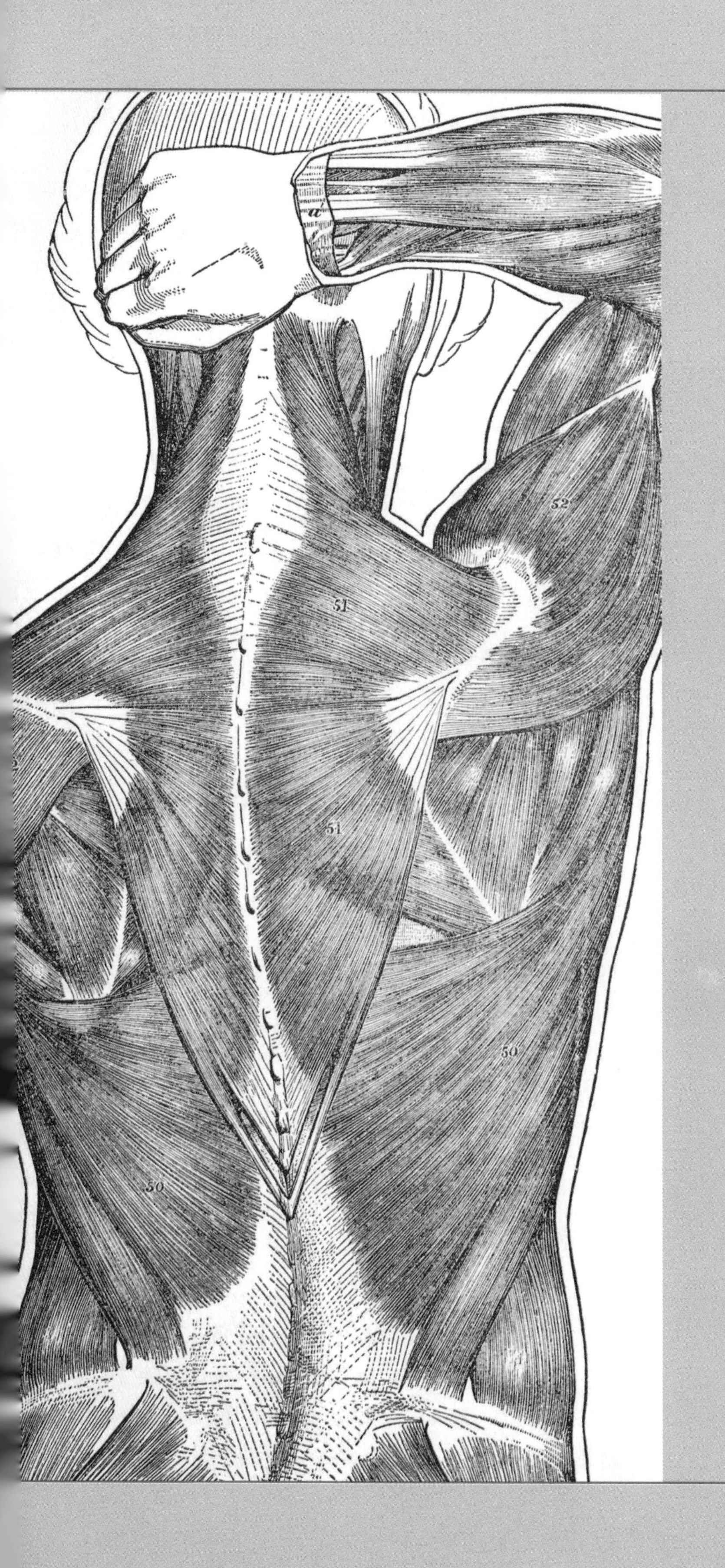

第10章

病例分析

概述

本章是对本书前面所提到的肌肉测试内容的简要总结。用一系列病例分析阐述了各种形式肌肉测试的必要性。这些病例代表不同特征的患者，通过特有的数据来证实临床发现及理解功能缺陷。以下是治疗师对每个问题解决途径的简单综述。

在这些病例中，阐述了治疗师的各种测试方法。这些病例比较常见，每个病例都强调了选择特定肌肉进行测试的原则。

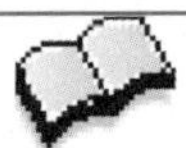

病例 1　肩关节疼痛

男性，56 岁，银行投资人，因双手举过头顶刷墙，导致右肩疼痛 1 周。首次视诊显示他存在肩关节向前和肩胛骨外展。根据他的圆肩姿势，怀疑其肩胛骨稳定肌力量不足。肩胛骨上回旋肌力测试为 3 级。在对盂肱关节肌肉的检查中发现，右侧肩关节外旋肌力 3 级（小圆肌和冈下肌）。外展肌力（三角肌中部）为 4 级并且感到疼痛，导致无法全力外展肩关节。内旋、屈曲和伸展时肌力正常且无疼痛。鉴于这名患者肩关节外展时疼痛和肩胛骨上回旋肌力下降的情况，怀疑其肩胛胸壁关节和盂肱关节力学关系失常，从而导致肩关节疼痛。

关注肩胛骨的功能也是评估的一部分。因为只有肩胛骨的运动正常才能保证盂肱关节的运动正常。仅处理盂肱关节周围的肌肉并不能解决患者的问题，因为引起患者疼痛的主要原因是肩胛骨、肱骨周围肌肉肌力的下降，尤其是前锯肌和斜方肌下部。肩胛骨稳定肌的力量增加可以重新调整肩胛骨的位置。当正常的肌肉力量和肌肉再教育使肩胛骨的位置正常后，肱骨才会处在正确的关节盂位置上，打开肩峰下空间，从而使冈上肌在肩峰下自由滑动。这样可以改善关节的力学作用，缓解疼痛并预防再次发生疼痛。

这是患者需要接受物理治疗的一个典型病例。患者起初的症状是疼痛，但是患者不适的根源是肌肉力量的下降。解剖学、肌动学及徒手肌力评定等知识确保了治疗师可以发现引起患者疼痛的根源。

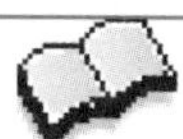

病例 2 肌力下降继发步态及功能障碍

68 岁退休老年男性患者。周末他和妻子去看电影，坐了 2 小时后，他发现他需要费很大力气才能从椅子上站起来。这件窘迫事情促使他去了一家老年人健康诊所就诊。

评估显示，当这个和蔼的绅士站直时，其髋关节屈曲约 20°，膝关节屈曲约 15°。当治疗师给予提醒时，他可以把下肢纠正到一个更加直立的状态，但维持的时间很短。他身高属于平均水平（约 172cm），但是体重过重。最初的评估显示，他体重约 240 磅（BMI=36，肥胖）。

对他动作的观察可以发现，从标准的 17 英寸（约 43cm）高的治疗椅上站起来是很困难的，需要借助双臂，同时身体前后摇晃多次才能站起来。他的运动史也显示他平时的活动量很小，长时间坐着，很难步行超过 3 个街区。临床诊断是体育活动不足和年龄增长导致的少肌症。首先进行功能测试，主要是肌力评定。步态分析表明：步速较慢（0.9m/s），在整个步行周期中，身体前倾；支撑相时，骨盆稍有倾斜（呈现蹒跚步态），膝关节不能屈曲（膝关节承重时不能屈曲）；在支撑相末期足跟不能抬起，表现为脚水平落地且步幅减小。其他的观察表明以下肌群肌力下降：核心肌群、髋伸肌群、髋外展肌群、膝伸肌群和跖屈肌。因此还需要进行其他的肌力评定。

因为患者超重，和患者相比，考虑到治疗师体型的原因，不太适合对这个患者进行徒手肌力评定。因此，我们选择用腿部推举及 1-RM 测试进行肌力评定。用提踵 25 次的方法测试患者的踝跖屈力量。

下肢力量测试

腿推举是对下肢伸展功能的综合评估（踝关节跖屈、膝关节伸展、髋关节伸展）。腿部推举是非常理想的测试方法，因为已经有了不同年龄段男性和女性的标准数值（表 7.4）。68 岁老年男性首次测试要完成腿部推举的重量约为自身体重的 1.4 倍。因为患者从椅子上站起来比较困难，功能测试重量要求最小为体重的 50%，因此我们选择了 120 磅的重量（体重的 50%）；然而他不能推动这个重量。基于他不能推动那么重的配重片或从椅子上站起来，我们把重量降到 90 磅（体重的 40%），完成 3-RM 的测试。

髋关节伸展

患者俯卧在治疗床上，对每侧的髋关节进行伸展肌力测试。他可以将一侧大腿抬离床面，但无法完成全范围活动。他无法将另一侧的大腿抬离床面（双侧 2 级）。为了确定力量训练时阻力的大小，接下来可选择 RM 测试。在他的踝关节处施加阻力（每次只在一侧施加阻力）。在站立姿势下，患者右侧可以抵抗 7 磅阻力（约 31N）完成 6 次，左侧可以抵抗 5 磅阻力（约 22N）完成 6 次。同时他还需要双臂辅助维持平衡稳定。

膝关节伸展

用伸腿设备（开链运动）进行 1-RM 测试来独立评估膝伸肌群。患者坐在机器上，开始选择 50 磅的阻力（约 222N），一次进行一条腿的测试。选择 50 磅是因为这个重量比双腿推举 1 次最大量的一半稍轻些。患者不能完成全范围测试，所以减轻 10 磅的重量。接着，患者最大努力下完成全范围测试。为了确认这是最大重量，要求患者尽可能多的重复完成测试。直至患者不能完成全范围的测试。因此，他一侧腿所承受的 1 次最大量重量为 40 磅。接着进行另一侧腿的重复测试，可以抵抗 30 磅阻力完成 4 次。（注意：因为膝伸肌群相对孤立，伸膝开链运动比腿部推举产生的力量相对较小）。

髋关节外展

在侧卧位的徒手肌力评定中患者无法抵抗重力把腿抬起，评为 2 级。同时他在仰卧位时也无法完成髋关节外展。为了获得运动处方的数据，唯一精确有效的测量方法就是，利用固定在墙上的张力计进行测量。患者站立，背靠在墙上，手持扶手，保持稳定。同时将一个张力计连在他的踝关节处。要求患者尽可能地外展下肢，同时对侧下肢的足跟紧靠墙。张力计调零，使得髋关节中立位时产生等长收缩，这也与步态中要求均为一致。重复进行 3 次测试，记录到的最大值为 67 磅。患者头部、双臂和躯干的重量近 160 磅。所以 67 磅的肌力无法在步行过程中维持其骨盆在中线位置。另外，力量下降会增加步行时的耗能，增加他的疲劳感。对另一侧的髋关节进行相同检查并进行数据对比。

跖屈

使用标准的站立位进行跖屈测试检查患者的跖屈肌。这个方法比较简单并且有效。考虑到在步行中患者足跟不能抬起，估计该患者肌力属于正常范围下限。检查结果是右腿可以完成 5 次提踵，左腿可以完成 4 次提踵。这可以评定为 4 级。传统的跖屈测试要求重复 25 次，且至少离地 2 英寸（约 9cm）高 [1]；60 岁左右的老年男性要求完成 4 ～ 27 次，且足跟离地至少 2 英寸 [2]。

（注：1 磅 ≈ 0.45kg）

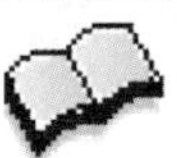

病例 2　肌力下降继发步态及功能障碍(续)

核心测试

因为患者足部灵活性不佳，无法做出完整的平板支撑姿势。所以使用改良平板支撑进行测试。因为患者走超过 3 个街区的路就会感觉疲劳且呈屈曲体态，所以需要进行核心肌肉测试。RM 为 4 秒。完成平板支撑（腿部伸直，重量落在足趾上）的正常标准是 60 秒。他的测试结果符合身体前倾姿势的常见情况。无法独立完成直立行走的人，力量下降可能达到 85% 或更多。

总之，该患者膝伸肌的肌力为 4 级，4-RM 值为 30 磅和 40 磅；髋伸肌肌力为 2 级，6-RM 值为 5 ～ 6 磅；髋外展肌的肌力为 2 级，1-RM 为 67 磅。跖屈肌肌力为 4 级。改良平板支撑时间为 4 秒。这些肌力等级说明患者肌力明显下降，最终导致功能活动障碍，改变了正常的步行模式，并解释了他为什么必须借助双手才能从椅子上站起来。这种仪器测试提供了特定的数字，告知我们日常生活活动力量与体重的关系，并且应该有效的锻炼活动中提供适当的抓阻训练。还有一点需要注意，患者可以独立地走进诊所，但是却在单独的肌力测试中表现出明显的肌力不足。这种情况很常见。

（注：1 磅 ≈ 0.45kg）

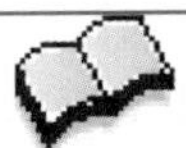

病例 3　肌力下降继发的疲劳

这名患者是位学习物理治疗的学生，参与了肌肉测试试验。在测试中发现，他不能用脚趾对称的行走，询问病史发现，他行走穿过校园后，小腿肌肉会感到疲劳，从而导致不能快速行走。进一步询问病史发现，在最近的 6 个月内，当他打排球时，多次扭伤左踝关节。开始时，他用冰敷及加压包扎治疗扭伤，避免负重，直到肿胀消退。任何一次扭伤后，他都没有想过去咨询医生或物理治疗师。几个月后，踝关节僵硬稍改善，但他发现，日常活动时，例如行走穿过校园后，踝关节会有些肿胀。当他再次打排球时，发现这影响了他的跳跃、移动及扣杀等动作。

体检时，他的踝关节没有疼痛，但是踝背伸及内外翻时，活动在终末端范围受限。使用徒手肌力评定进行力量测评。选择徒手肌力评定的原因有：治疗师可以进行双侧力量的对比，治疗师手的力量可以抵抗踝内外翻时产生的力量，自身重量作为阻力可以用来评估踝跖屈。

站立跖屈测试时，他的健侧能够轻松地重复提踵 25 次，且离开地面 2 英寸（约 9cm）（5 级）。对于伤侧，在肌肉产生疲劳前，他仅能完成 7 次测试，而且离地距离受限（4 级）。

使用徒手肌力评定进行内外翻的测试。先对健侧测试，发现内外翻肌力 5 级。伤侧评估发现，内翻肌力 5 级，而外翻肌力为 3 + 级。腓骨长、短肌仅能抵抗轻微阻力。当抵抗阻力时，无肌肉疼痛。

这个病例反映了普遍现象：轻微损伤后导致肌肉力量的下降。他的跖屈肌力 4 级，外翻肌力 3 级。由于是比较常见的损伤，他认为自己在肌肉力量及关节活动范围方面能够完全恢复，而没有寻求临床治疗。他以后可以进行日常生活，但是体育活动则不能恢复到原有的技术水平。这个案例是由于患者在临床机构中学习而被意外发现，从而接受评估和治疗。然而，现实生活中，因轻微损伤而导致肌力下降的案例又有多少呢？

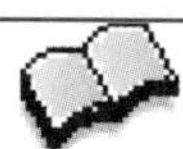

病例 4　神经受损后的肌力下降

34 岁的男性患者，因前臂、腕关节及手无力就诊。询问病史得知，该患者在 2010 年地震时，因一面墙倒塌而造成前臂挤压伤。他接受了骨折切开复位内固定术来治疗尺桡骨骨折，而后他的前臂及上臂用石膏固定了 3 个月（由于缺乏骨科医师）。接着用支具代替石膏固定，此时允许肘关节、腕关节及手指稍微活动。患者佩戴支具近 4 个月。去除支具 2 个月后，他才第一次进行门诊复查。当时他的骨折已愈合，同时他的前臂，包括腕关节和手指已经无法完成抗阻活动。

他主诉握力很差，甚至不能拿住水杯。患者手指肿胀，已变得僵硬，但可以看到其手指内收、屈伸及外展时可出现一点活动。在所有方向上的运动，拇指活动最差。感觉测试表明，沿着前臂至腕伸肌肌腹及拇指背部，感觉减退。拇指指腹同样存在感觉减退。

最初的检查发现，经过大约 7 个月的固定后，一些肌肉的肌力下降，手掌、手指僵硬，前臂、腕关节及手指活动范围受限，多个区域的感觉减退。治疗师严重怀疑神经损伤，因为肌肉萎缩程度已超出了单纯制动所造成的后果。因此，选择徒手测试来验证神经损伤，并且鉴别哪些肌肉受到神经损伤的影响。

这种情况下需要进行力量和肌肉参与的基本测试。

肌肉测试包括肘关节屈曲和伸展，以确认神经损伤是在肘关节以下。

肘关节屈曲：5 级。

肘关节伸直：5 级。

桡神经：腕关节伸展（桡侧腕屈肌、尺侧腕屈肌、掌指关节伸展、拇指掌指关节和指骨间关节伸展）。

测试结果

手腕伸展 4 级。

手指伸展 2 级。

拇指（远端指骨间关节）伸展：2 级。

拇指掌指关节：2 级。

拇指指骨间关节：2 级。

正中神经：旋前、腕关节屈曲、掌指关节屈曲、近端指骨间关节屈曲（指浅屈肌）、远端指骨间关节屈曲（指深屈肌）、拇指掌指关节和指骨间关节屈曲、拇指外展（拇长、短展肌）、拇指对掌。

测试结果

腕关节屈曲：3 级。

近端指骨间关节屈曲：2 级。

远端指骨间关节屈曲：2 级。

掌指关节屈曲：2 级。

拇指对掌：2 级。

拇指指骨间关节屈曲：2 级。

拇指内收：2 级。

尺神经：手指外展和内收，拇指内收。

测试结果

手指外展：2 级。

拇指外展：2 级。

握力计测量握力，该患者手指握力为 4 磅，仅仅能拿起一杯水。

治疗师常需要诊断一些类似案例，此案例属于不完全桡神经和正中神经损伤。患者已经显现一些恢复的迹象。

在本案例中，徒手肌力评定是很理想的方法，因为涉及一些小肌肉，治疗师可以轻松施加阻力，定位准确。此外，需要特定的知识来判定肌肉的萎缩原因。握力计测试不能像个体化的徒手肌力评定那样提供重要且准确的信息。

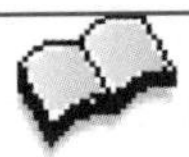

病例 5 髋关节术后肌力下降

患者，女性，78 岁，体重 170 磅（BMI=26.6），从自行车上摔下导致右髋关节受伤。7 个月前接受手术治疗。术后即刻开始进行了 5 周物理治疗。患者因害怕摔倒，不愿再在路上骑车，所以她选择了在固定式自行车上进行锻炼。当开始锻炼时她发现其右腿（手术侧）不像左腿那样灵活。她抱怨她的右腿缺乏动力，在几秒钟而不是几分钟内就感到力竭。她的目标是每天精力充沛地骑车 30 分钟，隔天一次轻快地散步。

当患者接受手术时，后入路中间切口将臀大肌、臀中肌一分为二，从长远来看这导致肌肉力量受到影响。术后 3 个月，伤腿几乎没有负重，而是借助助行器行走。术后 4 个月时，她被允许脚趾点地行走，在过去的几个月里逐渐学会用手杖行走。步态分析显示：右下肢步幅缩短，臀中肌无力症状被使用手杖所掩饰。当患者去掉手杖独立行走时，臀中肌跛行步态变得明显，且右侧步幅更小。

考虑到患者的年龄、性别及肌力下降的程度，选择徒手肌力评定进行评估。同时还需要分别进行单侧下肢大腿推举测试来进行左右对比。另外两种功能测试：座椅站立 30 秒测试和爬 1 组楼梯的计时测试及连续的爬楼梯测试。在侧卧位进行臀中肌徒手肌力评定。患者无法抵抗重力将大腿抬起（2 级）。另一侧髋外展肌肌力为 4 级。此外还对髋关节内收肌、伸肌和内外旋肌群进行了徒手肌力评定。最初考虑对患者进行主动抗阻动作测试，如果能够抵抗适当阻力则继续增加阻力，如果不行则改用 2 级测试的姿势。需要检查患者上下邻近关节的肌肉力量，包括膝关节伸肌和屈肌及核心肌群力量（腹肌、背部伸肌）。因为通常很少有力量下降只出现在一个关节的情况。因为患者无法做出完整的平板支撑动作，采用改良平板支撑进行核心力量测试。

测试结果

核心 3 级。

髋伸肌肌力：左 4 级、右 2 级。

髋外展肌肌力：左 4 级、右 2 级。

髋内收肌肌力：左 4 级、右 3 级。

髋内旋肌肌力：左右均为 4 级。

髋外旋肌肌力：左 4 级、右 3 级。

膝关节屈肌肌力：左 4 级、右 4 级。

单侧腿推举：左腿 140 磅，右腿 45 磅。

座椅站立测试：在没有借助椅子扶手的情况下，患者只能完成 1 次测试，而且需要多次尝试。

爬楼梯：上下 9 级楼梯需 39 秒。

此案例表明，患者出院后需要很长一段时间康复。幸运的是，这名患者受伤前长期运动，她不愿接受目前肌力下降和功能障碍的现实。因此，她成为家庭力量训练、耐力训练及社区运动活动的主要参与者。

（注：1 磅 ≈ 0.45kg）

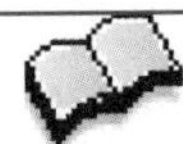

病例 6 产后肌肉力量下降

此患者两年前生育了第二个孩子。产后没有进行任何锻炼，除了照看孩子外，没有进行过任何其他体力活动。现在当她笑、咳嗽及举起小孩时会出现遗尿。这种无形的压力促使她寻求帮助。

盆底肌及腹部肌肉在妊娠期会被显著拉长以适应妊娠及分娩。对很多女性来说，被拉长的肌肉不能恢复到孕前状态。这种盆底肌及腹肌肌力下降情况更多见于多产妇且不进行产后锻炼的人群。

对这个女性而言，我们要进行腹部及盆底肌肉力量测试，因为这些肌肉在产后易变得脆弱。肌肉测试结果如下。

卷腹：7 次，完成过程有困难。

俯卧平板支撑：3 秒。

盆底肌（徒手测试）：3 级。

总之，生产会导致女性盆底及腹部肌肉力量下降。所有的女性分娩后都存在这种现象，但很少有人会进行关于盆底及腹部肌肉力量相关训练的咨询。如果肌力减弱情况持续存在的话，很可能就会发生遗尿。标准的肌肉测试技术可用来鉴别肌力下降情况。

参考文献

1. Lunsford BR, Perry J. The standing heel-rise test for ankle plantar flexion: criterion for normal. *Phys Ther*. 1995;75: 694–698.
2. Jan MH, Chai HM, Lin YF, et al. Effects of age and sex on the results of an ankle plantar-flexor manual muscle test. *Phys Ther*. 2005;85:1078–1084.

索 引

F

G

H

K

L

M

T

Y

Z

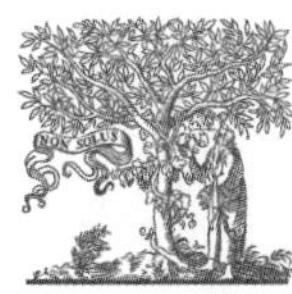
Elsevier (Singapore) Pte Ltd.
3 Killiney Road,
#08-01 Winsland House I,
Singapore 239519
Tel: (65) 6349-0200; Fax: (65) 6733-1817

Daniels and Worthingham's Muscle Testing, 10E

ISBN-13: 978-0-323-56914-9

This translation of Daniels and Worthingham's Muscle Testing by Dale Avers, Marybeth Brown was undertaken by Beijing Science & Technology Publishing Co., Ltd. and is published by arrangement with Elsevier (Singapore) Pte Ltd.
Daniels and Worthingham's Muscle Testing by Dale Avers, Marybeth Brown 由北京科学技术出版社有限公司进行翻译，并根据北京科学技术出版社有限公司与爱思唯尔（新加坡）私人有限公司的协议约定出版。

《丹尼尔斯－沃辛厄姆肌肉测试：徒手检查和功能测试技术》(李晨译)
ISBN：978-7-5714-0566-3